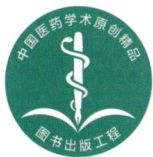

中国医药学术原创精品图书出版工程

中西医结合肝癌诊疗学

主编◎凌昌全　沈　锋

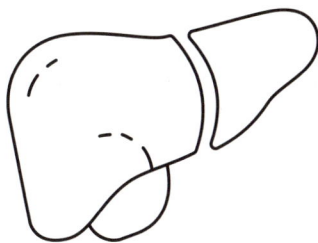

人民卫生出版社
·北京·

编委会

主　编　凌昌全　沈　锋

副主编　李　柏　翟笑枫　岳小强　张　玮

　　　　凌　晨　阮　亦　洪　靖

编　委（按姓氏笔画排序）

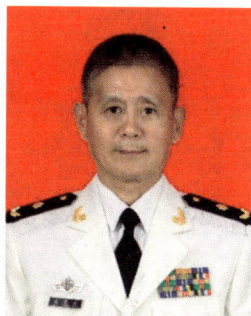

凌昌全，1957 年出生，海军军医大学第一附属医院（上海长海医院）主任医师、教授、博士生导师。全国名中医，首批"岐黄学者"，国家杰出青年基金获得者，享受国务院政府特殊津贴和军队优秀专业技术人才一类岗位津贴，全国优秀科技工作者，全国老中医药专家学术经验继承工作指导老师，中央军委保健委员会第四届专家组成员，上海市名中医，上海市领军人才，军队中医药"国医名师"，中国人民解放军院校育才金奖、中国人民解放军总后勤部"科技银星"、上海市中医药杰出贡献奖获得者。

现任上海市中西医结合学会会长，国家自然科学基金委员会重点项目评审专家，科技部"中医药现代化研究"重点专项指南编制组成员，*Journal of Integrative Medicine* 主编。历任第二军医大学（现海军军医大学）中医系主任，第二军医大学附属长海中医医院院长，国务院学位委员会中西医结合学科评议组召集人，中国人民解放军中医肿瘤研究所所长，中国中西医结合学会副会长，中国康复医学会肿瘤康复专业委员会主任委员，中国中西医结合学会肿瘤专业委员会副主任委员，中华中医药学会肿瘤分会副主任委员，上海市中医药学会副会长，上海市中西医结合学会肿瘤专业委员会主任委员。

从事中西医结合防治肿瘤研究 40 余年，在继承中医"扶正抗癌"思想的基础上，针对我国肝癌高发这一国情，突破多项肝癌中西医结合临床治疗瓶颈，为我国肝癌综合临床疗效的提高作出了积极的贡献。先后主持完成省部级以上课题 36 项，其中国家级重点课题 11 项，荣立个人二等功 1 次、个人三等功 1 次，以第一完成人先后获得国家科技进步奖二等奖 1 项，上海市科技进步奖一等奖 3 项、二等奖 1 项，中国中西医结合学会科学技术奖一等奖 1 项，中华中医药学会科学技术进步奖二等奖 1 项，军队科学技术进步奖二等奖 2 项、上海市优秀发明选拔赛二等奖 1 项。主编著作 11 部，发表论文 178 篇，培养研究生 100 余人。

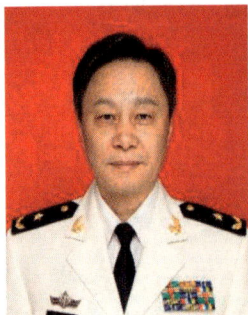

沈锋，1962 年出生，海军军医大学第三附属医院（上海东方肝胆外科医院）临床研究院院长，肝外四科主任，主任医师、教授，博士生导师，海军专业技术少将。享受国务院政府特殊津贴。获首届"国之名医·卓越建树"称号，中央军委保健委员会会诊专家。荣立个人三等功 3 次，被评为全军科技领军人才，上海市科技精英，上海市领军人才，上海市优秀学科带头人。

先后担任国际肝胆胰协会常务理事、亚太肝胆胰协会常务理事兼秘书长、亚太肝脏外科发展委员会主席团副主席、*International Journal of Surgery* 副主编、中华医学会外科学分会肝脏外科学组副组长、中国临床肿瘤学会肝癌专家委员会主任委员、中国临床肿瘤学会胆道肿瘤专家委员会候任主任委员、中国抗癌协会肝癌专业委员会副主任委员、国家卫生健康委员会《原发性肝癌诊疗指南》编写专家委员会副主任委员、国家癌症中心肝癌质控专家委员会副主任委员、《黄家驷外科学》第 8 版副主编、《黄家驷外科学》第 9 版主编之一、全军肝胆外科专业委员会主任委员等学术职位。

从事肝胆外科临床诊治和科学研究工作 40 余年。在肝癌和胆道恶性肿瘤的个体化外科治疗，以及术后复发防治方面进行了长期深入的探索，形成了一系列具有重要国际学术影响的研究成果和具有推广价值的临床实用技术，显著提高了患者的远期生存率。先后主持完成国家重大专项等课题 30 余项；主编《肝癌》一书；在国际知名学术期刊发表论文 380 余篇；以第一完成人获国家科技进步奖二等奖，上海市科技进步奖一等奖（2 项）等 20 余项科技奖励，以主要完成人获首届国家科学技术进步奖创新团队奖；获 2020 年何梁何利基金科学与技术进步奖。培养研究生 100 余名。

中医学为中华民族的繁衍昌盛作出了巨大的贡献，其乃世界上唯一存留至今的原创传统医学。中医总结了人的生命运动及其健康与疾病的规律，是人类智慧的结晶。中医源于经验和感悟的系统思维，重视得病的人，研究人的生命运动的病变，表述为病机、病症和病候。西医源于古希腊、古罗马，以及波斯医学。公元16世纪，西医开始吸收近代科学和技术革命而开辟全新的发展道路，迅速吸纳近代科技的物理、化学、生物的最新成果而在快车道上奔跑。西医是源于多学科技术成果的还原思维，重视人体的病，核心是人体形态结构发生的器质性病变，表述为病因、病理和病灶。尽管中医和西医的基本原理不容易通约，但中医和西医都在治愈人类的疾病。18世纪，西学东渐，传教士带来了西医学；20世纪，中医界的开明贤达以"格学为用"的理念为指导，开启了中西医结合的认识与探索，并创办了中西汇通学刊与讲学活动。中医和西医的交融碰撞必将促进人类文明的发展。人类健康保障需要中西医结合，而在固有观念和学术操作上中西医则不容易结合。如何结合，是哗众取宠还是实至名归？中西医结合对于各自要扬长避短，要从"术"的方面逐渐向"道"的层次有机结合，达到临床疗效叠加的目的，这不是易事，中西医结合仍然在前进的道路上。

凌昌全教授与我认识多年，是防治肝癌专业中积极向上、勤奋敬业的才俊，获得全国名中医称号。凌昌全、沈锋两位教授携手协力、厚积薄发，向我推荐了《中西医结合肝癌诊疗学》这一重磅力作，我认真阅读后深有感触。总结海派中医防治恶性肿瘤之精华，并结合现代医学前沿进展，是一项富有挑战而又艰辛的工作，《中西医结合肝癌诊疗学》这本专著给我耳目一新的感觉。书中内容十分丰富，涵盖中医从"癌毒"理论认识肝癌、中医药防治肝癌癌前病变的流行病学研究、中医验方预防早期肝癌术后随机对照试验、将经肝动脉导管化疗栓塞术中的化疗药物替换为高纯度中药提取物华蟾素进行的随机对照试验、中医验方对晚期肝癌减毒增效的队列研究，以及中医验方的基础实验等诸多部分，详细地介绍了团队中西医结合治疗肝癌的临床实践。他们历时40余年通过循证医学寻找高级别的临床证据，一个个鲜活例子的背后倾注了两位教授及其团队的无数心血，本书是我已阅的中西医结合丛书中资料翔实、见地独到、论据可信的佳作。

50 年前，由于对肿瘤不完全了解，人们提出了"消灭癌症"的口号，但随着研究的深入，世界卫生组织于 2006 年将肿瘤定义为"慢性病"和"可控性疾病"。相应地，人们对于肿瘤治疗的评价标准也从追求治愈率转变成客观应答率、3 年生存率和 5 年生存率。笔者一直提倡"带瘤生存"理念，其核心内涵就是以人为本、中庸中和、积极但不过度、与时俱进，这一理念蕴含着唯物辩证法的思想，此与书中所言的"中医药可以也完全应该贯穿肝癌防治的全过程""肝癌晚期提倡以中医药治疗为主导"等观点都是不谋而合的。本书介绍的很多方法和思路对于临床医生和相关研究人员均具有参考和借鉴价值，对于推动中西医结合防治肝癌事业快速而稳健发展具有重要的现实意义。

特此为序。

国医大师

2024 年 3 月于广州

凌昌全和沈锋教授要我为其新书《中西医结合肝癌诊疗学》写序，鉴于我在耄耋之年曾出版《消灭与改造并举——院士抗癌新视点》等"控癌三部曲"，鲐背之年又曾对我国医学前景有些思考，出版过《西学中，创中国新医学》和《中华哲学思维——再论创中国新医学》，只好勉强为之。

中国崛起提示已有中国特色的政治和经济，医学是否也可形成中国特色医学呢？笔者以为，中国存在着几千年的中医和几百年的西医，是形成中国特色医学绝无仅有的沃土。然而中医和西医是建立在不同哲学观的基础上的，中医与整体的、动态的哲学观相联系，西医则与局部的、静态的哲学观相联系。中西医各有长短，为此中医和西医有巨大的互补空间。笔者以为，中西医结合是中医和西医取长补短，达到互补的最佳状态。以癌症为例，西医在局部消灭肿瘤方面强于中医，而中医则在整体调控方面有其特色。然而要做到互补，需要有接近的哲学思维。笔者以为，中西医结合的核心是概括为"道""阴阳"或"矛盾"的中华哲学，阴阳互存互变，要全面和动态地看问题。中西医结合即中西医互鉴，这是中国特色医学必由之路。现代医学发展迅猛，但重局部轻整体，互鉴将拓展出大片新领域。从"阴阳互存"的角度，不能只看"阴"不看"阳"。过去重局部消灭，轻整体改造，直到21世纪，才发现还需要关注癌周、全身与环境的改造。

从"阴阳中和"的角度，中医在治疗上强调复衡与适度，可弥补西医斩尽杀绝治法的不足。中西医结合可以有多种模式的探索，要做到中西医协调互补，需要中西医相向而行，既需中医学点西医，更需西医学点中医和中华哲学。要共同研究建立中西医结合的疗效标准，如有生活质量的带瘤生存；中西医并用不等于中西医结合，需要研究西医疗法的中医属性，这样才可避免中西医疗法的重复或对消；还要弄清有效中医疗法的机制，提高中医的话语权；探索重点疾病的中西医的最佳互补治法，是中西医结合的一条捷径。中西医的哲学背景迥异，笔者以为中西医结合将长期体现为"两条腿走路"，逐步达到协调互补的最佳状态。相信有中国特色的中西医结合的医学一定会出现。

《中西医结合肝癌诊疗学》展现了肝癌防治的最新进展，我欣赏他们提出的"中医药可以也完全应该贯穿肝癌防治的全过程""中医药在肿瘤不同阶段作用地位不同"和"肝癌晚期提倡以中医药治疗为主导"等学术观点。两位教授在长期临床实践中，获得不少循证医学证据，为中西医结合探索了许多可行的路径。书中论述了中医药如何与手术、微波消融术、经肝动脉化疗栓塞术、分子靶向药物治疗和免疫治疗等西医治疗手段联合，值得参考。现代医学发展迅猛，但在肝癌防治中仍存在很多瓶颈问题尚未解决，没有重视西医和中医、局部和整体、消灭与改造的"阴阳中和"可能是重要因素。

今闻此书即将付梓，乐以为序。相信中西医结合防治肝癌的观点能引起更多的关注，在世界范围内贡献一份中国力量。

中国工程院院士 汤钊猷

2024 年 3 月于上海

　　中华文化，源远流长；岐黄之术，亘古不绝。中医药根植于中华文化之沃土，传承千年，一直守护着中国人民的健康。明末清初，西方来华的传教士开始将西洋医学带入中国，西方医学随之涌入中国。西医认识生命从局部着手，聚焦于人体最细微结构的变化；中医认识生命从整体着手，聚焦于人体全身的综合状态。两种思维的碰撞、交融，推动了早期中西医汇通学派的出现，他们既用传统的中医思维思考问题，又用现代的西方医术解决问题。随着认知的不断深入，一个新兴的认识医学新知的学科——中西医结合学科逐渐发展壮大。其源于西医而又高于西医，源于中医而又优于中医，是将国际先进的诊疗模式与我国民族中医学诊疗模式相结合形成的一种具有中国特色的诊疗模式。1956 年，毛泽东主席提出"要以西方的近代科学来研究中国的传统医学的规律，发展中国的新医学"。1982 年，国务院学位委员会办公室将中西医结合设置为一级学科，正式招收中西医结合方向研究生。这充分体现了党和国家对中西医结合事业的高度重视。2021 年，习近平主席也强调："我们要发展中医药，注重用现代科学解读中医药学原理，走中西医结合的道路。"大量的基础实验和临床试验也证明了这一诊疗模式的优越性。2003 年的非典型肺炎疫情和 2019 年的新冠疫情已经充分证明了中西医结合在传染性疾病防治中具有优势和特色，为世界提供了一种独具风格的中国式抗疫经验，这一实践也得到了世界卫生组织的认可。

　　中西医结合不仅仅是一个口号，更是一种行动。但中西医结合究竟如何结合？这是笔者团队一直不断思考的问题。中西医结合绝不是将中医和西医简单地叠加，而应是将中医和西医的道与术取长补短、交叉融合的诊疗新模式，希望获得 1 加 1 大于 1 的效果。如通过现代技术，并根据《肘后备急方》的相关记载，屠呦呦先生提取出了青蒿的有效成分青蒿素，为世界范围内消灭疟疾发挥了不可磨灭的作用，屠呦呦先生也获得了诺贝尔奖，这是世界范围对中西医结合事业的肯定。张亭栋先生发现三氧化二砷是含砒霜药剂中治疗白血病的有效成分，其对急性早幼粒细胞白血病具有较好的临床疗效，被认为是中西医结合研究获得成功的又一范例。肝癌的发病率和死亡率分别占我国全部恶性肿瘤的第四位和第二位，早期诊断率低且进展快，晚期治疗手段对延长生存期的贡献有限。中国人口约占全球人口的 18%，肝癌新发和死亡病例却占全球的近一半。充分发挥中医药特色和优势，从理论到实践，大胆探索中西医结合防治肝癌的新理论、新方法，具有十分重要的意义。

30 年前，很多人质疑：中医能治疗肝癌吗？中西医结合真的能提高外科治疗肝癌的临床疗效吗？等等，这样的疑问并不罕见。但 30 多年后的今天，我们交出了一份比较令人满意的答案：中医确实可以治疗肝癌，中西医结合确实能提高肝癌治疗的整体疗效。针对中西医结合临床研究的证据等级较低的情况，我们团队设计了严格的随机对照试验，并获得了高级别循证医学证据，相关结果已在国际期刊 *GUT*、*Cancer*、*Journal of Integrative Medicine* 等杂志上发表。团队也先后以第一完成人获得国家科学技术进步奖二等奖 2 项、上海市科学技术进步奖一等奖 5 项等 30 余项科技奖励。中西医结合的工作也获得了吴孟超、汤钊猷院士等前辈的肯定，2001 年 7 月吴孟超院士就在《第二军医大学学报》上发表了专题论文《重视中西医结合治疗肝癌的研究》，对本团队的研究方向和阶段性成果给予了高度肯定。

进入 21 世纪以来，中西医结合治疗肝癌的成果呈现螺旋式上升的态势。但肝癌的著作要么偏于中医、要么偏于西医，过度谈论单方面的优势和特点，鲜有从中西医结合优势的角度探讨肝癌的防治效果，本团队长期的研究成果也鲜为人知，缺乏推广。早在 5 年前我们就起念编写一本专著，一本系统阐明中西医结合防治肝癌理论与实践的专著，要较为系统地介绍中西医结合防治肝癌的理论体系、临床路径、客观疗效和特色优势。经过数年之努力，《中西医结合肝癌诊疗学》经过 12 次修订，终将出炉，我们倍感欣慰。本书集中体现了国内外中西医结合防治肝癌的最新前沿进展，旗帜鲜明地提出了"中医药可以也完全应该贯穿肝癌防治的全过程""中医药在肿瘤不同阶段作用地位不同""肝癌晚期提倡以中医药治疗为主导"等科学观点，有力地纠正了"中医是在肝癌患者不行了的时候充当安慰剂"的陈旧观念，为中西医结合防治肝癌研究奠定了科学的理论基础。本书还介绍了中西医结合治疗肝癌的系列新方案，并以高级别循证医学证据证实了这些方案的疗效优势：小肝癌术后，中医药干预可以使术后复发风险降低 30.6%；中期肝癌通过改进动脉灌注化疗栓塞技术，将多柔比星、表柔比星替换为华蟾素，提高了部分中期肝癌客观应答率、疾病控制率，晚期肝癌通过纯中药治疗，获得了不低于索拉非尼的临床疗效，且在提高患者生存质量、减少医疗费用方面具有明显优势。其中部分方案已被收入国家卫生健康委员会发布的《原发性肝癌诊疗指南（2022 年版）》中。2023 年 5 月 31 日，由本团队负责执笔的《原发性肝癌中西医结合诊疗指南》被中国中西医结合学会、中华中医药学会、中华医学会联合发布，系统展示中西医结合防治肝癌方面的系列工作。本书在此基础上，详细论述中西医结合防治肝癌的基础和临床实践，为肝癌研究提供了许多切实可行的路径与方法，可作为系统学习肝癌防治的工具书使用，细细研读必有所获。

　　本书出版在即，感谢所有参加编写人员的辛勤付出，感谢人民卫生出版社的大力支持，感谢中医、西医、中西医结合防治肝癌研究领域的诸多前辈、同行的关心和指导！书中部分观点可能有待商榷，部分方案还可以进一步优化，希望得到同行的批评指正！

凌昌全、沈锋

2024 年 2 月 10 日于上海

第一章

肝癌的流行病学概况

原发性肝癌（primary liver cancer，PLC），简称肝癌，是指原发于肝细胞或肝内胆管细胞的恶性肿瘤，是常见的消化系统恶性肿瘤。

时至今日，无论是在我国还是在全世界，肝癌都是疾病和死亡的主要原因之一。尽管中国乃至全世界在其预防、诊断、管理和治疗方面取得了重大进步，但肝癌的防治仍存在诸多挑战。

流行病学是研究疾病分布规律及影响因素，借以探讨病因，阐明流行规律，制订预防、控制和消灭疾病对策和措施的科学。认识肝癌的流行病学特征是各项临床诊疗与基础研究的前提之一。

目前，我国及全球的肝癌流行病学情况主要由以下几个机构定期发布官方统计数据：①我国肿瘤登记中心的《中国肿瘤登记年报》，每年以纸质版的形式发布；②国际癌症研究机构（International Agency for Research on Cancer，IARC）与世界卫生组织（World Health Organization，WHO）的 GLOBOCAN 全球肿瘤流行病学预测与统计数据，定期发布于 *CA: A Cancer Journal for Clinicians* 等国际期刊，可在 Global Cancer Observatory（https://gco.iarc.fr/）平台获取最新数据；③全球疾病负担癌症合作小组（Global Burden of Disease Cancer Collaboration）的全球癌症负担报告，定期发表于 *JAMA Oncology*、*The Lancet* 等国际期刊。

综观历年肝癌流行病学数据，肝癌的发病、死亡情况及对人类社会造成的负担与压力情况不仅具有地域差异（国家/地区）和个体性差异（性别、年龄），还与社会经济发展情况及不同的致病因素（肝炎病毒、酒精等）相关。

第一节 肝癌的流行病学评价指标

一、肝癌发病率

肝癌发病率（incidence）指某年某地区/国家每 10 万人口中的肝癌新发病例数，是反映某地区/国家人口中肝癌发病情况的最基本指标之一，即：

肝癌发病率（1/10 万）=（某年某地区/国家肝癌新发病例数）/（同年该地区/国家年平均人口数）× 100 000。

二、肝癌死亡率

肝癌死亡率（mortality）指某年某地区/国家每 10 万人口中的肝癌死亡病例数，是反映某地区/国家人口肝癌发病情况的最基本指标之一，即：

肝癌死亡率（1/10 万）=（某年某地区/国家肝癌死亡病例数）/（同年该地区/国家年平均人口数）× 100 000。

三、肝癌年龄标准化发病率

肝癌年龄标准化发病率（age-standardized incidence rate，ASIR）是采用某国/世界标准人口构成计算的发病率，是校正了人口的年龄分布情况后的发病率，用于比较不同国家/地区发病率差异，计算方法如下：

ASIR=［∑（标准人口某年龄组构成百分比 × 该年龄组肝癌发病率）］/（∑标准人口年龄构成）。

其中，某年龄组肝癌发病率（1/10 万）=（某年龄组肝癌发病人数）/（同年龄组人口数）× 100 000。

四、肝癌年龄标准化死亡率

肝癌年龄标准化死亡率（age-standardized death rate，ASDR）是采用某国/世界标准人口构成计算的死亡率，是校正了人口的年龄分布情况后的死亡率，用于比较不同国家/地区死亡率差异，计算方法如下：

ASDR=［∑（标准人口某年龄组构成百分比 × 该年龄组肝癌死亡率）］/（∑标准人口年龄构成）。

其中，某年龄组肝癌死亡率（1/10 万）=（某年龄组肝癌死亡人数）/（同年龄组人口数）× 100 000。

五、肝癌疾病负担指标

肝癌的疾病负担指标主要包括寿命损失年（years of life lost，YLLs）、失能寿命损失年

（years lived with disability，YLDs）、伤残调整寿命损失年（disability-adjusted life years，DALYs）。

　　YLLs 是指因肝癌死亡所致的寿命损失年，是通过将死亡人数乘以该年龄的标准预期寿命来估计的。

　　YLDs 是指因肝癌患病所致的健康生命年的损失，是通过将不同疾病结局状态的患病人数乘以该结局的伤残权重年后，再累加所得。

　　DALYs 是指因肝癌患病或死亡所致的健康生命年的损失，DALYs=YLLs+YLDs。

　　YLLs、YLDs、DALYs 的关系如图 1-1-1。

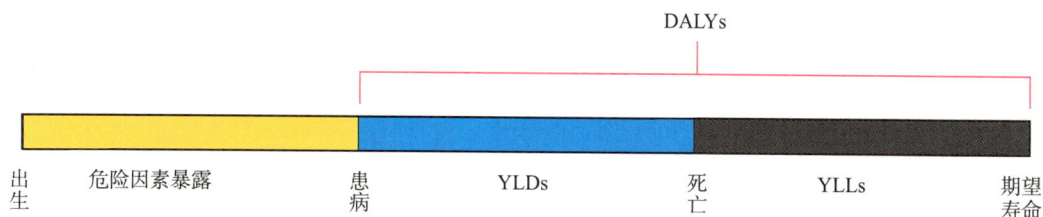

图 1-1-1　YLLs、YLDs、DALYs 的关系图示

注：YLLs 寿命损失年；YLDs 失能寿命损失年；DALYs 伤残调整寿命损失年。

第二节　肝癌的国家及地区分布概况

一、全球肝癌的流行概况

（一）全球肝癌流行现况

　　2018 年 GLOBOCAN 估计及 2017 年全球疾病负担报告显示，截至 2017 年，肝癌共造成 2 080 万伤残调整寿命损失年（DALYs），其中 99% 来自寿命损失年（YLLs），1% 来自失能寿命损失年（YLDs）。

　　2018 年，全球肝癌新发病例 841 080 例，年龄标准化发病率（ASIR）为 9.3/10 万人年，占全部肿瘤新发病例数的 4.65%，在全部肿瘤中排名第 6；死亡 781 631 例，年龄标准化死亡率（ASDR）为 8.5/10 万人年，占全部肿瘤死亡病例数的 8.18%，在全部肿瘤中排名第 4（图 1-2-1）。全球新发病例数排名前 3 的国家分别为中国（39.29 万例）、美国（3.79 万例）、日本（3.55 万例）；死亡病例数排名前 2 的为中国（36.90 万例）、美国（3.05 万例）。ASIR 最低的为摩洛哥（1.1/10 万人年），最高的为蒙古国（93.7/10 万人年）；ASDR 最低的为尼泊尔（1/10 万人年），最高的仍为蒙古国（75.4/10 万人年）（图 1-2-2）。东亚是最主要的肝癌发病与死亡地区，占全球新发病例的 51.69% 和占全球死亡病例的 58.03%（图 1-2-3）。

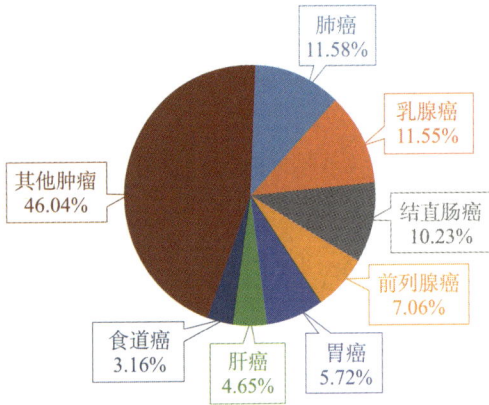

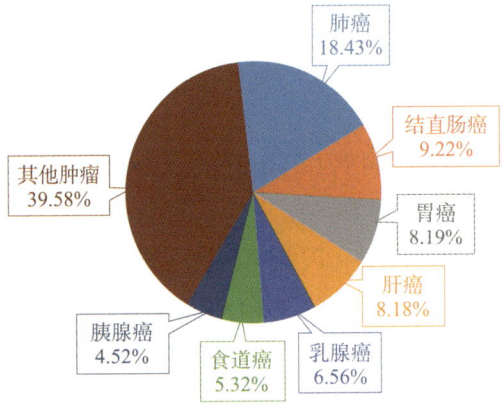

图 1-2-1 2018 年全球常见肿瘤发病例数（A）、死亡例数（B）构成比情况

注：作图原始数据来源为 CANCER TODAY-Data Visualization Tools for Exploring the Global Cancer Burden in 2018（https://gco.iarc.fr/），基于 GLOBOCAN 2018 数据。

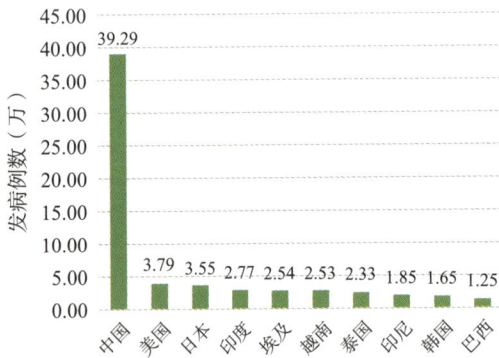

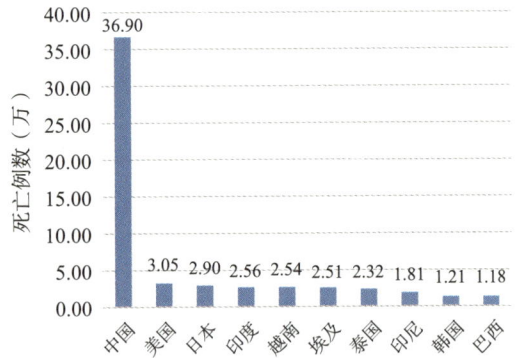

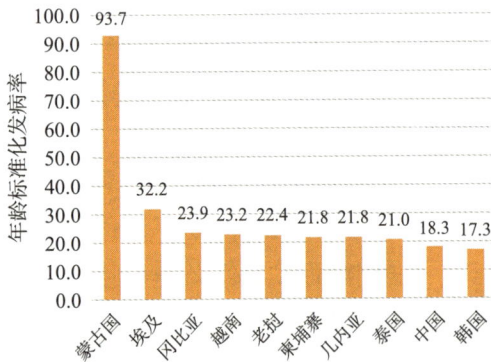

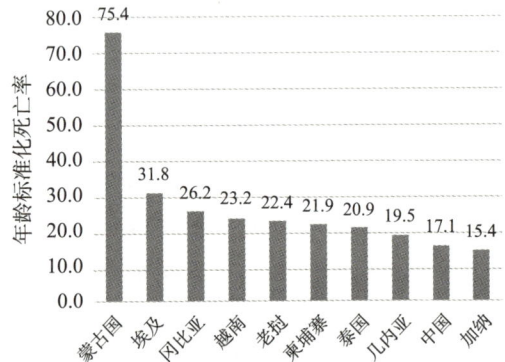

图 1-2-2 2018 年全球肝癌发病例数（A）、死亡例数（B）、年龄标准化发病率（C）、年龄标准化死亡率（D）前 10 位的国家情况

注：作图原始数据来源为 CANCER TODAY-Data Visualization Tools for Exploring the Global Cancer Burden in 2018（https://gco.iarc.fr/），基于 GLOBOCAN 2018 数据。

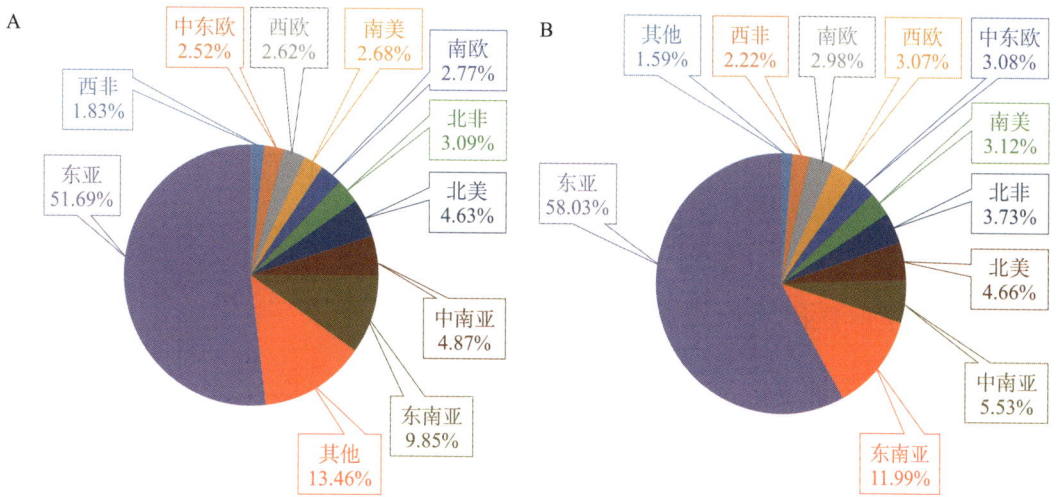

图 1-2-3　2018 年全球主要地区的肝癌发病例数（A）、死亡例数（B）构成比情况

注：作图原始数据来源为 CANCER TODAY-Data Visualization Tools for Exploring the Global Cancer Burden in 2018（https://gco.iarc.fr/），基于 GLOBOCAN 2018 数据。

（二）全球肝癌流行随时间变化情况

根据业已发布的 GLOBOCAN 及全球癌症负担报告数据显示，肝癌的发病、死亡、疾病负担情况整体呈稳定趋势，但随着时间迁移，各流行病学指标有所波动和改变。

在发病、死亡情况方面，笔者对 1999—2018 年相关数据进行分析，结果显示，近 20 年来，全球肝癌的发病、死亡人数基本呈上升趋势，在 2016 年呈现一高峰值，2016—2018 年略有下降。总体而言，肝癌的发病人数始终高于死亡人数（2013 年度除外），其中 2016、2017 年度发病和死亡人数之差明显增大，因资料有限，尚不能探究其具体原因（图 1-2-4）。

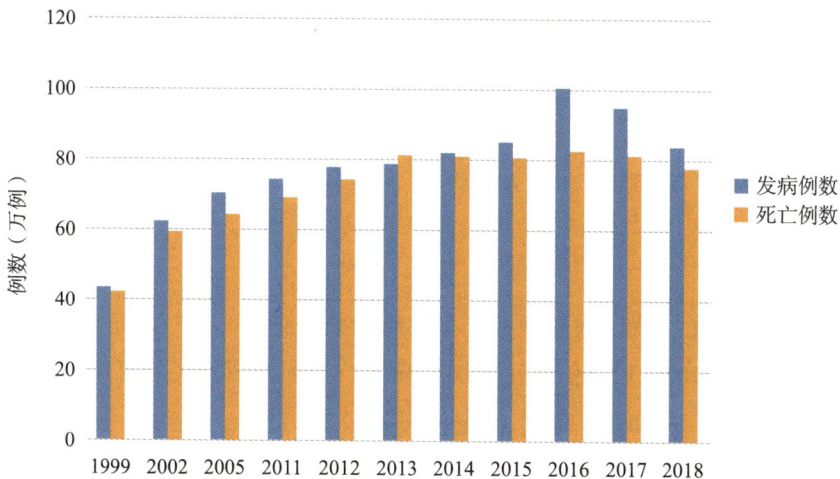

图 1-2-4　全球肝癌发病、死亡例数的历史情况粗析

在疾病负担方面，最近 10 余年（2007—2017 年）的数据显示，肝癌绝对寿命损失年（absolute YLLs）升高 24.8%，在各肿瘤中的排名由 2007 年的第 3 名上升至第 2 名，但年龄标准化寿命损失年（age-standardized YLLs）略有下降（4.6%）。2007—2017 年新增病例比例达 36%，其中 17% 是人口老龄化所致，13% 是人口增长所致，6% 是年龄特异性发病率的增加所致。

二、我国肝癌的流行概况

（一）我国肝癌流行现况

我国《2019 中国肿瘤登记年报》数据显示，2016 年，我国肝癌新发病例 108 081 例，占全部癌症发病率的 9.73%，发病率为 28.33/10 万人年，位居全国癌症发病谱第 5 位，ASIR 为 18.07/10 万人年；死亡 94 213 例，占全部癌症死亡率的 13.95%，死亡率为 24.69/10 万人年，位居全国癌症死亡谱第 2 位，ASDR 为 15.45/10 万人年（图 1-2-5）。

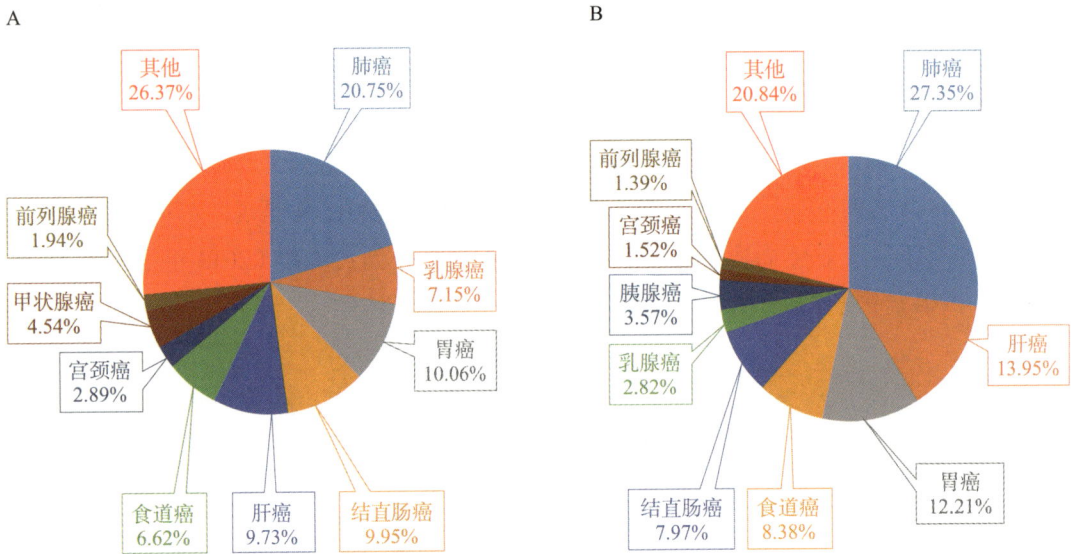

图 1-2-5　2016 年我国常见肿瘤发病例数（A）、死亡例数（B）构成比情况

注：作图原始数据来源为《2019 中国肿瘤登记年报》。

在城乡地区差异上，我国农村地区肝癌发病例数（56 159 例）高于城市地区（51 922 例），农村 ASIR 为城市的 1.19 倍。在地域差异上，我国西部地区的肝癌发病率、死亡率最高，中部地区次之，东部地区最低（图 1-2-6）。

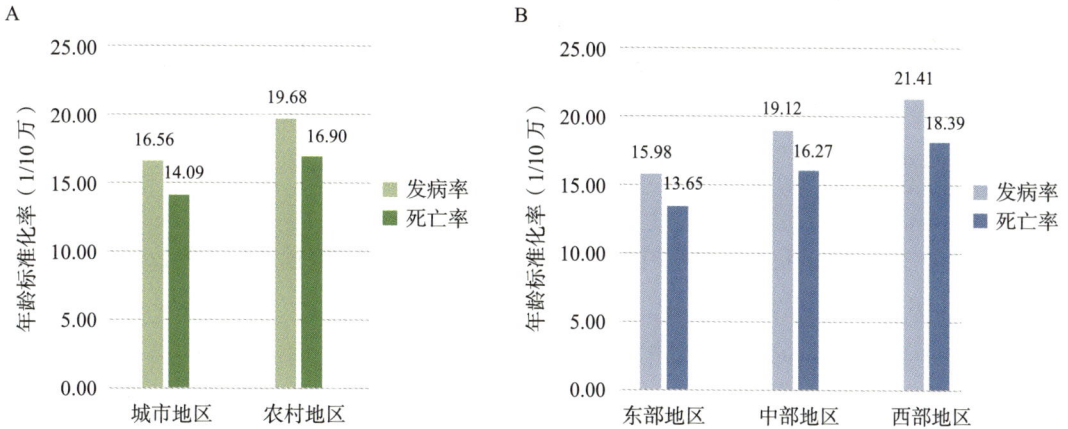

图 1-2-6　2016 年我国肝癌年龄标准化率的城乡（A）、地域（B）差异

注：作图原始数据来源为《2019 中国肿瘤登记年报》。

（二）我国肝癌流行随时间变化情况

根据 2019 年 Ding C 等对我国肝癌流行情况进行的基于全球疾病负担 1997—2016 年的数据转换与再次分析报告显示，我国肝癌发病率、死亡率总体呈上升趋势，年龄标准化发病率、死亡率则呈下降趋势，差别均具有统计学意义（$P < 0.05$）；而疾病负担指标伤残调整寿命损失年（DALYs）在总体上基本稳定，在校正年龄分布情况后有所下降，但差别不具有统计学意义（$P > 0.05$）（图 1-2-7）。

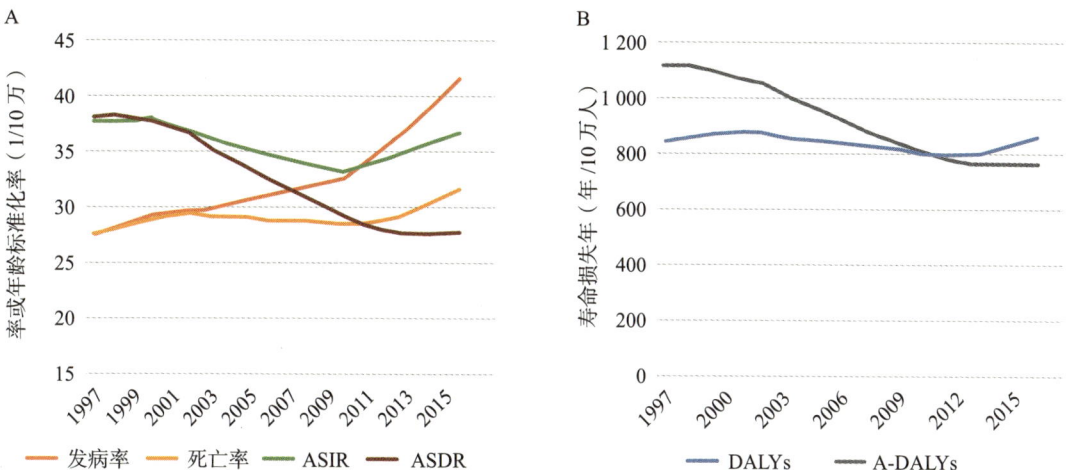

图 1-2-7　我国肝癌发病率/死亡率（A）、伤残调整寿命损失年（B）的历史情况

注：ASIR 年龄标准化发病率；ASDR 年龄标准化死亡率；DALYs 伤残调整寿命损失年；A-DALYs 年龄标准化伤残调整寿命损失年。作图数据来源为 Ding C, Li Y, Wang X, et al. Disease burden of liver cancer in China from 1997 to 2016: an observational study based on the Global Burden of Diseases. BMJ Open, 2019, 9（4）：e025613.

第三节 个体与社会因素对肝癌的流行情况的影响

一、肝癌在男性、女性群体中的流行差异

无论是在全球还是我国，肝癌在男性中的发病率、死亡率均远高于女性，可以说，与女性相比，男性是肝癌的易感人群。

自 1999 年以来（1999—2018 年），在全球范围内，肝癌发病、死亡的男女例数比基本稳定，波动甚微。其中，发病例数的男：女比值在 2.24 至 2.71 之间；死亡例数的男：女比值在 2.20 至 2.53 之间（图 1-3-1）。

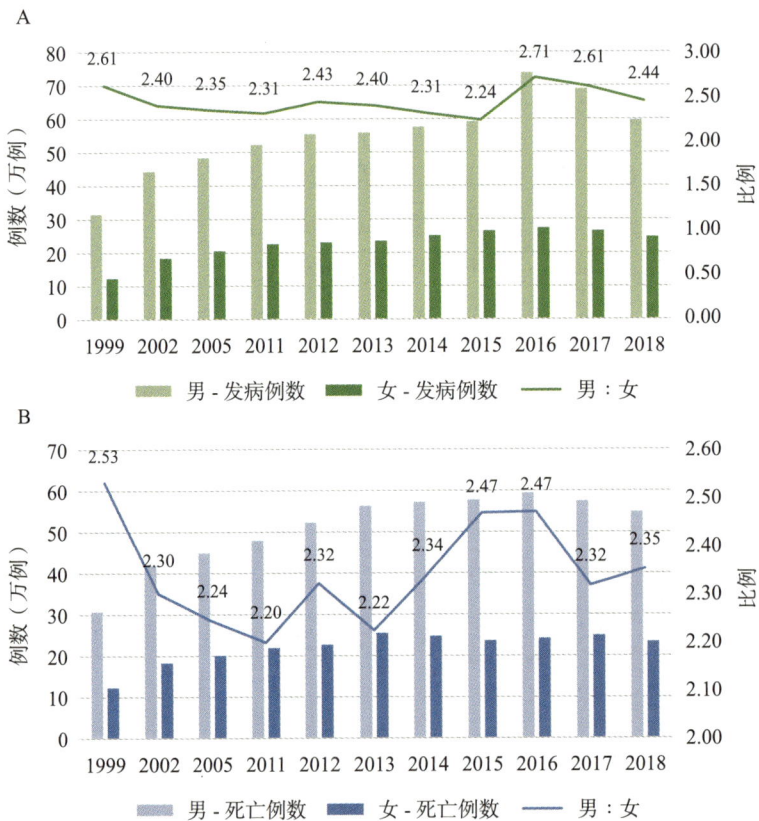

图 1-3-1 全球肝癌发病（A）、死亡（B）例数的性别差异

自 1997 年以来（1997—2016 年），我国肝癌发病率、死亡率、DALYs 的男女比值基本稳定，略有上升。其中，发病率男：女比值从 1997 年的 2.67 上升至 2016 年的 3.27；死亡率男：女比值从 1997 年的 2.54 上升至 2016 年的 2.96；DALYs 男：女比值从 1997 年的 2.93 上升至 2016 年的 3.44（图 1-3-2）。

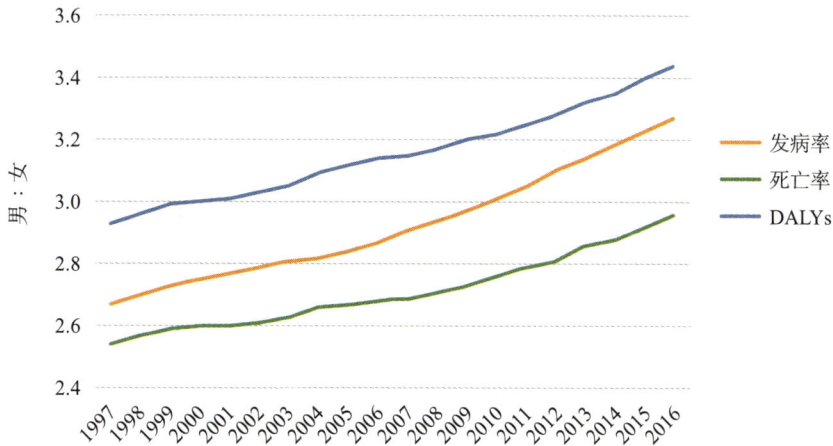

图 1-3-2　我国肝癌发病率、死亡率、DALYs 的性别差异

注：作图数据来源为 Ding C，et al. Disease burden of liver cancer in China from 1997 to 2016: an observational study based on the Global Burden of Diseases. BMJ Open，2019，9（4）：e025613.

二、肝癌在不同年龄段群体中的流行差异

在全球范围内，肝癌在不同年龄群体中的发病与死亡情况有所差异。2017 年全球疾病负担报告对儿童、青少年肿瘤的流行情况进行分析发现，肝癌虽然不是儿童与青少年的常见肿瘤类型，但肝癌所导致的儿童青少年 DALYs 在所有肿瘤中位列第 10，中国在全球不同国家中位列第 1。在中青年人群（20～39 岁）中，肝癌也不是常见的肿瘤类型，但却是女性肿瘤患者的主要死因之一。在老年群体中，肝癌是亚洲、非洲国家的主要肿瘤类型之一，而中国是老年肝癌的主要发病国家。

在我国，20 岁以下人群的肝癌发病率、死亡率极低，但在 40 至 70 岁之间迅速增加，且与年份无明显关系；DALYs 在 50 至 84 岁之间的人群中较高，这表明年龄较大的肝癌患者会因肝癌而承受更大的疾病负担。

关于肝癌的发病年龄，我国肝癌平均发病年龄近年来呈上升趋势，根据全国 22 个肿瘤登记点连续性的监测数据分析，我国男性肝癌的平均发病年龄由 2000 年的 58.80 岁增加至 2014 年的 62.35 岁，女性由 2000 年的 64.02 岁增加至 2014 年的 68.99 岁。因此，在常规关注 50～59 岁年龄组的同时，60～69 岁年龄组正成为我国肝癌高发年龄。我国肝癌发病年龄逐渐增大，年龄调整发病率呈逐年下降趋势，但肝癌所导致的疾病负担仍呈上升趋势。

三、社会经济发展水平对肝癌流行情况的影响

人类发展指数（Human Development Index，HDI）是由联合国开发计划署（The United

Nations Development Programme，UNDP）在《1990 年人文发展报告》中提出的，是用来衡量联合国各成员国经济社会发展水平的指标。HDI 是一个综合指数，重点关注社会经济发展的三个基本方面，即：预期寿命、受教育年限和人均国民总收入。根据 UNDP 报告，全球各国按 HDI 值可分为四个等级，即：非常高、很高、中等、低。

在肝癌的发病率、死亡率与 HDI 的关系方面，Shao SY 等对 2008—2018 年 GLOBOCAN 数据与 UNDP 发布的 HDI 数据进行分析发现，肝癌的死亡率与发病率的比值，即死亡率 / 发病率比（mortality-to-incidence ratio，MIR）与 HDI 呈现高度的相关性，2008 年与 2018 年均显示，在高级别 HDI 的国家（如新西兰、卢森堡、韩国、日本和美国），MIR 水平较低；而随着 HDI 水平或等级降低，MIR 值也相对升高。作者进一步以非线性回归分析验证了 HDI 值和 MIR 之间的"剂量响应"抑制作用，即肝癌的国家特定 MIR 在 2018 年和 2008 年均与国家 HDI 呈负相关（2018 年：$r=-0.548$，$P < 0.000\,1$；2008 年：$r=-0.617$，$P < 0.000\,1$）。此外，2018 年与 2008 年数据比较结果显示，随着时间推移，各国 HDI 水平有所升高，同时 MIR 水平也有所降低，进一步佐证了 HDI 与 MIR 的相关性。

第四节　不同病因所致肝癌的流行情况差异

一、病毒性肝炎所致肝癌的流行情况

肝病是目前肝癌的主要病因之一，而病毒性肝炎是导致肝癌的主要肝病之一，主要包括乙型肝炎病毒、丙型肝炎病毒所致的乙型肝炎（下简称乙肝）、丙型肝炎（下简称丙肝）两种。

根据 GLOBOCAN 估计，在全球范围内，2018 年因感染所致的肿瘤病例约为 2 200 万例，其中由乙肝、丙肝导致的肝癌分别为 36 万例、16 万例，在所有感染性疾病中分别排名第 3、第 4，仅次于幽门螺杆菌所致的胃癌（81 万例）、人乳头瘤病毒所致的宫颈癌（69 万例）。

2017 年全球疾病负担的疾病死因报告显示，在全球范围内，当年由乙肝所致肝癌的死亡人数为 32.54 万人，与 2007 年相比上升了 20.3%；ASDR 为 4.0/10 万人年，与 2007 年相比下降了 6.2%。在疾病负担方面，当年乙肝所致肝癌的 YLLs 为 944.9 万年，与 2007 年相比上升了 14.7%；年龄标准化寿命损失年（age-standardized YLLs）为 114.6 年 / 10 万人，与 2007 年相比下降了 8.4%。丙肝的各项指标改变情况与乙肝类似，但改变幅度更大。在全球范围内，当年由丙肝所致肝癌的死亡人数为 23.43 万人，与 2007 年相比上升了 30.4%；ASDR 为 3.0/10 万人年，与 2007 年相比下降了 2.1%。在疾病负担方面，当年丙肝所致肝癌的 YLLs 为 489.8 万年，与 2007 年相比上升了 26.9%；年龄标准化寿命

损失年（age-standardized YLLs）为 60.3 年 /10 万人，与 2007 年相比下降了 3.0%。可以说，在全球范围内，与乙肝相比，丙肝所致肝癌的防治对降低全球肝癌疾病负担具有重要意义。

一项关于 1990—2016 年肝癌病因的流行病学研究结果显示，在病毒性肝炎相关肝癌的全球地域分布上，中国、尼日利亚、朝鲜、印度是由乙肝所致肝癌的高发国家（图 1-4-1）；在上述时间跨度内，全球大多数国家乙肝所致肝癌病例数呈上升趋势，其中上升最多的为菲律宾，仅 8 个国家 / 地区的病例数有所下降，下降最多的为哈萨克斯坦（图 1-4-1）。在丙肝所致肝癌方面，日本、中国、美国、意大利是高发国家（图 1-4-2）；在上述时间跨度内，全球大多数国家丙肝所致肝癌病例数呈上升趋势，其中上升最多的为菲律宾，仅 6 个国家 / 地区的病例数有所下降，下降最多的为哈萨克斯坦（图 1-4-2）。

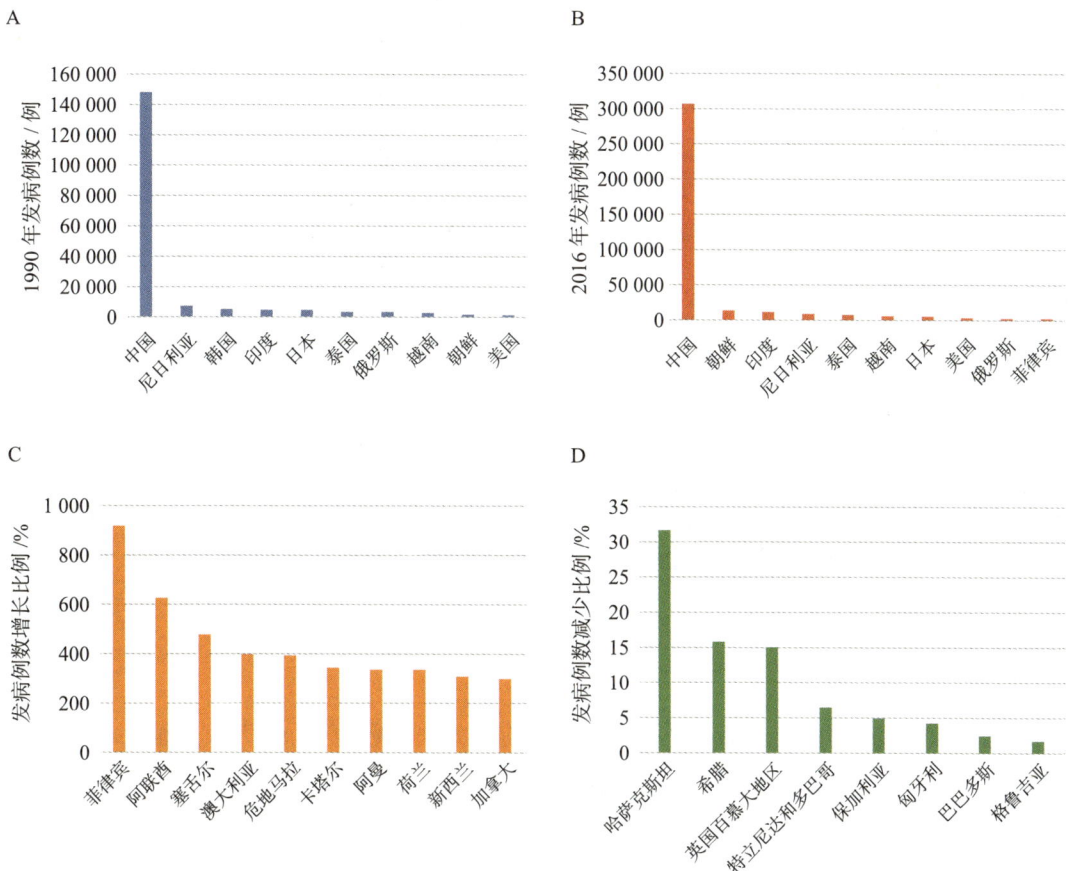

图 1-4-1　全球 1990 年至 2016 年乙肝所致肝癌发病例数及改变情况的国家及地区排名

注：A. 1990 年全球乙肝所致肝癌发病例数排名前 10 位的国家；B. 2016 年全球乙肝所致肝癌发病例数排名前 10 位的国家；C. 1990—2016 年全球乙肝所致肝癌增长比例前 10 位的国家 / 地区；D. 1990—2016 年全球乙肝所致肝癌减少的国家 / 地区。作图原始数据来源为 Liu Z, Jiang Y, Yuan H, et al. The trends in incidence of primary liver cancer caused by specific etiologies: Results from the Global Burden of Disease Study 2016 and implications for liver cancer prevention. J Hepatol, 2019, 70（4）: 674-683.

A

B

C

D

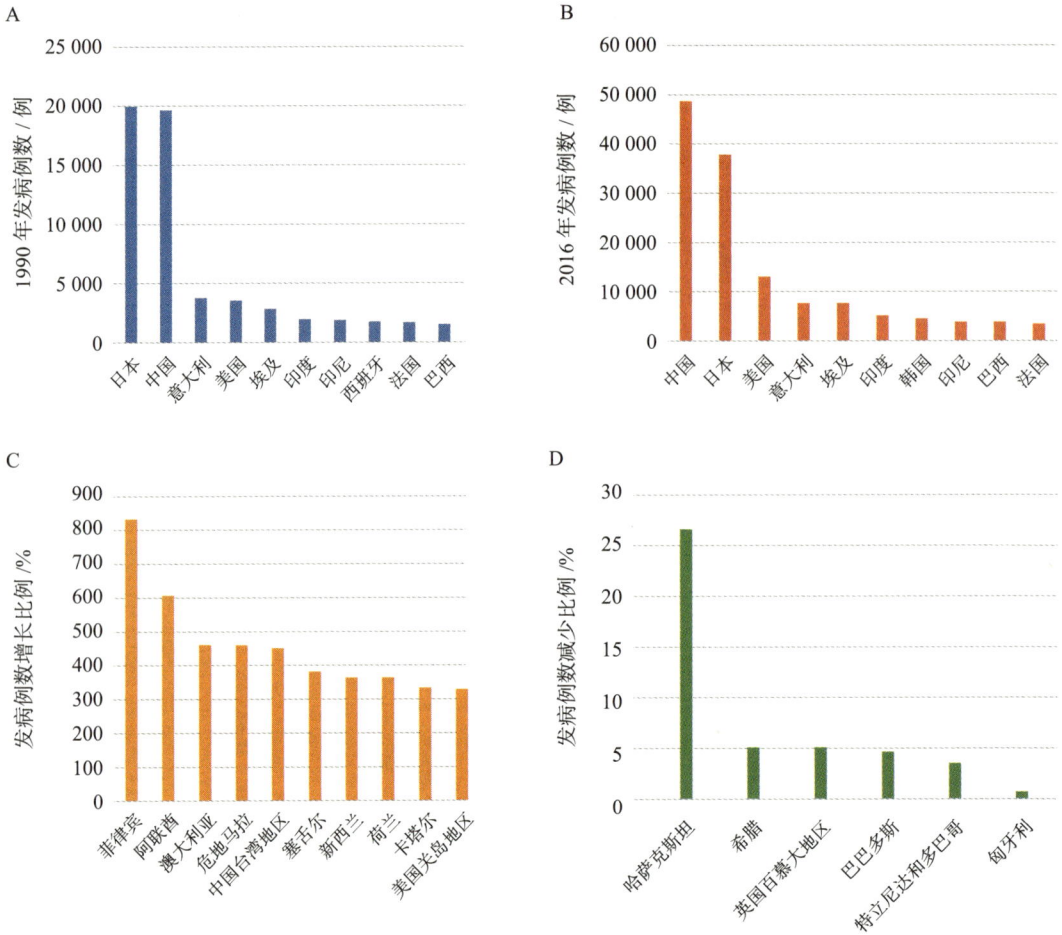

图 1-4-2　全球 1990 年至 2016 年丙肝所致肝癌发病例数及改变情况的国家及地区排名

注：A. 1990 年全球丙肝所致肝癌发病例数排名前 10 位的国家；B. 2016 年全球丙肝所致肝癌发病例数排名前 10 位的国家；C. 1990—2016 年间全球丙肝所致肝癌增长比例前 10 位的国家 / 地区；D. 1990—2016 年间全球丙肝所致肝癌减少的国家 / 地区。作图原始数据来源为 Liu Z，Jiang Y，Yuan H，et al. The trends in incidence of primary liver cancer caused by specific etiologies：Results from the Global Burden of Disease Study 2016 and implications for liver cancer prevention. J Hepatol，2019，70（4）：674-683.

　　在 1990 年至 2017 年，我国乙肝相关性肝癌的发病人数由 15.84 万人升至 29.09 万人，但 ASIR 从 15.98/10 万人年降至 14.49/10 万人年，年均下降 0.88%；ASDR 从 15.20/10 万人年降至 11.31/10 万人年。无论是在男性还是女性群体中，乙肝相关性肝癌的比例均下降（图 1-4-3）。这可能得益于我国 1992 年乙型肝炎病毒扩大免疫规划的建立。在丙肝所致肝癌方面，情况则有所不同，在上述同一年度区间内，我国由丙肝所致肝癌的发病人数由 4.38 万人升至 5.34 万人，ASIR 从 5.14/10 万人年上升至 5.34/10 万人年；ASDR 从 5.44/10 万人年下降至 4.77/10 万人年。无论是在男性还是女性群体中，因丙肝所致肝癌的比例均上升（图 1-4-3）。这说明，在丙肝的防治方面，我国仍有较大的努力空间。

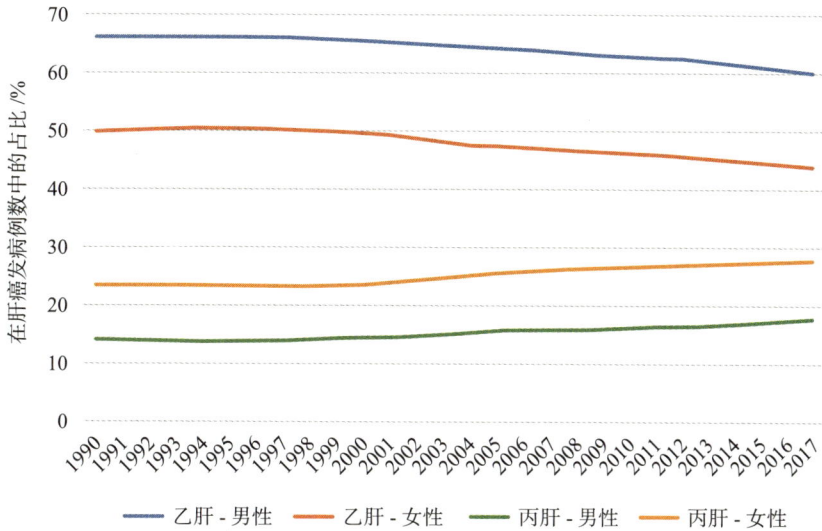

图 1-4-3　我国 1990 年至 2017 年乙肝、丙肝所致肝癌在所有肝癌中的发病例数占比情况

注：作图原始数据来源为 Liu Z，Mao X，Jiang Y，et al. Changing trends in the disease burden of primary liver cancer caused by specific etiologies in China. Cancer Med，2019，8（12）：5787-5799.

以上数据表明，虽然在全球部分国家 / 地区，病毒性肝炎所致肝癌的发病与死亡情况有所控制，但总体而言，病毒性肝炎仍是导致肝癌的最主要因素，如何防治病毒性肝炎在肝癌的防治中具有重要意义。

二、酒精摄入所致肝癌的流行情况

酒精摄入引起的肝硬化是导致肝癌的主要因素之一，因此，酒精摄入也被列为肝癌病因学的流行病学分析的主要部分。

2017 年全球疾病负担报告数据显示，在全球范围内，2017 年由酒精摄入所致肝癌的死亡人数为 12.93 万人，较 2007 年上升了 31.7%；ASDR 为 1.6/10 万人年，较 2007 年上升了 0.6%。在疾病负担方面，2017 年由酒精摄入所致肝癌的 YLLs 为 304.1 万年，较 2007 年上升了 27.8%；年龄标准化寿命损失年（age-standardized YLLs）为 37.2 年 /10 万人，较 2007 年下降了 0.6%。

一项关于 1990—2016 年肝癌病因的流行病学研究结果显示，在酒精性肝病（alcoholic liver disease，ALD）相关肝癌的全球分布上，中国、日本、泰国是由 ALD 所致肝癌的高发国家；在上述时间跨度区间内，全球大多数国家 ALD 所致肝癌病例数呈上升趋势，其中上升最多的为菲律宾，仅 9 个国家 / 地区的病例数有所下降，下降最多的为英国百慕大地区（图 1-4-4）。

A

B

C

D

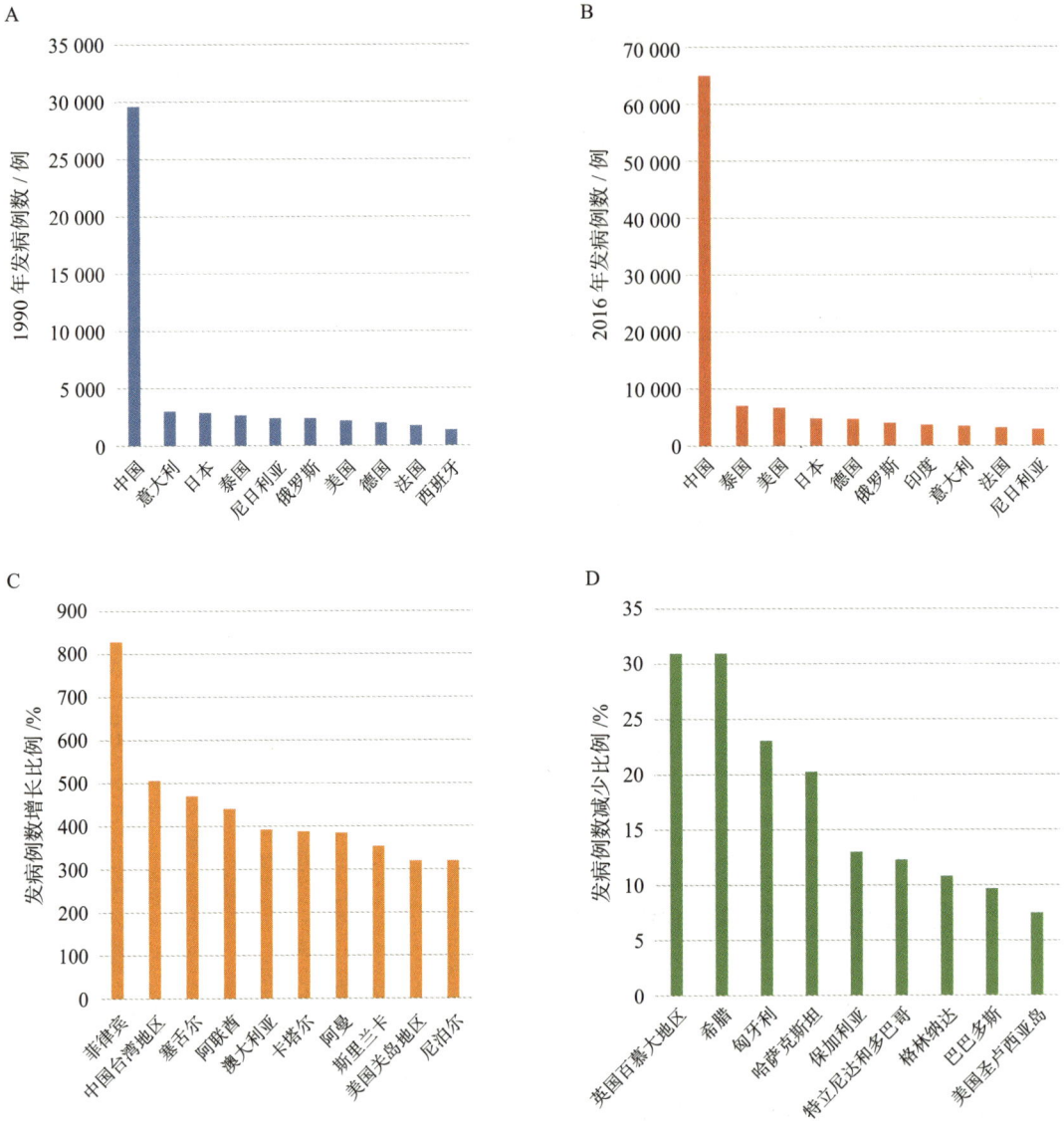

图 1-4-4　全球 1990 年至 2016 年由酒精摄入所致肝癌发病例数及改变情况的国家及地区排名

注：A. 1990 年全球由酒精摄入所致肝癌发病例数排名前 10 位的国家；B. 2016 年全球由酒精摄入所致肝癌发病例数排名前 10 位的国家；C. 1990—2016 年间全球由酒精摄入所致肝癌增长比例前 10 位的国家 / 地区；D. 1990—2016 年间全球由酒精摄入所致肝癌减少的国家 / 地区。作图原始数据来源为 Liu Z，Jiang Y，Yuan H, et al. The trends in incidence of primary liver cancer caused by specific etiologies: Results from the Global Burden of Disease Study 2016 and implications for liver cancer prevention. J Hepatol，2019，70（4）：674-683.

　　我国由 ALD 所致肝癌的发病人数并不高，但在 1990—2017 年间，由 1.86 万人上升至 4.33 万人，ASIR 从 2.02/10 万人年上升至 2.16/10 万人年；ASDR 从 1.52/10 万人年上升至 1.81/10 万人年。男性群体因 ALD 所致肝癌的比例略有上升，女性群体基本保持稳定，男性明显高于女性（图 1-4-5）。

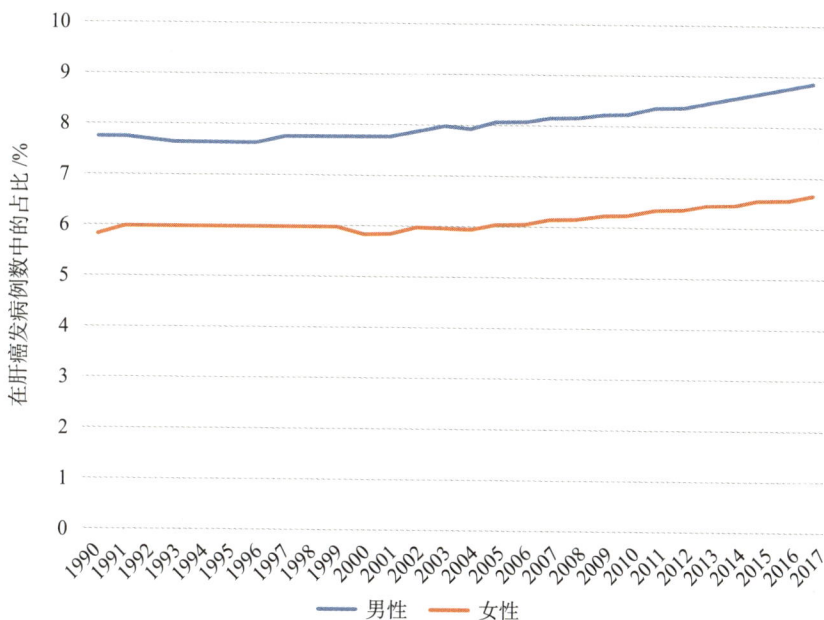

图 1-4-5　我国 1990 年至 2017 年由酒精摄入所致肝癌在所有肝癌中的发病例数占比情况

注：作图原始数据来源为 Liu Z et al. Changing trends in the disease burden of primary liver cancer caused by specific etiologies in China. Cancer Med，2019，8（12）：5787-5799.

以上数据表明，近年来，由酒精摄入所致肝癌在全球以及我国肝癌人口中的占比基本呈上升趋势，限制酒精摄入仍是预防肝癌发生的重要措施，值得关注。

三、非酒精性脂肪性肝炎所致肝癌的流行情况

非酒精性脂肪性肝炎（non-alcoholic steatohepatitis，NASH）是常见的非酒精性脂肪性肝病，常可进展为肝纤维化、肝硬化，并最终进展为肝癌。

2017 年全球疾病负担报告显示，在全球范围内，2017 年由非酒精性脂肪性肝炎所致肝癌的死亡人数为 6.69 万人，较 2007 年上升了 42.3%；ASDR 为 0.8/10 万人年，较 2007 年上升了 7.6%。在疾病负担方面，由非酒精性脂肪性肝炎所致肝癌的 YLLs 为 144.4 年，较 2007 年上升了 37.3%；年龄标准化寿命损失年（age-standardized YLLs）为 17.8 年 /10 万人，较 2007 年上升了 6.3%。

1990 年至 2017 年，我国由非酒精性脂肪性肝炎所致肝癌的发病人数由 1.25 万上升至 1.66 万人，ASIR 从 1.44/10 万人年上升至 1.66/10 万人年，年均上升 0.08%；ASDR 从 1.50/10 万下降至 1.47/10 万。无论是在男性还是女性群体中，因非酒精性脂肪性肝炎所致肝癌的比例均基本保持稳定，但女性占比增长明显高于男性（图 1-4-6）。

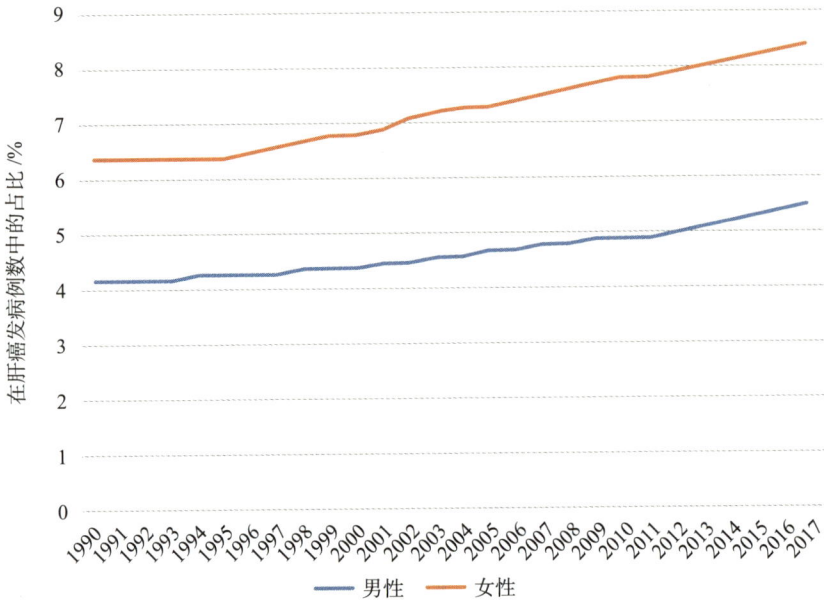

图 1-4-6　我国 1990 年至 2017 年由非酒精性脂肪性肝炎所致肝癌在所有肝癌发病例数中的占比情况

注：作图原始数据来源为 Liu Z，Mao X，Jiang Y，et al. Changing trends in the disease burden of primary liver cancer caused by specific etiologies in China. Cancer Med，2019，8（12）：5787-5799.

　　以上数据表明，虽然由非酒精性脂肪性肝炎所致肝癌在全球以及我国肝癌人口中的占比不高，但仍有上升趋势，在肝癌的防治研究中值得关注。

第二章

肝癌的病因病机

在古代中医典籍中，并未有肝癌这一病名，但根据其常见临床表现，一些疾病的发病症状与肝癌极其类似，因此就中医学而言，肝癌属于"癥瘕""积聚""鼓胀""癖黄""黄疸""肝胀"等病的范畴。如《灵枢·水胀》曰："鼓胀何如？……腹胀，身皆大，大与肤胀等也，色苍黄，腹筋起，此其候也。"鼓胀病具有腹部膨隆、全身肿胀、肤色青黄、青筋暴露的特点，与肝癌晚期症状极其相似。同时，中医古籍亦对这类疾病的治疗效果和预后有大胆而又精准的预测，《肘后备急方·治卒心腹症坚方》载："治卒暴症，腹中有物如石，痛如刺，昼夜啼呼，不治之，百日死。"说明这类疾病预后极差。

1937 年，曹颖甫《经方实验录》言："盖人之胆汁本有润肠之功，今以猪胆为代，亦所谓脏器疗法之变局也。月前范石生先生治黄氏肝癌案，亦用胆汁导法。"本书为目前存世的中医典籍中最早记载肝癌病名的书籍。中华人民共和国成立以来，在党和国家领导人及各级政府的关心扶持下，中医药进入了一个飞速发展的黄金时代，在肝癌的中西医结合研究领域，尤其是中西医对肝癌病因病机的认识日益拓宽并深入，为临床治疗技术的更新和疗效的提高不断提供新的理论依据和科学指导。

第一节 古代中医学对肝癌病因病机的认识

一、古代中医学对肝癌病因的认识

（一）外感六淫

患者因外感风、寒、暑、湿、燥、火六淫邪气，气血凝滞而不行，渐成积聚之势。《灵枢·九针论》曰："四者时也，时者四时八风之客于经络之中，为瘤病者也。"以及《灵枢·百病始生》曰："积之始生，得寒乃生，厥乃成积也。"时邪由外入里，脏腑功能失司，脉络不和，邪郁日久，酿生瘀毒，停留脏腑，日积月累，久则化生积块，正如《金匮翼·积聚统论》提出："积聚之病，非独痰食气血，即风寒外感，亦能成之。"《柳选四家医案·评选继志堂医案》中记载的一则医案："寒气客于肠外，与血沫相搏，脐下结瘕。胀大下坠，不时作痛。痛则气升自汗，脉形弦涩。此为鼓胀之根，毋忽。"明确指出寒邪外客，与血沫搏结是鼓胀发生的根本原因。

（二）情志失遂

中医认为情志过极并持久存在，会导致脏腑气血功能失常，最终引起疾病的发生。《灵枢·百病始生》曰："若内伤于忧怒，则气上逆，气上逆则六输不通，温气不行，凝血蕴里而不散，津液涩渗，著而不去，而积皆成矣。"忧思喜怒，郁结人体，不得宣泄，皆伤及肝脾，肝气不舒，气机郁滞，日久由气及血，气滞血瘀，经络不通，血脉为之痹阻，蓄积腹中而成积聚。《严氏济生方·积聚论治》也载："有如忧、思、喜、怒之气，人之所不能无者，过则伤乎五脏，逆于四时，传克不行，乃留结而为五积。"《张聿青医案·肿胀》中记载了一则相关医案："孙（左）情志抑郁，气机不运，湿热从而闭阻，三焦升降失司，以致大腹胀满，腿股肿胀，肢体面目发黄，脉糊滑，苔白罩灰。鼓胀重症，勉拟辛开淡渗苦泄。"此案患者因情志抑郁，气机不能条达，郁而生湿化热，三焦升降失常，而出现腹部胀满，全身面目发黄，脉糊滑等症状，从辛开淡渗苦泄之法论治。

（三）饮食失宜

饮食为人体提供大量的营养精微物质，在人体生命活动中占据着重要作用。《诸病源候论·癖病诸候》言："若摄养乖方，则三焦痞隔。三焦痞隔，则肠胃不能宣行，因饮水浆过多，便令停滞不散，更遇寒气，积聚而成癖。癖者，谓癖侧在于两胁之间，有时而痛是也。"摄养的方式不当，三焦不通，肠胃功能失司，饮食过多，停滞于中焦，寒气侵扰，则积聚成癖，两胁之间作痛。饥饱失常、饮食偏嗜、饮食不洁，导致脾胃受损，不能运化水谷精微，聚湿生痰，清浊相干，阻遏气血正常输布运行，痰瘀胶结不解，日久不消易为积聚。《景岳全书·积聚》谓："不知饮食之滞，非寒未必成积，而风寒之邪，非食未必成形，故必以食遇寒，以寒遇食，或表邪未清，过于饮食，邪食相搏，而积斯成矣。"《竹亭医案》中记载了一则相关医案："陆碧畇，年四十七岁，甲午七月七日延诊。虚鼓危症，由病后屡复，食饮不节，早啖荤味。脾土不运，更兼阳弱阴亏之躯。病后两月，于前月自足跗渐浮，而致腿足皆肿，按之成凹。日来大腹亦肿，拊之如鼓。小溲甚少，大便频解溏薄，日数次，每解腹中必痛，脾不运而成积滞。脉左虚弦，右软滑无力。鼓胀已成，荤腥不禁，最难调治。"患者饮食不节，晨起即食荤腥之品，致中土不运，而见大腹肿胀，小便少，大便溏泄，左脉虚弦，右脉软滑无力等症。

（四）虚劳内伤

中医典籍中对于积聚与虚劳之间的论述颇多，足以说明古人对于两者关系的重视。张仲景在《金匮要略·血痹虚劳病脉证并治》中言："五劳虚极，羸瘦腹满，不能饮食，食伤、忧伤、饮伤、房室伤、肌伤、劳伤，经络荣卫气伤，内有干血，肌肤甲错，两目黯黑。缓中补虚，大黄䗪虫丸主之。"虚劳内伤，会导致经络不通，营卫不和，瘀血阻滞，以大黄䗪虫丸缓中补虚治疗，直至今日，这一思路仍然为治疗此类疾病提供一定的借鉴。劳倦过度，可以引起正气的消耗，气血运行失畅，脏腑亏虚，阴阳失衡，气滞血瘀津枯，进而结成积聚，故《诸病源候论·虚劳病诸候》载："虚劳之人，阴阳伤损，血气凝涩，不能宣通经络，故积聚于内也。"《临证指南医案·肿胀》中记载了一则相关医案："汪，脉右涩，左弱。面黄瘦，露筋，乃积劳忧思伤阳。浊阴起于少腹，渐至盘踞中宫，甚则妨食呕吐，皆单鼓胀之象大著，调治最难。欲驱阴浊，急急通阳。"此案患者，因积劳忧思，伤及阳气，而见面黄肌瘦，腹壁青筋毕露，脉右涩左弱等症状，以通阳之法入治。

（五）毒邪外染

古代医家即已注意到感受毒邪是导致鼓胀的重要原因之一，《诸病源候论·水肿病诸候》载："此由水毒气结聚于内，令腹渐大，动摇有声，常欲饮水，皮肤粗黑，如似肿状，名水蛊也。"认识到水毒在体内积聚，可出现腹部肿大、肠鸣有声、皮肤黧黑等症状。现代医学亦认识到病毒感染、黄曲霉毒素（Aspergillus flavus toxin，AFT）、饮水污染、亚硝酸铵类物质等毒邪与肝癌发病相关。接种乙肝疫苗、清洁饮水和降低 AFT 暴露后能明显降低肝癌的发病率。

二、古代中医学对肝癌病机的认识

（一）瘀血阻络

正常血液在体内运行畅达无滞，发挥其滋养荣润之职，维持人体正常的生命活动。《儒门事亲·五积六聚治同郁断》载："夫肥气者，不独气有余也，其中亦有血矣。盖肝藏血故也。"肝之积名曰肥气，古代医家早已清楚地认识到肥气的产生不仅与气机不畅有关，与血液输布亦有重要的联系。经脉以通为要，在多种病因的影响下，瘀血阻于经脉，血液运行失畅，反攻脏腑，影响新血的生成输布，即旧血不去，新血不生，日积月累，积聚成块。如《医林改错·膈下逐瘀汤所治之症目》所言："气无形不能结块，结块者，必有形之血也。血受寒则凝结成块，血受热则煎熬成块。竖血管凝结，则成竖条；横血管凝结，则成横条；横竖血管皆凝结，必接连成片，片凝日久，厚而成块。"瘀血致病，病理变化错综复杂，壅塞不通，可形成腹内结块，因此黄元御在《四圣心源·积聚根原》中谈道："积聚者，气血之凝瘀也。血积为癥，气积为瘕。"相关医案《沈氏医案》："嘉兴曹敬先，三年前曾吐下瘀血不计，左边结成有形之块，按之坚实不痛，郁而不舒。目下目睛见黄，小便亦黄，脉息左手沉涩有力，右手洪滑有力，此乃瘀血湿热，互相纠结，郁而为黄，将来鼓胀之基也。理宜清瘀行滞清湿热之药，煎丸并进，并忌醇酒厚味生冷等物，不致酿成鼓疾也。"患者三年之前曾吐大量瘀血，现见有形结块，身目发黄，小便黄，左脉沉涩有力，右脉洪滑有力，此即败血未去，新血难生，瘀血内停，湿热内生，两者搏结所导致。

（二）痰气郁结

《丹溪心法·痰》提到："凡人身上中下有块者，多是痰。"痰饮是人体水液代谢异常所形成的病理产物，自古以来中医学便有"百病皆由痰作祟""怪病多从痰治"之说，这些理论指导着诸多从痰论治的临床实践。痰饮停滞，易于阻碍气机，导致脏腑气机升降失常，并随气而行，内而脏腑，外而筋骨皮肉，无所不至；又易与他邪合而为患，临床上可见痰瘀、风痰、痰热、寒痰等多种病证。《医镜·痞块》谓："盖痰能流注于脂膜，血能运行于皮肉。痰积而不流，则脂膜之间，为其所据，而有形可见；血瘀而不行，则皮肉之间，为其所碍，而亦有形可见也。"痰浊与气血搏结，气滞瘀阻，脉络不通，日久成形积块。《疡科心得集·辨瘰疬瘿瘤论》亦指出，"瘿瘤者，非阴阳正气所结肿，乃五脏瘀血浊气痰滞而成也。"痰瘀互结是癌瘤产生的缘由。相关医案《沈氏医案》载："桐乡程丹宇，向善啖，家颇丰，膏粱不辍于口，致患郁痰郁火症，数年来不饥而勉食，每立秋则发疟，治疗者无非以六君子汤，补其脾胃，去冬又服鹿角胶数斤，至庚戌春初，潦倒不堪，不能步履，始就医于余。见其喘急异常，喉如锯声，口吐黄黑黏痰不计，按其腹胀大坚实，四肢头皮皆肿，大小便不爽，得成鼓胀，脉息滑大有力。余知其积年之痰，郁于中者既久，无从出路而为患，病势至此，无可奈何，且与豁痰理气之药两进，不见进退。因思数年积聚，胶固坚结，必非寻常，即用滚痰丸三钱以逐之。大便难去，不甚爽快，继又连服五次，大便去黏痰甚多，并以豁痰清火降气之药，早晚托化，胸次稍舒。"本案患者症见腹胀坚实，气喘，口吐黏痰，全身浮肿，大小便不利，脉滑大有力等症，此乃平素好食膏粱厚味，痰气交阻，郁火内生导致。

（三）正气不足

正气不足贯穿积聚发展的全过程，《杂病源流犀烛·积聚癥瘕痃癖痞源流》载："然壮盛之人，必无积聚，必其人正气不足，邪气留着，而后患此。"正气亏虚，气滞血结，水湿不化，痰瘀留着，脉道不通，留成积聚。一般来说，积聚初期，邪气壅盛，正气不足而未虚；积聚中期，邪气深入，正气已伤，虚实夹杂；积聚后期，气虚血少，邪气将尽，则显示一派正虚之象。相关医案《孙文垣医案·新都治验》："仲暗侄孙，赴府考试，过食牛面且劳苦，因而发疟。城中医疟半月，形神俱瘦，疟愈而腹大如箕矣。健所黄夫人，仲暗岳母也。凡名家递为延至，率认疟后腹胀，其中必有疟母为祟也。诸消痞药尝之不效，又以五皮饮利之不应，将议攻下，而予适至。观其色黄口渴，小水短涩，腹胀不可言，足膝之下肿大不能行，两腿肿连阴囊，气壅不能卧，饮食绝少，脉才四至，大而不敛。予曰，此真气虚中满症也，法当温补下元而兼理脾，病犹可愈。若攻下是杀之也。"此案患者因真气虚衰，而见腹大如箕，胀不可言，形神俱瘦，身目黄，口渴等症状，治法当以温补下元为主，辅以健脾。若盲目攻下，必得其反。

综上而言，积聚的主要病位在肝、脾。肝主疏泄，疏通、调畅全身气机；脾主运化，吸收、传化营养精微。若肝脾不和，全身的津液运行失常，痰凝血瘀，壅塞不通，停于腹部，导致积聚而产生肝癌。病机主要是正气不足，痰瘀互结。积聚日久，痰瘀伤正，由气入血，脾失健运，肝失疏泄，生化乏源，干血内结，阴阳并损，积聚日盛难消而正气愈损，预后极差。

三、古籍选要

古代中医典籍里虽然没有"肝癌"字样，但对肝癌相关症状、病机、治法等具有丰富的记载，值得细品。

《素问·举痛论》："寒气客于小肠膜原之间，络血之中，血泣不得注于大经，血气稽留不得行，故宿昔而成积矣。"寒邪客于小肠膜原、络血之间，寒主收引，血涩滞不行，气血不得注于经脉之间，血行不畅，长此以往会引起肝癌这类积证。

《难经·五十五难》："积者，阴气也；聚者，阳气也。故阴沉而伏，阳浮而动。气之所积名曰积，气之所聚名曰聚。故积者，五脏所生；聚者，六腑所成也。积者，阴气也，其始发有常处，其痛不离其部，上下有所终始，左右有所穷处。聚者，阳气也，其始发无根本，上下无所留止，其痛无常处，谓之聚。"文中详细辨别了积、聚的不同，积证的本质属阴，聚证的本质属阳。因此，积证常隐匿而不易察觉，聚证常表现于外。气所积之处称为积，气所聚集之处称为聚。因此，从阴阳属性上看，积证是由五脏气机积聚而成，聚证是由六腑气机聚集而成。积证属阴，其发病位置固定，痛处不移；聚证属阳，因此发病无定处，位置上下游走不定。这便是积证与聚证的区别。

《华氏中藏经·积聚癥瘕杂虫论》："积聚癥瘕杂虫者，皆五脏六腑真气失而邪气并，遂乃生焉，久之不除也。"文中言及积聚类疾病皆是由于五脏六腑气机失于调和，因此邪气趁此失调之机诱发疾病，且病情迁延不易除去。

《肘后备急方·治卒心腹症坚方》："凡藏坚之起，多以渐生，如有卒觉，便牢大自难治也。腹中藏有结积，便害饮食，转羸瘦。"本段文字详细论述肝癌的初始症状，即心腹部位鼓胀坚硬，大多是逐渐发展的，若坚硬不移则难治。腹中有积聚者，饮食不调，形体日渐消瘦。

《诸病源候论·肿病诸候》："恶核者，肉里忽有核，累累如梅李，小如豆粒，皮肉燥痛，左右走身中，卒然而起，此风邪挟毒所成。其亦似射工毒。初得无常处，多恻恻痛，不即治，毒入腹，烦闷恶寒即杀人。"癌症这类恶性疾病发病急骤，部位游移，这是由风邪夹毒所导致的，发病初期部位游移不定，隐隐作痛，不立即治疗，毒邪会侵入腹部，且会使人烦闷、恶寒，难治。

《圣济总录·诸癥》："论曰积气在腹中，久不瘥，牢固推之不移者癥也，此由寒温失宜，饮食不节。致腑脏气虚弱，食饮不消，按之其状如杯盘牢结。久不已，令人身瘦而腹大，至死不消。诊其脉弦而伏，其坚不转动者，死之候也。"积聚类疾病发于腹部，长久得不到恢复，则会有发病坚固推移不动的症状，这是由寒温失调、饮食不节所致，从而引起脏腑虚衰，水谷失于代谢，用手按之如杯盘固定不移，久之使人身体消瘦，腹部肿大。其脉沉弦，鼓胀按之坚定不移者，是绝症之候。

《儒门事亲·五积六聚治同郁断》："且积之成也，或因暴怒、喜、悲、思、恐之气，或伤酸、苦、甘、辛、咸之食，或停温、凉、热、寒之饮，或受风、暑、燥、寒、火、湿之邪。其初甚微，可呼吸按导方寸大而去之。不幸而遇庸医，强补而留之，留而不去，遂成五积。"肝癌这类积病形成，有的是由暴怒、喜、悲、思、恐导致气机紊乱；有的是由于饮食失调，过食酸、苦、甘、辛、咸诸品；有的是由饮食寒温不当，温、凉、热、寒失宜所致；有的是由感受风、暑、燥、寒、火、湿之邪所致。积病初起，症状甚微，可根据呼吸导引之法，令其祛除。若不幸遇到庸医，施以补益之品，致邪毒滞留不去，可进而形成五积之证。

《严氏济生方·癥瘕积聚门·积聚论治》："积者，伤滞也。伤滞之久，停留不化，则成积矣。"肝癌这类疾病的产生是由气机阻滞导致，阻滞日久，停留于固定部位，则成肝癌。

《仁斋直指方论·癌》："癌者，上高下深，岩穴之状，颗颗累垂，裂如瞽眼，其中带青，由是簇头各露一舌，毒根深藏，穿孔透里，男则多发于腹，女则多发于乳，或项或肩或臂，外证令人昏迷。"此处是最早记载"癌"字的医学著作，并指出其发病则毒根深藏，穿孔透里，致病剧烈，男性多为消化道癌，女性则多为乳腺癌。

《丹溪心法·积聚痞块》："积，在左为血块。气不能作块成聚，块乃有形之物也，痰与食积、死血而成也。"肝癌这类有形肿块，并非由气滞而成，而是由痰浊、饮食积滞与败血聚积而成。

《景岳全书·肿胀》："单腹胀者，名为鼓胀，以外虽坚满，而中空无物，其象如鼓，故名鼓胀。又或以血气结聚，不可解散，其毒如蛊，亦名蛊胀。且肢体无恙，胀惟在腹，故又名为单腹胀，此实脾胃病也。夫脾胃为中土之脏，为仓廪之官，其脏受水谷，则有坤顺之德，其化生血气，则有乾健之功，使果脾胃强健，则随食随化，何胀之有？此惟不善调摄，而凡七情劳倦，饮食房闱，一有过伤，皆能戕贼脏气，以致脾土受亏，转输失职，正气不行，清浊相混，乃成此证。"文献中认为鼓胀病位在脾胃，多由七情内伤、饮食失宜、房劳损伤导致脾胃脏气亏损，津液不能输布，清浊相干而成。

《景岳全书·积聚》："凡脾肾不足，及虚弱失调之人，多有积聚之病。盖脾虚则中焦不运，肾虚则下焦不化，正气不行，则邪滞得以居之。若此辈者，无论其有形无形，但当察其缓急，皆以正气为主。"文中指出，脾肾不足，脾虚则中焦失司，肾虚则下焦气化不行，邪气稽留，易生积聚之病，当以扶助正气为主。

《神农本草经疏·草部下品之上》："癥坚积聚血瘕，皆血分虚寒，凝而不行所成。"指出积聚类疾病多由寒凝血脉，血运受阻，坚牢不移所致。

《医宗必读·积聚》："积之成也，正气不足，而后邪气踞之，如小人在朝，由君子之衰也。正气与邪气势不两立，若低昂然，一胜则一负。邪气日昌，正气日削，不攻去之，丧亡从及矣。然攻之太急，正气转伤，初、中、末之三法，不可不讲也。初者，病邪初起，正气尚强，邪气尚浅，则任受攻；中者，受病渐久，邪气较深，正气较弱，任受且攻且补；末者，病魔经久，邪气侵凌，正气消残，则任受补。盖积之为义。日积月累，匪伊朝夕，所以去之亦当有渐，太亟则伤正气，正气伤则不能运化，而邪反固矣。"这段文字用"小人"和"君子"形象描述了肝癌类疾病病情进展前后正气与邪气之间的关系，提出早、中、晚三期治法，即早期正盛邪弱，以攻为主；中期邪盛正弱，攻补兼施；晚期邪盛正消，以补为主，并提出这类疾病多是久积而成，不求速攻速去，祛邪有个过程。

《冯氏锦囊秘录·杂症大小合参》："痞者塞也，结者实也，凡热气蕴于胸膈之间，停饮聚于腹胁之内，于是荣卫不得流行，脏腑不得宣通，而乃成结也，不可迅下，否则邪反坚结。"结聚是有形实证，由营卫不行，脏腑不通而成，不能用快速攻下的治法。

《杂病源流犀烛·肿胀源流》："鼓胀病根在脾，由脾阴受伤，胃虽纳谷，脾不运化，或由怒气伤肝，渐蚀其脾，脾虚之极，故阴阳不交，清浊相混，隧道不通，郁而为热，热留为湿，湿热相生，故其腹胀大，中空无物，外皮绷急，且食不能暮食也，但脐突出，肚见青筋，皮光如油，皆不治。"文中指出，鼓胀主要病机为脾阴不足，胃虽能纳，脾不能运，阴阳不交，清浊相干，湿热稽留，故可见肚脐突出，腹壁可见青筋，皮肤光亮，为不治之症。

《杂病源流犀烛·积聚癥瘕痃癖痞源流》："夫惟气郁而湿滞，湿郁而热生，热郁而痰结，痰郁而血凝，血郁而食不化，食郁而积成，此六者，实相因致病，古人所以云六郁为诸积之本也，故当积之未也，必先有以解其郁，而使当升者升，当降者降，当变化者变化，不致传化失常（宜入门六郁汤、越鞠保和丸、加味越鞠丸），斯气血冲和，而百疾不作。若积之既成，又当调荣养卫，扶胃健脾，使元气旺，而间进以去病之剂，从容调理，俾其自化，夫然后病去而人亦不伤。"这段指出肝癌这类积聚病，起于气郁、湿郁、热郁、痰郁、血郁、食郁，当在未成积聚之时，先解其郁，使得气机升降得宜。

《四圣心源·积聚根原》："癥瘕之病，多见寒热，以气血积聚，阳不外达，故内郁发热，阴不内敛，故外束而恶寒。气统于肺，血藏于肝，气聚者，多下寒，血积者，多上热。盖离阴右降，而化金水，及其成水，而又抱阳气，故下焦不寒，气聚则金水失其收藏，阳不下蛰，是以寒生。坎阳左升，而化木火，及其成火，而又含阴精，故上焦不热，血积则木火失其生长，阴不上根，是以热作。"这段指出肝癌这类癥瘕多寒热并见，其是由气血失常所致，阳气不能向外布达，内郁生热，阴不敛阳而恶寒。

《医述·积聚》："凡人脾胃虚弱，或饮食过常，或生冷过度，不能克化，致成积聚结块，心腹胀满，嗳气吞酸，面青肌瘦。"脾胃虚弱，不能运化水谷，导致积聚成肿块，并有心腹胀满、嗳气、吞酸、面色发青、消瘦等症状，与肝癌症状具有一定的相似性。

第二节 现代中医学对肝癌病因病机的认识

现代中医学对肝癌病因的认识与古代基本相同，但肝癌作为近现代出现的病名，现代中医学者先后对其病机补充诸多有益的观点，有效地指导着肝癌的临床实践。

一、内虚学说

全国名中医郁仁存认为"内虚"是肿瘤发病的根本原因，所谓"内虚"是指由于先天禀赋不足或后天失养而引起的脏腑亏虚，或由于外感六淫、内伤七情等而引起的气血功能紊乱，脏腑功能失调。机体长期处于"内虚"的功能紊乱状态，气血不生、饮食不化、正气失充，一方面不能有效地抵御外邪的入侵，另一方面，不化之食、不去之湿日久可演变成积聚、痰浊。内虚之关键在于脾肾不足，肿瘤晚期尤为明显。"内虚"学说认为肝癌的发病主要是由于正气亏虚、外感疫毒，引发机体阴阳失衡，气血不和，加之情志失调，肝失疏泄，气滞血瘀，积聚于胁下，最终发展为癌毒。林洪生认为肝癌以正虚为本，气滞血瘀、湿热癌毒等积聚为标，病性本虚标实，病位在肝，累及脾、肾。其中正气亏虚、脏腑虚弱是肿瘤发生的前提，正气虚衰、瘤邪乘虚而入是癌瘤发生的中心环节。

二、阳虚学说

邱陈健认为肝癌的发生与阳气的虚衰有着不可分割的关系。随着生活条件的改善，生活方式的改变，各种不健康的生活作息习惯，都会导致人体阳气过度消耗、肝脏功能不断损伤。而阳气在不断损耗的过程中，其对水液的运化功能也逐渐减退，痰浊、瘀血等病理产物便不断堆积，日积月累，在肝脏内便形成肝癌。阳虚是原发性肝癌疾病之本，而阴寒、痰浊、血瘀多种病理因素则为标。陆婷婷指出，肝癌的病理基础应是阳不化气，阴寒久聚，阳虚不布，阴毒深伏，致使病情缠绵，癌毒固着难除。因此肝癌是本虚标实之证，以阳虚为本，阴凝为标。

三、肝郁血瘀论

李佩文认为肝癌的发生首先责之于肝气郁结。肝气郁结，疏泄无权，则脏腑经络失调，气机不畅，造成气滞血瘀，脾虚湿困，郁而化热，肝血不足，肝阳妄动，下劫肾阴。肝癌始于肝气郁结，终于脾虚、肝肾阴虚。肝癌虽责之于肝，但通常为肝、脾、肾三脏同病，而肝郁血瘀为肝癌发病的主导因素。

四、肝火瘀血论

国医大师周岱翰认为肝癌是在内外因素的相互影响下，肝气郁结化火，或湿热内蕴化火，血脉壅滞不通，渐成气血瘀滞，经年累月而成积聚结块。肝火炽盛，木横乘土，则运化失常，纳少形损，腹水肢肿，或蕴湿发黄；晚期，穷则及肾，死血不去，新血不生，肝不藏血，肾阴枯竭，脾虚土败。由肝火盛，终致脾气虚、肾水亏。肝火瘀血为肝癌发病的主导因素，贯穿肝癌发病的始终。在此基础上，林丽珠认为肝癌的病机首重肝火燔灼、脾肾两虚，肝热化火，瘀毒互结，肝气横逆乘土而脾虚，肝火下劫肾阴而肾损，因此，肝癌的治疗重在清肝疏肝、健脾补肾、利湿解毒。

五、痰浊学说

洪荣健认为痰在肝癌发病中具有重要的作用，患者因素体脾胃虚弱、正气不足，气机不畅、气化失司，瘀血阻滞，肝血不足等因素，都能导致津液输布障碍，酿生湿邪，当湿邪停聚日久而不化或遇邪气克中时，则湿聚为痰，久而痰坚硬成块，结聚附着于肝而发为肝癌。山广志指出肝癌以胁下癥块为特点，从形态上看，属于痰的范畴。痰性黏腻，病程缠绵，痰邪阻滞于肝脏日久，与瘀毒等外邪相互搏结后形成肝癌。刘亚琪认为痰是肝癌形成和复发转移的重要因素。肝炎、肝硬化逐渐发展成肝癌的过程与痰的形成和蓄积过程具有相似性。疾病早期，痰浊产生于机体局部，随着病情的进展，正气渐亏，痰邪凝聚，"痰之为物，随气升降，无处不到"，痰浊逐渐游走播散于全身，流窜经络，从而形成新的转移灶，加重病情。袁菊花认为肝癌病位在肝，以痰浊为邪，痰毒郁结，气血运行不畅，坚癖难以攻破。痰浊为邪，其性阴柔，不易速去。所以，一旦与他邪交织为病，其病势缠绵，非一方一剂所能清除。

六、燥湿相混、寒热胶结学说

王三虎提出燥湿相混、寒热胶结致癌学说。寒热胶结是形成多种癌症的主要病机，寒热胶结往往是在寒热错杂、寒热并见的基础上，与有形之邪相合，日积月累而成积化毒致癌，是癌症之所以成为难治疾病的症结所在。燥湿相混是贯穿某些癌症始终的矛盾，气机升降失常、津液分布不均是燥湿相混的关键，阴虚内燥与痰浊水湿并见是其临床特点。在燥湿相混、寒热胶结病机指导下，就肝癌本身而言，其多因感受湿热毒邪，加之情绪不畅、饮食不节，脾胃受伤，以致湿热内生，肝郁化火，枢机不利，脾失运化，痰浊内生，升降失常，日久成毒夹瘀，瘀毒互结，积聚结块。因此，肝郁脾虚，湿热蕴毒，枢机不利是本病的基本病机。

七、癌毒学说

国医大师周仲瑛首次提出"癌毒"学说。周教授认为"癌毒"属毒邪之一，又不同于一般毒邪，是导致肿瘤发生的一种特异性致病因子。癌毒是肿瘤发生发展的关键，是在肿瘤发病过程中体内产生的一种特殊的复合病理因素。肝癌的形成虽然以正虚为基础，但癌毒侵袭为其必要条件。肝癌为有形结块聚于胁下，癌毒因素在于气滞湿热瘀毒互结，病位在肝，与脾、肾关系密切。

海军军医大学第一附属医院（上海长海医院）中医肿瘤研究团队在国家杰出青年科学基金项目资助获得者、全国名中医、岐黄学者、军队中医药"国医名师"、上海市名中医凌昌全教授的带领下，结合中西医学对恶性肿瘤的认识与实践，对肝癌的病因病机进行深入、大胆的探索，创造性地提出了"癌毒"的新观点。凌昌全认为阴阳失衡是包括恶性肿瘤在内的一切内科疾病的常规病机，癌毒是原发性肝癌特有的疾病病机。癌毒分为有形与无形，有形癌毒的定义为已经形成和不断新生的癌细胞或以癌细胞为主体形成的积块，癌毒的"多少"和"盛衰"可以定量描述，即可以用单位体积内的癌细胞数量或癌细胞在身体局部形成的肿块的大小来直接描述，也可以通过确能反映其多少和盛衰的某些生化指标和影像特征等间接描述；无形癌毒暂被定义为有形癌毒在形成过程中及其形成之后严重影响机体生理病理过程的尚未能够被人类检测和诠释的各类物质及其功能。癌毒是机体平衡失调的病理产物，其盛衰进退是恶性肿瘤的基本矛盾或矛盾的主要方面，那么在恶性肿瘤发生发展的整个过程中，癌毒也是恶性肿瘤病机的核心。就肝癌病种而言，凌昌全认为，根据临床观察显示肝癌的发生并不是，起码不完全是因虚致病，而是癌毒内攻，肝体受戕，肝病则木郁，木郁则横逆乘脾，癌毒消耗气血，伤及生化之源，久致脾胃虚弱，使机体内部继发产生痰饮、瘀血、水湿等病理代谢产物，决定肝癌发生发展的关键环节应该在于癌毒的产生及其恶性增长，因此要把动态抗癌的思想贯穿于肝癌治疗的整个过程。

第三节　现代医学对肝癌病因的认识

一、生物因素

（一）病毒感染

肝炎病毒感染是全球公认的与肝癌发生有关的危险因素。目前认为人类的肝炎病毒主要有甲型、乙型、丙型、丁型、戊型五种，其中与肝细胞癌（hepatocellular carcinoma，HCC）发病最为密切的主要是乙型肝炎病毒（hepatitis B virus，HBV）和丙型肝炎病毒（hepatitis C virus，HCV）。甲型病毒性肝炎、戊型病毒性肝炎都是自限性疾病，在临床上经过治疗，通常可以在 3 ~ 6 个月之内康复，一般不会引起慢性肝炎、肝硬化、肝癌。庚型肝炎病毒一般很少存在单独感染的情况，多与其他病毒合并感染，对于其嗜肝性及肝内复制情况有待进一步研究，与肝癌的关系尚存在争议。

1. 乙型肝炎病毒

美国医学家 Blumberg 在 1963 年从人类血液中找到第一个肝炎病毒的抗原成分，并将其命名为澳大利亚抗原，即"乙型肝炎病毒表面抗原"，并因此获得了 1976 年的诺贝尔化学奖。随着研究的深入，人们发现 HBV 是一种具有双层外壳的球形双链 DNA 病毒，与HCC 之间存在紧密的联系。世界卫生组织 HCC 预防会议指出，HBV 与 HCC 的相关率高达 80%，有特定、密切的因果关系。早在 1983 年和 1987 年，世界卫生组织便将其列为肝硬化和肝癌的病因。

HBV 感染会导致肝硬化的发生，使肝细胞变性坏死，间质组织增生，肝细胞结节性再生，形成纤维间隔，包绕肝细胞形成假小叶。这种反复的损伤和增生被视为肝癌的前期病变，最终导致 HCC 的发生，即存在慢性肝炎—肝硬化—肝癌这一常见的病理发展变化过程。但是，也有研究显示，个别 HBV 阳性的肝癌患者不伴有明显的肝硬化。

流行病学调查显示，全球约 45% 的 HCC 患者和 30% 的肝硬化患者由 HBV 感染引起。在 HBV 流行的地区，肝癌的发生率也明显增高，两者在地理分布上具有一定的一致性。我国及东南亚、西太平洋、撒哈拉沙漠以南的非洲国家是全球肝癌的高发区域，同时也是 HBV 的高流行地域。

我国是肝炎大国，全球 3 亿的 HBV 携带者中，我国占 1.2 亿。HBV 感染是我国肝癌发生的最主要病因，约 80% 的肝癌患者和 60% 的肝硬化患者伴有 HBV 感染。我国江苏启东地区的分层分析显示，乙型肝炎病毒表面抗原（hepatitis B surface antigen，HBsAg）携带者在男性和女性中的 HCC 患病率均高于非携带者；且和非感染者相比，HBV 感染者患肝癌的风险增加 9 ~ 10 倍。不同阶段的 HBV 感染患者，发生肝癌的风险也不同，HBV感染时间越早，越容易发展成为持续性感染，也越容易导致肝癌的发生。因此乙肝的早期预防意义重大，1980年乙肝疫苗的问世成了肝癌防治工作的重要突破。在冈比亚和中国（包括中国台湾地区）开展了全球最早的关于乙肝疫苗预防新生儿乙型肝炎的大规模长期随访研究。研究发现，出生时或婴幼儿时期接种乙肝疫苗可以显著降低慢性乙肝携带者的发病率，在非洲地区可以降低90%以上，在中国下降70%~85%。

随着基因测序的发展，HBV的基因分型愈发受到重视。目前以HBV全基因组（>8%）或者S基因组（>4%）的序列差异为标准，可以将HBV分为A、B、C、D、E、F、G、H、I、J共10种基因型别，一些基因型还可以细分为不同的亚型，例如A：A_1~A_7，B：B_1~B_9，C：C_1~C_{16}，D：D_1~D_8，F：F_1~F_4，I：I_1~I_2等。不同基因型的致病性、病毒的复制活跃程度及突变发生率均有所差别。不同地区人群中HBV基因型分布也有所差别，在我国江苏启东地区，91.7%的HBV流行株为C_2基因型，8.3%为B_2基因型，未见其他基因型。目前研究认为，相较于B型患者，C型患者通常肝损伤更为严重，晚期肝纤维化、肝硬化和肝癌的发生概率更高。

此外，HBV还可以和多种因素协同作用，促进肝癌的发生发展。有报道指出，在相同的生活环境和等量的饮食摄入情况下，和对照组相比，黄曲霉毒素（AFT）及其衍生物在慢性乙肝患者体内储留时间更长，血液和尿液中AFT代谢物含量也更高。这提示HBV和AFT具有协同损伤肝脏的作用。部分学者认为，这种"病毒"和"化学"的双暴露可以导致染色体结构缺失，进而导致抑癌基因位点的失活，促进肝癌的发展。流行病学调查显示，HBV感染者在饮用水污染情况下肝癌危险性显著增高。病例对照研究也揭示了嗜酒对于HBV致癌的促进作用。这些国内外的研究都表明了HBV与多种因素存在协同效应。

乙肝疫苗的接种是预防HBV感染和控制肝癌的重要手段，尤其是对于新生儿要进行强制性的乙肝疫苗接种。据估测，若在肝癌高流行地区全面推广新生儿乙肝疫苗接种，则每年可减少80%左右的肝癌患者。对于HBV慢性感染的成人患者，要积极进行抗病毒治疗，最大限度地抑制HBV的复制，减轻肝细胞炎性坏死和肝纤维化，从而达到延缓肝功能衰竭、肝硬化失代偿、HCC及其他并发症发生的目标。

2. 丙型肝炎病毒

HCV是黄病毒科家系的一种具有包膜的单链核糖核酸（RNA）病毒，直径小于80nm。1974年出现了首例非甲非乙型肝炎的病例报告。1989年Choo等获取了该病毒的基因克隆，并将其命名为丙型肝炎病毒，由此揭开了对丙型肝炎引起肝癌的研究序幕。

数据统计表明，HCV携带者患HCC的风险较非携带者高17倍。全世界1.85亿的HCV感染患者中，55%~85%的患者会转变为慢性HCV感染，20%~30%的慢性HCV感染患者会进一步发展为肝硬化，其中2%~5%的患者最终被诊断为肝癌。此外，由于HCV可以直接参与肝细胞的癌变过程，1%~3%的慢性HCV感染患者可以不经过肝硬化阶段，在30年左右的时间内直接发展为肝癌。

发达国家肝癌患者 HCV 流行率显著高于发展中国家。在日本、美国及欧洲等发达国家的肝癌患者中，慢性 HCV 感染较为常见。日本 75% 以上的 HCC 患者为 HCV 阳性。近些年来，发展中国家的 HCV 流行率也呈现上升趋势。

不同基因亚型的 HCV 在地区分布、临床表现和治疗反应上均有差别。研究表明，欧美国家患者多为 HCV-Ⅰ型感染，亚洲国家以 HCV-Ⅱ型感染居多，其次是 HCV-Ⅲ型感染。在我国北京地区，86.2% 的慢性丙型肝炎患者为 HCV-Ⅱ型感染，13.8% 为 HCV-Ⅲ型感染；而在新疆地区，HCV-Ⅲ型感染患者高达 50%。HCV-Ⅱ型（1b）患者对干扰素的敏感性差，治疗效果不明显；HCV-Ⅲ型患者临床症状较重，但是对干扰素较敏感。

几年来，随着检测方法的完善，HCV 的检出率逐渐升高，报告病例数量逐年攀升。虽然感染者数量不及 HBV，但是 HCV 感染的慢性化程度较高，和乙型肝炎相比，75%～80% 的 HCV 感染患者会变成慢性 HCV 感染，而前者只有 10% 左右。其次，HCV 感染也更容易进展成为肝硬化，约是 HBV 感染的 10～20 倍。此外，研究显示，HCV 与 HBV 的混合感染更容易促进 HCC 的发生。

HCV 的传染源主要是无症状的亚临床型患者和急性临床型患者、慢性患者和病毒携带者，主要传播途径为血液传播。在国外，30%～90% 的 HCV 感染是由输血引起的，0.3%～1.3% 的献血者为 HCV 阳性。日本 HCV 高流行地区的调查显示，外科手术的输血和儿童预防接种时没有更换注射器是造成 HCV 感染的主要原因。在我国，1/3 的输血后肝炎患者为丙型肝炎。除此之外，HCV 还存在性传播、垂直传播、生活密切接触等传播途径。

因此，对于 HCV 的预防，首先要把握住输血和注射这两个关键环节，采用更为敏感的检测方法对献血者进行筛选和规范医疗注射的操作过程。同时深入研究 HCV 分子生物学及其变异特性和发病机制，推进 HCV 疫苗的研发。

3. 输血传播病毒

1977 年，日本学者从一例输血后转氨酶升高的患者血清中分离出一种新型的肝炎相关病毒，并命名为输血传播病毒（transfusion transmitted virus，TTV）。随着对该病毒的深入研究，发现 TTV 可以引起肝功能损伤，与 HCC 的发生相关。

（二）黄曲霉毒素

黄曲霉毒素（AFT）是由黄曲霉和寄生曲霉等真菌产生的一种剧毒的次生代谢产物，具有极强的致癌性，主要损伤人或动物的肝脏组织。AFT 喜潮湿，多存在于天然污染的食物中，如花生、玉米、大豆等。1960 年，英国大量的火鸡和鳟鱼死亡事件使人们关注到霉变花生饲料的危害，并从霉变花生饲料中分离出了黄曲霉及 AFT。1993 年，AFT 被 WHO 认定为一类致癌物质。现在已经确认的 AFT 有 20 多种，其中黄曲霉毒素 B_1（AFB_1）毒性最大、最常见。

大量的动物实验研究证实，AFB_1 可以诱发多种动物发生肝癌，且诱癌率与剂量存在明显的线性关系。流行病学调查也证实，AFT 高污染区肝癌的发病率也较高。在中国、南非以及塞内加尔等 AFB_1 污染常见的地区，HCC 患者的标本呈现有特性的 *p53* 抑癌基因突变，这种突变可以造成 *p53* 丢失促凋亡活性，打破细胞"自稳"状态，而在 AFB_1 低污染的欧洲、美国等地，该种突变较为罕见。

在我国，AFB_1 污染与肝癌的分布在地理位置上具有一致性。我国肝癌的高发区主要位于东南沿海地区，这些地区具有高温高湿的气候环境特点，也是玉米、花生等粮食被 AFT 污染的主要地区。此外，AFB_1 和 HBV 感染具有协同作用，当 AFT 单独作用时，肝癌的发生率为 12.5%，单独 HBV 作用时为 11.1%，而同时存在 AFB_1 摄入和 HBV 感染这两种高危因素时，肝癌的发生率可以高达 52.9%。

因此，对于 AFB_1 污染的高发地区，例如我国沿海地区，要加大对于玉米、花生等农作物的防霉变宣教，严控粮食的收获、储藏、使用前的分拣环节，加强管粮防霉措施的落实，减少 AFT 的污染和摄入。同时，加强对于 AFT 解毒剂的研究。

二、化学因素

（一）亚硝酸盐

亚硝酸盐是一类无机化合物的总称，生活中最常见的是亚硝酸钠，为白色或淡黄色粉末或颗粒，味微咸，易溶于水。由于亚硝酸盐具有防腐及发色的作用，在熏鱼、热狗等腌制食品和熟食中较为常见。已经有明确研究证实，亚硝酸盐可以在胃酸作用下形成强致癌物质 N- 亚硝胺，而亚硝胺与肝癌的发生相关已是公认的事实。亚硝酸盐在肿瘤缺血缺氧微环境中可以还原为 NO，促进肿瘤细胞的增殖、侵袭、转移。此外，动物实验还证实亚硝胺和 HBV 联合使用可以诱发猩猩和狒狒的多节性 HCC，而单独使用亚硝胺和 HBV 都不具备此效果。

（二）微囊藻毒素

微囊藻毒素（microcystin，MC）主要由湖泊沟塘等富营养化的污染水源中的蓝绿藻产生，是一种具有肝毒性的藻类毒素，有 80 多种异构体，其中微囊藻毒素 -LR（MC-LR）最为普遍，且肝毒性较大。大剂量 MC-LR 可以造成急性肝损伤，使肝细胞肿胀、浓缩、坏死，导致肝脏大面积出血，严重者可以引起死亡；长期低剂量的 MC-LR 可以提高暴露人群的 HCC 患病风险。此外，MC 可以和 HBV、AFB_1 协同作用，促进 HCC 的发生。

早在 20 世纪 80 年代，苏德隆教授就开始关注饮水与肝癌的关系。在我国肝癌高发地区的一系列流行病学研究进一步揭示了 HCC 的发病率和死亡率与居民的饮用水类型之间存在着密切关系，HCC 发病率由高到低依次是饮用宅沟水（塘水）＞浜沟水（灌溉水）＞

河水＞井水（浅井、探井）。肝癌的发生率与水体受污染程度一致，污染越严重，肝癌的发生率越高。加热煮沸或者常规的消毒处理并不能有效地去除污染水中的 MC，长期饮用会导致肝功能下降，增加肝癌的患病风险。因此，在 80 年代中期我国一些地方就推行大规模的改水防病工程，废弃塘水，改用石灰岩层中的地下水，有效地阻截了致癌物质进入机体，降低了肝癌的发病率。

（三）硒

硒是人体内谷胱甘肽过氧化物酶的重要成分，此外，硒还参与体内的脂质氧化酶通路，发挥清除过氧化氢、羟自由基等多种氧自由基的作用，在人体的生命活动中发挥重要作用，被 WHO 认定为人体必需的一类微量元素。

大量研究显示，在 HCC 组织中硒的含量明显低于癌旁组织和正常组织，这表明 HCC 的发生可能与硒元素缺乏相关，血硒水平可以作为临床上诊断肝癌的参考指标。德国柏林 Lutz Schomburg 教授团队的前瞻性调查显示，相较于血硒含量最高组，血硒含量最低组的罹患肝癌的风险高 5～10 倍。造成这些结果的原因可能与硒具有的清除自由基、抗氧化损伤、抗致突变作用、阻断癌细胞分裂增殖的信息传递、诱导细胞凋亡、抑制化学致癌物的代谢活性、抑制肿瘤细胞的增殖和活力、调节机体的免疫功能等作用相关。研究显示，补硒可以降低肝癌高危人群中肝癌的累计发病率。但是一些实验也提示过量的补硒反而会具有一定的肝毒性，产生肝损伤。

因此，把握住硒的双重性，对于低硒或缺硒的人群进行适量、合理的补硒可以有效地预防慢性肝病、肝纤维化、肝硬化、肝癌等疾病的发生和发展。

（四）酒精

酒精在人体内主要由肝脏进行代谢，代谢产物乙醛可以和体内多种蛋白结合，使其结构、功能发生变化，造成谷胱甘肽、线粒体以及胶原蛋白等代谢异常，引起肝细胞损伤、坏死、纤维组织增生，从而导致单纯酒精性肝病、酒精性肝炎（alcoholic hepatitis，AH）、酒精性脂肪性肝炎、酒精性肝纤维化、酒精性肝硬化等一系列的肝脏病变。

尤其在北美、欧洲等发达地区，酒精是导致肝硬化的最主要原因。在美国，过度饮酒是肝癌仅次于 HCV 和糖尿病的第三位高危因素。目前我国尚无全国范围内的 ALD 发病率的流行病学调查，地区性流行病学调查结果显示，我国饮酒人群比例呈现上升趋势，酒精已经成为我国继病毒性肝炎后导致肝损伤的第二大病因。

除此之外，大量饮酒还可以与病毒性肝炎等协同作用加速肝癌的发生。每日饮酒超过 60g 可使病毒性肝炎感染者 HCC 发病风险增加至少 2 倍。慢性 HBV 和 HCV 感染患者肝硬化且酗酒者发生肝癌的平均年龄较单纯肝炎后肝硬化患者年轻 10 岁。

（五）性激素

几乎在全世界所有地区，肝癌的发生率都存在男性高于女性的现象，这一现象除与男性更容易暴露于肝癌风险因素中有关外，还可能与性激素水平的不同相关。中国台湾地区的大量研究表明，HBV 相关的肝癌的发生率与睾酮水平呈现正相关。动物实验显示，雄性小鼠患肝癌的风险要比相同条件下雌性小鼠高 2 ~ 8 倍。

此外，有部分报道指出，长期口服避孕药可以增加肝癌的患病风险。长期口服避孕药还可以与 HBV、HCV 感染协同作用，这主要与避孕药中的孕激素相关。研究提示，孕激素与肝脏局灶性结节增生、肝腺瘤、肝癌都有一定关系。

三、个体因素

（一）肥胖

随着生活方式的改变，肥胖在现代人中越来越常见，人们也愈发重视肥胖与健康之间的关系。肥胖除与糖尿病、高血压等代谢疾病息息相关之外，近年来一系列的国内外动物及临床研究也不断证实肥胖可以促进肝癌的发生发展。

早在 1994 年 Moller 等对大量研究对象进行了长达 11 年的随访，结果提示，肥胖可以增加肝癌的患病风险。Meta 分析显示超重人群（body mass index，BMI ≥ 25kg/m^2）患肝癌的总体风险为 1.48%，95% CI：1.31 ~ 1.67（$P < 0.001$）；肥胖人群（BMI ≥ 30kg/m^2）的总体风险为 1.83%，95% CI：1.59 ~ 2.11（$P < 0.001$）。此后又有学者指出，由肥胖导致的非酒精性脂肪性肝炎是肝移植患者发展为肝癌的最快速的危险因素。BMI 大于 30kg/m^2 的肝癌移植术后人群微血管浸润的发生率更高，肝癌的复发率也明显升高，故预后不佳。

肥胖对肝癌的作用机制有多种因素参与和调节，目前认为，肥胖导致的瘦素、胰岛素样生长因子（insulin-like growth factor，IGF）-1、脂联素等脂肪细胞因子的含量变化，胰岛素的分泌异常，胰岛素抵抗，肠道微生态的紊乱等可以通过多种受体、通路与肝癌相互作用，相互影响。因此，保持合理的体重对于降低肝损伤和肝癌的发病率或具有重大意义。

（二）糖尿病

糖尿病是一种常见的慢性代谢性疾病，发病率逐年升高，我国成人 2 型糖尿病（T2DM）患病率高达 10.9%，位于全球首位。肝脏作为胰岛素的重要靶器官，和糖代谢之间关系密切，肝糖原是血糖的重要来源。T2DM 引起的高血糖、高胰岛素血症、慢性炎症、肠道微环境的改变等常见的临床特征都可以直接或间接地参与 HCC 的发生发展过程。临床上同时患有 T2DM 和 HCC 的人数不断攀升。调查显示，和空腹血糖（fasting blood glucose，FBG）正常（3.9mmol/L ≤ FBG < 6.1mmol/L）的男性相比，空腹血糖受损（impaired fasting glucose，IFG）（6.1mmol/L ≤ FBG < 7.0mmol/L）的男性和男性糖尿病患者（FBG ≥ 7.0mmol/L）发生 PLC 的风险分别高出 60%（95% CI：1.09 ~ 2.35）和 58%（95% CI：1.07 ~ 2.34），且糖尿病病程越长，肝癌发生率越高。美国糖尿病和癌症协会明确指出，T2DM 可以增加肝癌在内的多种恶性肿瘤的发生风险，被认为是肝癌的独立危险因素。此外，研究发现，糖尿病能够明显增加肝癌术后患者的复发率，降低长期生存率，影响患者的预后。

近年来，二甲双胍、磺脲类、格列酮类、胰岛素及其类似物等系列降血糖药不断被证实具有抗肿瘤的作用。这些都从侧面证实了糖尿病和恶性肿瘤之间的密切关系。因此，重视糖尿病等基础性疾病的预防、管理和治疗也是降低 HCC 发生率的重要手段。深入探究糖尿病和 HCC 之间的关系，研究其发病机制，对于 HCC 合并糖尿病患者的治疗意义重大。

（三）心理及性格

随着社会的发展，人们越来越关注心理因素和社会因素对人体健康的影响。调查发现，大于 90% 的肿瘤患者患病与心理、精神等有直接或间接的关系。社会、心理因素对肝癌的发生发展也起着直接或间接的作用。

心理因素引起的抑郁等负性情绪不能及时疏泄排解，可以通过中枢神经 - 内分泌 - 免疫系统引起 T 细胞等免疫细胞功能减弱、抑制机体免疫功能，诱发恶性肿瘤。长期紧张的生活事件和工作时的紧张心理也可以作为一种应激源引起机体的应激反应，使雌激素、促肾上腺皮质激素释放激素（corticotropin releasing hormone，CRH）等分泌水平紊乱，增加肝癌的患病风险。统计学研究发现，经历父母死亡、子女死亡、重病等负性事件的人群 HCC 患病风险是无负性事件者的 4.7 倍。除此之外，个体的性格作为一种内因可以增加特定疾病的易感性。多位学者的研究证实，易于焦虑、紧张、愤怒、情绪激动、神经质的 A 型性格和多愁善感、抑郁、逆来顺受的 B 型性格的人相比于居中型人群更容易患肝癌，且这些性格的人群在负性事件的叠加作用下会进一步提高患病风险。

综上所述，要充分认识到肝癌的发生不仅与生物学因素相关，而且受到个体心理、性格因素的影响。因此，在肝癌的防治中要重视心理健康的教育，及时纠正高危人群的不良心理状态。

四、遗传因素

流行病学调查分析显示，肝癌患者具有明显的家族聚集倾向。在肝癌高发地区，40%

的患者有肝癌家族史，而在非高发地区，仅有 17% 的患者有肝癌家族史。反之，在消除病毒性肝炎、饮食、饮酒、吸烟、年龄、性别、教育等多种因素的干扰后，多项流行病学调查都得出了类似的结论：肝癌患者的一级亲属患 HCC 的风险比对照组高近 4 倍（95% *CI*：1.4 ~ 11.5）。结论提示，家族史是肝癌发生的独立危险因素。除此之外，HBV 或 HCV 感染且具有肝癌家族史的患者比无家族史的患者患 HCC 的风险高近 70 倍。多项分子遗传学研究表明，肝癌的分子遗传机制主要与染色体的异常改变，部分基因和蛋白表达的异常相关。因此，深入研究引起肝癌家族聚集发病的遗传易感因素、筛选肝癌相关的特异性易感基因对于肝癌高危人群的早期筛查、降低肝癌的发病率、优化肝癌的治疗效果都具有重要意义。

第四节　现代医学对肝癌发病机制的认识

"若想消灭敌人，先要认清敌人。"肝癌的发生发展本质上是一个多阶段、多步骤、多机制交叉影响的过程。研究肝癌的发病机制，能够对肝癌全程的干预提供新的思路和途径，并在预防、监测、诊断、治疗和预后等方面提高肝癌患者和易感人群的临床获益。

20 世纪 50 年代，以吴孟超为首的科学家弄清了肝内解剖结构和病理生理学，打破了大半个世纪的学科停滞。60 年代后期，HBV 和 AFT 的分离研究更新了对肝癌病因学的认识，使包含生物和化学的环境致病因素进入人们的视野，人们通过发展转基因技术，构建了能够模拟乙肝相关肝癌的小鼠疾病模型，解决了自然状态下 HBV 不能感染小鼠的难题。通过转基因小鼠模型，人们发现外来病毒的癌基因能够整合入人类基因组，诱导肝癌形成。而肝癌分子学的研究确定了以原癌基因、抑癌基因异常表达为主要特征的遗传因素致病机制，由此人们将肝癌发病总结为遗传因素和环境因素的相互作用。

在病理上，慢性肝炎后的肝硬化是 HCC 发病的主要机制，基于肝硬化的状态，人们提出了"种子和土壤"相关理论，将富含促癌信号、免疫监视抑制信号的肝硬化微环境视为肝癌发生的"土壤"条件，而一些具有多向分化潜能的胚胎样干细胞被称为肿瘤干细胞，被视为肝癌发展的"种子"条件。在肝癌发生发展过程中，肝硬化状态下的肝内环境为肿瘤干细胞的生长提供有利条件，而肿瘤干细胞能够进一步诱导炎性信号、免疫抑制信号、上皮 - 间充质转化信号形成，两者共同作用，互相影响，促成了肝癌的形成和进展。

从发病机制而言，肝癌发展可以分为以下阶段：启动、促癌、进展。起始期的表现是基因组 / 脱氧核糖核酸（deoxyribonucleic acid，DNA）损伤，原癌 - 抑癌平衡被打破，具有分化潜能的肿瘤干细胞向着异常增殖和恶性表型进展，炎症因子、纤维细胞、胶原蛋白等损伤因素进一步促成了慢性肝硬化 / 肝炎的进展，在癌变最后阶段，肝细胞的基因发生不可逆改变，细胞染色体核型向异倍体转变，细胞获得自主生长能力，直至肿瘤形成。

虽然近年来科研人员在肝癌发病方面的研究有了极大的进展，人们对肝癌的认识有了阶段性的突破和飞跃，形成了基于分子、细胞、组织水平上关于肝癌发病机制的认知成果，但由于肝癌中多病因交叉致病和多模式协同发展的特征，目前人们还无法透彻地觅得肝癌发病机制的全貌。以下从现代医学的角度讨论目前已证实的肝癌发病机制。

一、基因突变对肝癌发生发展的影响

从遗传学角度，肝癌的发展可以归纳为基因的"正负调节"。"负调节"即为细胞增殖分化的负向调节，包括细胞周期阻断、细胞程序性死亡的激活、基因组稳定性的维持、异常增殖的拮抗等抑癌基因和抑癌蛋白、因子。"正调节"则为细胞恶性表型、增殖分化的正向调节，包括原癌基因在内的增殖激活生长因子、信号转导等。肝癌中主要促成遗传学改变，发生突变的基因包括抑癌基因 *p53*、β 连环蛋白（β-catenin）、轴蛋白相关基因、蛋白磷酸酶基因、表皮生长因子受体相关基因、*C-myc*、*Ras* 等。在千万种原癌和抑癌基因的交织影响下，表皮生长因子受体（epidermal growth factor receptor，EGFR）、丝裂原活化蛋白激酶（mitogen-activated protein kinase，MAPK）、核因子 κB（nuclear factor kappa-B，NF-κB）、PI3K/Akt、刺猬受体（Hedgehog）、Wnt-β 连环蛋白（Wnt/β-catenin）等信号通路可发生异常激活。

前文说过肝癌发病是多信号的异常激活，而多通路、网络式的作用给肝癌病理机制的阐明造成了一定的阻碍。20 世纪 80 年代的一项伟大的人类基因组计划，绘制了人类基因组图谱，定义了不同基因的功能及它们与各种疾病的联系，夯实了肝癌发病的遗传学基础，为后续原癌基因、抑癌基因的研究开辟了新方向。

（一）原癌基因

肝癌的原癌基因涉及信号转导各个环节，主要包括生长因子基因、膜生长因子受体及膜结合的非受体型酪氨酸蛋白激酶基因、膜内 G 蛋白基因、胞质丝氨酸 - 苏氨酸蛋白激酶基因、胞质调控因子基因、核内反式调控因子基因，这几类基因的产物蛋白、核糖核酸（ribonucleic acid，RNA）等对肝脏细胞的生长分裂起正向调控作用。在暴露于包括 HBV 和化学致癌物等的特定致癌因子高剂量环境下，可发生癌基因突变、DNA 重排、表观遗传学改变等，目前发现已有 *N-ras*、*C-myc*、*C-ets*、胰岛素样生长因子类基因、集落刺激因子类基因等癌基因与肝癌发生发展密切相关。

（二）抑癌基因

抑癌基因是一类通过抑制细胞分裂，促进异型细胞凋亡，阻断恶性表型而发挥抗癌作用的基因。在致癌因子环境中，抑癌基因被激活，从而拮抗原癌基因的表达。一般来说，抑癌基因与原癌基因相互制约，保护细胞的正常分裂，抑制细胞癌变。在抑癌基因大量失活后，原癌基因的表达占据主导地位，从而引起细胞癌变。在肝癌中，*p53* 是研究最广泛的抑癌基因，在细胞内，*p53* 时刻监视着染色体的异常活动，当染色体受损过多，细胞出现癌变倾向时，*p53* 随即活化，启动程序性死亡过程诱导细胞凋亡。研究发现，肝癌中约 50% 的 *p53* 基因发生突变，随着肿瘤进展，*p53* 的突变频率更高。视网膜母细胞瘤基因（retinoblastoma gene）也是肝癌研究中较著名的抑癌基因，它能使 DNA 复制相关转录因子 E2F 结合，抑制细胞增殖，刹停细胞癌变的倾向。

（三）基因突变

在肝癌的基因组测序研究中，通过获取大量患者的基因图谱信息，将其与正常个体基因组图谱进行比对，研究人员能够精确、全面地分析基因变异与疾病临床特征之间的联系。近年来，随着基因捕获和二代测序技术的发展，基因组测序的技术难度进一步下降，在精准医疗时代要求的引领下，构建坚实的基因组测序的基础，进而研究原癌基因、抑癌基因、肿瘤相关信号通路等肝癌发病机制的思路尤为重要。

肝癌的基因组测序包括单研究基因编码区域的外显子测序和全基因组测序。在外显子测序的研究中，结节硬化基因（tuberous sclerosis 1，TSC1）在肝癌细胞中的突变提示了哺乳动物雷帕霉素靶蛋白（mammalian target of rapamycin，mTOR）信号通路在肝癌发生中的作用。在全基因组测序中，研究发现平均每 4.2Mb 核酸中会出现一个点突变，而在将近 50% 的肝癌中都会有包括 ARID1/2、KMT2A 和 MLL3 等的染色质基因突变。另有研究通过对乙肝相关肝癌患者和乙肝阴性肝癌患者基因组的差异基因进行筛选，鉴定出 255 个 HBV 整合位点，随着测序深度的提高，HBV 整合位点的比例也相应提高，人们越来越关注在病毒性肝炎相关肝癌中，病毒癌基因对人类基因组的整合影响。近年来，随着人们研究发现肿瘤免疫对肝癌发生发展的影响尤为重要，对肝癌微环境中免疫细胞的基因组特征的研究及其与肿瘤免疫逃逸的机制研究也开始受到人们的重视。

二、环境致癌物在肝癌发生发展中的作用

肝癌的发生是在环境因素和遗传因素共同作用下引起的，人类的遗传特征决定了肝癌发病的易感性，而环境因素是肝癌发生发展的关键原因，环境中的致癌因子通过直接损伤肝细胞、改变细胞代谢、调节肝细胞恶性表型形成等方式诱导肝炎、肝硬化的形成，从而导致肝癌的发生发展。目前已经明确了一些诱发肝癌的环境致癌物，如慢性肝炎病毒、AFT、铁过载、部分药物等因素（已在肝癌病因的章节进行综述），在肝癌病因学研究的推动下，部分环境因素导致肝癌发生发展的通路逐渐明晰。但是肝癌的发病不是单一病因

导致的，而是在多因素协同作用下发生发展的，因此，这些致癌物的作用机制仍需大量的研究。

（一）慢性肝炎病毒感染

肝炎病毒感染和 PLC 的发生有着密切的联系，肝癌相关的慢性肝炎病毒包括 HBV 和 HCV。在欧美发达国家中，肝癌发生主要和 HCV 相关，而在中国及其他发展中国家，HBV 与肝癌发生的相关性更高。HBV-DNA 中的 x 基因（*HBx*）及其编码的 x 蛋白是诱发肝癌的罪魁祸首，*HBx* 基因不仅作为原癌基因促进肝癌发生，其 HBx 蛋白还能通过调控遗传学因素参与肝癌的发生发展。研究表明，90% 以上的 HBV 相关肝癌中都能检测到 HBV-DNA 在肝细胞基因组中的整合，*HBx* 基因能够整合入细胞基因组，通过激活 Ras、信号转导和转录激活因子 3（signal transducer and activator of transcription 3，STAT3）等信号通路，诱发癌症，而 HBx 蛋白通过激活 DNA 甲基转移酶基因 *DNMT1*、*DNMT3A*、*DNMT3B* 表达，甲基化调节部分基因的启动子区，使包括 *p53*、*p16*、*NRF1* 等抑癌基因表达沉默。HBx 还能够通过影响肝细胞内非编码 RNA 的表达，介导肝细胞恶性表型的形成，从而诱发肝癌。在 HCV 肝炎转化肝癌的过程中，HCV 相关蛋白质 NS5A 通过减少肿瘤抑制相关蛋白——视网膜母细胞瘤蛋白（retinoblastoma protein，RB）的形成，诱导肝癌发病。丙肝 C 蛋白不仅能通过阻滞抑癌基因 *p53*、*Rb* 等基因的表达，还能通过激活炎 / 癌转化相关信号通路 NF-κB 的方式促进肿瘤形成。

（二）黄曲霉毒素

由黄曲霉菌产生的 AFT 和肝癌的发生关系密切，在 1993 年，WHO 就将 AFT 划定为 I 类致癌物。当被 AFT 污染的食物被人体摄取后，AFT 会蓄积在体内，并经过线粒体介导的生物活化而对肝脏造成一定损伤。一般情况下，AFT 被肝细胞线粒体中的细胞色素 P450 氧化酶代谢为 AFB1-8, 9- 环氧化物后，可结合人体 DNA 中的鸟嘌呤形成加合物，从而改变肝细胞的遗传特性，形成异常增殖和其他恶性表型。在 AFT 代谢产物影响肝细胞基因表达的相关研究中，抑癌基因 *p53*、原癌基因 *Ras*、促凋亡基因 *Bax/Bcl-2* 和 Fas/FasL 相关基因的突变以及 Wnt/β-catenin 信号通路等机制被认为是肝癌发病的相关启动因素。同时，AFT 和 HBV 在肝癌发病过程中具有协同作用，这两种危险因素能互相促进，使肝癌发病的相对危险度成倍上升，其协同致癌的机制可能是：①人体中药物代谢酶基因表达下调；②肝慢性炎症加速诱导细胞色素代谢酶 P450 将 AFT 转变为致癌活性成分；③HBx 蛋白通过抑制 DNA 的损伤修复，促进 AFT 活性代谢物对 DNA 的损伤。

（三）铁代谢紊乱

铁元素是人体正常生长发育中不可或缺的成分，但肝脏铁代谢一旦失去平衡，就会通过一系列信号通路介导肝细胞损伤，诱导肝癌形成。在正常情况下，铁元素以 Fe^{2+} 的形式结合铁蛋白或转铁蛋白，经铁调节素的作用在肝脏中储存和代谢。在酒精性/非酒精性脂肪肝患者中，肝脏铁代谢紊乱和铁过载的现象十分常见。研究证实，铁过载会通过直接调控肝细胞癌变、调控肝纤维化进展、调控肿瘤免疫逃逸等途径介导肝癌发生发展。

在铁过载对肝细胞的直接调控机制中，细胞内铁含量超过安全限值后，铁蛋白可变性解离为铁离子，铁离子进而释放至肝细胞胞质中，通过活性氧释放、DNA 损伤、脂质过氧化和蛋白质变性等通路诱导肝细胞癌变，加剧肝纤维化，促进肝癌发生发展。在铁过载调控基质细胞的机制中，一方面，铁过载能诱导肝星状细胞（hepatic stellate cell，HSC）活化，促使成纤维样细胞表型出现，诱导肝纤维化，促进肝癌发生发展；另一方面，铁过载还能促使肝脏中大量库普弗细胞向 M_2 型巨噬细胞极化，从而抑制淋巴细胞增殖和活化，抑制机体免疫监视作用，介导肿瘤细胞免疫逃逸。此外，肿瘤相关的 Wnt 信号通路异常与铁代谢失衡密切相关。研究表明，铁过载能通过 β-catenin 和上皮钙黏着蛋白（E-cadherin）相关通路放大 Wnt 信号通路的效应，促进癌症发生，而铁螯合剂能够抑制 Wnt 信号，减少肝癌的发生。

有研究表明，除了铁过载，肝细胞内的铁含量降低也与肝癌转移现象密切相关。缺氧诱导因子（hypoxia-inducible factor，HIF）信号通路在肿瘤转移中发挥重要作用，而铁蛋白能通过结合 HIF 信号通路关键因子脯氨酰羟化酶（prolyl hydroxylase，PDH）来介导肝癌细胞内 HIF-1α 降解。在铁缺乏的条件下，HIF-1α 降解减少而在局部堆积，通过调控肿瘤炎性微环境，介导微血管生成，促进肿瘤上皮-间充质转化（epithelial-mesenchymal transition，EMT）等多条通路介导的肝癌转移。

综上所述，细胞内铁缺乏和铁过载都和肝癌发生发展密切相关。然而，肝癌中铁代谢紊乱的机制还未明确，铁代谢紊乱调控肝癌发生发展的机制仍需大量研究。

三、免疫因素在肝癌发生发展中的作用

哺乳动物对外来病原体和内源性损伤因素有一套独特的防御应对体系，那就是免疫系统。对肝癌发生而言，人体免疫系统不仅能高效识别并清除外来感染性病原体，如 HBV、华支睾吸虫等，还可以发挥免疫监视作用，识别并清除体内异常细胞，中和微环境中损害性因子，抑制肿瘤的形成。近年来，免疫微环境对肿瘤发生发展的影响作用愈发受到重视，免疫调控被视为"肿瘤的第七大标志性特征"。

免疫稳态是免疫监视作用的重要前提，而免疫稳态依赖于抗炎因子和促炎因子的平衡。在肝癌患者中，无论是肿瘤发生、肿瘤进展，还是术后状态，都会通过一系列机制改变免疫微环境，打破免疫稳态，削弱免疫监视，最终导致肿瘤复发、生长或转移。异常的免疫微环境还能通过影响肿瘤血管生成，改变肿瘤生物学特性，调节肿瘤干细胞活性等通

路来影响肿瘤发生进展。

除了肝癌的基因遗传学，免疫系统也能分为"正""负"两类。其中，"正"即为免疫系统发挥正向抗肿瘤作用的组分，主要包括细胞毒性 T 淋巴细胞（cytotoxic T lymphocyte，CTL）、自然杀伤细胞（natural killer cell，NK cell）、抗原呈递细胞等；而"负"为削弱肿瘤免疫的组分，主要包括免疫抑制性细胞群，如调节性 T 细胞（regulatory T cells，Treg cells）、肿瘤相关巨噬细胞（tumor-associated macrophages，TAMs）、髓源性抑制细胞（myeloid-derived suppressor cells，MDSCs）、肝窦内皮细胞等，以及大量的抑制性细胞因子白介素（interleukin，IL），如 IL-6、IL-10、转化生长因子 -β（transforming growth factor-β，TGF-β）等。免疫抑制性细胞群的大量增殖和活化会下调免疫应答，拮抗"正"性免疫组分的抗肿瘤作用。但是，在肿瘤发生早期，"正"性组分的过度活化会引起组织损伤、细胞异常增殖，从而诱导肿瘤形成。

（一）肝癌细胞诱导免疫抑制微环境形成

研究发现，肿瘤细胞能通过改变自身或微环境的性状下调机体的免疫监视作用，从而介导免疫逃逸。①某些肝癌细胞会发生突变，形成低免疫原性的异型细胞，逃避免疫系统的杀伤。这些细胞能表达低水平的肿瘤抗原，抑制效应 T 细胞的识别；下调表达或不表达人类白细胞抗原（human leukocyte antigen，HLA）分子，抑制抗原呈递细胞对抗原的提取和加工。②这类肿瘤细胞还能表达大量免疫抑制细胞因子，如 IL-1β、IL-10、TGF-β、环氧化酶 2（cyclooxygenase-2，COX-2）、前列腺素等，诱导免疫效应细胞的失活，并形成免疫抑制性的肿瘤微环境。③肝癌细胞还能通过上调包括 TAMs、FOXP3+CD4+ Treg 细胞、MDSCs、肿瘤相关成纤维细胞等免疫抑制细胞群体的活性，介导免疫耐受作用，促进肝癌生长、进展和转移。④肝癌患者常常伴随慢性肝炎、肝纤维化的微环境，缺氧相关信号高度激活，肿瘤代谢发生改变，纤维蛋白和微血管形成，伴随激活的上皮 - 间充质转化信号，肿瘤免疫被削弱，从而促进了肝癌的发生发展。

（二）免疫细胞失活或转化诱导免疫抑制微环境形成

免疫细胞本应发挥抗肿瘤免疫作用，但是在肿瘤微环境的"免疫编辑"作用下，部分免疫细胞也会发生"叛变"，不仅丧失免疫监视、免疫清除的应有作用，还会通过一系列复杂的信号通路，"教唆"原本功能正常的免疫细胞加入它们，抑制机体免疫，以下列举几个免疫抑制细胞。①TAMs：这类巨噬细胞起源于单核细胞，在不同环境刺激下，它们能分化为功能不同的两类群体，M1 和 M2 巨噬细胞。此外，肝脏中有一类数目庞大的常驻巨噬细胞群体，称为库普弗细胞，当肿瘤微环境形成后，特定的 Her2/Neu 细胞信号通路能够将其转化为 TAMs。在正常情况下，在 γ 干扰素（interferon-γ，IFN-γ）作用下，巨噬细胞向 M1 型分化，发挥抗肿瘤的作用，而在肝癌微环境中，IL-4、IL-13 等细胞因子诱导产生 M$_2$ 型巨噬细胞群体，会通过释放 TGF-β、IL-10、IL-6/STAT3 等通路抑制肿瘤免疫，其信号调控的下游细胞群体包括肿瘤细胞、部分免疫细胞及肝癌干细胞（liver cancer stem cells，LCSCs）。②Treg 细胞：调节性 T 细胞是一类以抑制机体免疫功能为特征的负调控 CD4$^+$ T 细胞群，能够特异性表达转录因子 Foxp3。在肝癌微环境中，Foxp3$^+$CD4$^+$ Treg 细胞由 TGF-β 和 IL-10 诱导产生，通过释放趋化因子、细胞因子及表达大量程序性死亡受体配体 1（programmed death-ligand 1，PD-L1）诱导效应 T 细胞失活，抑制肿瘤免疫。研究发现，在肝癌组织中 Treg 细胞 / 杀伤性 CD8$^+$ T 细胞（CTL）能够代表局部抗肿瘤免疫的状态，当患者的肝癌进展程度越高时，Treg 细胞 /CTL 比例越高，患者预后越差。因此如何高效逆转 Treg 细胞的分化，重塑 CTL 介导的免疫监视和免疫消除，是目前肿瘤免疫领域的热点研究方向。③MDSCs：这类细胞是骨髓来源的单核 / 巨噬细胞、树突状细胞、粒细胞等，是处于未分化未成熟阶段的一类免疫细胞群体。一般情况下，MDSCs 存在于骨髓、淋巴结和脾脏中，由 IL-17、IL-9、CXCL12/SDF-1 等通路招募到肿瘤微环境中，其中巨噬细胞在 MDSCs 的招募中发挥了关键作用。MDSCs 具有较强的免疫抑制能力，能够通过多条通路抑制 NK 细胞和 T 细胞功能，诱导免疫耐受；同时这类未成熟的细胞还能通过诱导活化 Treg 细胞、促进肿瘤产生 COX-2 等方式由旁路抑制肿瘤免疫。如何打破 MDSCs 在肿瘤中的稳定状态，促使 MDSCs 分化为成熟表型？如何抑制 MDSCs 的招募？都是目前关于增强免疫抗肝癌相关课题的研究重点。

（三）肝硬化微环境中其他细胞诱导免疫抑制微环境形成

肝硬化是肝癌典型的癌前病变和伴随状态，在纤维化的肝脏微环境和肿瘤间质中存在一系列上皮 / 间质细胞参与免疫微环境的调控。①肿瘤相关成纤维细胞：肝癌相关成纤维细胞是肿瘤间质中最主要的细胞，它们的来源尚有争议，主要由 TGF-β1 信号诱导分化，以表达 α 平滑肌肌动蛋白（α-smooth muscle actin，α-SMA）、胶原蛋白 1/2（collagen-1/2）、基质金属蛋白酶（matrix metalloproteinase，MMP）为主要特征。肿瘤相关成纤维细胞不仅能直接支持肝癌细胞的生长、增殖、黏附等恶性表型，还能够通过 TGF-β 等信号抑制以 CTL 为主的免疫细胞，破坏肿瘤免疫。②肝星状细胞（hepatic stellate cell，HSC）：肝星状细胞是肝脏内位于狄氏间隙（space of Disse）的一类具有成纤维细胞表型特征的细胞，当肝脏受到炎性刺激后，肝星状细胞被激活，表达血管生长因子、基质金属蛋白酶等分子，发挥类似肝癌相关成纤维细胞的作用。③肝窦内皮细胞：这类细胞是肝脏中特殊的上皮细胞，在正常状态下发挥抗原呈递的作用，当肿瘤微环境形成后，肝窦内皮细胞高表达 CD105 和 TGF-β，参与肝癌微血管形成，并发挥免疫抑制作用。

四、活性氧在肝癌发生发展中的作用

肝炎病毒感染、AFT、华支睾吸虫感染、酒精等诸多环境因素都是肝癌形成的诱因，这些因素在肝癌发生发展中有着一个共同的特征，那就是它们都会通过复杂的通路在肝细胞内形成活性氧（Reactive oxygen species，ROS）产物，而激活的氧化应激信号或通过MAPK、NF-κB、Nrf/Maf、Wnt/β-catenin 等信号转导通路诱导恶性增殖相关基因的表达，造成 DNA 损伤，从而诱导肝癌的发生发展。

在肝细胞线粒体中，电子传递链中释放的电子与单线态氧相互作用形成超氧化物阴离子，产生大量包括超氧阴离子自由基、过氧化氢、羟自由基等 ROS，在细胞内部聚集。正常细胞中聚集的 ROS 通过氧化应激引起染色体端粒缩短，基因组不稳定性程度提高，促使正常细胞向肿瘤细胞转化。同时，ROS 激活的 PI3K/Akt 和 ERK 信号通路促进了细胞周期 G_2/S 期转换，使肝细胞异常增殖加剧。ROS 还能聚集在 $CD4^+$ T 细胞中，诱导细胞凋亡，促进非酒精性脂肪肝向肝癌进展。

研究发现，HBx 蛋白下调了线粒体电子传递链和氧化磷酸化过程中必要的酶，从而引起 ROS 升高和细胞损伤。因此，HBx 高表达导致的线粒体功能紊乱是 HBV 感染后 ROS 致癌的相关机制。在细胞代谢中 AFT 受细胞色素 P450 酶催化，与 DNA 结合形成 N7- 鸟嘌呤加合物，在细胞癌变过程中发挥重要作用。

在肝癌形成后，ROS 对肿瘤生长转移的作用是双向的。一方面，ROS 能增强细胞迁移能力，诱导肝癌细胞侵袭表型。研究发现，肝癌细胞中的 ROS 能够促进端粒酶逆转录酶（telomerase reverse tranase，TERT）表达，提高端粒酶活性，增强肝癌细胞侵袭迁移能力。ROS 还能够激活 c-Jun 氨基端激酶（c-Jun N-terminal kinase，JNK）信号转导，诱导线粒体摄取钙离子，促进 MMP 活化，促进肝癌转移和侵袭。另一方面，高水平的 ROS 又会引起细胞凋亡坏死，对肿瘤发展起到抑制作用。目前研究表明，肝癌细胞能通过一系列机制维持胞内 ROS 的稳态，降低由 ROS 的稳态被打破而带来的不利影响。肝癌中 2- 酮戊二酸运载体表达升高，稳定线粒体中的谷胱甘肽，从而稳定线粒体功能，避免 ROS 过度表达引起的细胞损伤。ROS 还能够诱导肝癌 DNA 中肿瘤锚蛋白重复序列形成，通过负反馈调节降低细胞内 ROS 水平。此外，肝癌细胞表达的过氧化物酶体增殖激活受体辅助活化因子 -1，通过调控 ROS 清除，促进肿瘤持续增长。

可见，在肿瘤发展早期，ROS 通过促进恶性表型形成诱发细胞癌变，而在肿瘤形成后，肝癌细胞能通过多种机制调节 ROS 水平，维持其稳态，从而避免其不利影响。

五、肠道微生物在肝癌发生发展中的作用

人体内微生物细胞的数量是人体细胞数量的 10 倍，而其基因数目的总和是人类基因

组所含基因的 100 倍。如此数目庞大、种类繁多的共生微生物与肿瘤的发生发展密切相关，微生物不仅能直接将致癌基因整合入宿主基因组，扰乱基因组稳定性，从而诱发肿瘤，还能通过多种途径打破宿主免疫系统的稳态，抑制肿瘤免疫，从而促进肿瘤的发生发展。近年来，对肠道微生物的研究主要集中在肠渗漏 - 肠道菌群失衡 - 微生物及其代谢产物的相关分子模式在肝脏炎症进展、细胞增殖、肿瘤免疫等方面的作用。

（一）肠道菌群和肝脏病变的联系

从解剖而言，肝脏与肠道通过门静脉相连，肠道在为肝脏带来丰富血供的同时，也将肝脏暴露于微生物失调引起的炎性环境中。在肝炎、肝硬化等疾病作用下，肠道屏障被破坏，肝癌发生发展的风险进一步提高。研究证实，高脂饮食和酒精滥用能够增大肠壁通透性，促进肠道细菌向肝脏移位，提高血清中细菌胞壁脂多糖含量，通过 Toll 样受体（Toll-like receptors，TLRs）导致肝脏炎症，造成肝脏损伤，而在应用抗生素控制肠道菌群后，肝纤维化的程度得到缓解。此外，肝脏病变或异常也会影响肠道微生物的平衡，肝癌切除术或肝移植术能增大肠道淤血风险，增加肠道菌群向肝脏门静脉移位，增加 TLR-4 对肝细胞的促癌信号。在慢性肝病终末期，胆汁分泌减少，肠道分泌抗菌肽、异常免疫球蛋白，促使肠道菌群向致病菌优势型的失衡发展，细菌移位效应也随即出现。

（二）肠道菌群失调促进肝癌形成

肠道菌群失调促进肝癌形成主要是由细菌代谢产物和微生物相关模式分子 -Toll 样受体共同介导的。研究表明，肠道菌群失调促使初级胆汁酸向次级胆汁酸的代谢，而初级胆汁酸能通过趋化因子 CXCL16 招募 NK 细胞，通过免疫监视作用预防肝癌的发生发展，而菌群失调介导的脂肪酸代谢削弱了 NK 细胞的免疫监视作用，促进了肝癌的发生。肝癌患者肠道中增加的梭状芽孢杆菌也能促使脂肪酸代谢为脱氧胆酸，而脱氧胆酸的堆积增加了肝癌发生的风险。正常情况下，肠道菌群的代谢产物——短链脂肪酸是肠道上皮细胞的主要能量来源，而肠道菌群失调后伴随短链脂肪酸缺失，改变了细胞的正常代谢，从而诱导肝癌发生。

肝脏炎性微环境会增大肠壁通透性，增加肠瘘发生率，进而提高血液中循环的脂多糖（lipopolysaccharide，LPS）、革兰氏阳性菌脂磷壁酸和细菌鞭毛蛋白等水平。微生物相关模式分子激活肝脏细胞的模式识别受体，从而介导肝脏炎症、纤维化水平提高，促进肝癌的发生发展。TLRs 是最主要的模式识别受体，广泛存在于多种肝脏细胞中。肝星状细胞的 TLR-4 激活会导致 NF-κB 介导的有丝分裂原相关蛋白上调，促进肝细胞有丝分裂，阻碍肝细胞凋亡，介导肝癌的发生。LPS 诱导的肝癌细胞 TLR-4 激活能够增强它们的侵袭能力，诱导上皮 - 间充质转化，促进肝细胞癌进展。革兰氏阳性菌脂磷壁酸可与脱氧胆酸共同作用于肝星状细胞的 TLR-2，上调衰老相关分子及 COX-2 表达，而 COX-2 通过抑制肿瘤免疫，促使肝癌发生。此外，肠道微生物还会通过激活免疫细胞中程序性死亡受体 1/2（programmed death-1/2，PD-1/2）及细胞毒性 T 淋巴细胞相关抗原 4（cytotoxic T lymphocyte-associated antigen-4，CTLA-4）等分子，抑制效应 T 细胞活性，削弱抗肿瘤免疫，诱导肝癌发生。LPS-TLR-4 结合能够通过上调 IL-17 的分泌以诱导肝癌的发生。小鼠接种益生菌后，17 型辅助性 T 细胞分化减少，肝癌的发生发展被抑制。

第三章

肝癌的诊断和辨证

提高肝癌的总体疗效仍依赖于早发现、早诊断和早治疗。随着肝癌标志物的发展，加强对高危人群的疾病筛查已使早发现成为可能；而各种影像学技术，例如超声、CT、MRI 和 PET-CT 等的推广应用，结合乙肝病史、实验室检查等，已使早期诊断的准确性得到了极大的提高。当前，肿瘤标志物和各种组学的发展，已使诊断技术从既往的识别疾病发展到了预后精确评估，以及筛选对某种药物或治疗有效的特定个体或亚群，具有了指导个体化治疗的价值。

第一节 肝癌的组织病理学特征

对恶性肿瘤认识的进步和疗效的提高，很大程度上归功于肿瘤病理学的发展。例如，在肿瘤外科领域，病理诊断对于疾病的确诊、手术方式的选择、预防复发辅助治疗的决策，以及对预后的评估都有着极大的贡献。目前，肝脏恶性肿瘤的治疗正向着个体化水平发展，病理学在常规病理诊断的基础上，逐渐增加了肿瘤的生物学特性、细胞亚群的异质性，以及分子分型等更多研究内容。

一、原发性肝癌的组织形态学分类

原发性肝癌按照组织学类型分类常分为三类，其中 HCC 最为常见，约占 75% ~ 85%（据全球数据统计），肝内胆管癌（intrahepatic cholangiocarcinoma，ICC）约占 10% ~ 15%，混合性肝细胞 - 胆管细胞癌（combined hepatocellular-cholangiocarcinoma，CHC）亦偶尔可见。三类肿瘤有着不同的病因和发生机制，不同的病理组织形态和生物学行为，以及差异的治疗方案和预后。

（一）肝细胞癌

根据国家卫生健康委员会发布的《原发性肝癌诊疗指南（2022年版）》，HCC是指肝细胞发生的恶性肿瘤，并且不再推荐使用"肝细胞肝癌"或"肝细胞性肝癌"作为病理诊断名称。我国常采用的HCC的大体分型包括：单结节型有包膜/单结节型无包膜、多结节型、巨块型、弥漫型及小肝癌型（表3-1-1）。细胞分化程度通常采用Edmondson-Steiner四级分级法（表3-1-2）或WHO推荐的高中低分化（表3-1-3）进行分级。

表 3-1-1　肝细胞癌的大体分型

大体分型	形态学	标准
单结节型	有包膜	结节边界清楚有包膜，周边常见小的卫星结节*
	无包膜	不伴有肝硬化时包膜常不明显，偶见门脉受侵犯
多结节型	最常见，常合并肝硬化	癌结节可为单个或多个、散在、圆形或椭圆形，大小常不等
巨块型	肿瘤体积巨大，直径大于10cm，右叶多见，圆形	切面中心常伴出血坏死，瘤体周围常伴数量不等的卫星结节*
弥漫型	常发生于肝硬化基础上，较为少见	癌组织弥散于肝内，结节不明显，易与肝硬化发生混淆
小肝癌型	单个癌结节小于3cm或两个癌结节合计最大直径小于3cm的原发性肝癌	多呈球形，边界清，切面均匀一致，出血及坏死少见

*注：卫星结节（satellite nodule）瘤体周围肝组织内出现的肉眼可见或显微镜下微小癌组织，与瘤体之间有正常肝组织相间隔，并且距离≤2cm。

表 3-1-2　肝细胞癌的 Edmondson-Steiner 分级

分化程度	病理特点
Ⅰ级（高分化）	肿瘤细胞呈高分化状态，核/质比接近正常，排列成"细梁状"
Ⅱ级（中分化）	肿瘤细胞呈中度分化，细胞体积及核/质比增大，核染色加深，可同时伴有腺体样结构改变
Ⅲ级（低分化）	肿瘤细胞分化程度较低，核/质比继续增大，细胞异型性明显，细胞核分裂象增多
Ⅳ级（低分化）	肿瘤细胞分化程度最低，核染色质浓染，占据细胞体积绝大部分，胞质含量极少，细胞间连接缺乏，排列松散，梁状结构不可见

表 3-1-3　肝细胞癌的 WHO 分级

分化程度	形态特点	鉴别
高分化	细胞异型性轻；需与肝腺瘤或高度异型增生结节相鉴别	胞质：嗜伊红染色明显，嗜碱性胞质染色相对较少 胞核：异型较轻

续表

分化程度	形态特点	鉴别
中分化	HE 染色可以明确诊断为恶性肿瘤，形态学上可见明显肝细胞分化	胞质：同上 胞核：核异型性明显，偶尔可见多核瘤细胞
低分化	HE 染色同上，肿瘤细胞形态学多样，类同于低分化癌	胞质：中等量或更少，且通常为嗜碱性 胞核：核异型性明显，可见间变性巨细胞

HCC 按组织排列方式及细胞特征可分为细梁型、粗梁型、假腺管型和团片型。特殊的类型包括脂肪变型、透明细胞型、巨梁团块型、硬化型、嫌色细胞型、纤维板层型、富中性粒细胞型、富淋巴细胞型和未分化型（表 3-1-4）。这种更加细化的分类可以提高病理诊断的准确性，并且可以指导辅助治疗以降低肿瘤复发风险。一般认为，这些特殊类型在显微镜下的形态具有独特的免疫组化分型及分子检测特点。

表 3-1-4　肝细胞癌的罕见分型及其主要特征

类型	形态特点、鉴别及预后
脂肪变型	脂肪性肝炎是最常见的 HCC 亚型之一，肿瘤体积较大并且呈现出高分化状态，可出现脂肪性肝炎的组织学特征，例如气球样变、纤维化和马洛里小体。这种亚型常见于非酒精性脂肪肝和非酒精性脂肪性肝炎（NASH），意味着与代谢综合征有关
透明细胞型	透明细胞型 HCC 与肝硬化相关，其特征是糖原在细胞质中积累，超过 80% 的肿瘤呈现透明细胞形态。肿瘤存在一定程度的脂肪变性
巨梁团块型	常发生于乙型肝炎且血清 AFP 水平升高的患者。其特点是巨梁状结构厚度超过 6 层细胞，并占据肿瘤面积的 50% 以上，具有卫星结节以及血管侵犯。常见巨核、多核癌细胞，核分裂象较多，预后较差
硬化型	较为罕见，其主要特征为致密的纤维基质（可见于超过 50% 的患者肿瘤标本）和成簇的肿瘤细胞。它与乙型肝炎的关联较弱，血清 AFP 水平较低。虽无肝硬化背景，但仍可见明显的肿瘤内部纤维化，较 HCC 更具有侵袭性
嫌色细胞型	较为罕见，通常发生在慢性乙型肝炎患者中；肿瘤细胞胞质颜色近乎苍白，局灶性出现的核间变性，细胞核浅淡，显微镜下可见散在的假囊肿
纤维板层型	常见于青少年，无慢性肝炎、肝纤维化背景，肿瘤细胞分化良好，存在大量线粒体和厚纤维片层，具有深嗜酸性和颗粒状细胞质，AFP 水平升高很少见
富中性粒细胞型	也称为产生粒细胞集落刺激因子的 HCC，这种极为罕见的 HCC 亚型的发生率低于 1%，其中大多数发生在老年患者中。它的特点是产生粒细胞集落刺激因子，导致大量中性粒细胞浸润

类型	形态特点、鉴别及预后
富淋巴细胞型	富含淋巴细胞的 HCC，也称为淋巴上皮瘤样 HCC，是一种罕见的 HCC 变体，发生率低于 1%。其特征是明显的淋巴细胞浸润，淋巴细胞数量通常超过肿瘤细胞，浸润性淋巴细胞主要是细胞毒性 CD8$^+$ 淋巴细胞。肿瘤细胞通常显示大核和显著的核仁，胞质丰富，呈嗜酸性
未分化型	较为罕见，发病机制尚不明确，肿瘤细胞缺乏明确分化等级的形态学和免疫组化特征，HE 染色或免疫组化可见上皮细胞特性，恶性程度高，预后较常见 HCC 差

HCC 常见的生长方式包括癌周浸润、包膜侵犯或突破、卫星结节和微血管侵犯（microvascular invasion，MVI）等。MVI 是近年来备受关注的病理学特点，其定义是在显微镜下见到肿瘤包膜下或癌旁组织衬覆内皮细胞的微小血管腔内存在癌细胞巢团。HCC 中以包膜下、癌旁组织及门静脉分支为主（含包膜内血管），ICC 中更常见于淋巴管分支侵犯。MVI 的组织学类型主要包括小静脉癌栓、小动脉癌栓、小胆管癌栓、包膜血管癌栓、淋巴管癌栓和悬浮癌细胞。较多研究报道 MVI 是肝癌肝切除或肝移植（liver transplantation，LT）治疗后肿瘤复发的重要危险因素，通过病理学诊断获得的 MVI 信息有助于预测肿瘤复发风险，指导选择术后辅助治疗方案。

（二）肝内胆管癌

ICC 是指发生在二级胆管及以上的肝内胆管上皮细胞的恶性肿瘤，以腺癌最为常见，其他特殊亚型包括腺鳞癌、鳞癌、黏液癌、印戒细胞癌、透明细胞癌、黏液表皮样癌、淋巴上皮瘤样癌和肉瘤样癌。

根据肿瘤浸润性生长模式不同，ICC 亦分成 3 种亚型：肿块型（mass-forming）、导管周围浸润型（periductal-infiltrating）和导管内生长型（intraductal-growing）。其中以肿块型最为常见，导管内生长型较罕见。同一患者可同时出现多种亚型，呈现混合生长的状态。

近年来，根据镜下可见 ICC 腺管的大小，该病还分为以下类型。①大胆管型：起源于肝小叶隔胆管以上至邻近肝门区之间较大的胆管，胞体呈柱状，可形成腺体，腺管开口较大但不规则，可产生黏液；②小胆管型：起源于肝小叶隔胆管及其以下的小胆管或细胆管，胞体呈立方体状，胞质嗜酸性染色减少，因管腔开口常呈现闭合状态而呈实性细条索状，基本无黏液分泌。

（三）混合性肝细胞 - 胆管细胞癌

CHC 是指在同一个肿瘤结节内同时出现 HCC 和 ICC 两种组织成分，但并不包括碰撞癌。形态学上两种细胞共同存在，亦可形成分隔的结节。近年来也有以两种肿瘤成分占比分别≥30%作为CHC的病理诊断标准的，但迄今尚缺乏国际统一的CHC中HCC和ICC两种肿瘤成分比例的病理诊断标准。

根据两种肿瘤成分在空间上的分布可将CHC概括为：①两类肿瘤细胞完全独立分布；②两类肿瘤细胞混合、镶嵌分布；③两类肿瘤细胞存在相互分化的现象，如肝细胞或胆管细胞癌变后向另一种恶变细胞分化。

二、免疫组织化学染色在肝癌诊断中的应用

免疫组织化学染色（immunohistochemical staining，IHC），简称免疫组化，在肝癌诊断中应用广泛。《原发性肝癌诊疗指南（2022年版）》指出，IHC检测的主要目的包括：肝肿瘤良恶性的鉴别，常用于HCC及ICC与相对罕见的肝恶性肿瘤之间的鉴别，以及转移性肝恶性肿瘤与原发性肝恶性肿瘤的鉴别。由于肝癌的高度异质性，IHC检测的敏感性和特异性尚无法达到满意程度，常需与其他肿瘤标志物或检查方法联合应用以提高诊断准确率。以下对常用的标志物进行总结。

（一）肝细胞癌

对于高分化HCC，病理诊断存在一定困难。因此类肿瘤"分化良好"，与正常肝细胞相似性较高，因此需要与一些癌前病变（例如肝细胞腺瘤、肝脏局灶性结节增生及异常增生结节）相鉴别。具有鉴别能力的标志物包括：磷脂酰肌醇蛋白聚糖3（glypican-3，GPC-3）、热休克蛋白70（heat shock protein-70，HSP-70）、CD34（HCC、ICC及CHC在IHC染色中表现各不相同）、谷氨酰胺合成酶（glutamine synthetase，GS）等。因为癌前病变组织常保留网状蛋白纤维，但HCC中常无此结构，故可用网状纤维染色对HCC、肝细胞腺瘤及肝脏局灶性结节增生进行鉴别，有时网状纤维染色可成为唯一的IHC诊断手段。

低分化HCC常提示肿瘤细胞与正常肝细胞缺乏相似性，其形态上可类似于任何其他部位的低分化癌（上皮性恶性肿瘤），如转移性癌和低分化ICC。因此IHC的证据尤为重要，由此产生了一些肝细胞阳性标志物，如精氨酸酶1（arginase-1，ARG-1）、肝细胞抗原及CD10等。一项研究表明，ARG-1与GPC-3联合诊断在确定低分化HCC起源方面有重要意义。此外，透明细胞癌更常见于肾脏肿瘤，此时对于透明细胞型HCC与肾透明细胞癌肝转移癌的鉴别，可应用CD10、肾细胞癌单克隆抗体、肝细胞抗原（Hep Par-1），以及ARG-1联合检测。

（二）肝内胆管癌

ICC的标志物较HCC明显减少，并且某些标志物在正常胆管上皮细胞内亦可表达，

故需加以注意并进行鉴别。常见的标志物包括上皮细胞表面糖蛋白（MOC31）、细胞角蛋白（cytokeratin，CK）7/19，以及黏液蛋白-1（muc-1）。

（三）混合性肝细胞-胆管细胞癌

CHC可同时表达上述各种标志物。《原发性肝癌诊疗指南（2022年版）》指出，当CD56及CD117、上皮细胞黏附分子（epithelial cell adhesion molecule，EpCAM）呈阳性表达时，通常预示肿瘤可具有干细胞表达分化特征，其侵袭性往往更强。

第二节 肝癌的常用诊断方法

在20世纪60年代以前，肝癌的诊断较为困难，绝大多数患者仅在死亡后尸检中诊断为"肝癌"，少数病例可因出现较为典型的临床症状和体征而得到临床诊断；70年代，随着甲胎蛋白（α-fetoprotein，AFP）的使用，出现了HCC高危人群筛查的概念。20世纪80年代以后，随着B超、CT等影像学诊断技术的普及，肝癌的诊断水平明显提高。

肝癌的诊断主要遵循以下原则。①早期：早期肝癌患者常无症状和体征，或临床症状缺乏特异性，导致早期诊断较为困难，但对高危人群的定期筛查可以有效达到早诊和早治，延长患者生存期的目的；②全面：既要明确"定性诊断"，又要明确"定位诊断"，在判断肿瘤良恶性的基础上，还要全面评估肝癌的位置、体积、有无转移灶等情况，并充分明确病灶与肝内外主要血管、胆管的解剖关系。本节重点描述肝癌的常用诊断方法。

一、肝癌的临床表现

（一）肝细胞癌

早期HCC患者症状常不明显，但随着病程的进展，可出现典型的症状和体征。

1. 症状

（1）肝区疼痛：是最常见的症状。疼痛多为持续性隐痛、胀痛或刺痛，夜间或劳累后加重。疼痛多是由癌肿迅速生长而使肝被膜紧张所致。肝区疼痛部位与病变部位有密切联系，如病变位于右肝，可表现为右上腹和右季肋部疼痛；位于左肝则常表现为胃痛；位于膈顶则疼痛可放射至肩胛或腰背部。如突然发生剧烈腹痛并伴腹膜刺激征和休克，多有肿瘤破裂可能。

（2）消化道症状：如食欲减退、恶心、呕吐、腹胀、腹泻等，由于这些症状缺乏特异性，易被忽视。轻度腹泻一般由肝硬化引起胃肠道淤血、消化不良所致；重度腹泻，则可能由门静脉主干癌栓栓塞所致。

（3）乏力、消瘦：早期不明显，随着病情发展而日益加重，体重也日渐下降；晚期患者则呈恶病质。

（4）发热：多为低热，呈弛张热，使用抗生素常无效，而用吲哚美辛口服或肛塞后常可退热。发热的原因尚不完全明确，可能与癌组织出血坏死、毒素吸收或癌肿压迫胆管发生胆管炎等有关。

（5）类癌综合征：主要表现为内分泌或免疫系统功能异常，常见的类癌综合征有低血糖、红细胞增多症、高血钙和高胆固醇血症；罕见的有皮肤卟啉病、肥大性骨关节病、高血压、甲状腺功能亢进和皮肌炎等。

（6）其他症状：发生肝外转移时，还可出现相应部位的症状。如肺转移，患者可以表现为呼吸困难、咳嗽和咯血，右侧膈肌明显抬高和大量胸腔积液渗出，也可出现呼吸困难和干咳等一系列呼吸系统病变的临床表现。当肿瘤侵犯肝静脉引起肝静脉内癌栓，可延伸至下腔静脉，甚至右心房、右心室而引起肺栓塞猝死。

2．体征

早期 HCC 患者常无明显阳性体征或仅类似于肝硬化体征，中晚期 HCC 患者的体征如下。

（1）肝大：为中晚期 HCC 患者最常见的体征。肝呈不对称性肿大，表面可触及结节，质硬有压痛，可随呼吸上下移动。如肿块位于右肝顶部，可见右膈抬高，叩诊时肝浊音区也高，甚至出现胸腔积液。若 HCC 伴有肝硬化，可出现脾大。

（2）黄疸：主要有肝功能失代偿引起的肝细胞性黄疸，或肿瘤直接压迫主要胆管、侵犯主要胆管形成的癌栓、肝门处的转移淋巴结压迫肝外胆管等原因引起的梗阻性黄疸。有时癌肿破入肝内较大胆管，可引起胆道出血、胆绞痛、发热、黄疸等。

（3）腹水：呈草黄色或血性。主要为肝硬化或门静脉癌栓（portal vein tumor thrombosis，PVTT）引起的门静脉高压症，也可由腹膜受浸润、腔静脉癌栓形成，以及肿块压迫门静脉主干等引起。轻者叩诊可闻及移动性浊音，重者可见腹部膨隆，脐外翻，腹壁张力增高伴有腹壁静脉曲张等。

此外，合并肝硬化者常有肝掌、蜘蛛痣、男性乳腺增大、下肢水肿等。发生肝外转移时可出现各转移部位相应的体征。

（二）肝内胆管癌

目前，大多数 ICC 患者是通过健康体检或其他疾病检查时依据影像学检查偶然发现肿瘤的。早期 ICC 患者通常无临床症状或无特异性症状，较少出现梗阻性黄疸。肿瘤进展时患者可出现右季肋区或背部疼痛、不明原因的低热、体重减轻等，部分晚期患者可触及腹部肿块或出现梗阻性黄疸。极少数患者可能出现副肿瘤综合征、急性发热性嗜中性皮肤病或黑棘皮病等皮肤病变表现。

二、肝癌标志物检查

（一）HCC 的血清标志物

1. **甲胎蛋白** AFP 是在 1956 年由 Bergstrand 和 Czar 首先利用蛋白电泳的方法从人的胎儿血清中分离出来的，是人血清白蛋白家族中的一员，目前是 HCC 诊断筛查和疗效监测的常用且重要指标。当 AFP 检测值 ≥ 400μg/L，并排除妊娠、慢性或活动性肝病、生殖腺胚胎源性肿瘤及消化道肿瘤后，高度提示 HCC。AFP 检测值 < 400μg/L 的患者，需要配合其他检测，尽量避免早期 HCC 的误诊和漏诊。

2. **甲胎蛋白异质体** AFP 按照与小扁豆凝集素的亲和度可分为结合型（AFP-L3）与非结合型（AFP-L1、AFP-L2），其中 AFP-L1 主要见于肝脏良性病变；AFP-L2 在孕妇中多见；AFP-L3 为 HCC 细胞所特有，也作为 HCC 的血清标志物被广泛研究，并用于 AFP 升高疾病的鉴别诊断。

3. **异常凝血酶原** 异常凝血酶原即脱 -γ- 羧基凝血酶原（des-gamma-carboxy prothrombin，DCP），又称为维生素 K 缺乏诱导蛋白 - Ⅱ（protein induced by vitamin K absence or antagonists- Ⅱ，PIVKA- Ⅱ）。1984 年，Liebman 等首次发现 DCP 在 HCC 患者的血清中升高。DCP 是 HCC 细胞分泌的一种异常凝血酶原，与正常的凝血酶原相比，其 γ- 羧基谷氨酸结构中有 1 个或多个谷氨酸残基不完全羧化为 γ- 羧基谷氨酸，因而没有凝血功能。血清 DCP 在 HCC 筛查与诊断中，特异性高达 68% ~ 97%，高于 AFP。但当出现持续性阻塞性黄疸、肝内胆汁淤积伴随维生素 K 降低及摄入抗凝血剂时，其诊断准确率降低。与 AFP-L3 类似，DCP 的表达与 HCC 的预后呈负相关，DCP 高表达时 HCC 的转移率显著增加。DCP 不仅促进 HCC 的转移和生长，同时还可以诱导肿瘤血管的发生，因此可用于预后预测和复发转移的预警。

4. **磷脂酰肌醇蛋白聚糖 3** GPC-3 是 GPC 家族中的一种亚型，由硫酸乙酰肝素链和核心蛋白组成，在多种信号通路中发挥作用，可以调控肿瘤的增殖及转移。GPC-3 在 HCC 中高表达，而在正常组织中不表达，因此可作为 HCC 的特异性标志物，目前已进入临床应用阶段。

5. **骨桥蛋白** 骨桥蛋白（osteopontin，OPN）是一种分布广泛的分泌蛋白，主要参与整合素介导的细胞信号转导，在 HCC 的发生发展和转移过程中发挥重要作用。OPN 与其他肿瘤标志物的联合检测，有利于提高早期 HCC 的诊断敏感性。OPN 抑制剂可能成为 HCC 治疗的新靶点，并有利于提高 HCC 对化疗药物的敏感性。

6. **其他 HCC 的血清标志物** 主要用于 AFP 阴性 HCC 的诊断，包括 γ- 谷氨酰转移酶 Ⅱ（γ GT- Ⅱ）、5′- 核苷酸磷酸二酯酶同工酶 Ⅴ（5-NPDase Ⅴ）、α1- 抗胰蛋白酶、醛缩酶同工酶 A（ALD-A）、α-L- 岩藻糖苷酶（α-L-fucosidase，AFU）和酸性同工铁蛋白等。"液体活检"包括检测外周血中的循环细胞游离微 RNA（circulating cell-free microRNA）、循环肿瘤细胞（circulating tumor cell，CTC）、循环肿瘤 DNA（circulating tumor DNA，ctDNA）和循环细胞游离 DNA（circulating cell-free DNA，cfDNA）等，在肿瘤早期诊断和疗效评价等方面展现出重要价值。肝癌"液体活检"已取得较多进展，相比于 AFP 等临床常用的血清标志物可能具有更高的敏感性和特异性。

（二）ICC 的血清标志物

糖类抗原 19-9（carbohydrate antigen 19-9，CA19-9）、癌胚抗原（carcinoembryonic antigen，CEA）和糖类抗原 125（carbohydrate antigen 125，CA125）是 ICC 最常用的血清标志物，部分患者可伴有 AFP 升高。虽然上述的血清标志物的特异性尚不理想，但仍具有辅助诊断价值。其中，仅 AFP 升高提示 HCC 的可能性大于 ICC。对于有原发性硬化性胆管炎背景的患者，CA19-9 > 100U/ml 对诊断 ICC 的敏感性和特异性分别为 75% 和 80%，而对于无原发性硬化性胆管炎背景的患者，其敏感性仅为 53%。术前 CA19-9 ≥ 35U/ml 或 CEA ≥ 5ng/ml 的 ICC 患者的预后较差。术后动态监测 CA19-9 对评估是否有肿瘤残留、肿瘤复发，以及评估患者的预后具有参考价值。

三、肝癌的影像学诊断

影像学检查的主要目的是筛查高风险患者，诊断肝癌，以及与其他肝占位性病变相鉴别，从而选择最佳的治疗方案，其须明确的关键因素包括病灶的数目、大小、有无子灶、血管有无侵犯，以及有无其他潜在的肝脏疾病。肝癌的影像学检查主要包括超声、CT、MRI、PET-CT 和数字减影血管造影等。各种影像学检查手段各有特点，应该强调综合应用、优势互补、全面评估。

（一）超声显像

1. **常规超声**　B 超可显示肿瘤的大小、形态、部位，以及有无癌栓等情况，其诊断符合率可达 84.1%，且具有无创、操作简便及可重复等优势，是临床上最常用的肝脏影像学检查方法，同时也是筛查肝癌的一线检查方法。常规超声可检出病灶并辨别囊实性；彩色多普勒血流成像可以观察病灶的血供，初步给予病灶定性诊断，且可初步评估有无转移及是否侵犯肝内血管及胆管，并可提供肝硬化的间接证据（如肝萎缩、脾大、腹水等）。术后也可通过超声检查初步判断疗效。

对于经验较为丰富的超声专科医师，超声诊断直径 3~5cm 病灶的准确率可达 85%~95%，直径 1cm 左右的准确率可达 60%~80%，其分辨的低限为 1cm。除与操作者的技术水平有关外，超声诊断的准确率还与肿瘤的类型、大小、位置以及皮下脂肪的厚度等有关。肿瘤位于上肝段或者左外侧段时也可能会被遗漏；肥胖患者由于皮下脂肪比较厚或存在脂肪肝，也会影响诊断的准确率。

肝癌在常规超声检查中的显像特点如下。

HCC：①肿瘤的回声表现多样，可呈低回声、等回声、高回声或混合回声。典型的小 HCC 的超声表现呈现为均质低回声，边界清晰，且可见周边低回声晕，很难与再生或增生结节鉴别；肿瘤增大后，肿瘤内部的坏死组织和纤维化组织呈不均匀混合回声，边缘不规则，典型者呈"结中结"表现。②结节型 HCC 常呈圆形或不规则圆形，肿瘤周围有声晕，多表现为低回声或等回声。巨块型 HCC 多由数个结节融合，边缘可辨认或模糊不清，形态多不规则。弥漫型 HCC 呈密集的粗颗粒状的中小光点与强回声条索，其间散在多个细小的低回声结节。弥漫型 HCC 较为少见，需要与肝硬化中的增生结节仔细鉴别。超声显像表现为肝实质回声弥漫性增粗、紊乱，呈结节样和不规则斑块状。③彩色多普勒血流成像可探及瘤周血管绕行，瘤内血流信号杂乱，呈斑点状或短条状，频谱呈高速动脉血流。

ICC：可分为肿块型、导管周围浸润型、导管内生长型。因 ICC 常起源于中小肝内胆管，故容易阻塞胆管，致使远端小胆管扩张，所以超声显示肝内局部区域的肝管内径增宽，外形常不规则，内部为实质性低回声，分布均匀。少数系坏死或液化，可在肿瘤中心见不规则弱回声或暗区。ICC 常存在癌周环形或不规则的液性暗区，为阻塞远端小肝管中的胆汁淤积，但因特异性较差，定性诊断 ICC 尤为困难。此外，肿块型 ICC 与 HCC 超声表现类似，表现为肝内较大的不均质实性肿块，多数边界不清，呈低回声或等回声，也可呈高回声；ICC 合并肝内胆管扩张更常见，表现为低回声肿块，可伴有肝内胆管扩张。

2.**超声造影** 常规超声是筛查早期肝癌的首选影像学方法，但对于肝硬化背景下的小 HCC 诊断准确率不高。超声造影（contrast-enhanced ultrasound，CEUS）是利用对比剂使后散射回声增强，明显提高超声诊断的分辨力、敏感性和特异性的技术，可以实时动态观察肿瘤血流灌注的变化，作出定性诊断，也可在术中检出隐匿病灶并实时引导局部治疗，并于术后评估肝癌局部治疗的疗效。第二代超声对比剂"注射用六氟化硫微泡"于 2004 年在我国批准上市，实时动态成像的低声压谐频造影技术在临床上迅速开展。在超声影像中应用注射用六氟化硫微泡可以提高血液回波率，从而提高信噪比，以增强肝脏病变血管形成的显像效果。常用操作方法为：先采取常规模式进行动态多切面扫查，对病灶位置、数量、大小、形态、内部回声、血供和血流参数进行观察；再将探头频率进行适当调整，开启超声造影模式，采取反向脉冲谐波显像技术，将注射用六氟化硫微泡作为显影剂，用 5ml 0.9% 氯化钠注射液与对比剂混合，进行半分钟振荡，直至冻干粉末完全分散。依据患者身体指数抽出 1.2～1.8ml 混悬液，立即在肘静脉位置进行注射，方式为团注，随后再注入 5ml 0.9% 氯化钠注射液。对病灶回声变化进行 2min 的实时观察，间断检查该病灶，并对整个肝脏行迅速扫查，以检查是否存在其他病灶，共观察 6min 左右。若病灶为数个，则重点观察 1~3 个病灶，在对其他病灶进行观察时，要爆破微气泡，以免其受到残存微气泡影响，在首次注射后 10min 可再次团注与前次同等量的对比剂，同时观察 6min 并存储图像。

肝癌在超声造影检查中的显像特点如下。

HCC：在超声影像上典型的表现为动脉期高增强、门静脉期及延迟期低增强特征，部分分化较好者延迟期可呈等增强。HCC 典型的组织病理学表现为增生杂乱、扭曲扩张的肿瘤新生血管，肝动脉 - 门静脉血管短路形成和局部肝动脉血流增加。低分化 HCC 常合并有动静脉瘘，使对比剂被直接迅速廓清，因此出现门脉期低增强，甚至动脉晚期快速消退表现，即"快进快出"特征；高分化 HCC 新生的滋养血管较少，多由门静脉和肝动脉双重供血，且包膜不完整或尚未形成，这是导致动脉期增强时间出现较晚的主要因素，从而呈现"快进慢出"或"快进不退"的增强特点。病灶增强到达峰值时，体积小的肝癌大多表现为整体均匀的高回声增强，少数可表现为斑片状增强和环状不均匀增强；体积较大的病灶内部常出现组织坏死，从而表现出不均匀的高回声增强。HCC 病灶动脉期增强的出现率与病灶大小有一定关系。直径 2cm 以上的 HCC 常为多血管型肿瘤，造影时动脉相增强者为 91.3%~95.2%；直径 1~2cm 的 HCC 中 17% 为少血管型肿瘤，动脉相增强者为 53.6%~83.3%。

ICC：与 HCC 鉴别较困难，ICC 在增强方式上，以树枝状和环状增强为主，病灶在动脉相呈现出整体增强或周边环状增强，同时呈现出从周边向内部延伸的树枝状增强。病灶增强达到峰值时的灌注强度相比 HCC 要弱，呈等回声或稍低回声；时间上，大多在门脉早期即呈低回声，部分病灶呈现分叶状。ICC 纤维组织含量较丰富，丰富的血管多包裹于纤维组织内，所以增强峰值常呈不均匀回声。超声造影能清晰地显示肿瘤内部血管及微灌注情况。

3. 超声联合影像导航技术 超声联合影像导航技术可为常规超声显像无法显示的隐匿性肝癌的精准定位和消融提供有效的技术手段。

4. 超声剪切波弹性成像 超声剪切波弹性成像可以定量评估肝癌的组织硬度及周边肝实质的纤维化和硬化程度，为规划合理的肝癌治疗方案提供信息。

5. 多模态超声显像技术的联合应用 多模态超声显像技术的联合应用是指联合应用 2 种或 2 种以上的超声检查方法，进行多角度的分析。该技术可提高肝癌术前诊断、术中定位、术后评估的精准度。

（二）计算机断层成像

计算机断层成像（computed tomography，CT）具有较高的分辨力，已成为肝癌定性和定位诊断的常规检测技术，诊断符合率可达 90% 以上。CT 可为术前手术方案的制订提供解剖形态学的信息，可以明确肿瘤的位置、大小、周围血管及毗邻器官。此外，增强

CT 检查对肝门部淋巴结转移有较好的提示作用。

肝癌的 CT 表现如下。

HCC：通常 CT 平扫下 HCC 多为低密度占位，边缘有清晰或模糊的不同表现，部分有晕圈征，体积较大的肿块常有中央坏死、液化。增强扫描以"快速注射加动态扫描"的增强效果最好，通常 HCC 增强后呈"快进快出"表现，即动脉期见瘤内对比剂充盈，门静脉期见瘤内对比剂迅速消退，病灶密度低于或等于同层正常肝实质。

ICC：CT 平扫检查时表现为边缘不规则的低密度肿块，增强扫描后动脉期常见肿瘤边缘强化，门静脉期和延迟期可见进行性信号减弱。ICC 常见从动脉期、门静脉期到延迟期肿瘤中心信号逐渐增强，这可能与 ICC 内部纤维化、静脉逐渐摄取对比剂相关。

（三）磁共振成像

磁共振成像（magnetic resonance imaging，MRI）已成为在肝脏超声及 AFP 筛查异常时进一步明确诊断的优选方法之一。其优点有：①可多方位、多序列、多参数成像；②对软组织的分辨能力优于 CT；③无放射损害；④具有同时提供解剖结构和功能成像融合的综合成像能力；⑤MRI 平扫成像就可显示肝静脉和门静脉的分支。

肝癌的 MRI 影像学特征如下。

HCC：MRI 检查时 HCC 通常在 T_1 加权像（T_1 weighted image，T_1WI）呈低信号强度，在 T_2 加权像（T_2 weighted image，T_2WI）呈高信号强度。但也有不少癌结节在 T_1WI 呈等信号强度，少数呈高信号强度。HCC 有包膜者在 T_1WI 示肿瘤周围有一低信号强度环，可与血管瘤、转移性肝癌等相鉴别。增强 MRI 的分辨能力明显提高。HCC 在增强 MRI 上表现为"快进快出"，动脉期肿瘤呈均匀或不均匀明显强化，门静脉期和 / 或延迟期肝肿瘤强化低于肝实质。此外，磁共振血管成像（magnetic resonance angiography，MRA）可无创伤性地清晰显示肝内血管状况，有利于术前规划。肝细胞特异性磁共振对比剂（钆塞酸二钠，Gd-EOB-DTPA）动态增强期扫描包括：动脉晚期、门静脉期、移行期（信号：肝实质＝肝脏血管）、肝胆特异期（信号：肝实质≥肝脏血管）。HCC 影像学特点为：肝癌的动脉期明显强化，门静脉期强化低于肝实质，肝胆特异期常呈明显低信号。Gd-EOB-DTPA 增强 MRI 检查有助于鉴别高度异型增生结节等癌前病变。

ICC：MRI 检查时，ICC 在 T_1WI 表现为低信号，在 T_2WI 表现为高信号，在 T_2WI 也可表现为与纤维化区域相对应的中心低强度。MRI 增强扫描可表现为动脉期肿瘤周围增强，随后表现为增强信号同心向填充；延迟期信号中心性缓慢增强，提示诊断 ICC 及其纤维化表现。磁共振胰胆管成像（magnetic resonance cholangiopancreatography，MRCP）可显示肿瘤位置，既可与肝外胆管肿瘤相鉴别，也可通过分析肿瘤与胆管系统的解剖关系进行手术方案的设计。

（四）数字减影血管造影

数字减影血管造影（digital subtraction angiography，DSA）是一种创伤性检查，采用经选择性或超选择性肝动脉进行 DSA 检查。HCC 的 DSA 检查结果主要特征是显示增生的肿瘤血管团，肿瘤染色，阴影缺损，动脉变形、移位、扩张及动静脉瘘等。DSA 为侵入性检查，可能存在出血、对比剂过敏、肝肾功能不全及动脉痉挛疼痛等并发症，并且对少血供型 HCC 或肝动脉解剖变异的病例，DSA 有时可造成漏诊或误诊。随着其他无创性诊断技术的发展，DSA 更多用于 HCC 的局部治疗（肝动脉栓塞化疗术等）及 HCC 自发性出血的栓塞止血等。DSA 不常应用于 ICC 的诊断。

（五）核医学影像学检查

1．HCC 的核医学影像学检查方法

（1）正电子发射电子计算机体层成像（positron emission tomography-computed tomography，PET-CT）：疾病的发展过程中，在出现病理变化之前，多先有功能代谢的变化。由于葡萄糖高代谢状态是所有恶性肿瘤的生化特征，肿瘤增生加快与葡萄糖分解代谢加速呈正相关，故可以根据疾病引起的局部组织代谢的改变来评估诊断肿瘤。最常用的同位素标记化合物是 18F- 氟代脱氧葡萄糖（18F-fluorode-oxyglucose，18F-FDG），它与天然葡萄糖一样可为细胞利用，但由于 18F-FDG 的分子结构与天然葡萄糖有差异，不能被完全代谢，故可在肿瘤细胞内累积而放射性浓度不断增加，经放射显影扫描、计算机图像重建可获得断层显像。PET-CT 显像采用碳 -11 标记的乙酸盐（11C-acetate）或胆碱（11C-choline）等显像剂，其可以作为对 18F-FDG PET-CT 显像的补充，提高对高分化 HCC 的诊断敏感性。PET-CT 的主要优势有：①可全面评估有无淋巴结及远处转移，进行肿瘤分期；②功能影像不受解剖结构的影响，可以准确显示术后解剖结构发生变化的复发转移灶，进行肿瘤再分期；③可评价抑制肿瘤活性的靶向药物的疗效；④指导勾画放射治疗生物靶区及确定穿刺活检部位。PET-CT 在肝癌的分期、再分期和疗效评价等方面具有优势，但对肝癌的诊断敏感性和特异性有限，可与其他影像学手段联合使用。

（2）单光子发射计算机断层成像及计算机断层扫描（single photon emission computed tomography-computed tomography，SPECT-CT）：骨是恶性肿瘤患者常见的转移部位，早期准确检测和诊断骨转移对于癌症患者的临床治疗至关重要。长期以来，使用 ^{99m}Tc- 标记双膦酸盐的骨扫描已被广泛采用，并作为检测骨转移的成像方式。与平面扫描相比，单光子发射计算机断层成像（SPECT）提高了骨扫描的灵敏度，而其低特异性和缺乏可用的解剖细节的缺点限制了其在良恶性孤立性病变鉴别中的应用。具有低剂量非诊断性计算机断层扫描的混合双头 SPECT 提高了骨病成像的诊断准确性，SPECT-CT 已经逐渐替代 SPECT 成为核医学单光子显像的主流设备，选择全身扫描发现的病灶，再行局部的

SPECT-CT 融合影像检查，可以提高诊断的准确性。

（3）正电子发射计算机断层磁共振成像（positron emission tomography-MRI，PET-MRI）：PET-MRI 检查可同时获得疾病的解剖与功能信息，可作为肿瘤患者的"一站式"诊断技术，提高 HCC 诊断的敏感性。MRI 在对肿瘤原发病灶及软组织的分辨力方面更有优势，而 PET 可以提供对淋巴结转移及肝外转移病灶的评估，PET-MRI 技术将两者优势融合，在肿瘤分期、肿瘤功能及解剖结构等多个方面提供信息，提供诊断效能。

2. **ICC 的核医学影像学检查方法**　PET-CT 检查对 ICC 诊断的灵敏度可达 80%～90%，尤其对肿块型 ICC 有较高检出率。对于已接受 CT 或 MRI 检查的患者，PET-CT 检查的诊断价值尚值得深入研究。一项小样本研究结果显示，20%～30% 的患者可通过 PET-CT 检查发现其他影像学检查未发现的淋巴结和肝外远处转移。

四、肝癌的穿刺活检

通过典型影像学表现可以作出临床诊断的患者，特别是明确需行外科手术治疗的患者，通常不需要行以明确诊断为目的的病灶穿刺活检，以避免穿刺引起播散转移及出血等并发症。但肝占位的穿刺活检可以明确病灶性质及肝癌分子分型，为明确病因、指导治疗用药、判断疾病预后和进行研究提供有价值的信息，故应综合评估穿刺活检的必要性。

第三节　原发性肝癌诊断标准的历史变迁

一、1977 年版原发性肝癌的临床诊断标准

1977 年在全国肝癌防治研究协作会议上通过了我国第一个肝癌的临床诊断标准。

1. AFP 对流免疫法阳性、持续 1 个月，并能排除妊娠、活动性肝病及生殖腺胚胎源性肿瘤者，即可诊断为原发性肝癌。

2. 影像学检查有明确的肝内实质性占位病变，能排除肝血管瘤和转移性肝癌，并具有下列条件之一者：①典型的原发性肝癌影像学表现；②无黄疸而碱性磷酸酶（alkaline phosphatase，ALP）或 γ- 谷氨酰转移酶（γ glutamyl transferase，γ GT）明显增高；③远处有明确的转移性病灶或有血性腹水，或腹水中找到癌细胞；④明确的乙型肝炎标志物阳性的肝硬化。

二、1989 年版原发性肝癌的临床诊断标准

1989 年,《中国常见恶性肿瘤诊治规范》中刊登了全国肿瘤防治研究办公室及中国抗癌协会制定的最新版诊断标准,该标准在 1977 年版的诊断标准基础上进行了修订,补充了 "AFP 放射免疫法 ≥ 400μg/L",并且要排除转移性肝癌才可诊断。大量的临床实践表明,有很多肝肉瘤、肝腺瘤、结节样增生、炎性假瘤的患者在影像学上都表现出明确的肝内实质性占位,为了和肝癌进行鉴别诊断,附加了 AFP ≥ 200μg/L 的条件,具体如下。

1. 如无其他肝癌证据,AFP 对流免疫法阳性或放射免疫法 ≥ 400μg/L,持续 4 周以上,并能排除妊娠、活动性肝病、生殖腺胚胎源性肿瘤及转移性肝癌者。

2. 影像学检查有明确的肝内实质性占位病变,能排除肝血管瘤和转移性肝癌,并具有下列条件之一者:①AFP ≥ 200μg/L;②典型的原发性肝癌影像学表现;③无黄疸而 ALP 或 γ GT 明显增高;④远处有明确的转移性病灶或有血性腹水,或腹水中找到癌细胞;⑤明确的乙型肝炎标志物阳性的肝硬化。

三、2001 年版原发性肝癌的临床诊断标准

2000 年之前我国肝癌的临床诊断标准都是在 1977 年版的基础上修订而来,但是随着医学的发展,以及临床经验的积累,1977 年版诊断标准也暴露出来许多局限性。因此,在 1999 年前后,国内肝癌专家在四川成都召开全国性的肝癌学术会议,对肝癌的诊断标准进行广泛的商讨,最终在 2001 年 9 月于广州召开的第八届全国肝癌学术会议上正式发布了新版的《原发性肝癌的临床诊断与分期标准》。可以看到,在此标准中,"AFP ≥ 400μg/L" 时还增加了 "需要有能够触及的肿大坚硬及有大结节状肿块的肝脏或影像学检查有肝癌特征的占位性病变者"。这也提示,一个完整的诊断标准需要定性诊断和定位诊断的统一。AFP 作为血清学指标存在一定的假阳性或假阴性率,如果缺乏一定的影像学或者体征上的定位诊断支持,则可能会造成误诊。此外,随着临床实践的累积,研究者发现许多肝癌患者都呈现 AFP 阴性,尤其是在小肝癌中 AFP 的阳性率更低,对于这些患者的确诊主要依赖于影像学的表现。1989 年版的 "典型的原发性肝癌影像学表现" 缺乏确切的标准,描述太过于笼统,而且单纯凭借一种影像学检查阳性就断定为肝癌,会降低诊断的准确度。因此,在此标准中更改为 "两种影像学检查有肝癌特征的占位性病变或有两种肝癌标志物阳性及一种影像学检查有肝癌特征的占位性病变者"。对于 "无黄疸而 ALP 或 γ GT 明显增高" 一条,考虑到影响 ALP 或 γ GT 的因素较多,肝癌诊断的特异性较差,医务和科研工作者寻找到许多其他更具有临床价值的血清学标志物,如甲胎蛋白异质体、DCP、γ GT-Ⅱ 及 AFU 等替代 ALP 或 γ GT,大大提高了 HCC 的阳性检出率,具体如下。

1. AFP ≥ 400μg/L,能排除妊娠、生殖腺胚胎源性肿瘤、活动性肝病及转移性肝癌,

并能触及肿大坚硬及有大结节状肿块的肝脏或影像学检查有肝癌特征的占位性病变者。

2. AFP < 400μg/L，能排除妊娠、生殖腺胚胎源性肿瘤、活动性肝病及转移性肝癌，并有两种影像学检查有肝癌特征的占位性病变或有两种肝癌标志物（甲胎蛋白异质体、DCP、γGT-Ⅱ 及 AFU 等）阳性及一种影像学检查有肝癌特征的占位性病变者。

3. 有肝癌的临床表现并有肯定的肝外转移病灶（包括肉眼可见的血性腹水或在其中发现癌细胞），并能排除转移性肝癌。

四、2011 年版原发性肝癌的临床诊断标准

原发性肝癌是实体瘤中可以采用临床诊断标准的一类肿瘤。这种诊断方法虽然具有简便、易于操作、非侵袭性的特点，但是需要严格掌握和综合考虑多方面因素。结合我国肝癌患者多具有 HBV 或 HCV 感染及肝硬化的特点，联合血清学 AFP 水平及影像学手段方可作出正确诊断。近些年来，影像学的发展突飞猛进，CT 和 / 或动态对比增强 MRI 检查在肝癌诊断中发挥的作用日益凸显，AASLD、EASL、CPG$_S$、NCCN 等国外多项指南都将肝癌"快进快出"——动脉早期肝癌病灶即有明显强化，密度高于正常肝组织，门静脉期或延迟期强化迅速消失，密度低于周围正常肝组织的典型影像学特点列入诊断标准中。因此，参考国外标准结合我国国情，国家卫生部在 2011 年制定了我国原发性肝癌诊疗规范。该诊断标准要求在同时满足以下条件中的 1+2a 或者 1+2b+3 时，可以确立 HCC 的临床诊断。诊断标准如下。

1. 具有肝硬化以及 HBV 和 / 或 HCV 感染（HBV 和 / 或 HCV 抗原阳性）的证据。

2. 典型的 HCC 影像学特征；同期多排 CT 扫描和 / 或动态对比增强 MRI 检查显示肝脏占位在动脉期快速不均质血管强化，而门静脉期或延迟期快速洗脱。

a. 如果肝脏占位直径 ≥ 2cm，CT 和 MRI 两项影像学检查中有一项显示肝脏占位具有上述肝癌的特征，即可诊断 HCC；b. 如果肝脏占位直径为 1～2cm，则需要 CT 和 MRI 两项影像学检查都显示肝脏占位具有上述肝癌的特征，方可诊断 HCC，以加强诊断的特异性。

3. 血清 AFP ≥ 400μg/L 持续 1 个月或 AFP ≥ 200μg/L 持续 2 个月，并能排除其他原因引起的 AFP 升高，包括妊娠、生殖腺胚胎源性肿瘤、活动性肝病及继发性肝癌等。

五、2017 年版原发性肝癌的临床诊断标准

2011 年版的原发性肝癌诊疗指南立足于我国肝癌发病的基本特点，借鉴了多方经验，为肝癌的临床诊治提供了重要的参考。但是医学的发展日新月异，诸多权威专家结合最新的循证医学依据，经过多次研讨，2017 年对指南进行了修订。此次修订中，在"动态增强 MRI、动态增强 CT"基础上补充了"超声造影及钆塞酸二钠动态增强磁共振成

像（EOB-MRI）"。钆塞酸二钠（Gd-EOB-DTPA）是一种肝癌特异性对比剂，其具有独特的 EOB 基团，可以被肝细胞特异性摄取，呈现强化的影像学特点，而绝大部分 HCC、囊肿、血管瘤、转移瘤等没有或者仅有很少功能性肝细胞病灶，无法吸收钆塞酸二钠，则呈现出无强化的影像学特点。利用该种对比剂可以灵敏地发现肝癌早期的微小病灶，尤其是 < 1cm 的病灶，有效地提高了早期肝癌的检出率，同时也为鉴别异型增生结节（dysplastic nodules，DN）和局灶性结节增生提供了可靠的参考。此外，本次修订中删除了 AFP 升高"1 个月""2 个月"的具体时间限制，但是强调了 AFP 指标需要结合影像学检查及肝癌的高危因素暴露情况进行综合考量，以此作出判断。

该诊断标准结合肝癌发生的高危因素、影像学特征以及 AFP 水平，依据路线图的步骤对肝癌作出临床诊断（图 3-3-1）。

1. 有乙型肝炎或丙型肝炎，或者有任何原因引起肝硬化者，至少每隔 6 个月进行 1 次超声及 AFP 检测，发现肝内直径 ≤ 2cm 结节，动态增强 MRI、动态增强 CT、超声造影及 EOB-MRI 4 项检查中至少有 2 项显示有动脉期病灶明显强化、门静脉期或延迟期强化下降的"快进快出"的肝癌典型特征，则可作出肝癌的临床诊断；对于发现肝内直径 > 2cm 的

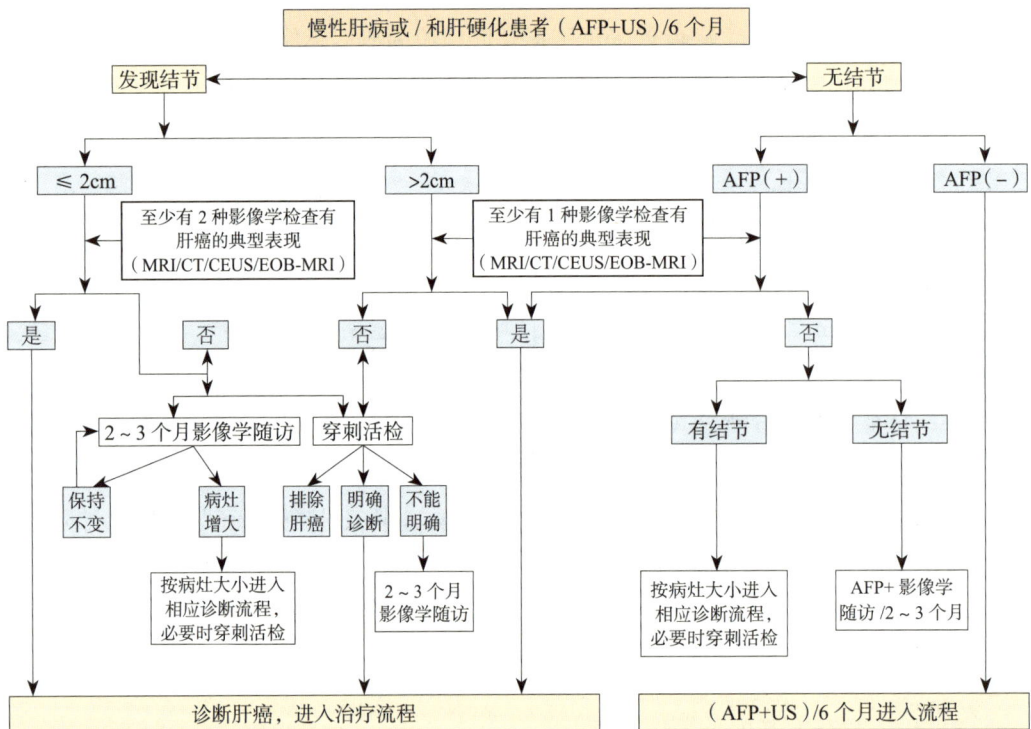

图 3-3-1 2017 年国家卫生和计划生育委员会发布的《原发性肝癌诊疗规范（2017 年版）》肝癌诊断路线图
注：典型表现指增强动脉期（主要是动脉晚期）病灶明显强化，门静脉期或延迟期强化下降，呈"快进快出"强化方式。不典型表现指缺乏动脉期病灶强化或者门静脉期和延迟期强化没有下降或不明显，甚至强化稍有增加等。CEUS 指使用超声对比剂实时观察正常组织和病变组织的血流灌注情况。EOB-MRI 指 Gd-EOB-DTPA 增强磁共振扫描。AFP（+）指超过血清 AFP 检测正常值。

结节，则上述 4 种影像学检查中只要有 1 项有典型的肝癌特征，即可临床诊断为肝癌。

2. 有乙型肝炎或丙型肝炎，或者有任何原因引起肝硬化者，随访发现肝内直径 ≤ 2cm 结节，若上述 4 种影像学检查中无或只有 1 项检查有典型的肝癌特征，可进行肝穿刺活检或每 2 ~ 3 个月密切的影像学随访以确立诊断；对于发现肝内直径 > 2cm 的结节，上述 4 种影像学检查无典型的肝癌特征，则需进行肝穿刺活检以确立诊断。

3. 有乙型肝炎或丙型肝炎，或者有任何原因引起肝硬化者，如 AFP 升高，特别是持续增高，应该进行上述 4 种影像学检查以确立肝癌的诊断，如未发现肝内结节，在排除妊娠、活动性肝病、生殖腺胚胎源性肿瘤及上消化道癌的前提下，应该密切随访 AFP 水平以及每隔 2 ~ 3 个月一次的影像学复查。

六、2022 年版原发性肝癌的临床诊断标准

2022 年国家卫生健康委员会发布《原发性肝癌诊疗指南（2022 年版）》。肝细胞癌作为最普遍、最常见的类型，随着基础研究和临床研究不断进展，其临床检出的标准被分为初步筛查、病理诊断和临床诊断三方面。不像胃癌、肠癌等其他消化系统恶性肿瘤，肝癌的临床标本获取过程对患者伤害较大，抽检阳性率较低，因此其筛查主要以临床诊断为主。

（一）肝细胞癌高危人群的筛查

由于早期肝癌临床症状不明显，患者缺乏对该病的重视，一般到了晚期肝癌阶段症状才显现，因此临床上难以及时检出早期肝癌，为患者预后带来不利的影响。对高危人群进行血清标志物和影像学的筛查，能够在早期肝癌患者中有效检出肿瘤，从而更精准地开展早期治疗和定期随访，这对改善肝癌患者的预后具有巨大的价值，能够大大降低肿瘤复发率、转移率，提高患者生存率。另外，在肿瘤切除术后定期随访 AFP 和影像学的改变可以有效监测肿瘤复发及转移情况，评估术后干预措施的疗效，以及指导不同阶段的临床治疗方案，从而改善患者预后。

根据肝癌的病因和危险因素，其高危人群主要包括 HBV 和 HCV 的慢性感染者、长期酗酒和高脂饮食者、经常食用黄曲霉菌污染的食物的人群，以及患有肝硬化和具有肝癌家族史的人群。专家建议这类人群应至少每隔 6 个月进行 1 次血清 AFP 检测和肝脏超声检查，在排除肝炎、肝硬化、妊娠、睾丸及卵巢肿瘤等混淆因素的情况下，血清 AFP ≥ 400μg/L 被视为阳性结果。在腹部超声检查可疑的情况下，应进行多期动态增强 CT 扫描或动态对比增强 MRI 扫描检查，在必要时进行血管造影检查。

（二）肝细胞癌的病理诊断

典型的肝癌影像学特征可概括为"快进快出"，具体是在 CT 或 MRI 增强扫描的动脉

期，肝占位呈不均匀强化，在门脉期或实质平衡期肿瘤强化明显减弱。在非典型的影像学特征下，可通过肝脏穿刺获取标本进行病理活检，从而明确占位性质。在明确肝癌诊断下，手术切除肿瘤后，于癌肿及周边区域的肝组织分别取材进行病理活检，也可明确肿瘤克隆起源、药物靶点检测、生物学行为评估、预后判断等相应指标。

对肝癌大体标本的描述主要是重点描述肿瘤部位、大小、数量、颜色、质地、与血管及胆管关系、包膜情况、周围肝组织病变、卫星结节、肝硬化类型、肿瘤至切缘的距离及切缘受累情况。显微镜下描述内容主要包括分化程度、组织学类型、特殊细胞类型、生长方式、肿瘤坏死程度、淋巴细胞浸润及间质纤维化程度等。其中，肝癌的组织学类型包括粗梁型、细梁型、假腺管型和团片型，其特殊细胞类型包括透明细胞型、富脂型、梭状细胞型和未分化型。肝癌组织的分化程度可以采用 Edmondson-Steiner 四级分级法。①Ⅰ级：分化良好，核/质比接近正常，瘤细胞体积小，排列成细梁状；②Ⅱ级：细胞体积和核/质比较Ⅰ级增大，核染色加深，有异型性改变，胞质呈嗜酸性颗粒状，可有假腺样结构；③Ⅲ级：分化较差，细胞体积和核/质比较Ⅱ级增大，细胞异型性明显，核染色深，核分裂多见；④Ⅳ级：分化最差，胞质少，核深染，细胞形状极不规则，黏附性差，排列松散，无梁状结构。

微血管侵犯是以门静脉分支为主（含包膜内血管）的肿瘤组织在显微镜下，内皮细胞衬覆的脉管腔内见到癌细胞巢团，它是评估肝癌复发风险和选择治疗方案的重要参考依据，应作为常规病理检查的指标。微血管侵犯的分级如下。①M_0：未发现微血管侵犯；②M_1（低危组）：≤ 5 个微血管侵犯，且发生于 < 1cm 的近癌旁肝组织；③M_2（高危组）：> 5 个微血管侵犯，或微血管侵犯发生于 > 1cm 的远癌旁肝组织。

（三）肝癌的分子生物学诊断

随着分子生物学的发展，检测外周血和组织中肝癌相关蛋白质、基因表达标志物技术在肝癌的临床诊断、疗效评估和预后判断等方面取得了诸多进展。

在肝癌的临床诊断中，血清学分子标志物包括 AFP、CA19-9、CEA 和 DCP 等在包括肝细胞癌、胆管细胞癌、混合型肝癌不同类型肝癌的诊断中发挥独特的作用。其中，AFP 是应用最广泛、特异性最强的肝细胞癌分子标志物，在肝细胞癌早期筛查、术后监测、预后随访的全过程中具有重大意义。由于部分 HCC 患者不出现 AFP 升高，且血清 AFP ≥ 400μg/L 诊断 HCC 的特异性虽高达 99%，但其敏感性仅为 17%，因此 AFP-L3 被联用于筛查早期 HCC。血清中 AFP-L3 占总 AFP 的比例 > 10% 被认为是肝癌高特异性的临床指标。CA19-9 是临床常用的广谱肿瘤标志物，胆管、胰腺、结肠、胃等消化系统肿瘤中均能出现 CA19-9 表达升高，当血清 CA19-9 升高时，主要提示胆管细胞癌的发生或预后不良。在合并梗阻性黄疸的情况下，CA19-9 表达会非特异性升高，易混淆肝癌的诊断。血清 DCP 主要是早期肝细胞癌中凝血酶原前体羧化不足而产生的。研究表明，DCP ≥ 40mAU/L 诊断早期肝细胞癌的敏感性为 74%，特异性为 86%，它能够联合 AFP

作为肝细胞癌早期诊断和筛查的标志物。癌胚抗原主要是结直肠癌和肺癌的诊断及预后标志物，在胆管细胞癌的诊断中，癌胚抗原≥5ng/ml 的敏感性为 33%，特异性为 85%，因此需要联用其他标志物来发挥诊断价值。

由于取材不便，病理组织学的分子标志物在肝癌早筛诊断中意义不大。诊断 HCC 的组织学分子标志物主要包括 Hep Par-1、GPC-3、ARG 和 AFP。胆管细胞癌的标志物主要包括 CK7 和 CK19、HSP-70 和 muc-1。

（四）肝癌的临床诊断

在肝癌临床诊断中，应将危险因素、影像学特征和血清学分子标志物联合讨论。依据 2019 年发布的《原发性肝癌诊疗规范》，对于有乙型病毒性肝炎或丙型病毒性肝炎，或有任何原因引起的肝硬化患者，至少每隔 6 个月进行 1 次超声检查及血清 AFP 检测。当影像学表现为肝内直径≤2cm 结节时，动态增强 MRI、动态增强 CT、超声造影或肝细胞特异性对比剂增强 MRI 检查中至少有 2 项显示"快进快出"的肝癌典型特征，即可诊断肝癌。当肝内结节>2cm 时，上述检查中有 1 项显示肝癌典型特征，即可诊断。上述影像学检查均无典型特征时，可结合肝脏病灶穿刺活检或结合血清 AFP 水平以明确肝癌诊断。具体诊断流程见图 3-3-2。

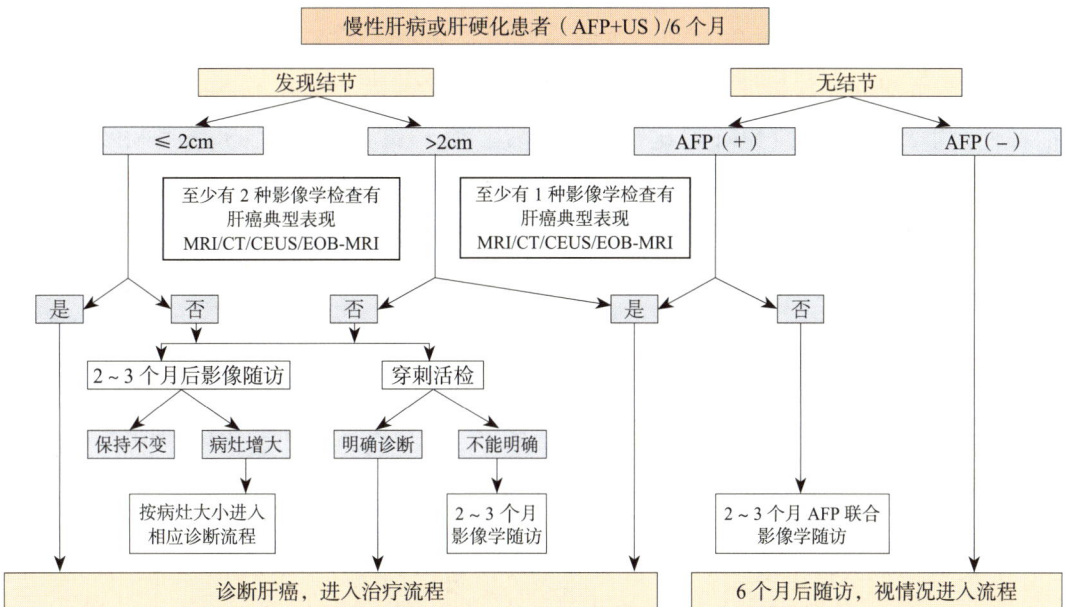

图 3-3-2　2022 年国家卫生健康委员会发布的《原发性肝癌诊疗指南（2022 年版）》肝癌诊断线路图
注：典型表现为动脉期（主要动脉晚期）病灶明显强化，门静脉和／或延迟期强化下降，呈"快进快出"强化方式。不典型表现为缺乏动脉期病灶强化或门静脉和延迟期强化没有下降或下降不明显，甚至强化稍有增加等。US 为超声检查；MRI 为磁共振扫描；CT 为计算机断层成像；CEUS 为超声造影，使用超声对比剂实时观察正常组织和病变组织的血流灌注情况；EOB-MRI 为肝细胞特异性对比剂钆塞酸二钠（Gd-EOB-DTPA）增强磁共振扫描。AFP（＋）为超过血清 AFP 检测正常值。

七、2024 年版原发性肝癌的临床诊断标准

自《原发性肝癌诊疗指南（2022 年版）》发布以来，人工智能等新兴技术迅猛发展，助力了国内外在肝癌诊疗方面的研究，大批高级别的循证医学证据不断涌现，肝癌的诊断朝着精准化的方向发展。为此，国家卫生健康委员会与时俱进，在新发布的《原发性肝癌诊疗指南（2024 年版）》中，对于肝癌诊断相关内容进行了更新。此次更新中，补充了影像学和液体活检的技术进步内容，并且引入了亚厘米肝癌的概念。影像学方面，强调了超声造影技术在观察肝癌不同阶段血流变化以及高危人群筛查和监测肝内结节演变中的应用。并且提出镓 -68 或氟 -18 标记的成纤维激活蛋白抑制剂 -04（^{68}Ga-DOTA-FAPI-04/^{18}F-NOTA-FAPI-04）PET/CT 可以补充 ^{18}F-FDGPET/CT 显像的不足，提高肝癌诊断的灵敏度。

近些年来，国内外一系列研究揭示了循环肿瘤细胞（circulating tumor cell，CTC）、循环游离微小核糖核酸（circulating cell-free microRNA）、循环游离 DNA（cell-free DNA，cfDNA）、循环肿瘤 DNA（circulating tumor DNA，ctDNA）、游离线粒体 DNA、游离病毒 DNA 以及细胞外囊泡等"液体活检"指标在肝癌早期诊断和疗效评价方面具有重要的意义，可以帮助提高肝癌诊疗的精确度，因此新版指南中增加了相关内容。

HUANG 等学者的研究指出，直径 ≤ 1.0cm 的肝癌患者局部切除术后的 5 年生存率显著高于直径为 1.0～2.0cm 的小肝癌患者（98.5% vs. 89.5%），基于此，在新版指南中将为直径 ≤ 1.0cm 的肝癌定义为"亚厘米肝癌（subcentimeter hepatocellular carcinoma，scHCC）"，并且对于排除了确定性的良性病变的高危人群，尤其是合并肝硬化的患者，推荐使用肝细胞特异性 MRI 对比剂（钆塞酸二钠，Gd-EOB-DTPA）增强 MRI 来诊断 scHCC。在诊断流程中进一步精细化，补充了 ≤ 1cm 肝癌的诊断流程，即针对肝癌高危人群，至少每隔 6 个月进行一次血清 AFP 检测和超声显像，若发现 ≤ 1cm 的肝癌结节，动态增强 MRI、动态增强 CT、超声造影 3 种检查中至少 1 项检查以及 Gd-EOB-DTPA 增强 MRI 检查同时显示"快进快出"的肝癌典型特征，可作出肝癌的临床诊断；若不符合，可以每 2～3 个月进行血清 AFP、异常凝血酶原（des-gamma carboxyprothrombin，DCP）、7 个 microRNA 组合以及影像学检查随访以明确诊断，必要时可以进行穿刺活检。

因此，2024 年版的指南中结合肝癌发生的高危因素、影像学特征以及血液学分子标志物，依据路线图的步骤对肝癌进行临床诊断（图 3-3-3）。

1. 肝癌高危人群，至少每隔 6 个月进行 1 次超声显像及血清 AFP 检测，发现肝内直径 ≤ 1cm 结节，动态增强 MRI、动态增强 CT、超声造影 3 种检查中至少 1 项检查以及 Gd-EOB-DTPA 增强 MRI 检查同时显示"快进快出"的肝癌典型特征，则可作出肝癌的临床诊断；若不符合上述要求，可以进行每 2～3 个月的影像学检查随访并结合血清 AFP、DCP、7 个 microRNA 组合以明确诊断，必要时进行肝病灶穿刺活检。

2. 肝癌高危人群，随访发现肝内直径 1～2cm 结节，若动态增强 MRI、动态增强 CT、

肝癌高危人群（US +AFP）/6 个月

发现结节 ← → 无结节

≤ 1cm ｜ 1 ~ 2cm ｜ >2cm ｜ AFP（＋） ｜ AFP（－）

MRI/CT/CEUS 至少 1 项 +EOB-MRI 同时有肝癌的典型表现

至少有 2 种影像学检查有肝癌的典型表现（MRI/CT/CEUS/EOB-MRI）

至少有 1 种影像学检查有肝癌的典型表现（MRI/CT/CEUS/EOB-MRI）

是 ｜ 否 ｜ 否 ｜ 是 ｜ 否

血液学分子标志物 + 影像学随访 2 ~ 3 个月

穿刺活检

有结节 ｜ 无结节

保持不变 ｜ 病灶增大

排除肝癌 ｜ 明确诊断 ｜ 不能明确

按病灶大小进入相应诊断的流程必要时穿刺活检

血液学分子标志物 + 影像学随访 2 ~ 3 个月

按病灶大小进入相应诊断的流程必要时穿刺活检

血液学分子标志物 + 影像学随访 2 ~ 3 个月

诊断肝癌，进入治疗流程

（AFP+US）/6 个月进入流程

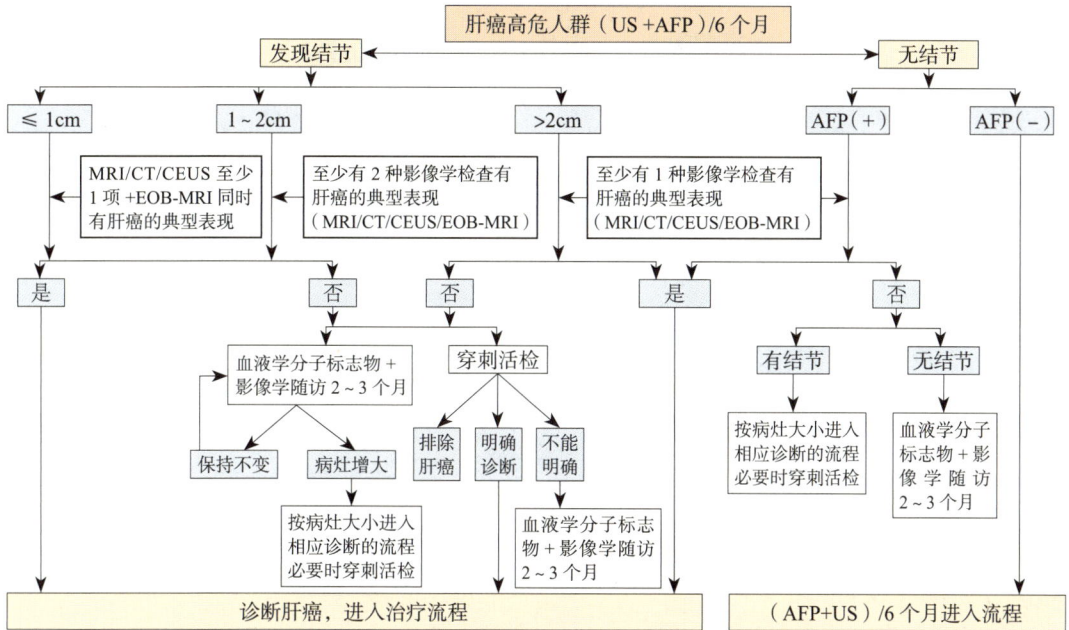

图 3-3-3　2024 年国家卫生健康委员会发布的《原发性肝癌诊疗指南（2024 年版）》肝癌诊断线路图

注：典型表现为动脉期（主要动脉晚期）病灶明显强化，门静脉期、延迟期或移行期强化下降，呈"快进快出"的强化方式。不典型表现为缺乏动脉期病灶强化，门静脉期、延迟期或移行期无廓清，甚至持续强化等。MRI 为磁共振扫描；CT 为计算机断层成像；CEUS 为超声造影；EOB-MRI 为肝细胞特异性对比剂（钆塞酸二钠，Gd-EOB-DTPA）增强磁共振扫描。血液学分子标志物包括血清 AFP、DCP、7 个 microRNA 组合。AFP（＋）为超过血清 AFP 检测正常值。

超声造影或 Gd-EOB-DTPA 增强 MRI 的 4 种检查中至少 2 项检查有典型的肝癌特征，则可作出肝癌的临床诊断；若上述 4 种影像学检查无或只有 1 项典型的肝癌特征，可以进行每 2 ~ 3 个月的影像学检查随访并结合血清 AFP、DCP、7 个 microRNA 组合以明确诊断，必要时进行肝病灶穿刺活检。

3. 肝癌高危人群，随访发现肝内直径＞ 2cm 结节，若动态增强 MRI、动态增强 CT、超声造影或 Gd-EOB-DTPA 增强 MRI 的 4 项检查中至少 1 项检查有典型的肝癌特征，则可作出肝癌的临床诊断；若上述 4 种影像学检查无典型的肝癌特征，可以进行每 2 ~ 3 个月的影像学检查随访并结合血清 AFP、DCP、7 个 microRNA 组合以明确诊断，必要时进行肝病灶穿刺活检。

4. 肝癌高危人群，如血清 AFP 升高，特别是持续升高，应进行影像学检查以明确肝癌诊断。若动态增强 MRI、动态增强 CT、超声造影或 GdEOB-DTPA 增强 MRI 的 4 种检查中至少 1 项检查有典型的肝癌特征，即可临床诊断为肝癌；如上述 4 种影像学检查未发现肝内结节，在排除妊娠、慢性或活动性肝病、生殖腺胚胎源性肿瘤以及其他消化系统肿瘤的前提下，应每隔 2 ~ 3 个月进行 1 次影像学复查，同时密切随访血清 AFP、DCP、7 个 microRNA 组合变化。

在肝癌的中医证候分型中，对于核心证候，如气滞、血瘀、气虚、湿热、阴虚等，有相对统一的认识。由于疾病的进展程度不同，兼夹疾病有别，在证候上有相应的兼夹、复合和转化，其证候名称也不尽相同，各家观点各有特色，尚未形成统一的辨证分型和治疗方法。

一、肝癌的单证

系统的单证概念由侯风刚等最早提出。简单证候（简称单证）作为复合证候的基本单位，可消除复合证候中证名纷繁杂乱、难于统一等缺陷，在临床上能起到降维升阶、执简驭繁的作用。

《中药新药临床研究指导原则》将肝癌分为气滞证、血瘀证、脾虚证、湿热证（或热毒证）和阴虚证。侯风刚等通过对 1949 年至 2002 年的原发性肝癌中医文献进行分析，筛选出符合标准的文献 49 篇，经总结发现，气滞型（45 次，91.84%）、血瘀型（44 次，89.80%）、脾气虚型（42 次，85.71%）、肝阴虚型（38 次，77.55%）、肾阴虚型（36 次，73.47%）、肝胆湿热型（32 次，65.31%）是原发性肝癌常见的中医单证证型。侯风刚等对 267 例原发性肝癌患者的中医证候特征进行临床分析，将肝癌证候归结为血瘀、脾气虚、肝胆湿热、肝气郁结、肝阴虚、肾阴虚 6 类。

凌昌全教授团队在前期工作的基础上，采用八纲辨证和病性辨证的方法对临床上的证候进行分门别类，力求将证候降阶到最小单元，作为临床辨证的大纲。凌昌全教授团队发现原发性肝癌虽然症状多，兼证复杂，但常见基本证候并不很多，有气滞、血瘀、（实）热、水湿、气虚、血虚、阴虚、阳虚 8 种。此外，凌昌全教授团队还确立了各证候中特异性症状与非特异性症状，最终形成原发性肝癌常见中医基本证候定性诊断规范。

（1）气滞证：①胸胁脘腹胀满；②痛无定处；③情志抑郁或喜叹息；④嗳气或呃逆；⑤脉弦。以上 5 项中见任意 2 项可诊断气滞证。

（2）血瘀证：①胁下积块；②疼痛固定不移；③面色晦暗或唇甲青紫；④肝掌或蜘蛛痣或青筋暴露；⑤舌质紫或见瘀斑、瘀点或舌下络脉曲张，脉涩。以上 5 项中见任意 2 项可诊断血瘀证。

（3）（实）热证：①发热；②口渴或口苦或口臭；③大便干结或小便黄（赤）；④舌红或苔黄；⑤脉数。以上 5 项之①②③中任意 2 项，或①②③中任意 1 项加④⑤中任意 1 项可诊断热证。

（4）水湿证：①腹水或胸腔积液或下肢水肿；②身目黄染；③头身困重；④苔腻或

滑；⑤脉滑。以上 5 项之①②中任意 1 项，或③加④⑤中任意 1 项可诊断湿证。

（5）气虚证：①神疲乏力；②纳呆或食后脘腹胀满；③大便溏薄；④舌淡且胖或舌淡伴齿痕；⑤脉弱。以上 5 项中见任意 2 项可诊断气虚证。

（6）血虚证：①面白无华或萎黄或唇甲色淡；②头晕眼花；③心悸或少寐；④舌淡白；⑤脉细。以上 5 项中见任意 3 项可诊断血虚证。

（7）阴虚证：①口干；②盗汗；③潮热或手足心热；④舌嫩红或少苔或裂纹或剥苔或无苔；⑤脉细且数。以上 5 项中见任意 2 项可诊断阴虚证。

（8）阳虚证：①畏寒肢冷；②小便清长；③夜尿频数。在气虚证基础上见以上 3 项中任意 1 项即可诊断阳虚证。

凌昌全教授团队利用规范对 559 例原发性肝癌住院患者的证候进行研究，证候出现频次由高到低依次为血瘀证 380 例（占 67.98%）、气虚证 330 例（占 59.03%）、水湿证 264 例（占 47.23%）、气滞证 250 例（占 44.72%）、实热证 236 例（占 42.22%）、阴虚证 136 例（占 24.33%）、血虚证与阳虚证各 57 例（各占 10.20%）。通过辨清原发性肝癌的中医证候分布规律，为中医临床遣方用药思路奠定了科学基础。

二、肝癌的复证

复合证候（简称复证）是指一个证候名称中包含多个病位或多个病性的情况，如脾肾阳虚，其病位在脾、肾，病性为阳虚。复合证候是临床上常用的辨证分型方式，在临床个案的治疗实践中采用复合证候进行诊断，十分简便易懂，还可以提示证候间的关联性，能较为全面地反映疾病当前所处的阶段性特点。

《中医内科学》将肝癌临床证候分为肝气郁结证、气滞血瘀证、湿热聚毒证和肝阴亏虚证。《肿瘤科专病中医临床诊治》将肝癌临床证候分为湿热蕴结、湿瘀互结、肝郁脾虚、气滞血瘀、肝肾阴虚 5 个证型。《原发性肝癌常见中医基本证候定性诊断规范的研究》将原发性肝癌复合证候暂定为肝郁脾虚证、湿热蕴结证、气滞血瘀证、肝肾阴虚证 4 个证型。

为提高肝癌辨证论治水平、规范肝癌证候标准，许多学者采用文献研究和流行病学等方法，对肝癌复合证候进行了深入研究。钱丽丽等的研究表明，肝郁脾虚证、气滞血瘀证、肝肾阴虚证是原发性肝癌患者的常见证型，临床治疗常用补虚药、利水渗湿药、清热药。潘敏求对中华人民共和国成立以来至 2002 年的 253 篇中医药治疗中晚期原发性肝癌的主要临床文献进行调研，结果显示，中晚期原发性肝癌的常见证候按频次由高到低排序为气滞血瘀证、湿热聚毒证、脾虚湿困证、肝气郁结证和肝肾阴虚证。杨小兵等探讨得出肝郁脾虚证及湿瘀互结证是原发性肝癌最常见的证型；肝郁脾虚证与湿瘀互结证、湿热蕴结证及肝肾阴虚证的生存期有差异，湿瘀互结证与肝肾阴虚证亦有差异；肝郁脾虚证是预后最好的证型，而肝肾阴虚证预后最差。马骏等对文献的中医证型统计分析显示，在2 492 例肝癌病例中气滞血瘀证、肝郁脾虚证、肝肾阴虚证出现最多。司富春等分析近 30 年临床肝癌的中医证型，统计结果显示，肝肾阴虚证、肝郁脾虚证、气滞血瘀证、肝胆湿热证为肝癌常见证型。

凌昌全教授提出，在肝癌证候研究过程中可以从单证着手，逐步向复合证候研究过渡。凌昌全教授团队在对肝癌气滞、血瘀、（实）热、水湿、气虚、血虚、阴虚、阳虚常见 8 个单证的研究中发现，这 8 种证候可单独存在，但大多数相兼而至，前后交错或相互转化。在临床辨证过程中，需要抓住影响肝癌疾病进展和预后的最主要矛盾或矛盾的主要方面，即在疾病中占据最主要权重的证候类型。但是临床上经常出现 2 个及 2 个以上单证在疾病中占据相似的权重，单一证候的定性诊断难以概括其全貌，因此还需要将各个单证相结合，升华为复合证候，形成更完整的证候诊断，如阴虚血瘀、气阴两虚、气虚湿阻等，以更契合临床实际。目前这种复合证候的研究仍存在一定的缺陷，虽能反映单证权重大小，对于遣方用药具有比较强的临床指导意义，也在一定程度上解决了肝癌证候命名不规范的问题，便于推广应用，但由于未包括病位特点等，尚不能完全满足临床综合辨证的需求，这正是未来研究需要注重完善的地方。

三、肝癌不同阶段证候特征

原发性肝癌存在发病隐匿、进展迅速、错综复杂、预后极差等特点。在不同的病程阶段，肝癌的临床表现不一，中医证候也随之发生变化。临床发现，肝癌的证候学特征与其不同的分期方式具有一定的相关性。欧杰等整理 175 例广西医科大学附属肿瘤医院收治住院的肝癌患者资料，按中医辨证分为肝气郁结、气滞血瘀、湿热聚毒、肝肾阴虚 4 组证型。欧杰发现，肝癌患者中医证型与巴塞罗那临床肝癌（Barcelona clinic liver cancer, BCLC）分期存在一定的相关性。BCLC 分期中 A 期是辨证肝气郁结型的临床参考；B 期是湿热聚毒型与气滞血瘀型相互鉴别的临床参考，气滞血瘀型的可能性明显大于湿热聚毒型，且对于湿热聚毒型与肝肾阴虚型的相互鉴别有一定的指导意义；C 期是辨证湿热聚毒型的临床参考。侯风刚等收集 267 例原发性肝癌临床病例，以 1977 年在全国肝癌防治研究协作会议上拟定的《原发性肝癌的临床诊断与分期标准》作为分期依据，结果显示，Ⅰ 期以血瘀、脾气虚 2 种基本证候出现频率较高，Ⅱ 期以血瘀、脾气虚、肝胆湿热、肝气郁结 4 种证候出现频率较高，Ⅲ 期以血瘀、脾气虚、肝胆湿热、湿阻、肝气郁结、肝阴虚、肾阴虚证候出现频率较高。翟笑枫等对海军军医大学第一附属医院中医科住院的 559 例原发性肝癌患者进行调查，其诊断与临床分期采用 2001 年广州第八届全国肝癌学术会议制定的《原发性肝癌的临床诊断与分期标准》，发现气滞证在 Ⅱ、Ⅲ 期中分布较 Ⅰ 期明显减少，水湿证、阴虚证和阳虚证则在 Ⅲ 期的分布较 Ⅰ、Ⅱ 期明显增高（$P < 0.01$）；血瘀证、

气虚证、实热证和血虚证在各期分布的差异无统计学意义（$P > 0.05$）。气滞证、水湿证、气虚证和阳虚证的证候量化积分在各临床分期的差异具有统计学意义（$P < 0.01$），血瘀证、实热证、血虚证和阴虚证的证候量化积分差异无统计学意义（$P > 0.05$）。翟笑枫认为，原发性肝癌的基本证候以血瘀证和气虚证最为常见，随着疾病的进展，气滞证减少，而水湿证、阴虚证和阳虚证明显增多。在此基础上，凌昌全教授总结出原发性肝癌的基本证候呈现出肝气郁滞→湿热蕴结→阴虚血瘀→阴阳两虚的演变特征。

近年来有关肝癌单证、复证及核心证候的研究日益深入，相关成果逐步推广，有望很快达成行业内共识，最终实现从各家学说到规范标准、从经验到理论阶段的升华。

第四章

肝癌的预防

原发性肝癌是目前我国常见的恶性肿瘤及肿瘤致死病因，主要包括 HCC、ICC 和 CHC 3 种不同病理学类型，其中 HCC 占 85% ~ 90%。三者在发病机制、生物学行为、组织学形态、治疗方法以及预后等方面差异较大。

我国 HCC 的发生特点在于其大多与乙肝相关，发病特点大多遵循"乙型肝炎—肝硬化—肝癌"的模式。随着我国乙型肝炎疫苗预防免疫接种和慢性 HBV 感染的有效抗病毒治疗等重要手段的施行，中国肝癌 ASIR 在 2000—2014 年每年下降 2.3%，其中 < 40 岁年龄组每年下降 3.9%。统计数据表明，我国每年的 HCC 发病率和病死率非常相近，这表明现有的诊疗策略和措施对降低 HCC 的 5 年总死亡率非常有限。因此如果能够在肿瘤发生之前针对其发生规律采取一定的措施进行预防，及早发现肿瘤并采取积极的措施，这对 HCC 的防治尤为迫切并具有不可替代的重要意义。

针对原发性肝癌有三级预防策略。一级预防针对普通人群，目的在于减少肝癌致癌因素的接触与暴露，将患癌风险降低；二级预防针对慢性 HBV/HCV 感染及其他慢性肝病人群，控制相关病因和危险因素并根据危险分层筛查及监测，以减少或延缓肝癌发生；三级预防针对已发生肝癌并行根治性治疗人群，进一步减少肝癌复发，提高复发性肝癌早期诊断率，改善长期预后。由于三级预防在后续章节详细介绍，故本章重点介绍一级预防和二级预防。

第一节 针对肝癌病因的一级预防

针对肝癌病因的一级预防策略又称肝癌的病因学预防，是针对已知的病因或危险因素采取有效和适宜的干预措施，达到阻断或减少肝癌发生的目的。肝癌的病因主要包括肝炎病毒感染（HBV、HCV 等）、AFT、MC 等暴露，以及不良生活方式影响等。针对肝癌病因的一级预防措施是减少肝癌发生的重要手段，包括疫苗接种、切断传播途径、避免致癌物质暴露，以及改变高危致癌风险相关的生活方式等。

一、疫苗接种

肝炎病毒感染（HBV、HCV 等），特别是 HBV 的感染是肝癌发生的主要原因，故人群中疫苗的接种尤为重要。目前乙肝疫苗已经在新生儿中广泛接种，这使乙肝发病率大大降低，是从源头上对肝癌的发生进行管控的非常有效的措施。目前尚无针对 HCV 的疫苗，虽然对于大多数丙肝患者已经有抗病毒药物能够彻底清除 HCV，但仍有部分患者会发展成为肝硬化甚至肝癌，所以对丙肝患者治愈后的定期随访尤为重要。

有研究表明，年龄是影响 HBV 感染慢性化的主要因素，通过垂直传播而获得的 HBV 感染患者，HBV 通常是终身携带的。在围产期与婴幼儿时期感染 HBV 的人群中分别有 90% 和 25% 发展成慢性感染，而在 > 5 岁的感染者中仅有 5% ~ 10% 发展成慢性感染。所以，低年龄人群的乙肝免疫是预防乙肝最关键的一环，新生儿是乙肝疫苗的主要接种对象，其次为婴幼儿、15 岁以下未免疫人群和高危人群（如医护工作人员、经常接触乙肝患者的人群、IIBsAg 阳性者的家庭成员、男男同性性行为者、多性伴者等）。

接种乙肝疫苗是预防 HBV 感染最经济有效的方法。我国 2005 年制定的第一版《慢性乙型肝炎防治指南》中即提出通过注射乙肝疫苗和乙型肝炎免疫球蛋白（hepatitis B immunoglobulin，HBIG）阻断垂直传播。此后的 2010 版、2015 版及 2019 版均对相关意见进行了更新。目前推荐的接种规范是乙肝疫苗须进行全程接种，共 3 针，按照 0、1、6 个月程序，即接种第一针疫苗（分娩 24h 内）后，分别在 1 个月、6 个月注射第二和第三针。对于母亲为 HBsAg 阳性的新生儿，应在出生后 24h 内尽早（最好在出生后 12h 内）接种乙肝疫苗，同时在不同部位注射 HBIG，剂量应 ≥ 100IU，在 1 个月和 6 个月时分别接种第二和第三针乙肝疫苗。在接种第三针乙肝疫苗 1 ~ 2 个月后进行 HBsAg 和 HBsAb 检测，若 HBsAg 阴性、HBsAb < 10mIU/ml，按照 0、1、6 个月免疫程序再接种 3 剂乙肝疫苗；若 HBsAg 阳性，为免疫失败，应定期监测。

HBV 感染的孕妇所娩婴儿接种乙肝疫苗联合注射 HBIG 后，仍有约 5% ~ 15% 发生免疫阻断失败。孕妇外周血 HBV-DNA 高载量是垂直传播及疫苗阻断失败最主要的高危因素。高病毒血症孕妇 HBV-DNA > 10^6IU/ml 者更有高达 15%（约有 5.6%）发生免疫阻断失败的可能，在孕期口服核苷类似物（nucleoside/nucleotide analogues，NAs）进行抗病毒干预能进一步降低 HBV 垂直传播，提高乙肝疫苗免疫效果，孕妇外周血 HBV-DNA > 10^6IU/ml 可以作为药物干预的临界值。尽管目前尚未获得在孕晚期口服核苷类似物进行抗病毒干预联合新生儿疫苗免疫预防肝癌发生终点的临床证据，但推测通过降低 HBV 感染可降低肝癌发生风险。

国家卫生部（现国家卫生健康委员会）于 1992 年将乙肝疫苗纳入付费的儿童计划免疫管理，2002 年起实施乙肝疫苗免费，2005 年起全部实施免费接种，新生儿乙肝疫苗接种率呈现稳步上升的趋势。全程接种率从 1992 年的 30.0% 升至 2012 年的 99.7%，首针及时接种率从 22.2% 升至 95.7%。一项纳入约 8 万名新生儿、具有同龄人平行对照的启东乙肝干预随机临床试验研究报道，新生儿期接种乙肝疫苗，有超过 72% 的人在成年期未出现 HBsAg 阳性。截至 2015 年，由于新生儿乙肝疫苗的接种，全球已经减少了 2.1 亿慢性乙肝感染者，预计到 2030 年，还将避免 110 万乙肝相关性死亡。

二、切断传播途径

HBV 和 HCV 主要经血或血液制品、性接触和垂直传播。垂直传播是慢性 HBV 感染的主要途径之一，上文提及的疫苗注射可以有效地切断传播。HCV 感染的主要途径是吸毒共用注射器。

目前，我国实施对献血人员严格的 HBsAg 和抗 HCV 的筛查，经输血或血液制品引起的 HBV 和 HCV 感染已几乎没有发生；加强医源性感染控制后，因医疗器械侵入性诊疗操作和不安全注射引起的 HBV 和 HCV 感染极大降低。由破损皮肤、黏膜、性接触传播和公共服务行业等某些意外暴露仍可导致儿童和成人的水平传播。所以提倡性伴侣主动告知另一方，采取安全性行为或另一方及时接种乙肝疫苗等有效措施，降低性传播风险。公共场所特别是餐馆应制订场所及用具消毒方案，不共用剃须刀，不在理发店刮胡须，尽量减少接触传播的可能。

三、避免致癌物质暴露

（一）黄曲霉毒素暴露

目前，公认的可以导致肝癌癌前病变发生的污染食物是暴露于 AFT 的饮食。AFT 是黄曲霉和寄生曲霉的呋喃香豆素衍生物，是一种真菌毒素，具有很强的致癌作用，其作用的靶器官主要为肝脏。在我国气候温暖湿润的华东、华南、西南、华中地区，食物 AFT 污染较为严重，而其他地区污染相对较轻。AFT 主要污染粮油食品、动植物食品等，主要为花生、玉米。此外，大米、小麦、豆类、坚果类、肉类、乳及乳制品、水产品、干制食品（如干辣椒）和发酵食品（如豆豉、酱油）等均可能存在 AFT 污染。1993 年国际癌症研究机构（International Agency for Research on Cancer，IARC）将 AFT 确定为 I 类人类致癌物。

AFT 参与肝癌发生的主要形式是 AFB_1。AFT 已发现有 20 余种亚型，其中 AFB_1 的致癌性最强。AFB_1 可使 $p53$ 肿瘤抑制基因的第 249 位密码子突变，即 R249S 突变，这一突变很少在肝癌以外的癌症中观察到。AFT 主要存在于污染的食品中，因此，加强对食品卫生的把控对于降低 AFT 导致的肝癌的发生率有一定作用。

明确 AFT 暴露为我国肝癌发病的重要危险因素后，由政府牵头的改粮防霉工程是最有力的一级预防措施。以上海及长三角地区为例，政府开展的以管水、管粮、防肝炎为核心的一级预防措施已经在肝癌高发区全面贯彻落实。上海市开展黄浦江、青草沙水源地的改造，食品卫生的加强和防霉去毒等措施，如填沟塘、开深井、饮用自来水、提倡用大米替代玉米等综合性的防控工作。20 世纪 70 年代以来，启东提出了饮用深井水的要求，到 1999 年底饮用深井水的受益率达 98.0%；"管粮"也使当地居民 AFT 摄入量下降，为预防肝癌癌前病变和肝癌打下了坚实基础。一项针对启东市 110 万居民的肝癌发病率趋势的调查已证实，改粮防霉措施能显著降低居民 AFT 的暴露水平，青壮年肝癌发病率和死亡率显著降低。目前我国食品中也规定在 AFB_1 的限量标准中，增加 AFT 总量限制标准的食品卫生标准体系。南方地区的居民应保证粮油食品在干燥和通风的环境中进行保存与储存，并尽量减少储存时间；避免厨房竹木制厨餐具霉变，厨餐具的清洗和干燥储存可避免 AFT 产生，降低个体暴露风险。AFT 既往高暴露人群，可考虑口服西蓝花等化学预防食物。

（二）马兜铃酸暴露

马兜铃酸（aristolochic acid，AA）是一种高度诱变的化合物，这类有机化合物天然存在于诸如马兜铃属及细辛属等马兜铃科植物中，而这些植物经炮制解毒后曾广泛地作为药材入药。AA 是一种公认的人类致癌物，2012 年 AA 被 IARC 列为 I 类致癌物。

基因测序研究表明，来自亚洲，特别是中国、越南和东南亚的肝癌患者，其中有一定比例患者的突变基因与 AA 暴露者的突变特征相匹配。已有动物实验表明，AA 暴露以剂量依赖性方式诱导小鼠肝癌，包括 HCC 和 ICC。在丙肝阳性患者中，AA 暴露也会增加其患肝癌的风险。可见，AA 是肝癌癌前病变发生的重要原因之一，而减少 AA 暴露对于预防其引起的肝癌具有重要意义。

四、改变高危致癌风险相关的生活方式

多种可干预的生活行为方式在肝癌发生发展中也有重要作用，主要包括以下内容。

（一）饮酒

ALD 是西方欧美国家肝癌的主要病因。在我国，酒精引起的肝癌呈明显上升趋势。动物实验也表明，饮酒可直接促进肝癌的发生。2015 年美国膳食指南中明确指出，适量饮酒是指女性平均每日饮酒量不超过 12.5g，男性不超过 25g。饮酒导致的肝癌，其发生率达 29.6%。因此，酗酒者应戒酒或减少平均每日饮酒量。

（二）饮食习惯

腌制食品中含有大量的硝酸盐和亚硝酸盐，它们是 N- 亚硝基化合物（N-nitroso compound，NOC）内源性形成的前体，也是消化系统器官的强效致癌物。泰国的一项研

究表明，泰国北部、东北部的肝癌和胃癌的高发病率与硝酸盐、亚硝酸盐和 N- 亚硝基二甲胺（N-nitrosodimethylamine，NDMA）的每日膳食摄入量增加有关。还有研究表明，肉碱缺乏是二乙基亚硝胺（diethylnitrosamine，DEN）诱导肝癌发生发展过程中的危险因素。我国的一项 Meta 分析表明，摄入腌制食品可能是原发性肝癌的危险因素。因此，应大力提倡减少腌制食品的摄入，纠正重口味的生活习惯。我国上海的队列研究显示，以蔬菜为基础的膳食模式可显著降低肝癌发病风险。

（三）肥胖与高血糖

脂肪性肝炎是引起肝癌的另一因素。非酒精性单纯性脂肪肝患者进展缓慢，发生肝硬化的概率较低，但 NASH 患者肝硬化风险显著增加，非酒精性肝硬化患者 HCC 年发生率约为 1%。有研究显示，单纯性脂肪肝，特别是合并肥胖、代谢综合征、2 型糖尿病时，约 25% 的患者 3 年后、44% 的患者 6 年后进展为 NASH，其中 5%~18% 的患者快速进展为肝硬化，进展为肝硬化的患者有 2.4%~12.8% 在 3.2~7.3 年病情演变为肝癌。由于体重指数（body mass index，BMI）、糖尿病是非酒精性肝硬化患者发生肝癌的独立危险因素，因此，控制体重、控制血糖是必要的，措施包括调整饮食习惯、运动及高血糖的适度药物控制等。一项大型队列研究表明，适宜的体育活动，特别是任何强度的有氧运动，可预防包括肝癌在内的胃肠道癌症。

除此之外，一项关于吸烟与肝癌发生的 Meta 分析及一项我国江苏的病例对照研究均提示吸烟是诱发肝癌的重要因素。

（四）环境因素的预防

1. **微囊藻毒素污染** 微囊藻毒素（MC）是水体富营养化后的植物蓝藻水华产生的次生污染物，以毒性强、检出多的 MC-LR 亚型最具代表性。MC-LR 性质稳定，常规水处理工艺及食物烹制方法均难以有效去除，因而一旦污染水体，人类可经饮水及食用水产品（鱼、贝类等）或水生禽类（鸭、鹅等）而受到暴露。

已有研究显示，MC 不仅具有强烈的急性肝肾毒性，还具有多种形式的慢性毒性危害，其对肝肿瘤的促进效应受到广泛关注。近年来动物和细胞实验也提示，MC 可能具有致癌效应，但因缺乏其对人类致癌的充足证据，IARC 将 MC-LR 归为 2B 级致癌物。

早年在我国南方地区的一些人群中所开展的生态学研究以及最近进行的病例对照研究均表明，MC 可能是促进肝癌发生的重要危险因素。因此，建议将 MC-LR 的监测列入对水源为地表水的饮用水的水质常规指标；在蓝藻水华易暴发的夏秋季节，将淡水水产品（鱼、虾、食用藻等）或水生禽类（鸭、鹅等）的 MC-LR 监测作为食品监测的常规项目；在蓝藻水华暴发地区，当地自来水厂可增加活性炭吸附和膜处理工艺以强化深度净水工艺。对于居民个人，如住在水华频繁发生区域，可使用家庭终端净水器保证水质安全，并避免食用水华发生水域的水产品；家用饮水机和桶装水避免阳光直射，防止绿藻生长，还要避免桶装水长时间储存。

2. **空气污染**　长时间暴露于有害的空气污染物中对肝癌的发生起到促进作用，这也导致了某些区域的肝癌发生率高于其他地区。中国台湾的一项研究表明，长时间暴露于 PM2.5 浓度过高的环境中增加了肝癌发生的可能性。若确诊为肝癌，又长时间暴露于 PM2.5 浓度过高的环境中，也将缩短生存期。环境中砷的暴露与肝癌的发生也存在一定的相关性。因此保护环境也是降低肝癌发生率的一个预防措施。

第二节　针对肝癌癌前病变的二级预防

肝癌的二级预防是指临床前期（或症候前期）的预防，即在疾病的临床前期做好早发现、早诊断、早治疗的"三早"预防措施。这一级的预防通过早发现、早诊断而进行适当的治疗，来防止疾病临床前期或临床初期的变化，使疾病在早期就被发现和治疗，避免或减少并发症、后遗症和残疾的发生，或缩短致残的时间。

肝癌癌前病变二级预防的目标人群主要是慢性 HBV/HCV 感染及其他慢性肝病人群。所谓癌前病变是指具有癌变潜能的良性病变。肝癌的发生发展是一个多基因突变、多信号通路的癌变过程，大多遵循从慢性肝炎、肝硬化、肝硬化增生结节、低度异型增生结节（low-grade dysplastic nodules，LGDN）、高度异型增生结节（high-grade dysplastic nodules，HGDN）、早早期肝癌、早期肝癌、进展期肝癌这一过程，这是一个从分子到临床的多步骤演变过程。肝癌的癌前病变是指在病理过程中容易发生癌变的异常肝组织，在慢性肝病背景下，因肝内组织结构和细胞形态的异型性，形成具有潜在恶性变风险的异型增生结节，包括 LGDN 和 HGDN，两者的恶性变风险依次增加。肝癌癌前病变主要涉及一些慢性肝病，即病毒性肝炎（乙型病毒性肝炎、丙型病毒性肝炎等）、血吸虫感染、长期过量饮酒所致的 ALD、代谢相关脂肪性肝病、自身免疫性肝病等。

一、二级预防的患者筛查

肝癌癌前病变的筛查可以参考《肝细胞癌癌前病变的诊断和治疗多学科专家共识（2020 版）》《肝纤维化中西医结合诊疗指南（2019 年版）》，以及 WHO 及全球各地区肝病研究协会提出的肝纤维化无创诊断及肝穿刺活组织学检查的推荐意见。肝癌癌前病变的直径多＜ 2cm，早期诊断可以借助现有技术开展筛查，传统的病理诊断虽然是金标准，但是临床上缺乏可操作性，因此我们建议可以结合传统的有创手段以及无创的检查作为癌前病变筛查的参考依据。肝癌癌前病变的筛查主要依靠血清学、影像学、病理学、分子诊断学技术，以及新兴的人工智能评价体系等。

（一）血清标志物

1. AFP 以及甲胎蛋白异质体 AFP 为肝癌诊断中最常用的血清肿瘤标志物，其敏感度与特异度有待提高。根据其与小扁豆凝集素不同的结合程度，可将 AFP 分成 3 种亚型：AFP-L1、AFP-L2 和 AFP-L3。在上述 3 种亚型中，AFP-L1 来自良性肝病，占其主要部分；AFP-L2 多见于孕妇；AFP-L3 又称 AFP 异质体，是肝癌细胞特有的，且其所占比例随着癌变程度的增加相应升高，因此也可作为原发性肝癌的检测指标。研究报道，AFP-L3 检测能够在慢性乙型肝炎患者及肝硬化等高危人群中发现直径< 2cm 的肝癌，AFP-L3 比影像学可以提前 9 ~ 12 个月发现肝癌的存在。联合检测 AFP 及 AFP-L3 可提高早期肝癌的诊断率。

2. 异常凝血酶原 异常凝血酶原即 DCP，为维生素 K 缺乏诱导蛋白 - Ⅱ（PIVKA-Ⅱ），是伴随 HCC 特异产生的异常凝血酶原。肝癌癌变发生后，癌细胞中凝血酶原前体合成异常，导致其羧化不完全而产生大量的 DCP，DCP 作为肝癌肿瘤标志物已进入临床应用阶段。

3. 磷脂酰肌醇蛋白聚糖 3 磷脂酰肌醇蛋白聚糖 3（GPC-3）是一种硫酸类肝素蛋白多糖，具有调控细胞生长、增殖、分化、迁移及黏附的作用，通常在少数器官组织中低水平表达。已有研究表明 GPC-3 在正常肝组织中不表达，在良性肝病组织中极低量表达，而在绝大多数肝癌组织中高表达。有研究发现，GPC-3 在 HCC 中阳性率为 69.4%，在良性肝组织中阳性率几乎测不出，故 GPC-3 在诊断 HCC 与良性肝脏病变中有一定价值。

4. 高尔基蛋白 73 高尔基蛋白 73（Golgi protein 73，GP73）是一种 Ⅱ 型高尔基体跨膜蛋白。在健康人肝细胞中 GP73 表达量很少；在机体出现肝炎时肝细胞中 GP73 表达有所升高；而在机体发生肝癌时肝癌细胞中 GP73 表达显著升高。由于 GP73 在肝癌癌前病变与肝癌阶段有差异，故可以用来作为筛查指标。Jorge A. Marrero 等检测了 352 例患者血清中的 GP73 水平，无肝病对照组、肝硬化组和肝癌组血清 GP73 水平的中位数分别为 1.4 相对单位（范围 0.6 ~ 13.9）、4.6 相对单位（范围 0.6 ~ 27.6）和 13.2 相对单位（范围 1 ~ 53）（$P < 0.0001$）。同时检测到无肝病对照组血清 AFP 中位数为 2.5ng/ml（范围 1.2 ~ 7.8），肝硬化组为 5.9ng/ml（范围 0.3 ~ 613），肝癌组为 15.6ng/ml（范围 0.9 ~ 347 000）。

5. 骨桥蛋白 骨桥蛋白（OPN）是一种多功能的磷酸糖蛋白，在多种实体肿瘤中均呈高表达，部分释放入血致使血浆中 OPN 的表达水平升高。一项 Meta 分析评价了 OPN 在肝癌诊断中的准确性，结果显示，OPN 的敏感性、特异性和诊断优势比分别为 0.813（95% CI: 0.671 ~ 0.902）、0.874（95% CI: 0.778 ~ 0.932）和 30.047（95% CI: 8.845 ~ 102.067）；AFP 为 0.639（95% CI: 0.538 ~ 0.729）、0.959（95% CI: 0.909 ~ 0.982）和 41.518（95% CI: 13.688 ~ 125.929）；OPN 联合 AFP 为 0.856（95% CI: 0.760 ~ 0.918）、0.738（95% CI: 0.630 ~ 0.823）和 16.718（95% CI: 7.950 ~ 35.156）。对于早期 HCC 的诊断，血清 OPN、AFP 和 OPN+AFP 的敏感性分别为 0.493（95% CI: 0.422 ~ 0.563）、0.517（95% CI: 0.446 ~ 0.587）和 0.732（95% CI: 0.666 ~ 0.791）。研究结果提示，OPN 有望成为肝癌早

期诊断及预后判断的分子标志物。Tianxiang Ge 等检测了 390 例患者血清中的 OPN 水平，结果发现，HCC 与癌前病变 OPN 的最佳界值为 15.11ng/ml（95% *CI*: 0.875~0.935，敏感性为 89.89%，特异性为 82.06%）。

（二）超声诊断

1. **常规超声** 超声主要作为筛查方法，可观察肝脏质地（如回声强度、回声是否均匀等情况）及癌前病变结节大小等。癌前病变可表现为肝脏内低回声或高回声结节，与早期肝癌难以鉴别。

2. **瞬时弹性成像** 近年发展起来的肝纤维化无创诊断技术——瞬时弹性成像（transient elastography，TE），其原理是通过超声波测量剪切波在肝组织中的传播速度来推算硬度。剪切波是低频声波，在组织中的传播速度为 1~10m/s，组织硬度越高，传播速度越快；超声波为高频声波，在组织中的传播速度为 1 500m/s 以上，超声波可以捕捉剪切波的传播过程，计算剪切波的传播速度，剪切波的传播速度可转化计算成肝脏硬度，从而判断肝纤维化程度。瞬时弹性成像具有无创、无痛、快速、安全、易学、操作简便、重复性好、客观定量的特点。多项研究结果显示，瞬时弹性成像在评估肝纤维化程度效能上相关性良好。瞬时弹性成像具备超声引导定位功能，在判断病情、决定治疗、随访疗效、评估预后等方面有重要作用。

2015 年欧洲肝脏研究协会（European Association for the Study of the Liver，EASL）与拉丁美洲肝病学会联合制定的《无创检查评估肝脏疾病严重程度及预后临床指南》指出，瞬时弹性成像可作为低风险患者判定是否出现严重肝纤维化或肝硬化的首选方法，患者应定期行血清学标志物或瞬时弹性成像检测以评估肝纤维化进展的预后。但是，瞬时弹性成像所测肝脏硬度值（liver stiffness measurement，LSM）会受多种因素影响，如肝脏炎症损伤［丙氨酸转氨酶（alanine aminotransferase，ALT）升高］、肝内外胆汁淤积（胆红素升高）、肝脏水肿或淤血、肝淀粉样变性、脂肪变性、进食，以及占位性病变引起的肝包膜张力增高等，对检测结果均会有影响。中重度脂肪肝可能导致 LSM 值虚高，此外瞬时弹性成像对纤维化分期评价的准确性尚显不足，且各期 LSM 临界值也有一定重叠。临床医生须熟悉瞬时弹性成像检测的优缺点，最大限度地发挥其优势，避免不足。此外，在瞬时弹性成像检测的同时，原则上还需结合常规超声检测评估，以弥补其并不能观看到肝脏实体上的结节等癌前病变表现的弊端。

3. **超声造影** 超声造影（CEUS）可观察到常规超声显示的内容，另可根据造影后血管增强模式的改变，进一步区分 LGDN、HGDN 和 HCC。在注射用六氟化硫微泡或注射用全氟丁烷微球等对比剂注入后，LGDN 主要以"慢进等出"的增强模式为主，多表现为等增强。HGDN 表现多样，可以表现为持续低增强，也可表现为早期动脉相低增强，随后等增强，还可以表现为动脉相高增强，门静脉相和 / 或延迟相轻度低增强，与早期 HCC 的超声造影表现类似。CEUS 获取的时间 - 信号强度曲线（time-signal intensity curve，TIC）形态与结节病灶内的血管数量、组织结构和分布特点等有一定关系，HCC 表现为"快进快出"型，而 DN 主要表现为"慢进慢出"型。

静脉注射超声对比剂后出现的肝脏实质相延迟显像与肝脏中的巨噬细胞吞噬对比剂微泡有关。正常肝组织中的肝脏特异性巨噬细胞——库普弗细胞（Kupffer cell）能吞噬很多对比剂。库普弗细胞的缺失是包括肝癌在内的肝脏恶性肿瘤的显著特征之一。注射用全氟丁烷微球是一种由覆盖着脂质的全氟丁烷气核组成的对比剂，正常肝组织中的库普弗细胞能吞噬 99% 的注射用全氟丁烷微球对比剂微泡。超声将注射用全氟丁烷微球在肝动脉和门静脉水平的分布分别显示为动脉期和门脉期图像。注射用全氟丁烷微球在动脉和门脉阶段后被库普弗细胞吞噬，产生了库普弗期的超声图像。超声造影在库普弗期获得的灌注缺损图像提供了原发性肝细胞癌的特征和诊断结果。与其他一些超声对比剂相比，注射用全氟丁烷微球在中等超声压力下持续共振，不会坍塌，因此，库普弗期成像可以稳定在几个小时以上，便于全肝扫描。一项研究表明超声造影诊断肝癌的敏感度、特异度、准确度、阳性预测值和阴性预测值分别为 100%、96.1%、96.4%、71.8% 和 100%，而 B 超分别为 65.4%、96.9%、94.2%、65.4% 和 96.9%。

（三）影像诊断

在缺少病理标本的现状下，影像学检查是临床诊断肝癌癌前病变的主要方法，包括 CT 及 MRI，近年国内外已积累了较多的相关经验。

1. **计算机断层成像** CT 虽是诊断 HCC 的常规方法，但在 HGDN 的诊断上较为困难，在一些报道中敏感度仅为 10%。组织学上 DN 可能比正常肝组织含有更多的铜和 / 或铁，动脉血供少，在 CT 平扫和多期增强上相对于周围肝实质呈等密度。通常 HGDN 在 CT 平扫中可表现为稍低或等密度的结节，其密度较均匀，边界欠清，增强扫描动脉期、门静脉期无明显强化，延迟期轻度强化，程度接近或稍低于周围肝实质。少数 HGDN 因肝动脉供血，动脉期即出现明显强化，表现和富血供 HCC 相类似。

2. **磁共振成像** 与 CT 相比，MRI 无辐射，软组织对比分辨力高，多参数、多方位成像，常规序列之外的多种技术，如动态增强动脉三期扫描、动脉期同层减影技术、弥散加权成像（diffusion weighted imaging，DWI）、磁敏感加权成像（susceptibility weighted imaging，SWI）等的综合应用，被认为是诊断和鉴别诊断 DN 相对敏感的影像学检查方法。

因结节内含铁、铜、锌、糖原、脂肪，增强前信号多变，T_1 加权成像（T_1WI）常呈稍高信号，T_2 加权成像（T_2WI）呈等或低信号；当病灶内铁含量较多时，T_1WI、T_2WI 均呈低信号；当病灶内富含脂肪时，T_1WI 呈高信号，反相位信号丢失。与 HCC 相比，DN 细胞密度低，类似周围肝实质，DWI 呈等信号，可因局部活动性纤维化或梗死而呈轻微高信号。在从肝硬化增生结节、LGDN、HGDN 发展到早期肝细胞癌和肝细胞癌的过程中，门静脉供血逐步下降，动脉供血逐步增加，且孤立动脉占动脉总数的比例也逐步增加。LGDN 仍主要由门静脉供血，其信号在动态增强所有扫描期相均与正常肝背景相似。由于 HGDN 动脉不完全毛细血管化、门静脉血流减少，故动脉期呈等或稍低信号，延迟期呈低信号。因此，动态增强扫描有助于鉴别 DN 和 HCC。

3. **钆塞酸二钠动态增强磁共振成像**　与细胞外对比剂不同的是，钆塞酸二钠动态增强磁共振成像（EOB-MRI）具有较高的软组织分辨力和确定组织特性的能力，对于 DN 及其癌变的检出率最高。它不仅提供结节的血供变化信息，还提供肝细胞的功能信息。此外，多项研究也证实了 EOB-MRI 在 HCC 诊断中的有效性，其被认为是可以客观描绘肝癌发生过程的最敏感手段，对 HCC 及其癌前病变的诊断具有较高的敏感度，已被许多东方国家列为诊疗指南中的一线检测方法。在 HCC 发生和发展过程中，细胞膜表面有机阴离子转运多肽（organic anion-transporting polypeptide，OATP）表达逐步减少。LGDN 中 OATP 表达与周围正常肝细胞类似，甚至出现过度表达。肝胆期（hepatobiliary phase，HBP）呈等或高信号；而 HGDN 中 OATP 表达明显减少，HBP 呈低信号。文献报道，结合 HBP 低信号、少血供、DWI 不受限，诊断 HGDN 的敏感度为 94.7%，特异度为 99.3%。T_2WI 高信号、DWI 高信号、门静脉期低信号是鉴别 HGDN 和早期肝细胞癌的重要征象。许多回顾性研究发现，少血供、HBP 低信号的 HGDN 可以发生富血供恶性转化，如果不经过治疗，1 年内 15.0% ~ 77.3% 的 HGDN 发生癌变。发生恶性转化的高危因素包括少血供病变 ≥ 10mm，结节体积倍增时间 ≤ 18 个月，T_2WI、DWI 高信号。动脉期血供增加是结节随访过程中提示癌变和早期肝细胞癌的最重要征象，推荐常规使用动脉期同层减影技术。

4. **正电子发射电子计算机体层成像**　正电子发射电子计算机体层成像（PET-CT）是一种将 PET（功能代谢显像）和 CT（解剖结构显像）两种先进的影像技术有机地结合在一起的影像设备。它是将微量的正电子核素示踪剂注射到人体内，然后采用特殊的体外探测仪（PET）探测这些正电子核素在人体各脏器的分布情况，通过计算机断层显像的方法显示人体的主要器官的生理代谢功能，应用 CT 技术为这些核素分布情况进行精确定位，同时获得 PET 功能代谢图像和 CT 解剖图像，更准确地对病灶进行定位与定性。但由于肝脏本身代谢活跃，PET-CT 诊断肝癌灵敏度仅为 55%，所以不推荐其作为肝癌癌前病变筛查及早期诊断的方法，PET-CT 适用于评估淋巴结转移及远处器官转移的情况。

5. **正电子发射计算机断层磁共振成像**　正电子发射计算机断层磁共振成像（PET-MRI）是 PET 和 MRI 的结合。MRI 与 CT 相比，有更高的软组织对比度和空间分辨力，且无电磁辐射，但 PET-MRI 机器造价昂贵，检查费用高于 PET-CT，且 PET-MRI 成像时间较长，患者需要较长的检查时间，所以也不推荐其作为肝癌癌前病变筛查及早期诊断的方法。

（四）病理诊断

病理学仍然是诊断肝癌癌前病变的金标准。临床上，术前病理诊断的意义重大，但受肝活检局限性的影响，术前病理组织的获取较为困难。因此对于高危人群，即发现可疑病灶，但影像学技术均难以鉴别，且 AFP 未达到临床诊断 HCC 标准的人群，建议行肝活检以作出病理诊断。

肝癌癌前病变的病理学特点主要有以下几种表现，根据以下特点可对癌前病变作出相应的临床病理诊断。

1. 异型增生灶 在显微镜下发现的小于 1mm 的异型增生灶（dysplastic foci，DF），主要由小细胞样改变和铁染色阴性的肝细胞团构成。

2. 异型增生结节 DN 与周围肝组织在形状、颜色和质地上有所不同，结节大小多在数毫米至 2cm 之间，可以是单个或多个结节。DN 通常出现在具有肝硬化背景的肝组织内，包括 LGDN 和 HGDN。

LGDN：以大细胞异型增生（large cell dysplasia，LCD）成分为主，排列密度轻度增加（< 1.3 倍），轻度异型性，存在汇管区结构，无孤立性小动脉和假腺管，组织学上因实际鉴别诊断困难，因而通常将肝硬化大再生结节归纳到 LGDN。一般认为，LGDN 具有低度癌变风险，但有学者发现 LGDN 的动态网络生物标志物模型得分显著高于肝硬化、HGDN 和早期肝细胞癌阶段，因此认为 LGDN 是肝硬化向 HGDN 演变进程中的基因变异转折点。

HGDN：以小细胞异型增生成分为主，有中重度的细胞异型性和结构异型性，排列密度增加（高于周围肝组织 1.3 ~ 2 倍），可见少许孤立性动脉，伴有膨胀性生长，发生局部癌变时称为结节内结节。HGDN 具有高度癌变风险，有研究显示，LGDN 和 HGDN 的癌变风险比（risk ratio，RR）分别为 2.96 和 16.8。

3. 免疫组织化学染色诊断与鉴别诊断 当常规病理切片难以明确病变性质时，需要借助免疫组织化学染色（免疫组化）进行诊断和鉴别诊断。

GPC-3 在正常肝细胞中不表达，在大多数 HCC 中过表达。有研究显示，当 HGDN 发生癌变时 GPC-3 的表达会相应增强，因而 GPC-3 是 HGDN 癌变风险的一个预警信号。

HSP-70 是热休克蛋白家族中的重要成员，在正常肝细胞中不表达，在大多数 HCC 中过表达。谷氨酰胺合成酶（glutamine synthetase，GS）是位于小叶中心区域肝细胞的主要能量来源，在 HCC 细胞中呈弥漫强阳性表达。有研究显示，GPC-3+HSP-70+GS 联合诊断，其中任何两种标志物阳性对诊断 HCC 的敏感度和特异度分别为 72% 和 100%。

Jin 等提出，亚硫酸盐氧化酶（sulfite oxidase，SUOX）+ 醛酮还原酶家族 1 成员 B10（aldosterone reductase family 1 member B10，AKR1B10）+CD34 标志物组合对高分化 HCC 诊断的敏感度和特异度分别为 93.8% 和 95.2%，有助于对 HGDN 的鉴别。

CD34 免疫组化染色在鉴别肝细胞性肿瘤的性质中也很有帮助。在从 LGDN—HGDN—早期肝细胞癌的多阶段发生和发展过程中，肝窦内皮毛细血管化的程度及 CD34 染色的强度逐渐增加，从 DN 的局灶或斑片状毛细血管分布特点直至早期肝细胞癌出现弥漫均匀的微血管分布特征。中国《原发性肝癌规范化病理诊断指南（2015 年版）》提出了 CD34+GPC-3+GS+HSP-70 的免疫组化诊断标志物谱推荐方案，该方案对于肝细胞性良 / 恶性肿瘤具有很好的辅助诊断价值。

　　L lovet 等通过 RT-PCR 方法对伴有肝硬化患者的 DN 和早期肝细胞癌的候选基因转录谱进行筛选，发现 12 个基因在早期肝细胞癌中的表达有显著差异性。Luo 等发现，在 LGDN 至早期肝细胞癌的发展过程中，白血病抑制因子受体（leukemia inhibitory factor receptor，LIFR）表达降低，CD34 表达增强，LIFR 和 CD34 联合检测对早期肝细胞癌的敏感度和特异度分别为 93.5% 和 90.5%。*TERT* 启动子突变频率在 LGDN（6%）、HGDN（19%）、早期肝细胞癌（61%）中逐渐升高，可作为一种预测癌前病变转化风险的标志物。上述研究为将来对 HCC 癌前病变的分子诊断进行了有益的探索。

（五）智能诊断计算模型

　　人工智能通过对疾病诊断相关数据的学习后综合各项检查结果，比如无创性诊断技术包括瞬时弹性成像、实时剪切波弹性成像、声辐射力脉冲成像、磁共振弹性成像等，可联合常规超声、CT、MRI 及内镜、肝静脉压力梯度检查等，在未来的大数据的积累下可以用来评估肝硬化的程度及临床分期、判断治疗效果及预后。

　　目前相对成熟的模型主要参考肝纤维。无创诊断技术在临床广泛应用，肝活组织病理学检查仍为明确肝硬化存在、致病因素及其严重程度的可靠方法，评分标准包括 Knodell、Ishak、Metavir、Laennec、Scheuer 等。

　　2017 年尤红教授等提出了 P-I-R 新型肝纤维化分类法，将肝纤维化分为进展为主型、逆转为主型和不确定型，可动态评估肝纤维化的变化及预后。

　　二次谐波和双光子显微镜技术肝纤维化量化评估系统（QFibrosis）目前主要应用于临床研究。肝脏形态学改变及门静脉高压所致脾功能亢进、腹水及 HCC 的诊断主要依据影像学、外周血常规、肝脏生物化学及肿瘤标志物等检测；食管胃静脉曲张程度及出血风险的判断主要依据内镜检查及肝静脉压力梯度的检测；肝性脑病的诊断及分期依据临床表现及血氨的检测。目前，临床多采用肝硬化五期分类法。①1 期：无食管胃静脉曲张；②2 期：出现食管胃静脉曲张；③3 期：出现腹水，或伴发食管胃静脉曲张；④4 期：食管胃静脉曲张破裂出血，可伴发腹水或肝性脑病；⑤5 期：并发严重感染。1、2 期为代偿期，3 ~ 5 期为失代偿期。

　　目前也有多种预测 HCC 发生风险的评分系统，各评分系统纳入因素的种类与权重各不相同，结合临床症状和实验室指标，计算 HCC 发生风险，但这些评分系统尚未在临床中广泛应用。研究显示，半定量的组织纤维化测定能够预测 HCC 的发生风险，然而肝穿刺活检的不稳定性限制了该方法的应用。Tsochatzis 等和 Huang 等报道胶原蛋白面积比例的定量测定也可以精确地预测 HCC 的发生风险。Yamamoto K 等根据受试者门静脉高压的血流动力学测量结果将 HCC 高危人群分组并随访观察，结果显示，门静脉高压及肝静脉压力梯度与 HCC 的发生风险有关。一项纳入了 38 项队列研究和 58 项病例对照研究的 Meta 分析结果显示，吸烟与肝癌的发生显著相关（RR=1.51）。被动吸烟也被证实与 HCC 的发生相关（$OR_{家庭环境}$=4.86；$OR_{工作场所}$=2.44）。酒精滥用也可能会增加罹患肝癌的风险，酒精会导致特征性体细胞发生 DNA 畸变。应用这些个体化风险评估方法，能够更精准地预测 HCC 的发生风险。

二、二级预防的患者随访及控制

癌前病变的二级预防，主要是对慢性肝病的随访及控制，在最大程度上降低慢性肝病患者患肝癌的可能性，同时慢性肝病患者的定期检验及检查，可以尽早发现肝癌癌前病变的发生，及时治疗，从而延长慢性肝病患者的生存期。

（一）慢性肝病未出现纤维化时期的随访及控制

1. 病毒性肝炎的随访及控制 肝癌发生的主要原因之一是病毒性肝炎，因此，病毒性肝炎的预防及控制尤为重要。在肝癌癌前病变二级预防方面，关于病毒性肝炎的预防及控制主要体现在对病毒量的控制及抗病毒药物的使用方面。

对于抗病毒药物的选择，慢性 HBV 感染抗病毒治疗的两大主要药物是核苷类似物（NAs）和聚乙二醇干扰素 -α（peginterferon-α，Peg-IFN-α）两大类药物。

Peg-IFN-α 可单药治疗，也可与 NAs 联合治疗。治疗前 HBsAg 低水平（＜ 1 500IU/ml）及治疗中 HBsAg 快速下降（12 周或 24 周时 HBsAg ＜ 200IU/ml 或下降＞ 1 lg IU/ml）的患者，联合治疗后 HBsAg 阴转的发生率较高。

NAs 主要包括：恩替卡韦（entecavir，ETV）、富马酸替诺福韦二吡呋酯片（tenofovir disoproxil fumarate，TDF）、富马酸丙酚替诺福韦片（tenofovir alafenamide fumarate tablets，TAF）、替比夫定（telbivudine，LdT）、拉米夫定（lamivudine，LAM）、阿德福韦酯（adefovir dipivoxil，ADV）。初治患者应首选强效低耐药药物（ETV、TDF、TAF）治疗，不建议 ADV 和 LAM 用于 HBV 感染者的抗病毒治疗。正在应用非首选药物治疗的患者，建议换用强效低耐药药物，以进一步降低耐药风险。应用 ADV 者，建议换用 ETV、TDF 或 TAF；应用 LAM 或 LdT 者，建议换用 TDF、TAF 或 ETV；曾有 LAM 或 LdT 耐药者，换用 TDF 或 TAF；曾有 ADV 耐药者，换用 ETV、TDF 或 TAF；联合 ADV 和 LAM/LdT 治疗者，换用 TDF 或 TAF。

国内中位随访时间为 3.6 年的一项研究表明，替诺福韦治疗比恩替卡韦治疗有更低的肝癌风险，对于慢性乙型肝炎患者而言，无论肝功能是否正常，HBV-DNA 是否大于 2 000IU/ml，抗病毒治疗对肝癌的发生都能起到预防的作用。

对慢性 HBV 携带状态和非活动性 HBsAg 携带状态的患者，均建议每 6~12 个月进行血常规、生物化学、病毒学、AFP、腹部超声和肝纤维化无创诊断技术等检查，必要时进行肝活组织检查。若符合抗病毒治疗指征，须及时启动治疗。在抗病毒治疗过程中需要定期监测抗病毒治疗的疗效（半年随访一次，包括肝肾功能、血常规、HBV-DNA、HBsAg、HBeAg、HBeAb、超声、AFP 等肿瘤指标）、用药依从性，以及耐药情况和不良反应。不论患者在抗病毒治疗过程中是否获得应答，在停药后前 3 个月内应每月检测 1 次肝脏生物化学指标、HBV 血清学标志物和 HBV-DNA 定量，之后每 3 个月检测 1 次，1 年后每 6 个月检测 1 次。每 6 个月行 1 次腹部超声检查和 AFP 检测。

慢性 HCV 的抗病毒治疗已经进入直接抗病毒药物（direct-acting antiviral agent，DAA）的泛基因型时代。优先推荐无干扰素的泛基因型方案，其在已知主要基因型和主要基因亚型的 HCV 感染者中都能达到 90% 以上的持续病毒学应答（sustained virologic response，SVR）。并且在多个不同临床特点的人群中方案统一，药物相互作用较少，除了失代偿期肝硬化、DAA 治疗失败等少数特殊人群，也不需要联合利巴韦林（ribavirin，RBV）治疗。因此，泛基因型方案的应用可以减少治疗前的检测和治疗中的监测，也更加适合于在基层对慢性 HCV 感染者实施治疗和管理。主要代表药物有索磷布韦、维帕他韦、格卡瑞韦、哌仑他韦、伏西瑞韦、奥比帕利、达塞布韦等。

暴露于 HCV 后 1~3 周，在外周血可检测到 HCV-RNA。急性 HCV 感染者出现临床症状时，仅 50%~70% 抗 HCV 阳性，3 个月后约 90% 的患者抗 HCV 阳转。大约最高 45% 的急性 HCV 感染者可自发清除病毒，多数发生于出现症状后的 12 周内。病毒血症持续 6 个月仍未清除者为慢性 HCV 感染，急性丙型肝炎慢性化率为 55%~85%。病毒清除后，抗 HCV 仍可为阳性。所有 HCV-RNA 阳性的患者，不论是否有肝硬化、合并慢性肾脏病或者肝外表现，均应接受抗病毒治疗。

在治疗过程中应定期监测血液学、生物化学、HCV-RNA，以及不良反应等。建议治疗前、治疗 4 周、治疗结束时、治疗结束后 12 周评估肝肾功能及 HCV-RNA。未治疗或治疗失败的患者，以无创诊断方式每年复查 1 次，评价肝纤维化的进展情况；每年复查 1 次胃镜，观察食管 - 胃底静脉曲张情况。

通过抗病毒方案根除 HCV-RNA 也会降低肝癌癌前病变的发生风险，而接受抗病毒治疗相比于干扰素治疗而言，接受抗病毒治疗更能降低肝癌的发病风险。还有观察研究显示，在 22.5 个月的中位随访时间里，232 名患者中有 24 名在通过抗病毒治疗后仍发展为 HCC。这表明在根除 HCV 治疗后，仍需进行长期随访，以预防肝癌癌前病变的发生，特别是肝脏硬度大于 10kPa 的丙肝患者，在根除病毒后，其发生肝癌的概率仍比正常人高，因此需要长期随访。但抗病毒治疗对预防肝癌癌前病变的发生仍然非常重要，对病毒性肝炎患者而言，及时有效的抗病毒治疗可以降低肝硬化及肝癌的发生率。

2. 血吸虫感染的随访及控制　对血吸虫感染的肝病患者而言，目前尚没有公认的预防肝癌发生的治疗措施，但已有研究表明，吡喹酮治疗可以减轻血吸虫感染小鼠肝脏的炎症反应，可以在一定程度上阻断血吸虫病的传播，而且有利于肝纤维化的改善。可见，干预血吸虫感染引起的肝癌，除了将控制感染源作为一级预防方案，仍需及时治疗血吸虫感染，并在治疗后及时随访，这可作为肝癌癌前病变的二级预防手段之一。随访程序可参照慢性乙肝。

3. 酒精性肝病的随访及控制 初期的酒精性肝病（ALD）患者，可以通过戒酒来逆转疾病的进展。研究表明，通过心身干预实现的戒酒是 ALD 各个阶段的最佳治疗方法。还有研究表明，对 ALD 患者而言，西方化的饮食会加速 ALD 患者病理学的进展，促进脂肪性肝炎、肝纤维化的发生。因此，ALD 患者也需要进行饮食控制，以预防肝癌癌前病变的发生。限制酒精对于降低肝癌癌前病变的发生率具有积极作用，同时也需调整生活方式，健康饮食。戒酒是治疗 ALD 的最主要措施，但在戒酒过程中应注意酒精戒断综合征（alcohol withdrawal syndrome，AWS）。酒精依赖者神经精神症状的出现与戒酒有关，多呈急性发作，常有四肢抖动、出汗等症状，严重者有戒酒性抽搐或癫痫样痉挛发作。AWS 的标准治疗方案为苯二氮䓬类药物治疗，指南建议将所有的苯二氮䓬类药物的疗程控制在 10~14 天，避免患者对其成瘾，以及脑病的发生。

酒精性肝炎（AH）患者需进行定期的随访检查以更好地预防肝癌癌前病变的发生。AH 是一种临床综合征，其特征是在长期酗酒的患者中出现进行性黄疸，伴或不伴有肝功能失代偿表现。实验室检查提示为中性粒细胞、胆红素、天冬氨酸转氨酶（aspartate transaminase，AST）水平升高，并 AST/ALT $\geq$ 1.5~2.0 等。2018 年，EASL 临床实践指南建议对于过量饮酒患者出现黄疸应考虑 AH 的可能，诊断 AH 时应对患者疾病严重程度进行评价。指南建议采用 Maddrey 判别函数（Maddrey discriminant function，MDF）与 Glasgow 酒精性肝炎评分（Glasgow alcoholic hepatitis score，GAHS）进行重症酒精性肝炎（severe alcoholic hepatitis，SAH）评价，MDF $\geq$ 32 分或 GAHS $\geq$ 9 分考虑 SAH。AH 的治疗首先应强调戒酒并早期治疗酒精使用所致障碍（disorder due to use of alcohol）。为防治 Wernicke's 脑病，建议补充复合维生素 B，同时给予 AH 患者充分的营养支持。欧洲营养代谢学会建议 AH 患者保证每日 147~167kJ/kg 的热量摄入及 1.2~1.5g/kg 的蛋白质摄入；SAH 患者建议首选肠内营养。

4. 代谢相关脂肪性肝病的随访及控制 代谢相关脂肪性肝病正在逐步成为肝癌癌前病变的一大类别，因此，对于肝癌癌前病变的二级预防，也需要重视代谢相关脂肪性肝病的随访及控制。研究表明，红肉摄入量与代谢相关脂肪性肝病的发生率呈正相关，因此，减少红肉摄入量可在一定程度上降低代谢相关脂肪性肝病的发生率，也可控制疾病的进展，而代谢相关脂肪性肝病患者长期摄入高胆固醇食物，也可促进肝癌的发生，因此，控制胆固醇的摄入量对改善代谢相关脂肪性肝病有积极作用，可降低肝癌癌前病变的发生率。

天津的一项研究表明，软饮料的消费与代谢相关脂肪性肝病的增长呈正相关，基于此，也可通过减少软饮料摄入的手段来控制代谢相关脂肪性肝病的发生及进展。研究表明，生活方式的改变，如健康饮食、锻炼等可以预防代谢相关脂肪性肝病患者的肝纤维化发生，从而预防肝癌癌前病变的发生。在代谢相关脂肪性肝病的随访方面，定期的 MRI 检查可以及时发现肝癌癌前病变的发生。因此，我们认为代谢相关脂肪性肝病的控制，需要从饮食、运动、药物几大方面同时进行，而且需要定期的检查随访，从而达到预防肝癌发生之目的。

5. 自身免疫性肝病的随访及控制　自身免疫性肝病的随访及控制主要是随访自身免疫性肝炎（autoimmune hepatitis，AIH）和原发性胆汁性肝硬化（primary biliary cirrhosis，PBC）这两种与肝癌发生相关的经典的自身免疫性肝病。

PBC 好发于 50 岁以上的女性，是由于肝内小叶间胆管肉芽肿性炎症导致小胆管破坏减少、胆汁淤积，最终出现纤维化、肝硬化甚至肝功能衰竭，主要临床表现为乏力、皮肤瘙痒、门静脉高压、骨质疏松、黄疸、脂溶性维生素缺乏、复发性无症状尿路感染等。因多数病例在明确诊断时无临床症状，故患者肝功能检查存在胆汁淤积表现，如 ALP 和 γGT 升高，且已排除肝外胆汁淤积（机械性胆道梗阻）者，需考虑 PBC 的诊断。2018 年美国肝病研究协会（American Association for the Study of Liver Diseases，AASLD）推荐的 PBC 诊断标准：①存在胆汁淤积的生化学证据，主要是 ALP 升高；②抗线粒体抗体（antimitochondrial antibody，AMA）阳性；③肝脏组织学上存在非化脓性破坏性胆管炎及小叶间胆管破坏的表现。当满足以上 3 条标准中的 2 条时即可诊断 PBC。如果 AMA 阳性，肝穿刺活检对于 PBC 的诊断并非必需，但有助于明确疾病的活动度及分期。AMA 阳性率很高，但并非 100%。对于 AMA 阴性者，可检测对 PBC 有较高特异性的抗核抗体亚类，如抗 sp100、抗 gp210、抗 p62、抗 sp140 等。

尽管 PBC 通常进展缓慢，但其生存率较同性别及同龄人群低。至今尚无应用免疫抑制剂治疗延长 PBC 患者寿命的报道。熊脱氧胆酸（ursodeoxycholic acid，UDCA）可全面改善胆汁淤积的血清生化指标，延缓患者需要进行肝移植的时间，并有可能延长患者寿命。AASLD 指南和 EASL 指南关于 UDCA 治疗 PBC 的推荐剂量均为 13 ~ 15mg/(kg·d)，长期口服。多数 PBC 患者对 UDCA 有良好的生化应答，目前用于评价生化应答良好的标准包括"巴黎标准"和"巴塞罗那标准"，前者指经过 UDCA 治疗 1 年时血清总胆红素（total bilirubin，TBil）水平 ≤ 17.1μmol/L（1mg/dl）、AST ≤ 2 倍正常值上限（upper limit of normal，ULN）、ALP ≤ 3ULN；后者指血清 ALP 下降 40% 或降至正常。不管应用哪种标准，早期应答良好者远期预后更佳。研究表明，肝癌癌前病变的发生与否与是否使用 UDCA 无关，但使用 UDCA 治疗后的生化应答率与肝癌的发生呈相关性。对于 UDCA 应答不佳患者的替代治疗，目前尚无统一标准，有些使用免疫抑制剂，但尚无足够的证据支持免疫抑制剂治疗 PBC 有效。有部分学者认为添加非诺贝特治疗可以改善生化应答，降低肝纤维化的发生率。

AIH 是一种慢性进展性自身免疫性肝病，女性患者多见，主要临床表现为血清转氨酶升高、高丙种球蛋白血症和自身抗体阳性等，组织病理学检查主要表现为界面性肝炎和门管区浆细胞浸润。若未予有效治疗，AIH 可逐渐进展为肝硬化，最终致肝功能失代偿，进而导致死亡或需要进行肝移植。既往诊断 AIH 多沿用国际自身免疫性肝炎工作组（International AIH Group，IAIHG）于 1993 年提出，1999 年修订的 AIH 描述性诊断和评分系统，该诊断评分系统具有较好的敏感性和特异性，尤其适用于临床表现不典型的患者，但由于所涉及的指标多，应用较为繁杂，故 2008 年 IAIHG 提出了 AIH 简化诊断积分系统。该系统仅包括血清 IgG、自身抗体、病理学及除外病毒性肝炎，当其积分 ≥ 6 时，诊断 AIH 的特异性为 97%，敏感性为 88%；当积分 ≥ 7 时，诊断 AIH 的特异性为 99%，敏感性为 81%。Czaja 比较了 1999 年的评分标准和 2008 年的简化诊断标准，认为前者敏感性更强，更适用于不典型患者的诊断；而后者特异性更强，更适用于排除其他伴有自身免疫现象的疾病。

有肝脏炎症坏死明显活动的 AIH 患者，如果不及时给予治疗，有可能很快进展到肝硬化甚至发生肝功能失代偿。2010 年 AASLD 指南推荐的免疫抑制剂治疗指征包括：血清 AST 或 ALT > 10ULN，或 AST 或 ALT > 5ULN，丙种球蛋白至少 > 2ULN，和 / 或组织学表现为桥接坏死或多小叶坏死。由于无临床症状、实验室和组织学轻度异常的患者其肝脏病变进展缓慢，是否需要给予免疫抑制剂治疗目前尚无定论，建议根据患者具体情况权衡治疗风险后制订治疗方案；即使暂不给予治疗，也需密切随访（3～6 个月 1 次）。

AIH 对免疫抑制剂有较好的生化、免疫及组织学应答，目前 AIH 一般优先推荐泼尼松和硫唑嘌呤联合方案，以减少激素相关性不良反应。尤其是对绝经后妇女，或骨质疏松、高血压、糖尿病、肥胖、精神状况不稳定的患者，建议使用联合方案。对标准疗法应答不佳或治疗失败的 AIH 患者，首先需重新考虑 AIH 的诊断是否正确，同时需对治疗依从性进行评估。如除外上述问题，可试用吗替麦考酚酯、环孢素 A、他克莫司和甲氨蝶呤等治疗，然而上述药物的治疗经验多来自个案报道或小样本研究，需等待大规模随机对照试验的结果加以验证。对于急性起病表现为暴发性肝功能衰竭经激素治疗无效患者，及慢性起病在常规治疗中或治疗后出现肝功能衰竭表现的患者应行肝移植手术。

生化活性和治疗反应均被认为是 PBC 和 AIH 中肝癌发展的预后因素。另有研究表明，肝癌的定期监测对自身免疫性肝病患者预防肝癌发生起积极作用。因此，在确诊自身免疫性肝病之后，及时有效的治疗及监测对预防自身免疫性肝病后肝癌非常重要。

上述未出现纤维化的慢性肝病时期的患者，有肝功能损害的，应半个月到 1 个月随访 1 次肝功能，无肝功能损害的，应 3 个月到半年随访 1 次肝功能，每半年随访 1 次 AFP，每半年做 1 次超声检查，有怀疑时还要加做 CT 或 MRI 检查。

（二）肝纤维化期的随访及控制

基线肝脏硬度值（liver stiffiness measurement，LSM）较高或有共存疾病的患者，每半年复查 1 次瞬时弹性成像。LSM 下降到正常值范围后，一年期间至少连续 2 次检查均正常，且其血清酶学指标及影像学指标稳定，长期随访。结合肝纤维化血清学标志物、肝脏血清生化指标及相关酶学指标、中医证候等的变化进行综合评价。不推荐单用肝纤维化血清学标志物及腹部超声检查来评估肝纤维化程度。

（三）肝硬化期的随访及控制

需密切筛查和监测肝癌指标，肝癌监测方案为每 3～6 个月行 1 次 B 超联合 AFP 检测。肝硬化患者每 1～2 年进行 1 次胃镜检查或上消化道 X 线造影，以观察有无食管胃静脉曲张及其进展情况。肝硬化骨质疏松程度与肝病严重程度呈正相关，初次诊断 PBC、肝硬化和肝移植后的患者应测骨密度，此外，有脆性骨折史、绝经后女性和长期（＞3 个月）使用糖皮质激素的患者也应行骨密度检测。

总之，慢性肝病、肝纤维化、肝硬化患者，特别是 HCC 高危人群（＞40 岁、男性、嗜酒、肝功能不全或已有 AFP 增高），每 3 个月左右检测 1 次 AFP 和腹部 B 型超声（必要时做 X 线计算机断层摄影术，或磁共振成像上腹部增强扫描，或肝脏超声造影）。全球各指南推荐的肝癌监测间隔不一致，新版的 AASLD、EASL、肝脏影像报告及数据系统、美国国立综合癌症网络（National Comprehensive Cancer Network，NCCN）、亚太肝病研究学会指南，以及国家卫生健康委员会发布的《原发性肝癌诊疗规范（2019 年版）》推荐，肝癌高危人群间隔 6 个月监测 1 次。日本肝病学会将肝癌高危人群进行了分层，极高危人群间隔 3～4 个月监测 1 次，低危人群间隔 6 个月监测 1 次（图 4-2-1）。

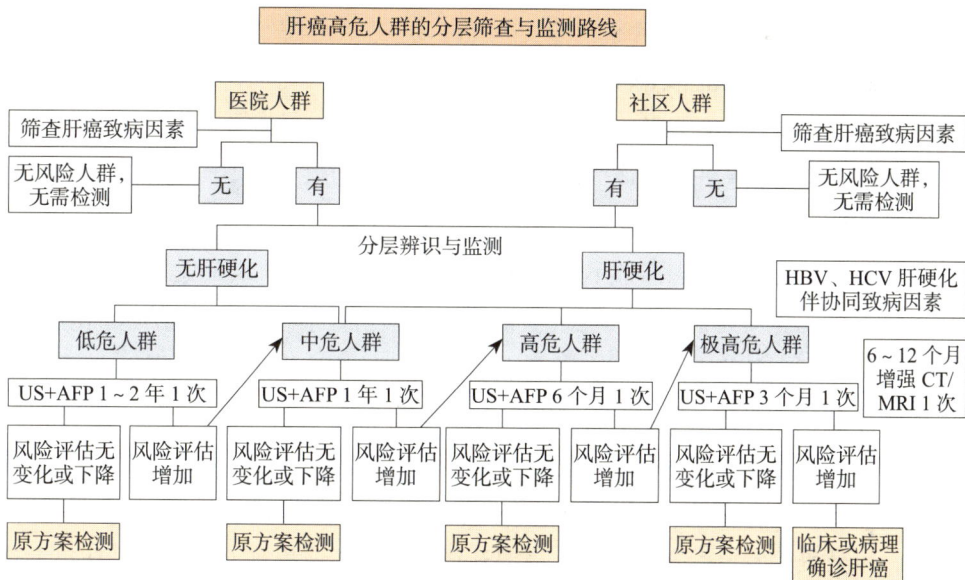

图 4-2-1 肝癌高危人群的分层筛查与监测路线图

注：HBV 为乙型肝炎病毒；HCV 为丙型肝炎病毒；US 为超声检查；AFP 为甲胎蛋白。

　　中医药对于肝癌的预防，是指在肿瘤未发生之前采取适当的养生以及治疗措施以预防肝癌的发生。中医药学博大精深，早就有"治未病"的理念，《素问·四气调神大论》说："圣人不治已病治未病，不治已乱治未乱。"后世医家总结"治未病"有三方面内容，即"未病先防、既病防变、瘥后防复"，该内容与现代社会肿瘤的防治提倡的"早发现、早诊断、早治疗"，可以说是一脉相通。未病先防的思想在中医预防肝癌方面，除了提倡日常养生调护，还要积极治疗慢性病毒性肝炎、肝纤维化和肝硬化等癌前病变，阻断其发展为肝癌。本节将重点介绍中医药对肝癌癌前病变的认识及特色诊疗方法。

一、肝癌癌前病变的中医属性

　　肝癌癌前病变属于现代医学的概念，在中医学中并无直接明确的定义，但其是肝癌发生发展过程中的一个重要部分，当属中医学"肝积""积聚""臌胀""黄疸""胁痛""暴症""血证""积气""肥气""痞气"等范畴。由于古代病名与现代病名不能一一对应的历史原因，肝癌及其癌前病变对应的中医病名基本属于相同范畴。中医历代医家对肝癌防治尤为重视，有诸多著作阐述本病的病因及其演变过程，为我们从中医学角度研究肝癌癌前病变提供了大量有价值的文献资料，从理论依据和临床经验等方面都充分展示出中医药在肝癌癌前病变防治中的重要特色与优势。

二、中医对肝癌癌前病变病因病机的认识

　　由于肝癌癌前病变是肝癌形成的前身，在肝癌最终形成的过程中占据着非常重要的地位，故两者常常具备相同的病因病机。其病因有内、外两个方面，内因主要是劳倦伤脾致脾不健运，运化失调；或情志抑郁不舒，气机郁滞令肝失疏泄；或其他各种原因导致的脏腑功能亏虚。外因主要是湿、热、毒、瘀等实邪内侵肝胆脾胃，或过嗜烟酒化湿生热蕴毒，结于肝胆脾胃。目前中医界大多数观点认为，该病的病机为正虚邪实，正虚多在肝、脾，邪实多为湿、热、瘀、毒。本病多因脾不化湿或外湿内侵，湿聚成痰，蕴生热毒，结于肝胆；或肝气郁结，气滞血瘀，继蕴热毒，或湿热之邪直中肝胆；而湿盛易侮肝，肝胆气滞血瘀则不疏土；或肝胆湿热易乘脾，和湿、痰、热、瘀、毒又互为因果，从而加快病情的发展，多致气阴亏虚，夹瘀夹毒，诸邪互结于肝而形成癌肿，故本病的病机为热毒、痰湿、气滞、血瘀互结于肝脏，损伤正气，导致肝癌癌前病变的发生。例如，对于胁痛，在《景岳全书·胁痛》中记载："以饮食劳倦而致胁痛者，此脾胃之所传也。"又云："凡房

劳过度，肾虚羸弱之人，多有胸胁间隐隐作痛，此肝肾精虚。"《素问·缪刺论》言："邪客于足少阳之络，令人胁痛不得息。"说明胁痛多因气滞血瘀湿热所致肝络失和，不通则痛，不荣则痛。对于黄疸病，在《金匮要略·黄疸病脉证并治》中指出："黄家所得，从湿得之。"《诸病源候论·黄病诸候·急黄候》指出："脾胃有热，谷气郁蒸，因为热毒所加，故卒然发黄，心满气喘，命在顷刻，故云急黄也。"《诸病源候论·黄病诸候·癖黄候》言："气、水、饮停滞，结聚成癖，因热气相搏，则郁蒸不散，故胁下满痛，而身发黄，名曰癖黄。"说明黄疸多因外感湿热疫毒，内伤饮食劳倦等导致湿滞脾胃，肝胆失疏，胆汁外溢。对于鼓胀病，在《诸病源候论·蛊毒病诸候·水毒候》中记载："水毒有阴阳，觉之急视下部。若有疮正赤如截肉者，为阳毒，最急；若疮如鳢鱼齿者，为阴毒，犹小缓。"《丹溪心法·鼓胀》指出，"七情内伤，六淫外侵，……清浊相混，隧道壅塞，郁而为热，热留为湿，湿热相生，遂成胀满。"说明鼓胀多由各种病因引起肝、脾、肾三脏受损，从而导致气滞、血瘀、水停于腹中。

三、中医特色诊疗

肝癌癌前病变的发生多兼有基础肝胆疾病表现，故基础肝胆疾病的辨证论治也可作为其分型辨治的参考。其主要治则是扶正祛邪，攻补兼施。目前中医防治肝癌癌前病变主要有以下策略。

（一）辨证分型论治

许文学等认为肝癌癌前病变从中医分型上可以分为湿热中阻、肝郁脾虚、肝肾阴虚、脾肾阳虚、瘀血阻络 5 个证型。谢英彪教授将本病分为湿热内结型、热毒内结型、阴虚内热型、肝郁气滞型、气血两虚型、肝肾两虚型，并根据不同证型制定相应的药膳。应小平总结，肝癌癌前病变可分为气滞血瘀证、肝郁脾虚证、肝肾阴虚证、湿热内盛证、瘀毒蕴结证 5 个证型。气滞血瘀证治宜疏肝理气，活血化瘀；肝郁脾虚证治宜疏肝健脾，和营解郁；肝肾阴虚证治宜滋阴益肾，补血养肝；湿热内盛证治宜清热调肝，渗利湿邪；瘀毒蕴结证治宜活血祛瘀，解毒化浊。李京涛承袭陕西省名中医常占杰教授"肝病治脾和肝脾同治"的理念，针对该病中医病机的"虚""积""毒"3 点，强调益脾养肝、行气活血、解毒散结。益脾养肝方主方由党参、白术、熟地黄、枸杞子、姜黄、鳖甲、郁金、半枝莲和白花蛇舌草共 9 味药组成，针对"虚"，采用党参、白术健运脾胃，顾护后天之本，熟地黄、枸杞子补肾生精、养肝护肝；针对"积"，采用姜黄、鳖甲、郁金行气化瘀、软坚消积；针对"毒"，采用半枝莲、白花蛇舌草解毒抗癌。肝癌癌前病变的临证处方也可参考现代药理，在辨证论治的基础上配伍具有抗肿瘤作用的中药，如清热解毒类的蒲公英、白花蛇舌草、半枝莲、重楼、龙葵等；化痰散结类的牡蛎、夏枯草、瓜蒌、贝母、海藻等；

利水渗湿类的猪苓、薏苡仁、泽泻、土茯苓、防己等；活血化瘀类的丹参、莪术、三棱、郁金、姜黄等，亦有选用虫类药物以毒攻毒的，如蜈蚣、蟾皮、蜂房等。肝癌癌前病变的证型比较复杂，在临床辨证施治过程中需要灵活多变。

（二）固定专方治疗

凌昌全教授认为，肝炎后肝硬化患者如果长期食用具有健脾疏肝作用的药食两用的食品可能会不同程度地阻止或延缓肝癌癌毒的产生，起到防毒于未然之作用。临床观察结果初步显示，非酒精性脂肪性肝病患者使用具有疏肝健脾作用的甘枣宁颗粒，或直接在肝硬化患者服用的汤药中加入具有疏肝理脾作用的药物，的确对调整机体气血、阴阳的平衡，延缓病情进展，阻止或延缓肝癌癌毒的产生具有积极的作用。王彦田教授认为，脾胃虚弱、肝失疏泄是肝癌及其癌前病变的病机，并自拟补土荣木基本方，提高肝病患者的生存质量，进一步逆转肝癌前病变发展进程。张宝初等应用复方木鸡冲剂治疗 AFP 阳性的肝癌高危人群 54 例，并设对照组（益肝灵片等保肝治疗）48 例，结果显示，复方木鸡冲剂组 AFP 转阴率为 75.92%，对照组为 56.25%（$P < 0.05$）。随访 11 年，复方木鸡冲剂组肝癌累计发生率为 12.96%，显著低于对照组 31.25%（$P < 0.05$）。王建平等以活血化瘀为主的双丹桃仁汤对 27 例血清 AFP 含量增高的肝炎肝硬化病例进行了癌前阻断性治疗，并与西药护肝治疗组 30 例进行对照，结果显示，活血化瘀中药能降低 AFP 含量，有非常显著的效果，与对照组比较差异有统计学意义。治疗组随访 2 年，存活 19 例，失访 6 例，4 例死于肝性脑病及食管静脉曲张破裂出血，彩超监测所有随访病例，未发现肝内占位性病变。张希等人通过复方叶下珠对 52 例乙型肝炎相关的肝癌癌前病变患者早期干预的临床观察结果表明，具有清热解毒、补气化瘀作用的复方叶下珠能起到一定的阻断或延缓肝硬化肝癌前病变的作用。叶永安教授认为癌毒是导致肝癌前病变发生的一类特异性病理因素，肝癌前病变的核心病机为肝郁脾虚、湿热瘀毒互结，强调治疗应以调肝健脾、活血化痰、抗癌解毒为法，自拟的抗纤抑癌方对肝癌前病变有较好的临床疗效，可降低结节的癌变率，且 40.9% 的患者癌前结节较前变小。李知玉等通过自拟的正肝汤治疗肝硬化伴高 AFP 血症的临床研究，观察到以扶正软坚、化瘀解毒的中药正肝汤治疗，有助于改善患者各项症状，提高患者的免疫功能，明显降低 AFP 含量。陈建杰教授运用二术解毒汤治疗乙型肝炎肝硬化伴高 AFP 血症的研究发现，二术解毒汤可显著降低血清 AFP、AFP-L3 水平，抑制肿瘤细胞复制，从而降低肝癌发生率。另外，二术解毒汤可改善肝功能及降低肝纤维化程度，减少并发症的发生。

（三）中医外治法

中医外治法作为中医特色疗法，除了具有操作简单、副作用小、费用低等优势，还可避免因口服药物带来的肝脏负担，可作为肝癌癌前病变的辅助治疗手段。主要包括针灸疗法、穴位注射、中药外敷、中药灌肠、中药泡浴、传统气功等。

1. 针灸疗法 陈婧等观察分阶段辨证联合针灸疗法、心理干预的综合治疗方法治疗慢性乙型肝炎肝纤维化的临床疗效。结果显示，分阶段辨证联合针灸疗法、心理干预的综合治疗方法治疗的总有效率明显高于对照组，且中医证候积分、肝功能指标、肝纤维化指标及 B 型超声指标改善更明显，提示该方法应用于慢性乙型肝炎肝纤维化有助于延缓肝纤维化进程。肝俞位于足太阳膀胱经，为肝经背俞穴，是人体阳气旺盛的穴位。阳盛有利于祛瘀散结，灸肝俞具有疏肝理气、行气止痛之功效，对肝郁气滞之疼痛有较好的疗效。Wang Pei 等发现直接灸肝俞可显著降低肝细胞癌癌前病变大鼠血清肿瘤特异性生长因子和肿瘤坏死因子 α（tumor necrosis factor-α，TNF-α）水平，可抑制癌前病变，推迟大鼠肝癌的发生，且 2 个疗程的治疗效果优于 1 个疗程。柳杨等以麦粒灸双侧肝俞干预原发性肝癌癌前病变大鼠模型，发现麦粒灸肝俞能一定程度地减轻大鼠的肝损伤，降低大鼠血清 ALT、AST、γ GT 含量，具有保护肝脏、延缓原发性肝癌癌前病变进程的作用。王宁等研究了直接灸和隔姜灸肝俞对原发性肝癌模型大鼠癌前病变期的肝功能及肝脏组织形态的影响，发现这两种方法都能改善肝功能，减轻肝细胞的损伤，降低大鼠血清 AST、ALP、γ GT、AFP 的含量，但隔姜灸的效果要优于直接灸。

2. 穴位注射 陈洁真用穴位注射联合聚乙二醇干扰素 α-2a 治疗了 62 例慢性乙肝患者。穴位注射组使用柴胡注射液、黄芪注射液、丹参注射液分别注射曲池、足三里、三阴交穴位，结果显示，穴位注射治疗组与单纯使用聚乙二醇干扰素 α-2a 治疗的对照组比较，肝功能的恢复率及病毒的转阴率均优于对照组，且不良反应少。唐臻选取太冲、足三里、三阴交、肝俞等穴位，将丹参注射液注入上述穴位，每穴每次注射 1ml，每日 1 次，同时口服扶正化瘀胶囊治疗肝硬化，对照组给予一般保肝及对症治疗。治疗 3 个月后显示，治疗组无论是与治疗前相比，还是在治疗后与对照组相比，肝功能均明显改善，肝纤维化指标均明显下降。该研究说明中药穴位注射联合扶正化瘀胶囊治疗在防治慢性肝病进展、逆转肝纤维化方面疗效肯定。

3. 中药外敷 中药外敷治疗包括穴位贴敷、肝区药敷等，对缓解门静脉高压、减轻腹水均有疗效。中药贴敷肚脐主要用于肝硬化腹水的治疗，组方多以攻下逐水之品为主，结合辨证用药。蔡春江通过观察浊霾散敷脐联合艾灸法治疗乙型肝炎肝硬化腹水的疗效，发现其不仅可以加速消退腹水，还能明显改善患者的临床症状，提高生活质量。刘光伟等治疗 44 例肝硬化门静脉高压患者，在常规盐酸普萘洛尔片治疗的基础上，将活血散结方研细末后以蜂蜜调和外敷肝区，并用电子生物反馈治疗仪局部照射，每日 30min，每日换药 1 次。1 个月后，治疗组门静脉内径、脾静脉内径均较对照组明显缩小，且门静脉、脾静脉平均流速和流量较治疗前明显降低。

4. 中药灌肠 张意兰予慢性乙肝患者结肠滴注祛毒退黄汤治疗，研究结果发现祛毒退黄汤能够改善肠道环境，修复肠黏膜，减少肠道内毒素的产生及吸收，改善慢性乙肝患者肠源性内毒素血症症状，使慢性乙肝患者外周血中的 Treg 细胞、Th17 细胞水平下降，促进肝脏的修复，阻断疾病的进一步发展。许文君等用清肝利肠方保留灌肠治疗肝硬化腹水，观察 3 周后结果显示，清肝利肠方灌肠联合西药基础治疗肝硬化腹水，其总体疗效优于单纯西药治疗，治疗组 ALT、AST、直接胆红素（direct bilirubin，DBil）较治疗前下降幅度，凝血酶原活动度、白蛋白和白球比升高幅度均大于对照组，尤其对白球比的改善较单纯西药治疗更为明显。

5. 中药泡浴 中药泡浴为中医传统外治法之一，具有操作简便、不良反应小、安全可靠、起效迅速、疗效明确等优点，使用中药进行外洗、浸泡等，使药液通过肌肤毛窍、经络、穴位、腠理等发挥药效，能够达到治疗疾病的目的。朱芳红等观察悬灸配合中药泡浴治疗黄疸性肝炎的效果及对炎症因子的影响，结果显示，观察组黄疸性肝炎患者治疗后的中医证候积分及血清炎症因子超敏 C 反应蛋白（hypersensitive C-reactive protein，hs-CRP）、TNF-α、IL-6 水平均低于对照组，临床总有效率高于对照组，肝功能指标改善明显，且安全有效。薛建华等观察耳穴磁疗联合中药泡足治疗慢性乙型病毒性肝炎的中医证候疗效及对患者肝功能、生活质量的影响，结果表明，在恩替卡韦片治疗的基础上，通过耳穴经络治疗，加上中药泡足渗透，并辨证施治，能有效改善患者肝功能指标及中医证候，提高中医证候疗效及患者的生活质量。

6. 传统气功 传统医学的气功是一种以呼吸的调整、身体活动的调整和意识的调整为手段，以强身健体、防病治病为目的的一种身心锻炼方法。Spence RR 等认为，有氧运动及抵抗力训练具有提高癌症患者生活质量、提高免疫功能及血红蛋白（hemoglobin，Hb）含量、提高患者身体功能水平等诸多良性作用。姜一鸣等研究中医综合方案治疗慢性乙型肝炎肝纤维化的临床疗效，治疗组采用刘豨逍遥五苓汤辨证加减，并配合气功、简化太极拳、心理调节等疗法，对照组以刘豨逍遥五苓汤为基础方治疗，结果显示，治疗组肝功能恢复正常率、反映纤维化的指标降低程度、彩超检查改善情况、临床显效率、3 个月及半年后复发情况均明显优于对照组。通过数十年的观察，气功功法不仅延长了许多癌症患者的寿命、减轻了患者的症状，对许多慢性病患者也有一定的治疗作用。

四、中医药防治肝癌癌前病变的机制研究

中医药在防治肝癌癌前病变的机制研究方面报道较多，通过实验证实，中药对多种危险致癌物质（如氨基偶氮染料、芳香胺类化合物、亚硝胺和 AFT 等）诱导的肝癌癌前病变的发生与发展具有抑制作用，可延缓或阻断肝癌的最终形成。中医药防治肝癌癌前病变主要体现在抑制细胞增殖、促进细胞凋亡、影响信号通路传导、调控细胞免疫功能、抗氧化损伤和抑制肿瘤血管生成等方面。

（一）中药对肝癌癌前病变细胞增殖的抑制作用

中医药能通过抑制肝细胞的异常增殖来延缓或阻止肝癌的发生。如黄晶晶等通过观察鳖甲煎丸对 DEN 诱导的大鼠肝癌癌前病变组织及血清细胞周期蛋白 D1（Cyclin D1）、细胞周期蛋白依赖激酶 4（cyclin-dependent kinase 4，CDK4）、IL-2、TNF-β、NK 细胞的影响，得出结论：鳖甲煎丸能预防或延缓 DEN 诱发大鼠肝癌的发生发展，其机制可能是通过抑制 Cyclin D1、CDK4 蛋白的表达，阻滞细胞周期，抑制肝癌细胞过度增殖，调整由TNF-β、IL-2 和 NK 细胞介导的细胞炎症反应，改善肝癌细胞微环境，从而抑制肿瘤的病理进程。杨先照等的实验研究提示，抗纤抑癌方可能通过抑制大鼠肝癌癌前病变的肝细胞生长因子（hepatocyte growth factor，HGF）及其受体 c-Met mRNA 的表达，抑制肝细胞异型增生灶和异型增生结节的产生，从而延缓肝癌的发生。包剑锋等的研究表明，中药提取物白藜芦醇可降低大鼠肝癌癌前病变的 ALT、AST、甘油三酯、游离脂肪酸水平，以及谷胱甘肽 -S- 转移酶 P 亚基（glutathione-S-transferase P subunit，P-GST）、增殖细胞核抗原（proliferating cell nuclear antigen，PCNA）的表达，且呈剂量依赖性。刘亚珠等的研究表明，益脾养肝方能明显降低肝癌癌前病变大鼠的 ALT、AST、γ GT、ALP 水平，且显著抑制肝组织 PCNA、γ GT 蛋白的表达，这可能与抑制细胞异常增殖有关。谢晶日等发现益气活血化瘀方可明显减缓肝癌癌前病变大鼠的肝细胞癌变进展，对肝癌癌前病变癌基因有一定的抑制作用，其机制可能与调控肝细胞增殖基因 *C-myc*、*N-ras* mRNA 表达水平有关。

（二）中药对细胞凋亡的促进作用

凋亡因子和抗凋亡因子的作用失衡是肝癌癌前病变进展的机制之一。中医药可通过调节两者之间的平衡，抑制或阻断肝癌癌前病变的进展。郭斌等通过研究葛花解醒方对酒精性 HBV 转基因小鼠肝癌癌前病变的 Cyclin D1、CDK4 及 p27 细胞周期调控因子蛋白表达的影响，发现葛花解醒方可以通过下调癌基因 *Cyclin D1* 和 *CDK4* 的表达，上调抑癌基因 *P27KIP1* 的表达，从而达到保护肝脏、逆转肝癌癌前病变的作用。李向利等证实方剂槲芪散中的槲寄生多糖、槲寄生总碱阻断肝癌癌前病变是通过启动线粒体凋亡信号转导通路实现的，槲芪散能够诱导异型变肝细胞线粒体高温需求蛋白 A2（high-temperature-requirement protein A2，Omi/HtrA2）的高表达，促进癌前病变组织中癌细胞凋亡。谢晶日等的研究表明，益气活血化瘀法能明显上调大鼠肝癌形成过程中肝脏半胱氨酸蛋白酶 -3（caspase-3）的表达，改善细胞凋亡障碍，促进细胞正常凋亡，进而减缓大鼠肝癌的形成。因肝卵圆细胞的上皮 - 间质转化与肝癌前病变密切相关，故张伟硕观察苦参碱干预 SD 大鼠肝卵圆细胞增生模型和体外苦参碱对 WB-F344 肝脏干细胞凋亡、分化、增殖以及自噬的影响，发现苦参碱能促进大鼠肝卵圆细胞凋亡，同时使细胞向成熟肝细胞分化。

（三）中药对细胞免疫及抗氧化的调节作用

免疫功能紊乱和氧化损伤也是肝癌癌前病变发生发展的重要原因。沈明花等通过研究草苁蓉甲醇提取后进一步分离的水层成分对肝脏化学致癌初期大鼠血清中的抗氧化酶活性及 TNF 含量的影响，发现草苁蓉提取物在大鼠肝脏化学致癌初期对血清超氧化物歧化酶（superoxide dismutase，SOD）、谷胱甘肽过氧化物酶（glutathione peroxidase，GSH-Px）、过氧化氢酶（catalase，CAT）的活性及 TNF-α 含量有回升作用，并能降低由于癌前病变的形成所增高的谷胱甘肽 S- 转移酶（glutathione S-transferase，GST）活性及血清丙二醛（malondialdehyde，MDA）含量，故草苁蓉水层提取物具有抗氧化作用和调节机体免疫功能的作用，而这可能是中药草苁蓉的抗癌机制之一。袁利超等观察大黄素、黄芪多糖对大鼠实验性肝癌的预防作用，结果显示，大黄素和黄芪多糖能刺激小鼠脾脏淋巴细胞的增殖，提高巨噬细胞的吞噬功能，增强 NK 细胞的活性，并通过增强宿主免疫反应而发挥抗肿瘤作用。王学江等观察调肝颗粒剂（原名槲芪散）对 DEN 诱发肝癌大鼠模型的作用，结果显示，调肝颗粒剂能明显抑制肝癌前病变过程中产生的 MDA，并能很好地清除羟自由基，同时能提高肝组织及血浆中的 SOD、GSH-Px 活力。该研究表明，调肝颗粒剂可通过抗氧化和清除自由基的作用来干预、阻断肝癌癌前病变。宋艺君等研究丹皮酚对 DEN 诱发大鼠肝癌癌前病变的预防作用，发现丹皮酚在一定程度上可清除氧自由基，显著提高机体的抗氧化能力，也可减少脂质过氧化物对肝细胞和组织的氧化损伤，从而明显改善体内的脂质过氧化反应，抑制肝癌前病变的发生与发展。

（四）中药对信号转导通路的调控作用

在肝癌癌前病变的发生发展中存在着多种信号通路的异常，目前研究发现，与肝癌产生有关的信号通路主要有 NF-κB 信号通路、TGF-β/Smads 信号通路、Wnt/β-catenin 信号通路和 Hedgehog 信号通路等。杨志云等采用了清肝化瘀方对肝癌癌前病变模型大鼠进行干预，发现清肝化瘀方可增加肝脏三磷酸腺苷酶、白蛋白的表达，可保护肝细胞，有效阻断肝癌癌前病变的发展，其作用机制可能与下调 Notch 信号系统表达有关。许多中药活性成分可以通过不同的信号通路发挥抑制肝癌癌前病变发生发展的作用。例如，姜黄素是来自中药姜黄的一种酚类化合物，现代研究证明其具有抗炎和抗癌等作用，可抑制 NF-κB 向细胞核转移，也可抑制其上游和下游炎性效应物如 TNF-γ、IL-1β 等，从而降低肝炎向肝纤维化及肝癌转化的发生率。黄芪总苷与黄芪多糖为中药黄芪的提取物，丹酚酸是中药丹参的提取物，三者均有抗肝纤维化肝癌的作用。研究发现，在肝纤维化到肝癌的发展过程中，存在 TGF-β1、C- 末端和连接区磷酸化的 Smad 蛋白 2（small mother against decapentaplegic 2，Smad2）和 Smad 蛋白 3（small mother against decapentaplegic 3，Smad3）、Ⅰ型 TGF-β 受体（TGF-β receptor Ⅰ，TβRⅠ）和

Ⅱ型 TGF-β 受体（TGF-β receptor Ⅱ，TβRⅡ）的升高，将黄芪和丹参中的活性成分联合应用可以降低以上指标，从而延缓肝纤维化到肝癌的发展进程。研究发现，中药苦参的提取物苦参碱，可以通过下调蛋白激酶 B（protein kinase B，PKB/Akt）和 β-连环蛋白（β-catenin）抑制 LCSCs 相关基因表达，从而阻止肝癌的发生。人参中的活性成分人参皂苷 Rh2 能激活糖原合成酶激酶 3β（glycogen synthase kinase-3β，GSK3β）、抑制 β-catenin，从而调节肿瘤细胞凋亡，抑制增殖。槲寄生总碱和槲寄生多糖是中药槲寄生的提取物，研究观察到用其治疗后大鼠肝脏表面结节数减少，且 Hedgehog 信号通路中的胶质瘤相关癌基因同源物 2（glioma associated oncogene homolog 2，Gli2）和音猬因子（sonic hedgehog，Shh）明显下降，说明槲寄生总碱和槲寄生多糖有很好的抗肝癌癌前病变的作用。

（五）中药对肿瘤血管生成的抑制作用

王倩通过建立乙醇、HBV 双因素诱导的小鼠肝癌癌前病变模型研究葛花解醒方对 VEGF 信号通路及相关因子 MMP-9、TGF-β1、COX-2、磷脂酰肌醇 3 激酶（phosphoinositide 3-kinase，PI3K）、Akt 蛋白表达水平及 PI3K、Akt 磷酸化活性的影响，并得出结论：葛花解醒方可以抑制肝癌癌前病变血管生成，其作用机制可能与下调血管内皮生长因子（vascular endothelial growth factor，VEGF）、MMP-9、TGF-β1、COX-2、PI3K、Akt 蛋白表达及 PI3K、Akt 蛋白磷酸化活性有关，从而减轻肝癌癌前病变的进一步恶化，达到保护肝脏和逆转肝癌癌前病变的作用。黄鸿娜等通过实验观察发现，鳖甲煎丸有预防或延缓 DEN 诱发大鼠肝癌发生的作用，其机制可能是通过改变肝细胞缺氧微环境来抑制 TGF-β1、MMP-2、SOD、COX-2、VEGF 蛋白的表达，改善肝癌细胞微环境，抑制肝脏微血管生成的病理进程，抑制肿瘤的生长。单味中药也可以抑制肿瘤血管新生，有实验研究证明女贞子的抗肿瘤作用与其含有的熊果酸可以抑制 VEGF 表达相关，女贞子可以抑制肿瘤血管新生，从而阻止肿瘤细胞的生长。

中医药在"治未病"等方面有着独特的理论基础及治疗方法，通过整体观念、辨证论治并结合现代研究手段治疗肝癌癌前病变已取得了一定的成果，显示出明显的优势。中医疗法越来越受到国内外广泛的重视，但目前仍存在一些问题，中药尤其是复方的具体作用机制尚不完全清楚。由于复方成分的复杂性，进一步的研究也受到一定的限制。具有不同作用机制的中药相互之间是否存在协同作用，抗癌疗效与辨证论治分型之间的关系，以及中医治疗对机体的生理功能、病理状态的影响情况如何，等等，这些可能都将是未来研究的方向。所以中医药在临床防治肝癌癌前病变方面有待进一步研究和挖掘，通过系统研究，中医药在肝癌癌前病变的预防和治疗方面一定会有新的突破。

第四节 肝癌预防的生活调适

随着医学技术的进步，近年来人们对肝癌发生发展的机制有了越来越深入的认识，防治肝癌的方法、药物也日益增多。以往以手术切除为主的治疗模式已经转变为目前强调多学科协作的综合治疗模式，这为肝癌综合疗效的提高提供了可能。同时，医疗机构、医护人员和社会各界对肝癌的预防越来越重视，尤其是越来越重视生活调适在肝癌预防中的作用。通过生活调适来预防肝癌，可以从以下几个方面着手。

一、饮食调适

《素问·脏气法时论》指出"五谷为养，五果为助，五畜为益，五菜为充，气味合而服之，以补益精气"，说明各种食物合理搭配方能扶助人体正气。这和现代营养学提出的平衡膳食、合理营养的要求是一致的。中医药在预防肝癌发生和预防肝癌术后复发方面有着非常重要的作用。

膳食应以疏肝和络止痛为基本原则。实证者，当理气、活血、清热利湿；虚证者，当滋阴、养血、柔肝。饮食宜清淡、易消化，少盐，少食易致胀气之品，忌生冷、肥甘油腻、油炸、热性发物等。

（一）辨证食疗

1. **肝气郁结** 调以疏肝解郁止痛。

（1）玫瑰金橘茶（《本草纲目拾遗》）

配方：玫瑰花 1~3g，金橘饼半块。

制作方法：玫瑰花、金橘饼切碎，用沸水冲泡，代茶饮。每日 3 次，5 日为 1 个疗程。

方解：《本草正义》言："玫瑰花，香气最浓，清而不浊，和而不猛，柔肝醒胃，疏气活血，宣通窒滞，而绝无辛温刚燥之弊。断推气分药中，最有捷效，而最为驯良者。"玫瑰花疏肝解郁，理气止痛；金橘饼疏肝理气，解郁消胀。两者合用，共奏疏肝解郁止痛之功效，适用于肝气郁结的患者。

（2）大麦米粥（《饮食辨录》）

配方：大麦米 50g，蜂蜜适量。

制作方法：先将大麦米碾碎，加水 500ml 煮粥，粥熟后加入适量蜂蜜，晨起作早餐用。每日 1 次，5 日为 1 个疗程。

方解：方中大麦米味甘、咸，宽中下气，和胃健脾；蜂蜜味甜，性温，补虚行气止痛。两者合用，共奏疏肝解郁止痛之功效。

2．**瘀血阻滞** 调以活血化瘀、通络止痛。

（1）合欢花茶

配方：合欢花 30g，蜂蜜适量。

制作方法：沸水泡茶。每日 3 次，5 日为 1 个疗程。

方解：合欢花味甘、性平，具有理气解郁、活血开胃、养心安神之功效；蜂蜜补益、调和性味。两者合用，共奏活血化瘀、通络止痛之功效，适用于瘀血阻滞的患者。

（2）当归牛尾汤（《中医食疗方全录》）

配方：当归 30g，牛尾 1 条，精盐、姜、葱适量。

制作方法：当归用布包好，备用。牛尾洗净切段，入锅加水，武火煮沸，加入当归，改用文火煮至牛尾烂熟后加适量精盐、姜、葱调味。

方解：方中当归味甘、辛，甘补辛行，温通质润，能活血化瘀止痛；牛尾可补肾壮骨，活血止痛。两者合用，共奏活血化瘀止痛之功效，适用于瘀血阻滞的患者。

3．**湿热蕴结** 调以疏肝解郁、利湿清热。

（1）茵陈粥（《粥谱》）

配方：茵陈 30～60g，粳米 30～60g，白糖适量。

制作方法：茵陈洗净，加水 700ml 煎取汁，去渣，以汁入粳米煮粥，将熟时加白糖，稍煮即可。每日 3 次，5 日为 1 个疗程。

方解：方中茵陈味苦，性微寒，利胆退黄，清热利湿；粳米养胃和营；白糖既可矫味，又可保肝。三者合用，共奏疏肝解郁、利湿清热之功效，适用于湿热蕴结的患者。

（2）冬瓜粥（《粥谱》）

配方：冬瓜 60g，粳米 30～60g。

制作方法：将冬瓜洗净，切成小块，加水 500ml，与粳米同煮粥。每日 2 次，5 日为 1 个疗程。

方解：方中冬瓜味甘，性微寒，利小便，清热，消肿；粳米养胃。两者合用，共奏清热、利湿、消肿之功效，适用于湿热蕴结的患者。

4．**肝阴不足** 调以养阴柔肝。

（1）芹菜粳米粥（《食物本草》）

配方：芹菜 400g，红枣 10 个，粳米 100g。

制作方法：将芹菜洗净，加水 500ml，与粳米、红枣同煮粥。每日 2 次，5 日为 1 个疗程。

方解：方中芹菜味甘辛，性凉，清热平肝，健胃利尿；红枣滋阴养血；粳米补中益气。三者合用，共奏清热滋阴利胆之功效，适用于肝阴亏虚的患者。

（2）枸杞当归煲鹌鹑蛋

配方：枸杞子 30g，鹌鹑蛋 10 个，当归 30g。

制作方法：当归洗净切片，与枸杞子、鹌鹑蛋同入砂锅，加水煨煮 30min，取出鹌鹑蛋，去壳后再回入锅中，煨煲 10min 即成。每日 2 次，早晚分服，10 日为 1 个疗程。

方解：方中枸杞子味甘，性平，可滋阴养肝；鹌鹑蛋味甘，性平，为血肉有情之品，可滋阴养血，健脾和胃；当归味甘、辛，甘补辛行，温通质润，能活血化瘀。三者合用，共奏健脾消食、滋阴养血之功效，适用于肝阴亏虚的患者。

（二）膳食营养及方法

在肝癌的防治过程中，营养治疗有着不可忽视的作用，科学合理的营养治疗能缩短疗程，提高患者的生活质量，延长生存期。与无营养不良的肝硬化患者相比，严重营养不良的肝硬化患者生存期较短。在肝硬化患者中，营养不良、蛋白质损耗和微量元素缺乏症发生率很高，应预测到会出现碳水化合物、蛋白质和脂质代谢紊乱。

1. **营养治疗**　营养治疗的目的是通过合理的营养搭配，保护肝功能，改善消化功能，控制病情发展，促进肝细胞修复与功能恢复。应给予适量蛋白质、适量碳水化合物、多种维生素、低盐、低脂肪的膳食。

（1）适量蛋白质：适当提高蛋白质的量有利于保护肝功能，促进损坏肝细胞的修复和再生。适宜于有腹水、低蛋白血症而无肝昏迷倾向的患者。根据患者情况，蛋白质供给量以每日 1.0～1.5g/kg 为宜。需要注意的是，肝功能严重受损者，肝脏不能及时清除体内蛋白质分解产生的氨，易引起中枢神经系统氨中毒。因此，有肝功能衰竭、肝昏迷倾向，血氨偏高时，蛋白质应限制，甚至暂时禁用。

（2）低脂肪：肝癌患者，肝功能衰竭，胆汁合成及分泌减少，脂肪消化吸收功能减退，过多供给脂肪容易使脂肪在肝内沉积，阻止肝糖原的合成，加重肝功能损伤；但如果脂肪过少，会影响食欲，故不可过分限制。以每日 40～50g 为宜，可给予含有较多不饱和脂肪酸的植物油。

（3）适量碳水化合物：肝脏中的碳水化合物贮备充足，可防止毒素对肝细胞的损害，有利于保肝与节约蛋白质。但是过多的碳水化合物可转变为脂肪，阻止肝糖原合成，加重肝功能损伤。限制碳水化合物可减少胰岛素分泌，从而减少肝内脂肪的生成。碳水化合物过少也可引起因脂肪分解不充分而使酮体产生过多，导致酸中毒。故而建议每日供给200～300g 碳水化合物，占总能量的 55%～60% 为宜。

（4）多种维生素：应供给丰富的维生素，以保护肝功能，如维生素 B、维生素 C、叶酸、维生素 A、维生素 D、维生素 E、维生素 K 等。

（5）少量水和无机盐：有轻度腹水者宜低盐饮食，每日食盐 1.5～2.5g；严重水肿者宜采用无盐饮食，每日食盐限制在 0.5g 以内，进水量限制在 1 000ml 以内，待病情好转后逐步恢复食盐量。

（6）膳食注意事项：注意烹饪与调味，供给易于消化吸收、细软味美的食物，忌用油炸及多油食品、胀气食物、硬壳类食物、刺激性食物。肝硬化晚期食管 - 胃底静脉曲张者，饮食应细软、易消化、少刺激，避免生、冷、硬、粗糙的食物，以防造成食管静脉破裂出血。

2．用餐调整

（1）餐前排空大小便：肝病患者大多数会出现腹胀症状，如餐前将大小便排空，在一定程度上能减轻腹胀，有利于进食。

（2）先进食再喝汤、饮水：先喝汤、饮水会增加腹胀感，使本该摄入的营养物质减少，导致能量和蛋白质摄入减少。先进食再喝汤、饮水可以保证患者优先获得含能量高和蛋白质丰富的食物。必要时可食干膳食。

（3）少量多餐：肝病患者消化吸收功能减退，一次进食量多不仅会加重腹胀感，还会增加胃肠道的消化负担，故宜采取少量多餐的饮食方法。

除了以上营养原则和进食方法，肝病患者应不食用被 AFT 污染的食品，不食用腌制、熏制、腐烂变质的食物，忌烟和酒等。

二、运动调适

生活能自理的患者要适当运动，但避免过劳；要保持充足的睡眠；注意保暖；因抵抗力较弱，要避免去人多的场所。肝功能指标不正常或生活不能自理者多卧床休息，保证肝脏有足够的血供以利于肝功能的恢复。

并不是所有肝病患者都需要一样的运动，一个患者在疾病的不同时期运动也不同，请大家对照参考。比如，慢性肝病稳定期的患者，可以选择正常慢跑、快走、广场舞、太极拳、游泳等，以休息后第二天不劳累为标准。急性肝病活动期，肝功能异常，甚至是有黄疸的患者，要以药物治疗和卧床休息为主，剧烈运动和劳累会诱发肝病，所以不适合锻炼。肝硬化不稳定期，有腹水等其他症状的患者，要以卧床治疗为主，不建议锻炼，待治疗稳定后 2 个月再开始散步等轻体力活动锻炼。脂肪肝患者，是需要运动量最大的患者，这类患者在注意饮食的基础上，要做大量有氧运动，如跑步、快走，运动频率和时间都要增加。降低体重和腰围是脂肪肝的基础治疗，其作用大于药物。

适合肝病患者的运动有很多，比如散步、登山、慢跑、游泳、瑜伽、太极拳、八段锦等，可供肝病患者在日常生活中选择。

1．散步 散步有助于消除疲劳、放松心情，有一定的镇静、清醒头脑的作用，最好在清晨或饭后进行，每日 2 ~ 3 次，每次半小时以上，走的时候步伐要迈得大一点，胳膊甩开，全身活动，才能调节全身各器官的功能。有学者认为，散步是慢性肝病患者稳定期最佳的运动项目。

2．登山 登山可以让人体四肢并用，强化四肢协调功能，而且有利于血液循环，对心肺功能也有好处。但是体质虚弱的慢性肝病患者，不可登过高的山，否则可能带来危险。登山适合脂肪肝患者。

3. 慢跑 慢跑可以增强机体的呼吸功能，使肺活量增加，还可促进全身的新陈代谢，加快体内毒素排出。慢跑时全身肌肉要放松，呼吸要均匀，缓慢而有节奏。肝病患者运动量以每天跑 20～30min 为宜。慢跑适合慢性肝病稳定期和脂肪肝患者。

4. 游泳 游泳属于有氧运动，长期坚持游泳，能促进肝脏的血液循环，可以改善肝细胞的营养，对肝功能的恢复有帮助。游泳的时候要注意，游泳前做 3min 准备活动，如肢体伸展及徒手操；游泳后不宜蹲下休息，因为蹲下休息不利于下肢血液回流，会加深机体疲劳的程度。有研究表明，游泳运动对高脂饮食引起的大鼠非酒精性脂肪性肝病（nonalcoholic fatty liver disease，NAFLD）具有预防作用，故游泳运动适合脂肪肝患者。

5. 瑜伽 瑜伽也是常见的运动，长期坚持不仅能增强体质，更重要的是能提高机体抵抗力，而且还能排出机体内的废气，对肝病患者的恢复有利。瑜伽适合慢性肝病稳定期的患者。

6. 太极拳 太极拳动作舒缓，是一种有效的养生运动。太极拳有利于机体心肺功能的增强，而且还能提高肝病患者机体免疫力，有利于病情的恢复。姜一鸣等研究发现，中医药配合简化太极拳可以提高治疗慢性乙肝的效果，并减少复发。亦有研究表明，健身走结合太极拳对脂肪肝患者病情的康复有明显的促进作用。故而太极拳适合慢性肝病稳定期和脂肪肝患者。

7. 八段锦 八段锦是一套自北宋起开始广泛流传的医疗康复体操，由八节动作组成。因其动作简便易学，强身健体功效颇佳，深受劳动人民喜爱而被比喻成锦，故名八段锦。八段锦具有柔筋健骨、养气壮力、行气活血、协调五脏六腑之功能。相关研究表明，八段锦可以减轻肝病患者的疼痛程度，提高患者的生活质量。所以八段锦是一种非常适合肝病患者练习的保健功法，但须根据身体状况适当锻炼，不可劳累。八段锦适合慢性肝病稳定期的患者。

三、情绪管理

《灵枢·百病始生》曰："喜怒不节则伤脏。"喜、怒、忧、思、悲、恐、惊是人类最基本的情绪，《素问·阴阳应象大论》有"怒伤肝""喜伤心""忧伤肺""思伤脾""恐伤肾"。人体五脏失调会引起不同的情绪反应，反之，情绪又会影响五脏。慢性肝病患者普遍存在抑郁的情绪障碍，其发病机制尚且不明，可能与疾病类型、病因、治疗、经济、社会支持、个人心理等多种因素相关。强化慢性肝病患者的心理护理，不仅可以改善患者的负面心理状况，还可以提升患者的内在力量，提高患者的睡眠质量和生活质量。对自身免疫性肝病患者实施暗示性心理护理干预，可明显缓解患者的不良情绪，提高患者依从性与护理满意度。给予慢性 ALD 患者有效治疗和心理护理，可明显改善其焦虑和抑郁症状，从而提高生活质量。Mohammad Abureesh 等认为肝硬化与抑郁症风险增加相关，抑郁症可能是肝硬化发展的独立危险因素。未来的努力应该集中在通过综合护理模式识别和治疗肝硬化患者的这种衰弱状况。综上，肝病患者在生活中做好情绪管理有益于疾病的转归，可以预防疾病进展，提高患者的生存质量。

那么肝病患者如何进行情绪管理呢？

1. **正确认识疾病**　正确认识各类肝病的发病原因，认识到患者的心理状态和自身免疫功能是决定病情好转的关键因素。只要积极配合治疗，大部分肝病是完全可以控制并且好转的。所以患了肝病，不必过分恐惧，要保持乐观的心态，养成良好的生活习惯和饮食习惯，听从医嘱，使病情得到好转。

2. **注重情绪调节**　肝病治疗时间长且多症状，特别是慢性肝病，病情反复是常有的事情，多种症状困扰着患者，此时患者容易出现夜不成眠、坐立不安、紧张烦躁的现象。肝病患者需要保持情绪稳定，必要时还可以通过跟朋友倾诉来释放压力。

3. **培养兴趣爱好**　在治疗肝病的过程中如果出现了不良情绪，患者除了要尽量控制自己的情绪，还可以把注意力放到其他方面，寻找一种适合自己又容易坚持下去的兴趣爱好，比如书法、摄影、下棋、绘画等。通过培养爱好转移对自身疾病的注意力，从而合理地宣泄情绪，肝脏之气得以通畅，疾病才能向好的方面发展。

4. **听音乐**　相关研究表明，听音乐可以有效缓解焦虑、抑郁等不良情绪，改善睡眠及脾胃运化功能，有助于缓解腹胀、腹痛等症状。肝病患者，肝失疏泄，患病日久，则气血不足，配合音乐疗法可以疏肝解郁、调畅气机，有助于气血生化及机体康复。

5. **保证充足的睡眠**　肝病患者不宜熬夜，要保证充足的睡眠，规律起居。好的睡眠对肝病患者的情绪管理尤其重要。《灵枢·大惑论》云："夫卫气者，昼日常行于阳，夜行于阴，故阳气尽则卧，阴气尽则寤。"即阴气盛则入睡，阳气盛则醒来。子时是晚上 11 点至凌晨 1 点，此时阴气最盛，入睡最能养阴，睡眠质量最好。现代研究亦表明，睡眠不足会减慢神经处理并损害抑制性任务的表现，从而影响肝病患者的情绪。

6. **寻求心理治疗**　《素问·上古天真论》曰："虚邪贼风，避之有时，恬淡虚无，真气从之，精神内守，病安从来。"患者要正确对待疾病，积极配合治疗，消除紧张恐惧心理，坚定治病信心。对有悲观、绝望、烦躁、焦虑等不良情绪的患者，根据具体情况进行心理治疗，使患者以理智乐观的人生态度对待疾病的预后。晚期肝病患者症状较多，需要家属及医护人员加强交流沟通，予以支持鼓励。

四、合理治疗与科学随访

慢性肝病患者需要做好对症治疗及对因治疗。慢性乙肝及丙肝患者，若符合抗病毒治疗指征，须及时启动治疗；血吸虫肝病患者须行抗寄生虫治疗；ALD 患者需要通过身心干预实现戒酒，同时控制饮食，这对减少肝癌癌前病变的发生有积极作用；代谢相关脂肪性肝病患者需要控制饮食中胆固醇的含量，并积极改变生活方式；对于自身免疫性肝病患者，要参照相应指南，采用相应的药物合理治疗，并利用中医药优势，积极使用中医药治疗。当上述慢性肝病出现肝功能损伤时，均应临床应用保肝药；同时注意医患沟通，嘱咐患者按时服药，积极配合治疗和科学随访。

第五章

早期肝癌的治疗

第一节 早期肝癌

一、中国肝癌临床分期

肝癌的分期对于预后评估及治疗方案的合理选择至关重要。国外有多种分期方案，如 BCLC、TNM、JSH 等。结合我国具体国情和临床实践，依据患者的一般情况、肝肿瘤情况及肝功能情况，《原发性肝癌诊疗指南（2022 年版）》建立了中国肝癌分期方案（China liver cancer staging，CNLC），包括 CNLC Ia 期、Ib 期、IIa 期、IIb 期、IIIa 期、IIIb 期、IV期。早发现、早诊断、早治疗（"三早"）是肝癌防治中最为重要的策略。我国学者在制定符合中国肝癌实际情况的防治方案过程中，作了许多探索，在早期肝癌的诊治方面取得了很大的进展，形成了有中国特色的肝癌防治体系。

二、早期肝癌定义

早期肝癌的判定依据肿瘤大小、数目及有无血管侵犯。目前国内外对于小肝癌的定义仍然存在争议。小肝癌由 Okuda 在 1977 年首次提出，即单个肝癌病灶直径 ≤ 4.5cm；若病灶 ≤ 4 个，直径 ≤ 3.5cm，也被认为是小肝癌。日本肝癌研究组 1983 年出版的《原发性肝癌临床和病理研究规范》将肝癌病灶直径 < 2cm 定义为小肝癌。1996 年，米兰（Milan）肝癌肝移植标准问世，将小肝癌定义为单发病灶 ≤ 5cm，或者癌灶数目不超过 3 个，每个病灶直径 ≤ 3cm，且不伴有血管浸润和远处转移。BCLC 分期将肿瘤直径 ≤ 3cm 的肝癌定义为早期癌，后来在此基础上进一步明确肿瘤直径 < 2cm 为极早期。美国癌症联合会（American Joint Committee on Cancer，AJCC）第 8 版肝癌分期中对 T 分期进行了更新，AJCC 第 8 版肝癌分期系统根据肿瘤大小和有无血管侵犯，将 T_1 分成 T_{1a} 和 T_{1b}。其中 T_{1a} 指孤立肿瘤直径 < 2cm，不论有无血管侵犯；T_{1b} 指孤立肿瘤直径 > 2cm 且没有血管侵犯。

我国小肝癌的分类标准也存在多种，汤钊猷院士将小肝癌定义为单发肿瘤病灶直径＜5cm，或 2 个肿瘤病灶直径总和＜5cm；陈孝平院士提出单发肿瘤病灶直径≤2cm 为微小肝癌，又称极早期肝癌，＞2～5cm 的为小肝癌，＞5cm 的为大肝癌。我国《原发性肝癌规范化病理诊断指南（2015 年版）》和《原发性肝癌诊疗规范（2011 年版）》，将单发肿瘤直径＜3cm，或癌结节数目不超过 2 个，其最大直径总和≤3cm 定义为小肝癌。结合我国《原发性肝癌诊疗指南（2022 年版）》，我国早期肝癌可包括 CNLC Ⅰa 期：体力状况（performance status，PS）评分 0～2 分，肝功能 Child-Pugh A/B 级，单个肿瘤、直径≤5cm，无影像学可见血管癌栓和肝外转移；CNLC Ⅰb 期：PS 评分 0～2 分，肝功能 Child-Pugh A/B 级，单个肿瘤、直径＞5cm，或 2～3 个肿瘤、最大直径≤3cm，无影像学可见血管癌栓和肝外转移；CNLC Ⅱa 期：PS 评分 0～2 分，肝功能 Child-Pugh A/B 级，2～3 个肿瘤、最大直径＞3cm，无影像学可见血管癌栓和肝外转移。

三、早期肝癌诊断

（一）临床表现

早期肝癌起病隐匿，多无明显症状，也无明显相关的阳性体征，不易诊断。部分患者通过体检或临床症状而被确诊，少数患者可见食欲减退、发热、消瘦、腹胀、腹泻、乏力等临床表现。

（二）辅助检查

1. 血清学检验　对于原发性肝癌，可能出现血液 γGT、ALP、AST、乳酸脱氢酶或胆红素升高，白蛋白降低等肝脏功能改变，对判断早期肝癌有一定的辅助价值。

2. 血液学分子标志物

（1）甲胎蛋白：AFP 于 20 世纪 70 年代被引进并不断改善，是当前我国诊断肝癌常用且重要的指标，正常人血清 AFP＜20μg/L。AFP 诊断早期肝癌的敏感度为 39%～65%，特异性可达 76%～97%。血清 AFP 轻度升高者，应作动态观察，并与肝功能变化对比分析，有助于诊断。血清 AFP≥400μg/L，排除妊娠、慢性或活动性肝病、生殖腺胚胎源性肿瘤，以及消化道肿瘤后，高度提示肝癌。

（2）甲胎蛋白异质体：AFP-L3 为肝癌细胞所特有，正常值应＜10%，＞10% 提示高度怀疑肝癌。虽然 AFP-L3 的敏感性仅有 37%～60%，但特异性高达 90%。我国将 AFP-L3 与 AFP 同时应用于临床研究，并不断探索其与 AFP 等联合应用对早期肝癌诊断的意义。

（3）异常凝血酶原：DCP 是肝内合成的不具有活性的凝血酶原前体，在维生素 K 作用下经 γ 羧化过程转化为活性形式。当维生素 K 缺乏或应用维生素 K 拮抗剂时，特异性谷氨酸不能转化为 γ 羧基谷氨酸，从而引起凝血酶原前体的释放，故称"维生素 K 缺

乏诱导蛋白 - Ⅱ（PIVKA-Ⅱ）"。DCP 诊断早期肝癌的敏感性为 48%～62%，特异性可达 81%～98%。DCP 的敏感性可随肿瘤体积增大而升高，且 DCP 在诊断肝炎相关性肝癌时的敏感性和特异性均高于 AFP。DCP 以临床常用的 40ng/ml 作为诊断界值，其诊断肝癌的敏感度在 80% 左右，而特异度在 90% 以上。沈锋教授团队基于肝癌患者年龄、性别、AFP、PIVKA-Ⅱ（DCP）创新性地构建了一个诊断乙肝相关性肝癌的诊断模型，命名为 ASAP 模型。与传统的影像学检查相比，ASAP 模型在慢性乙肝患者肝癌早期筛查中可以发挥重要作用，是一种具有广泛临床应用前景的肝癌筛查手段。

（4）血液指标的联合应用：近年来，国内学者通过多种临床血液指标的联合应用，在一定程度上提高了早期肝癌诊断的敏感性和特异性。如香港中文大学华南肿瘤学国家重点实验室 Wong 等于 2010 年在 *Journal of Clinical Oncology* 上发表的通过联合年龄、胆红素水平、白蛋白水平、HBV-DNA 及肝硬化五项来预测早期肝癌的发生的研究，结果表明该预测评分系统在预测慢性乙肝患者罹患肝癌的发生率上有较高的准确性。武汉大学程书平教授研究发现，PIVKA-Ⅱ（DCP）对原发性肝癌的诊断价值优于 AFP、γGT、γGT/ALT，AFP、PIVKA-Ⅱ（DCP）、γGT 和 γGT/ALT 联合检测可以提高对早期肝癌的诊断价值。

3. 影像学检查

（1）超声诊断：超声诊断技术在 20 世纪 50 年代就被引入中国，早期只能区分肝脏实性或囊性占位，因此其在肝癌诊断中的应用受限。此后，在 20 世纪 80 年代，赵玉华教授引进了彩超技术并将其应用于肝癌检查中，因操作简便、实时无创、移动便捷等特点，彩超技术成为临床上首选并最常用的肝脏影像学检查方法。随着近年三维超声及超声造影技术的应用，超声诊断的分辨力、敏感性和特异性得到了明显提高，超声诊断技术在肝脏肿瘤的检出和定性诊断中具有重要价值。小肝癌的超声表现为圆形或椭圆形的病灶，直径 2～3cm，边界清晰，后方回声略微增强。但直径＜2cm 的小肝癌多由门静脉供血，在超声和彩色多普勒超声检查时容易误诊甚至漏诊，而使用超声对比剂则可以敏感地反映血管灌注情况，有助于小肝癌的早发现、早治疗。

（2）计算机断层扫描：早期 CT 对于小肝癌（直径≤1cm）的检出率很低，20 世纪 80 年代初应用 CT 动脉造影，即在肝固有动脉内直接注射对比剂的同时进行动态扫描，以肝动脉供血为主的肝癌病灶强化十分显著，可与肝实质形成鲜明对比，此项技术对于小肝癌直径≤1cm 的病灶检出率可达 80%。动脉期 CT 门静脉造影，即将导管插至肠系膜上动脉或脾动脉后注射对比剂，对比剂经门静脉回流到肝脏后行 CT 扫描，正常肝脏组织明显增强，此项技术对于小肝癌直径≤1cm 的病灶检出率可达 85%。自 20 世纪 80 年代末以来，随着螺旋 CT 及 CT+ 肝动脉造影技术的广泛运用，肝癌诊断灵敏度进一步提高，直径 0.3cm 的病灶也能被检出。CT 技术的改良升级无疑提高了早期肝癌的诊断率，但是 CT 诊断也存在不足，对弥漫型肝癌和等密度病灶容易漏诊，并且肝左叶的肿瘤可因胃内气体产生的伪影而发生误诊。

（3）磁共振成像：肝脏多模态 MRI 具有无辐射，组织分辨力高，可多方位、多序列参数成像的优势，且具有形态结合功能（包括扩散加权成像等）综合成像技术的能力，成为肝癌临床检出、诊断、分期和疗效评价的优选影像技术。多模态 MRI 检出和诊断直径 ≤ 2.0cm 肝癌的能力优于动态增强 CT。使用肝细胞特异性对比剂钆塞酸二钠可提高直径 ≤ 1.0cm 小肝癌的检出率及对肝癌诊断与鉴别诊断的准确性。基于此，与肝脏 CT 检查相比，多模态 MRI 检查对诊断早期肝癌具有更高的价值。

4．病理学诊断　早期肝癌并不仅仅指体积较小的肝细胞癌，其还具有以下病理学和肿瘤生物学的特点：①常为单个结节，体积小，边界清楚；②常可伴包膜或不伴包膜，包膜可完整也可不完整；③癌细胞分化较好，其中 I 级约占 75%；④肉眼可见的癌栓极为少见，镜下癌栓较为常见，占 24% ~ 33%；⑤二倍体较多；⑥随着肿瘤的增大而向其对立面转变，即逐渐呈现出分化较差、有较多异倍体、多结节和包膜不完整的特点；⑦小肝癌瘤体内可见不同程度的淋巴细胞浸润，主要为淋巴细胞、浆细胞及少量巨噬细胞。

四、早期肝癌与中晚期肝癌的区别

（一）临床症状

早期肝癌多无明显临床症状，全身症状也不明显，多通过肝脏彩超等常规体检发现；而肝癌中晚期，可出现肝区疼痛、消瘦、乏力、恶心呕吐、食欲减退、腹胀、腹泻等临床症状。肝区疼痛是在我国肝癌患者中最常见的主诉，疼痛多为持续性隐痛、胀痛、钝痛或刺痛，夜间或劳累后加重。食欲减退是最常见的消化道症状，并且随着病情的加重而越发明显。部分患者可出现腹泻，多在进食后出现，常不伴有腹痛。晚期可出现乏力、消瘦，也可出现不明原因的午后低热。部分中晚期肝癌患者可并见肿瘤破裂出血引起的突发腹部剧痛、肿瘤压迫胆管引起的梗阻性黄疸、肿瘤侵犯门静脉导致腹水增加而引起的腹胀、肿瘤骨转移引起的骨痛等。肝癌终末期常见恶病质。

（二）体征

早期肝癌常无明显相关的阳性体征，中晚期肝癌可并见肝大、腹水、黄疸及肝硬化失代偿期表现。肝大是最常见的阳性体征，常呈不对称性肝大，局部隆起，可随呼吸上下运动，触诊肝表面光滑或有大结节感，质硬有压痛。左肝癌常表现为剑突下包块；右肝癌位于右肝下部时可在右肋缘下触及包块，而位于右肝靠近膈顶时可见右膈抬高。

肝癌晚期以肝功能失代偿、腹水、黄疸为常见表现。常出现门静脉高压、低蛋白血症引起的腹水，以间接胆红素升高为主的黄疸，以及肝掌、蜘蛛痣和腹壁静脉曲张等体征。

此外，肿瘤侵犯门静脉或肝静脉致门静脉高压而引起的腹水，肿瘤腹腔种植转移引起的癌性腹水，肿瘤转移并堵塞淋巴管后引起的浑浊或乳糜样腹水，以及肝癌破裂出血引起的腹腔内积液；肝脏肿瘤压迫肝内胆管、肝门部肿大淋巴结压迫肝门部胆管或者肿瘤侵犯阻塞胆管引起的以直接胆红素升高为主的黄疸等，均为常见阳性体征。

五、早期肝癌研究的意义

在肝癌发生发展过程中，肿瘤体积从小到大，症状从无到有，从亚临床到临床。早期肝癌之小肝癌的研究对防治肝癌、提高疗效具有重要意义：小肝癌研究是了解肝癌的早期发生与发展的需要，是延长肝癌患者生存期、改善预后的重要途径。小肝癌的研究也推动了肝癌肿瘤标记和定位诊断的研究，通过对亚临床期肝癌的研究，人们发现肝癌的自然病程多数至少为 2 年，与其他实体瘤一样，也有一个相当长的发生发展阶段。肝癌自然病程的概念也因此而更新。早发现、早诊断和早治疗始终是提高肿瘤疗效的关键，肝癌也不例外，而小肝癌的研究，为更好地实现"三早"提供了科学基础。

第二节　早期肝癌的中西医结合治疗策略

肝切除术仍然被视为治疗早期肝癌的主要手段。近年来，随着微创技术不断革新，微创观念不断深入，小肝癌的临床治疗方式逐步由传统的"单一手术切除"向"手术切除、肝移植、微创治疗相结合，辅以免疫治疗、中医药治疗"的综合治疗模式转变。在诸多治疗方式中，手术切除、肝移植，以及局部消融治疗是早期肝癌的根治性治疗方式，但也存在术后复发的不足。如何立足于肿瘤的大小、数目、位置，患者体力状况评分和肝功能分级等因素，优化治疗措施尤为重要，中医药更应该是贯穿其中的重要组成部分。充分发挥中医药扶正抗癌、增效减毒、预防早期复发等方面的优势，并将中医药与现代医学多种治疗手段相结合，优势互补，是我国目前治疗早期肝癌及预防早期肝癌术后复发的特色和优势。

一、外科手术治疗

外科手术切除是治疗早期肝癌的首选治疗手段，更是患者获得长期生存的重要途径。20 世纪 90 年代末，日本学者报道了 12 118 例手术切除肝癌的疗效，其中直径 ≤ 2.0cm 和 2.1～5.0cm 的早期肝癌分别为 2 320 例和 5 956 例，术后 5 年生存率分别为 66% 和 53%。复旦大学肝癌研究所 1 000 例小肝癌手术切除后的 5 年生存率为 62.7%，10 年生存率为

46.3%。中山大学肿瘤防治中心采用简化肝切除和不规则肝切除治疗小肝癌 380 例，术后 5 年生存率为 57.13%。近期国内一项多中心回顾性研究，纳入 1 424 例行根治性肝切除术的 BCLC 早期肝癌患者，其中男性 1 266 例（88.9%），女性 158 例（11.1%），全组中位年龄为 52 岁。在中位时间 54.8 个月的随访期中，1 424 例患者中 679 例（47.7%）发生术后复发。所有患者术后 1 年、3 年和 5 年的累积复发率分别为 20.1%、35.5% 和 43.7%，1 年、3 年和 5 年的总生存率分别为 93.1%、80.3% 和 70.8%。其中，发生术后复发患者的 1 年、3 年和 5 年的总生存率分别为 86.0%、61.8% 和 46.5%，明显低于未复发的患者（99.3%、97.3% 和 94.1%）。

（一）手术适应证与禁忌证

早期肝癌手术切除需要严格掌握适应证，通常认为肝功能 Child-Pugh A 级、吲哚菁绿 15min 滞留率（indocyanine green-15 minutes retention rate，ICG-R15）< 30% 是实施手术切除的必要条件。对于肝硬化患者，剩余肝脏体积须占标准肝脏体积的 40% 以上；无肝硬化患者，剩余肝脏体积须占标准肝脏体积的 30% 以上也是实施手术切除的必要条件。

2008 年路易斯维尔宣言规定经腹腔镜肝切除术主要适应证为：①肿瘤部位位于肝 2 ~ 6 段位置表浅的局限性病变；②良性肿瘤直径 ≤ 5cm（外生性肿瘤除外）；③恶性肿瘤直径 < 3cm，且未侵犯大血管或胆管。此后，随着腹腔镜设备和器械的改进，经肋间隙穿刺孔、经胸和经腹膜后入路的应用，切除肿瘤的部位逐渐扩大到早期所谓的"腹腔镜肝段"或肝后上段，即肝 Ⅰ、Ⅳa、Ⅶ和Ⅷ段，肿瘤的直径限制也扩大到 8cm。也有国内专家建议肿瘤病灶位于 Ⅱ、Ⅲa、Ⅴ、Ⅵ段表浅的局限性小病灶及局限于左肝外叶的恶性病变，是腹腔镜肝脏切除术的最佳适应证，而腹腔镜左外叶解剖性肝切有望成为肝左外叶手术的金标准。经腹腔镜肝切除术禁忌证：病灶过大、毗邻重要大血管、腔镜操作困难、易导致瘤体破裂、难以获得阴性切缘者应放弃腹腔镜手术而改为开腹手术。

（二）手术术式

1. 解剖性肝切除术与非解剖性肝切除术　解剖性肝切除术又称规则性肝切除术，可依据解剖位置细分为左外叶、左半肝、左三叶、右前叶、右后叶、右半肝、右三叶、肝中叶切除、第 1 肝段（尾状叶）、第 8 肝段切除等。解剖性肝切除术是以肝段为基本单位，切除其周围部分门静脉系统，将肿瘤所在肝段或肝叶进行完整切除。解剖性肝切除术虽然在一定程度上可减少肿瘤细胞通过同一肝段或肝叶门静脉进行扩散转移，降低术后复发率，但原发性肝癌患者多数伴有肝硬化背景，肝组织切除多，对肝脏储备能力的破坏大，患者术后可能并发肝功能衰竭而死亡。非解剖性肝切除术又称不规则性肝切除术，术后可留下较大部分功能单位的实质，是切除边缘距离肿瘤至少 1cm 的楔形、梭形切除等，优点是可最大程度上保留合并肝硬化患者的肝组织，缺点是手术根治性效果不佳，术后易复发，远期生存率有待提高。

汤钊猷院士认为，小肝癌位于左侧者可做左外叶或左半肝切除，右叶则多采用有足够边缘的局部切除，而关于解剖性肝切除的必要性，目前国内外仍然未达成共识。日本学者发起的一项全国范围内的多中心研究表明，解剖性肝切除术仅对 2~5cm 的肝癌带来生存获益，但是对于<2cm 的小肝癌，与非解剖性肝切除术比较，解剖性肝切除术没有生存优势。Hasegawa 等报道，行解剖性肝切除术的肝癌患者的 5 年生存率和无病生存率分别为 66% 和 35%，远远高于同期的行非解剖性肝切除术的患者，后者仅为 35% 和 16%（$P < 0.01$）。ShinS 等纳入 116 例<3cm 的进行过肝切除术的小肝癌患者，在总生存率和无复发生存率上，解剖性肝切除术与非解剖性肝切除术比较没有显著差别，而微血管侵犯（MVI）是影响术式选择的重要因素。ShinS 据此推荐怀疑有 MVI 的患者在行肝切除术时保证宽切缘（>1cm），有助于降低术后复发率。Yamashita 等研究发现对于怀疑有 MVI 的小肝癌患者，解剖性肝切除术比非解剖性肝切除术及射频消融术（radiofrequency ablation，RFA）有更高的总生存率及无复发生存率。韩国学者研究纳入 1 572 例肿瘤直径 2~5cm 的单发肝癌肝切除病例，根据 AFP、DCP 和肿瘤体积建立 ADV 评分来判断肿瘤侵袭性，发现 ADV ≤ 4log 或缺乏 MVI 的患者通过解剖性肝切除术将得到更多生存获益。韩双喜等进行 Meta 分析发现解剖性肝切除术有更高的 3 年、5 年总生存率和无病生存率，其认为对于肝储备功能良好的患者，当肿瘤适宜行解剖性肝切除术时应首选解剖性肝切除术；对肝储备功能较差的患者，则应行非解剖性肝切除术，以避免术后发生肝功能衰竭。

2. 开腹肝切除术与经腹腔镜肝切除术 开腹肝切除术（open hepatectomy，OH）在治疗早期肝癌中占据重要地位，但是存在手术创伤较大、出血量多、肝功能损害较重、术后恢复慢等不足。随着腹腔镜技术的改良和迅猛发展，腹腔镜肝切除术（laparoscopic hepatectomy，LH）在临床上广泛应用于治疗早期肝癌。与 OH 相比，LH 创伤小、术后恢复快，在肿瘤切缘、血行转移、术后病死率、术后并发症发生率、住院时间等方面优势明显，两者在总生存率和无复发生存率方面差异无统计学意义。韩国首尔国立医院开展的一项 176 例肝癌患者临床资料的病例对照研究，结果显示，LH 组（$n=88$）和 OH 组（$n=88$）的 1 年、3 年及 5 年总生存率和无病生存率（disease free survival，DFS）比较，差异均无统计学意义。此外，LH 对位于肝脏表面的早期肝癌切除具有一定优势，如果在借助腹腔镜下的超声定位以保证切除范围足够安全的前提下，腹腔镜下早期肝癌切除有可能达到与开腹手术相似的效果。一项由 Yoon 等进行的研究显示，对于一些因位置而切除困难的肿瘤（如肝右叶肿瘤），LH 与 OH 相比具有相近的安全性及远期总生存率（$P=0.645$）和 DFS 率（$P=0.090$）。对少于 3 段的小部分肝切除或肿瘤靠近肝脏边缘的局部肝癌切除，建议优先采用 LH。目前关于 LH 的多个研究表明，LH 治疗小肝癌在长期生存率、DFS 率、术后并发症等方面均可达到和 OH 同样的效果，并且具有住院时间更短、并发症发生率和短期死亡率更低等优点，故满足条件的小肝癌可优先考虑 LH。一项由 Sotiropoulos 等进行的纳入了 5 203 例行手术切除肝癌患者的 Meta 分析更是指出，LH 与 OH 相比具有更宽的手术切缘、更低的术后并发症发生率和更低的 30 天死亡率。

与此同时，LH 治疗小肝癌要严格选择适应证，并兼顾安全性和疗效。在判断可切除性时，要考虑小肝癌的位置及与肝脏重要血管、胆管结构的解剖关系。位于肝脏周边区域的小肝癌是 LH 的良好适应证；位于肝后上段的困难部位的小肝癌，需要在具有丰富经验的肝胆外科中心完成。由于腹腔镜下手术在控制大出血和准确判断手术切缘上存在一定局限性，位于肝脏深部的小肝癌，尤其是与血管、胆管关系密切的病灶，可采用开腹手术或消融治疗。需要说明的是，肿瘤的根治性原则是首要的，应坚决避免因操作技术失误而导致医源性肿瘤播散的严重后果。

3．肝移植 理论上，肝移植（LT）是治疗小肝癌的最优方式。LT 在治疗肝脏肿瘤的同时移除了有肝硬化的病肝，可有效降低肝癌的复发率，并且能逆转肝功能衰竭。LT 的 Milan 标准最早由意大利的 Mazzaferro 等在 1996 年提出，这一标准恰巧与 BCLC 关于早期肝癌的定义基本吻合，提示 LT 最佳适应证是早期肝癌。随后，Mazzaferro 根据来自欧美国家 36 个器官移植中心的 1 556 例肝癌 LT 患者资料，又提出 up-to-seven 标准，此标准被称为新 Milan 标准，即肿瘤数目及最大肿瘤直径厘米数之和不超过 7。符合这一标准的肝癌 LT 患者 5 年生存率为 71.2%，与符合 Milan 标准的肝癌 LT 患者 5 年生存率（73.3%）基本接近。与此同时，越来越多的证据表明 Milan 标准可能过于严格，目前一些研究者将肿瘤标志物纳入移植标准，以更好地优化肝癌 LT 患者的选择。移植前的 AFP 值是最常用的生物标志物之一。Hameed 等研究发现，AFP 水平 > 1 000ng/ml 是肝癌复发的唯一重要预测指标，并将其作为临界点。4.7% 的患者 AFP 水平超过此临界点，将这些患者排除在 LT 之外会使移植后肝癌总复发率降低 20%。在亚洲地区的某些肝移植中心，其他生物标志物诸如 AFP-L3、PIVKA-Ⅱ（DCP）等也常用于肝癌患者，使用上述 3 种生物标志物，能够预测肝癌 LT 术后复发风险，联合肿瘤标志物和 Milan 标准能更好地优化肝癌 LT 患者的选择。

目前，国内外已经提出了几种替代肝癌 LT 标准。例如，我国就有上海复旦标准、杭州标准、华西标准和三亚共识等。这些标准均不同程度地扩大了肝癌 LT 的适用范围。国外 UCSF 标准等扩展标准也被普遍认为适合用于肝癌 LT 患者，可能使更多的肝癌患者因 LT 手术而受益，且并未明显降低术后总体生存率和无病生存率，但是需要获得高级别的循证医学证据以充分支持。针对上述标准，究竟孰优孰劣，医学界尚未达成一致意见。但是，国内外各种 LT 适应证的标准对于无大血管侵犯、淋巴结转移及肝外转移的要求基本一致，而对肿瘤大小和数目的要求却不尽相同。此外，器官供体的严重短缺是 LT 的一个难题，每年在移植名单上等待供体的患者有接近 20% 因等待时间过长而死亡，因此迫切需要将有限的供体分配给最有可能通过 LT 获得最大生存收益的患者。研究表明，由于肿瘤进展，20%~30% 等待 LT 的肝癌患者从等待名单中被剔除。为了延迟肿瘤进展，减少肝癌患者在等待移植过程中因肿瘤进展而失去 LT 机会，桥接治疗因此应运而生。一般认为，等待超过 6 个月的 LT 患者应接受桥接治疗。Mehta 等研究发现肝癌患者从等待名单中被剔除的高危因素包括：①单发 3~5cm 肿瘤（相对于 ≤ 3cm）；②肿瘤个数为 2 或 3 个；③第一次局部区域治疗后缺乏完全反应；④第一次局部区域治疗后高 AFP 水平。对于这些患者采用何种桥接治疗取决于肿瘤大小和数量以及肝功能。Mehta 等建议对于 ≤ 3cm 的较小肿瘤，消融是最佳的方法；较大的病变和多个病变建议采用肝动脉插管化疗栓塞术（transcatheter arterial chemoembolization，TACE）或经导管动脉放疗栓塞术（transarterial radioembolization，TARE）治疗。近年来，立体定向放射治疗（stereotactic radio-therapy，SRT）已成为肝功能不良患者的桥接疗法，为此类患者提供了新的选择。目前，全身化疗仍然处于临床研究阶段，故不作为标准疗法推荐。

4. 拯救性肝移植　拯救性肝移植（salvage liver transplantation，SLT）是指对肝功能良好的可切除早期肝癌首先采取肝癌切除治疗，在术后出现肝癌肝内复发或肝功能衰竭时再行肝移植的治疗策略。SLT 目前主要适用于可切除小肝癌。Chan 等对 2000 年以来超过 130 篇的关于 SLT 的英文文献进行 Meta 分析，结果显示，SLT 主要用于符合 Milan 标准的无肝硬化或肝硬化不严重且肝功能良好的小肝癌。该研究发现小肝癌术后中位复发率达 54%，中位复发时间为 21.4 个月，其中约 58% 为肝内单个复发癌灶；约 41% 的复发小肝癌接受了 SLT，中位病死率为 5%；SLT 术后 1、3、5 年中位生存率和无病生存率分别为 89%、80%、62% 和 86%、68%、67%。SLT 治疗可切除小肝癌疗效接近一期肝移植。Fuks 等对 138 例符合 Milan 标准的小肝癌采用先肝切除、复发再行 SLT 的治疗策略，并与同期 191 例小肝癌一期肝移植比较，5 年生存率分别为 77% 和 60%，差异无统计学意义。Del 等报道了 80 例小肝癌肝切除术后患者，其中 39 例肝内复发，27 例复发患者符合 Milan 标准，16 例施行了 SLT，全组 5 年生存率为 66%，与同期 147 例小肝癌一期肝移植疗效（5 年生存率 73%）相近。Guerrini 等报道 72 例小肝癌肝切除病例，术后 22 例肝癌肝内复发（符合 Milan 标准），另有 4 例术后出现肝功能失代偿，2 例存在肝癌复发高危因素，均施行了 SLT，全组 5 年无病生存率达 80.6%，与同期 198 例小肝癌 LT 比较差异无统计学意义。Wang 等对复发性肝癌是采用 SLT 治疗还是采用治愈性局部区域治疗的比较研究进行了 Meta 分析，总共有 7 项回顾性研究的 840 例患者纳入分析，结果显示，5 年总生存率及 1、3、5 年无病生存率均是 SLT 优于治愈性局部区域治疗，提示 SLT 策略能进一步提高复发性小肝癌的治疗效果。

我国多数肝癌患者合并肝硬化，肝脏储备功能不足和肿瘤多中心生长使肝脏切除术难以兼顾根治性和安全性，并且在我国存在供体肝源严重短缺的问题，住院费用高、移植相关并发症及终身服用免疫抑制剂等因素都限制了 LT 的大规模推广。此外，肝癌 LT 术后肿瘤复发明显降低了移植后生存率；在等待 LT 期间，患者的肿瘤可能发生进展，导致失去手术机会，或使得术后预后变差。因此，在我国如何突破早期肝癌肝移植术"瓶颈"，是未来早期肝癌治疗的重要研究方向之一。

5．小肝癌合并症的手术治疗 对小肝癌合并门静脉高压、脾功能亢进的患者进行全面的疾病评估是选择合理的治疗方案的前提和关键。肝细胞癌、门静脉高压、脾功能亢进及肝功能状态均是决定其预后的重要因素，具体包括：①对肝功能良好的可切除，若合并严重的食管 - 胃底静脉曲张、有出血史或出血倾向的患者可选择肝切除 + 脾切除 + 贲门周围血管离断术；若食管 - 胃底静脉曲张不重而合并脾功能亢进者可行肝切除 + 脾切除。此术式既切除了肝癌，又可预防出血，还纠正了脾功能亢进，是最为理想的方法。②对肝功能较差不能耐受手术，且伴有严重脾功能亢进者，可行动脉栓塞治疗；若合并严重的食管 - 胃底静脉曲张、有出血史或出血倾向的患者可行内镜下食管静脉曲张套扎术或注射硬化剂。③对伴有轻、中度食管 - 胃底静脉曲张及脾功能亢进不明显者，无须处理静脉曲张及脾脏，只需按肝细胞癌的治疗原则处理小肝癌即可。④对合并肝功能损伤者，腹腔镜下射频消融术也可获得较好的结果。

（三）术后疗效及监测

手术切除目前仍是小肝癌的首选治疗手段，是患者获得长期生存的重要途径。复旦大学肝癌研究所 1958—2008 年 8 843 例肝癌切除患者的 5 年生存率为 43.7%，其中 4 388 例小肝癌切除者的 5 年生存率为 57.5%，而 4 455 例大肝癌者的 5 年生存率为 30.2%；根治性切除 5 761 例患者的 5 年生存率为 51.6%，姑息性切除 3 082 例患者的 5 年生存率为 29.2%。澳大利亚 Chu 等报道了 279 例、美国 Liau 等报道了 82 例 > 10cm 肝癌患者的 5 年生存率均为 33%。日本肝癌研究组报道，用 Cox 多因素分析发现，影响切除预后的因素依次为 AFP 浓度、肿瘤大小、肿瘤数目，合并肝硬化等；而用逐步回归分析发现，影响切除预后的因素则为门静脉受侵、肿瘤数目、AFP 值、肿瘤大小等。

早期肝癌术后监测主要依靠 AFP 结合影像学综合判断：①术后 1~2 个月行超声、CT、MRI（必须有其中的 2 项）检查未发现肿瘤病灶；②如术前血清 AFP 升高，则要求术后 2 个月血清 AFP 定量测定，其水平降至正常范围内（极个别患者血清 AFP 降至正常的时间会超过 2 个月）。血清 AFP 的下降速度可早期预测手术切除的彻底性。

（四）术后并发症及其处理

肝切除术后并发症主要有肝功能失代偿、术后出血、胸腔积液、胆漏、应激性溃疡等。肝功能衰竭是术后的严重并发症，是引起患者术后死亡的重要原因，与肝硬化程度、肝功能状态、术中肝门阻断时间、术后剩余肝脏体积等密切相关。近年来，随着术前评估的精细化、术式的优化和设备的改良，术后肝功能衰竭的发生率明显下降，死亡率也明显降低。术后患者一旦出现烦躁不安、高热、呼吸急促、白蛋白迅速下降、胆酶分离、昏迷等表现，即要积极救治和严密监护，保肝利胆、降低血氨是常见的处理措施。肝切除术后继发出血在临床上并不少见，出血部位常为肝断面、肝裸区、后腹膜创面等处，应该引起外科医生的重视。术后继发出血可发生在术后 3~5 小时，多在 24h 内，腹腔引流管内可见持续引出的大量鲜血，可出现烦躁、脉搏加快、血压下降、Hb 降低、皮肤黏膜苍白等失血性休克早期表现。术后出血的处理分为再手术治疗和输血、输注冷沉淀、止血、补充血容量、保肝等非手术治疗。胸腔积液是肝切除术后常见并发症之一，右侧常多于左侧，主要原因有：①右膈顶、肝裸区的创面渗出，刺激右侧胸腔的膈面胸膜而发生渗出性积液；②引流管引流不畅导致继发性感染；③术后低蛋白血症。胸腔积液患者一般无明显的临床表现，大量积液患者可见胸闷、发热、气促，对症处理即可。胆漏、应激性溃疡等在临床较为少见。

二、微创治疗

（一）微创治疗概述

微创治疗是影像引导下的介入治疗的简称，微创治疗手段主要包括以射频消融术（RFA）及微波消融术（microwave ablation，MWA）为主的局部消融治疗，肝动脉插管化疗栓塞术（TACE）、经皮无水乙醇注射（percutaneous ethanol injection，PEI）、冷冻消融等也属微创治疗的范畴。随着微创技术的不断改进及微创设备的不断升级，微创治疗具有精准、创伤小、疗效确切、术后恢复快等特点，日益成为小肝癌及伴有癌栓患者的重要治疗方法。

自 20 世纪 80 年代初开始，TACE 逐步运用于肝癌治疗，是世界公认的治疗肝癌的方法。近年来随着载药微球（DEB）、放射性微球等新材料的出现，TACE 逐渐向规范化、标准化、精细化发展。在 RFA 出现之前，PEI 曾是治疗肝癌结节较小且肝功能储备差而不适宜行肝切除术患者的最为广泛认可的微创方法。RFA 治疗肝癌的研究最早开始于 20 世纪 90 年代。目前，以 RFA 为主的局部消融治疗也被作为小肝癌根治性治疗方法在临床上广泛运用，RFA 对于小肝癌的治疗有着和手术切除相当的效果，其简单、快速及可重复的特点使其有更宽的应用范围，但肿瘤越大、疗效越差；而联合其他微创治疗手段如 PEI、TACE、MWA 等，可以有效强化其消融效果，扩大其适用范围。未来小肝癌微创治疗手段的选择应遵循"安全、根治、微创、联合"的先后原则，根据患者肝储备功能、肿瘤的大小和部位、毗邻结构等具体情况，选择合适的联合治疗方案。

（二）局部消融治疗

局部消融治疗是借助医学影像技术的引导对肿瘤靶向定位，局部采用物理或化学的方法直接杀灭肿瘤组织的一类治疗手段，主要包括 RFA、MWA、PEI、冷冻消融、高强度聚焦超声消融（high intensity focused ultrasound ablation，HIFU）、激光消融、不可逆电穿孔术（irreversible electroporation，IRE）等。这些方法可大致分为通过高温加热引起热损伤的技术（射频和微波能量、超声波或激光能量），极端冷冻技术（如冷冻消融），暴露于细胞毒性化学物质（如乙醇或乙酸注射）或非热能（如 IRE）。消融的路径有经皮、腹腔镜或开腹等。大多数的小肝癌可经皮穿刺消融，其具有经济、方便、微创的特点。位于肝包膜下的肝癌，特别是突出肝包膜外的肝癌、影像学引导困难的肝癌或经皮消融高危部位的肝癌，可考虑经腹腔镜消融和开腹消融的方法。局部消融治疗适用于 CNLC Ⅰa 期及部分 Ⅰb 期肝癌（即单个肿瘤、直径 ≤ 5cm；或 2~3 个肿瘤、最大直径 ≤ 3cm）；无血管、胆管和邻近器官侵犯以及远处转移，肝功能分级 Child-Pugh A/B 级者，可获得根治性的治疗效果。对于不能手术切除的直径 3~7cm 的单发肿瘤或多发肿瘤，可联合 TACE。

目前临床上使用最普遍的消融技术是 RFA 和 MWA。两种类型的消融都会使组织温度升高到足以产生不可逆的细胞损伤区域。

1. **射频消融治疗** RFA 通过高温烧灼，使肿瘤细胞在高温下发生凝固性坏死。同时，肿瘤周围血管组织凝固形成反应带，可阻断肿瘤血供并防止其转移。RFA 是目前应用最多、研究最多、疗效最好的局部治疗方法，目前针对 RFA 的多个临床研究显示，对于直径 ≤ 3cm 的小肝癌，RFA 可以得到与手术相近的效果，以 RFA 为代表的局部消融治疗目前已经被列为小肝癌的根治性治疗方法之一。RFA 治疗肝癌的研究最早开始于 20 世纪 90 年代，1993 年，Rossi 等系统地报道了 RFA 治疗小肝癌获得成功。1999 年，马庆久等报道了 RFA 治疗肝癌方面的进展，对于直径 < 5cm 的肝癌，经 RFA 治疗后，肿瘤体积与 AFP 值都明显下降。在 21 世纪初，RFA 治疗的研究逐渐开始兴起。最开始，RFA 采用了单电极消融的方式，随着技术的不断发展，临床上也逐渐出现多种 RFA 治疗的方法，包括单极、多极、Hitt 射频、Cool-tip 射频等。Livraghi 等在 2008 年就已经提出，RFA 在小肝癌治疗方面是安全可行的，其治疗后 5 年生存率可达 68.5%，可以将其列为一线治疗方案。在随后的更进一步研究中，Shiina 等回顾性分析了 1 170 例符合 Milan 标准的原发性肝癌患者的临床资料，平均随访时间为 38.2 个月，结果显示，患者的 5 年生存率达 60.2%。陈敏山研究发现，行 RFA 治疗的 Ⅰa 期（$n=397$）和 Ⅰb 期（$n=168$）小肝癌患者的 5 年生存率分别为 61.9% 和 42.2%；而对于直径不超过 2cm 的微小肝癌患者（$n=71$），RFA 术后的 5 年生存率为 71.9%。如今，RFA 治疗被广泛证明可作为安全有效的一线消融技术。

此外，对小肝癌行手术切除治疗还是消融治疗的选择尚存在争议。在 2008 年的回顾性队列分析中，Livraghi 等研究发现，对于 ≤ 2cm 的小肝癌，RFA 组的持续完全缓解率为 97.2%，5 年生存率为 68.5%，与当时报告的手术切除 5 年生存率为 62%~70% 相仿，两者生存预后相似，RFA 被认为是可代替手术切除的治疗方法。然而，随着肿瘤直径的增加，特别是当肿瘤 > 4~5cm 时，手术切除的长期效果更好。几项关于消融治疗和手术切除的前瞻性随机对照研究表明，两者在疗效上无明显差异。2006 年，陈敏山等纳入单发直径 ≤ 5cm 的小肝癌患者 161 例的研究，结果表明，RFA 组（n=71）与手术切除组（n=90），1、2、3、4 年总生存率和无病生存率的差异无统计学意义，手术切除组并发症发生率更高。2012 年，Wang 研究了 605 例早期肝癌患者，其中 143 例为小肝癌患者（手术 52 例，RFA 91 例），462 例为早期肝癌患者（约 50% 接受 RFA 治疗），结果发现，在无病生存率方面，手术效果优于 RFA；在总生存率方面，差异无统计学意义。2014 年，Fang 等对纳入 120 例单发直径 ≤ 3cm 的小肝癌病例进行分析，在 1、2、3 年的总生存率和无复发生存率上，RFA 组和手术切除组差异没有统计学意义，RFA 组有更低的并发症发生率和更短的住院时间。但也有不同的研究结果，如 2010 年 Cho 等对纳入 230 例符合 Milan 标准的小肝癌病例进行分析，无论是总生存率还是无复发生存率，RFA 组都显著差于手术切除组。研究者认为，对于符合 Milan 标准的小肝癌手术切除的效果更好。2018 年，Lee 等对纳入 63 例单发肿瘤直径 2~4cm 的小肝癌病例进行分析，两组患者 5 年总生存率没有显著不同，但是手术切除组的 3~5 年的无病生存率显著优于 RFA 组，RFA 组肝内复发率更高。研究的纳入标准、医生经验及设备差异可能是导致不同研究结果的主要因素。

2. **微波消融治疗** MWA 主要治疗直径 3~5cm 的肝癌及血管和胆囊附近的肿瘤，通过将特制的微波电极经皮穿刺至肿瘤内部，加热使肿瘤因热凝固而坏死。1990 年，微波消融技术被用于治疗肝癌，然而与 RFA 相比，早期微波治疗方案在延长患者总生存期方面无明显差异。中国学者也在 20 世纪 90 年代逐渐开始对微波消融技术治疗肝癌的研究。周信达、胡稳心等人最早在中国开始进行微波肝切除术，对于不能切除的肝脏肿瘤也进行了 MWA 的研究。随着设备不断完善和治疗经验的积累，MWA 获得了良好的临床疗效。研究发现，对于单发病灶直径 ≤ 5cm 的患者和 2~3 个病灶且最大病灶直径 ≤ 3cm 的患者，MWA 治疗与手术切除效果无明显差异，可以获得根治性效果。因 MWA 具有微创、并发症少、操作简单、消融范围边缘可控、消融时间短等优势而被广泛应用于肝癌治疗。近年来，MWA 治疗技术适用范围已经不仅仅局限于小肝癌患者。有研究指出，在直径 > 5cm 的肝癌患者中，MWA 也能起到一定的作用，甚至与 TACE 相比，MWA 有更高的治疗有效率、更低的复发率和更长的生存期。翟博认为，对于肿瘤直径 > 5cm、肿瘤数目 ≤ 3 个且累计直径 ≤ 12cm 的大肝癌可以予以单次消融，同时存在 2 个以上直径大于 5cm 或单个肿瘤直径大于 8cm 且累计直径超过 12cm 的大肝癌可予以分次消融。MWA 对复发肝癌的疗效确切，亦可以获得与手术再切除相当的肿瘤清除率、长期生存率。对于特殊部位如膈顶、尾状叶等，在超声造影引导下具有良好的临床效果和较高的安全性。

3. **经皮无水乙醇注射治疗** PEI 曾长期应用于肝癌特别是小肝癌的治疗，早期多项研究认为，PEI 治疗肝癌特别是瘤体直径 < 3cm 小肝癌，具有远期生存率高、复发率低的优势。直径 < 3cm 的小肝癌患者接受 PEI 治疗后，3、5 年的生存率分别是 71.0%~82.1%

和 39.0% ~ 60.3%，3 年内原位复发率仅为 10%。甚至有学者提出，对于直径 < 3cm 的肝癌，PEI 治疗可取得与手术相同的治疗效果。PEI 虽然在小肝癌治疗方面取得一定成就，但是，目前临床上单用 PEI 治疗小肝癌非常少见，是因为其与 RFA、手术切除等相比较而言，其在病灶坏死率、术后复发率、无复发生存率方面均显不足，而联合手术、RFA 等治疗，疗效更加确切。许荣华对纳入了 6 个随机对照试验（randomized controlled trial，RCT）研究，共 983 名肝癌患者，进行 Meta 分析，发现 RFA 治疗较 PEI 能提高对直径 ≤ 5cm 且个数为 1 ~ 3 个的小肝癌患者的 1、2、3 年生存率，也能显著降低 1、2、3 年肿瘤局部复发率，RFA 治疗小肝癌的总体疗效优于 PEI 治疗，安全可靠。一项纳入了 737 例肝癌患者的 Meta 分析表明，RFA+PEI 组的 1、3、5 年生存率优于单独 RFA 组（$P < 0.01$），RFA+PEI 组的肿瘤完全消融率亦高于单独 RFA 组（$P < 0.01$），因此，在肝癌的治疗中，与单独 RFA 治疗相比，RFA 联合 PEI 体现出更多的优势。此外，PEI 更常用于热消融在技术上不可行的情况，比如由于靠近附近重要管道结构，具有热损伤风险时，或者需要更具成本效益的方法时。

4. 射频消融联合靶向、免疫治疗 RFA 联合靶向、免疫治疗的研究也有所发展。多项小型研究将 RFA 与索拉非尼联合，发现与单独进行 RFA 相比，RFA 后联合索拉非尼治疗能降低早期肝癌患者的肿瘤复发率，提高总体生存率。但是，现有临床证据不推荐根治性消融后的患者术后接受靶向药物辅助治疗。STORM 研究比较了手术切除（900 例）和局部消融（214 例）完全缓解的 HCC 患者，将其分为术后辅助索拉非尼组和安慰剂组，202 个中心的 1 114 例患者按 1∶1 随机分配，研究发现两组患者的中位无进展生存期（progression free survival，PFS）分别为 33.3 个月和 33.7 个月，差异无统计学意义。肝癌 RFA 联合免疫治疗也是联合治疗的热点问题，局灶性肿瘤消融有可能通过细胞损伤释放肿瘤抗体，同时也引发一系列局部组织反应，包括炎症、血管通透性改变和免疫细胞募集，增强免疫疗法的疗效。Cui 等将 62 例接受根治性 RFA 治疗的 HCC 患者分为单独 RFA 组（32 例）和 RFA+ 细胞免疫治疗（cellular immunotherapy，CIT）组（30 例）进行研究。结果发现，RFA+CIT 组的 PFS 长于 RFA 组，且 RFA+CIT 组 6 个疗程的生存预后较 3 个疗程的更好。在其中 3 例未接受抗病毒治疗的患者中，2 例丙型肝炎病毒载量降低，但单独 RFA 组增加。这项研究充分证明了序贯 CIT 联合 RFA 治疗 HCC 患者的有效性和安全性，显示了 CIT 对于 HCC 患者 RFA 后预防复发的意义。吴子龙将 124 例肝癌患者按照随机数字表法分为两组，对照组 60 例，观察组 64 例。对照组给予单纯 CIT 治疗，观察组给予 RFA 联合 CIT 治疗，观察两组中远期疗效。结果发现，两组治疗后肿瘤直径、血清 AFP 和 CEA 水平均显著下降，但观察组下降程度优于对照组（$P < 0.05$）。观察组总有效率和疾病控制率（disease control rate，DCR）分别为 53.1%、78.1%，显著高于对照组的 28.3%、46.7%（$P < 0.01$）。观察组治疗后 1、3、5 年生存率分别为 60.9%、31.3%、12.5%，对照组分别为 21.7%、5.0%、0.0%，观察组中远期生存率显著高于对照

组（$P < 0.01$）。尚未发现两组治疗前 CD4$^+$、CD8$^+$、CD4$^+$/CD8$^+$、IL-12 等指标的差异有统计学意义，但治疗后观察组的以上指标均得到显著改善（$P < 0.01$）。RFA 联合靶向、免疫治疗（immunotherapy）治疗小肝癌的临床疗效还有待前瞻性、多中心、随机对照临床试验的进一步验证。

5．微创治疗联合中医药治疗 在早期肝癌局部消融治疗的不同阶段，中医药可发挥提高机体免疫力、促进康复、协同增效、减轻不良反应等作用。中医认为，正气存内，邪不可干。肝癌微创治疗在消灭肿瘤的同时，也不同程度地损伤了人体正气；不同的微创方式带来了不同的外来邪气，造成了肝脏及体内不同的病理变化，引发中医肝癌证候的不同演变。根据微创措施进行中医辨证论治，是对早期肝癌治疗手段的重要补充和优化，患者往往因此获益。《原发性肝癌微创消融联合中医诊疗专家共识》根据患者的临床表现，将接受微创治疗的原发性肝癌分为围微创治疗阶段（一般指微创手术开始至手术结束后 4 周内）及微创治疗后巩固阶段两大阶段进行中医辨证论治。

围微创治疗阶段：①肝郁脾虚型，临床主要表现为胃脘或胁肋胀痛明显，口苦或干，情绪抑郁或急躁易怒，善太息，倦怠乏力，便溏不爽。治宜调肝理脾，推荐方用六君子汤合大柴胡汤加减。②气滞血瘀型，临床主要表现为胸胁胀满、走窜疼痛明显，胁肋部刺痛、痛处不移，胸闷，情绪抑郁或易怒，善太息，脘腹胀满，面色晦暗，舌质紫暗，有瘀斑、瘀点，苔薄白，脉弦或涩。治宜行气活血，推荐方用柴胡疏肝散合金铃子散加减。③湿热蕴结型，临床主要表现为胁肋胀痛灼热，发热汗出，恶心呕吐，心烦易怒，口苦，纳呆食少，神疲乏力，黄疸，舌质红，苔白腻或黄腻，脉弦滑或滑数。治宜清热利湿，推荐方用茵陈蒿汤加减。④肝肾阴虚型，临床主要表现为胁肋部隐痛，腰膝酸软，五心烦热或低热，盗汗，口干咽燥，胁下痞块，舌红少苔，或光剥有裂纹，脉沉细，或细数，或细涩。治宜清热养阴，软坚散结。推荐方用一贯煎加减。

巩固阶段治疗：经微创手术治疗后，在巩固阶段的证型较之前围微创治疗阶段发生了变化，此阶段以肝郁脾虚型和肝肾阴虚型为主。①肝郁脾虚型，临床主要表现为胃脘或胁肋胀痛，口干或口苦，食少纳呆，倦怠乏力，便溏不爽，舌苔白或腻，脉弦或细。治宜调肝理脾，推荐方用六君子汤合大柴胡汤加减。②肝肾阴虚型，临床主要表现为胁肋部隐痛，腰膝酸软，五心烦热或低热，盗汗，口干咽燥，舌红少苔，或光剥有裂纹，脉沉细，或细数，或细涩。治宜清热养阴，推荐方用一贯煎、知柏地黄丸加减。

（三）介入治疗

肝动脉化疗栓塞治疗 早期肝癌不适合或拒绝外科手术切除、肝移植与消融治疗的患者，也可考虑接受肝动脉介入术治疗。经肝动脉介入治疗主要包括肝动脉栓塞、TACE 和肝动脉灌注化疗（hepatic arterial infusion chemotherapy，HAIC）。TACE 是公认的肝癌非手术治疗中最常用的方法之一，将导管选择性地插入肿瘤供血动脉，仔细分析造影表现，精准定位肿瘤的部位，明确肿瘤的大小、数目及供血动脉，选择性地将铂类、抗代谢药等化疗药物，或明胶海绵颗粒、聚乙烯醇颗粒、微球和 DEB 等栓塞剂堵塞肿瘤供血动脉，或将钇 -90 放射性微球经肿瘤的供血动脉支注入，或三者组合，堵塞肿瘤血管引起肿瘤局部缺血坏死、抗肿瘤血管生成。肝脏是一个双重供血器官，统一由肝动脉和门静脉供血。肝动脉是肝癌肿瘤的主要供血来源，约占供血来源的 95%～99%，而正常的肝实质则主要由门静脉系统供血，约占 70%～75%。TACE 通过栓塞供血动脉，使肿瘤血供减少，引起肿瘤缺血坏死；栓塞剂使化学治疗药物流失减少，增加了肿瘤细胞与药物的接触时间，起到化疗与栓塞并举的作用，从而达到杀灭肿瘤细胞的目的。

目前，TACE 相比于 LT、肝切除术、RFA 等根治性治疗方法而言，主要适用于不能或不愿意接受手术或 RFA 治疗、没有血管侵犯和肝外转移、肝功能良好的小肝癌患者。2012 年，Bargellini 等对符合 Milan 标准的接受 RFA（n=315）或者 TACE（n=215）治疗的肝细胞癌患者进行了研究，研究结果表明，在单变量组中，RFA 组较 TACE 组有更高的生存率，其中 RFA 组和 TACE 组的 1、3、5 年的总生存率分别为 93%、89%、72% 和63%、55%、43%（P=0.048）。这提示 RFA 对小肝癌具有更好的疗效。在倾向性匹配后，两组的差异无统计学意义。因此，对于符合 Milan 标准的患者行 RFA 或 TACE 的效果相当，但是考虑到医学伦理问题，TACE 治疗难以作为小肝癌患者的一线治疗方案。2014 年，Liu PH 等研究却发现，对于符合 Milan 标准的小肝癌患者，接受 TACE 治疗的患者的长期生存率显著低于接受 RFA 治疗的患者。2014 年，Kim JW 等研究表明，对于 BCLC0 期的小肝癌患者，TACE 和 RFA 治疗的患者 5 年总生存率无明显差异。这提示对 BCLC0 期且不适合手术及 RFA 治疗的小肝癌患者，TACE 可作为替代疗法。2019 年，Martin AN 等研究发现，对于直径 ≤ 3cm 的单发小肝癌，TACE、RFA 或者 TACE 联合 RFA 有相似的 1 年无复发生存率和 5 年总生存率。

TACE 在栓塞肿瘤血管的同时，术后不良反应也十分常见，如发热、恶心、呕吐、肝区疼痛、腹胀、厌食等，这些症状是 TACE 术后最常见的并发症。肝脏 TACE 术能消瘤除癥，也能影响肝脏组织的正常供血，引起肝组织坏死，导致气滞血瘀，不通则痛，故介入术后肝区局部疼痛明显。TACE 术后肿瘤组织坏死可引起炎症反应，导致发热。化疗药物可引起恶心、呕吐。术后卧床制动易导致腑气不通，加重腹胀、便秘。外来热邪侵入人体，血遇热成瘀，津液遇热炼成痰，热与痰瘀相搏结形成热毒，导致肝火燔灼，重者劫血伤阴。因此，中医证型以脾虚肝热、瘀热互结多见。治疗上可用黄芪、党参、白芍、白花蛇舌草、茵陈、丹参、鳖甲、柴胡等益气健脾、清肝泻热、祛瘀解毒。

（四）TACE 联合局部消融治疗

单纯 TACE 治疗肝细胞癌，其病灶坏死率较低，而反复的 TACE 治疗易对正常肝实质造成损害。联合治疗中应用最广泛的是 TACE 联合 RFA 治疗，两者联合在时间、顺序及必要性上尚存在争议。如果先行 TACE 后行 RFA，不仅栓塞了肿瘤供血动脉，肿瘤因缺血、坏死而缩小，也最大程度地避免了 RFA 治疗时的"热流失效应"，从而使病灶致死更彻底，消融范围更大。如果先行 RFA 后行 TACE 治疗，可以针对尚未完全消融的肿瘤边缘残余区域进行治疗。有学者认为，在 TACE 对肝脏进行整体治疗的基础上，3～4 周后，待肝脏组织廓清，再行局部消融治疗是被广泛应用的序贯治疗方案（TACE-RFA）。Morimoto 等比较了 TACE-RFA 组和 RFA 组的 3 年肿瘤局部进展率，结果表明，对于 3～5cm 的肝癌，TACE-RFA 较单独 RFA 能更好地降低肿瘤的局部进展率（6% vs. 39%，P=0.012）。中山大学肿瘤防治中心陈敏山团队在一项前瞻性对照研究中，将单个肿瘤 ≤ 7cm 的患者分为 TACE-RFA 组和 RFA 组进行研究。结果表明，TACE-RFA 组对比 RFA 组的 1、3 及 4 年总生存率分别为（92.6% vs. 85.3%）、（66.6% vs. 59%）、（61.8% vs. 45.0%），TACE-RFA 组的总生存率明显高于 RFA 组（P=0.002）。也有学者认为，RFA 与 TACE 没有联合的必要。Shibata 等前瞻性地纳入了 89 例肿瘤直径 ≤ 3cm 的小肝癌患者，比较 RFA 联合 TACE 与单独 RFA 治疗的疗效。结果发现，两组的 1、2、3、4 年的肿瘤局部进展率、总体生存率、无进展生存期及无复发生存期（relapse-free Survival，RFS）差异无统计学意义。另一项将 TACE 与 RFA 或 MWA 联合应用于患有 Child-Pugh A/B 级肝硬化肝癌 ≤ 5cm 患者的研究发现，直径 3～5cm 的肿瘤，TACE 联合 MWA 的完全缓解率高于 TACE 联合 RFA；但是对于较小病灶，在反应率和生存率上两组没有差异，组间也没有差异。原因可能是：①小肝癌在一定程度上仍依赖门静脉血供，对 TACE 栓塞肿瘤动脉血管的效能可能不明显；②对于 TACE 治疗收益较大的肝癌，其微小播散的可能性在肝癌较小时发生率也较低，可能观察不到明显的效果。因此，对于直径 > 3cm 的小肝癌，TACE-RFA 可以降低肿瘤的复发率，达到更好的治疗效果；但是，对于直径 < 3cm 的肿瘤，考虑到发生微小播散的概率较小，TACE-RFA 治疗并不能明显提高治疗效果。

三、放射治疗

近年来，随着精确放疗技术的快速发展，肝癌放疗的临床应用正逐渐增多，大量研究证实放疗为早、中、晚各期肝癌患者均可以带来临床获益。美国国立综合癌症网络（NCCN）指南是目前国际上最全面，同时也是最受认可的肿瘤临床实践指南之一。专家组对立体定向放射治疗（SRT）进行了特别推荐，SRT 可作为消融、TACE 等治疗手段的替代方案，消融、TACE 等治疗失败后的选择方案，或者消融、TACE 禁忌证患者的治疗选择。通常认为 SRT 适用于直径 ≤ 5cm 的小肿瘤。2016 年第七届亚太原发性肝癌专家联盟（The Asia-Pacific Primary Liver Cancer Expert，APPLE）年会制定了小肝癌 SRT 共识，该共识明确了小肝癌和 SRT 的定义、指征、放疗效果和毒副作用、放疗剂量、放疗技术和影像学随访的变化。该共识认为，SRT 是早期肝癌（单发的不大于 5cm 的癌灶，或者癌数目不超过 3 个，每个不大于 3cm）的有效治疗方法。我国《原发性肝癌诊疗规范（2019 年版）》指出，对于 CNLC Ia 期及部分 Ib 期早期肝癌患者，如无手术切除或局部消融治疗适应证或不愿接受有创治疗，也可考虑采用肝癌 SRT 作为替代治疗手段，据报道其生存期与手术切除或局部消融治疗类似。一般认为，对于小肝癌，SRT 可作为根治性放疗；而对于中晚期肝癌，SRT 大多属于姑息性放疗，其目的是缓解或者减轻症状，提高患者的生活质量及延长带瘤生存期。

SRT 是一种非常有效的无创治疗手段，既往一系列报道肝癌 SRT 的临床疗效的研究显示，其 3 年生存率为 54% ~ 70%。对于早期肝癌患者，有研究报道其 5 年生存率为 64% ~ 70%。日本 Sanuki 等报道了 185 例直径 < 5cm 的肝细胞癌患者接受 SRT 后，3 年局部控制率和总生存率分别为 91% 和 70%。我国报道的其 5 年总生存率为 64%，与文献报道的小肝癌外科手术切除或肝移植的生存情况相似。Wahl DR 等报道 224 例不能手术切除的小肝癌，其中 161 例接受 RFA，63 例接受 SRT。回顾性分析显示，RFA 和 SRT 的 1、2 年生存率无显著差别。近两年，众多肝癌 SRT 相关临床研究结果均显示 SRT 能使患者生存获益。一项纳入了 117 例肝癌病例［直径 ≤ 5cm（CNLC Ia 期），肝功能 Child-Pugh A 级］的回顾性研究比较了 SRT 与手术切除的疗效差异，SRT 剂量为（42 ~ 48）Gy/（3 ~ 5）Fx。结果发现，SRT 与手术切除治疗患者的 1、3、5 年总生存率分别为 96.3%、81.8%、70.0% 和 93.3%、83.1%、64.4%，两者比较差异无统计学意义。2019 年发表于 *HEPATOLOGY* 的一项研究显示，在直径 < 3cm 且病灶数目 < 3 个（Ia、Ib 期）的肝癌患者中，SRT［放疗剂量为（35 ~ 45）Gy/（5 ~ 15）Fx］与 RFA 治疗的患者 3 年总生存率分别为 70.4% 与 69.1%，两者生存获益相似；肿瘤的 3 年局部复发率分别为 5.3% 与 12.9%，SRT 比 RFA 更有优势。复旦大学附属中山医院 2020 年报道，基于螺旋体层放射治疗（helical tomotherapy，TOMO）和压腹技术，101 例 SRT 治疗的小肝癌或早期肝癌患者，1、3、5 年局部控制率分别为 96.1%、92.1%、89.0%，1、3、5 年的总体生存率分别为 96.9%、69%、64.3%；首次治疗为 SRT 者，1、3、5 年总体生存率分别是 96.3%、82%、82%，和外科手术或 RFA 相当，无 3 级或 3 级以上的毒副作用。

SRT 已经被纳入《原发性肝癌诊疗指南（2024 年版）》推荐，对于中国肝癌分期（CNLC）Ia 期和部分 Ib 期患者，若没有手术切除或消融治疗适应证，或不愿接受有创治疗，均可以考虑采用 SRT 治疗。放射治疗作为一种物理治疗方式，存在放射性肝炎、胃肠炎等副作用。国医大师周岱翰教授认为，放射治疗对人体的伤害符合"火邪""热邪"的致病特点，偏于耗气伤阴，早期表现为口苦、口干、喜饮、尿黄等肝脾阴伤症状，后期表现为低热、口干口渴、乏力、头晕、眼干涩、腰膝酸软等肝肾阴虚症状。中医治疗以滋补肝肾阴精为主，方用一贯煎加鳖甲、龟甲等。

早期肝癌术后复发防治策略

一、早期肝癌术后复发

尽管小肝癌的外科手术治疗取得了重要进展，但是根治性术后 5 年复发率仍然较高，术后复发是影响手术治疗效果及肝癌防治整体疗效进一步提高的"瓶颈"，诸多学者围绕早期肝癌术后复发的机制、部位及时间进行了大量研究。

1. 就术后复发原因而言 既往研究表明，术后复发与术前已经存在的微小播散灶及肝病有关：肿瘤侵犯肝血窦，经过门静脉系统播散形成微转移灶，微转移灶在体内残留，术后形成复发灶；肝癌患者多有肝炎、肝硬化等肝病基础，肝内存在多个癌前病变区，术后形成新癌灶，属多中心起源。近年来，对肝癌转移复发的分子机制有了新认识，肝癌转移潜能始于原发瘤早期，微环境炎症反应失衡促进癌症发生转移。

2. 从复发部位角度而言 肝癌根治术后的常见复发部位是肝内，约占 90%。肝外转移的发生率为 9.7% ~ 25.8%，其中 38% 伴肝内复发。肝外最常见的复发部位是肺，占 55%，其次依次是腹腔淋巴结（41%）、骨（28%）及肾上腺（11%）。

3. 从复发时间上来看 肝癌最短在术后 2 个月内复发。术后复发的模式可依据复发时间分为早期复发和晚期复发。绝大多数学者认为，术后 2 年之内的复发属于早期复发，其高危因素有微血管侵犯、非解剖性肝切除术、肿瘤较大（直径 > 5cm）、残余微小病灶及高 AFP 等；术后 2 年之后的复发为晚期复发，其高危因素有慢性病毒性肝炎活动、肝硬化进展及多发性肝癌等。降低术后复发率是提高肝癌整体疗效的关键。

二、早期肝癌术后辅助治疗

现阶段尚无公认的肝癌术后辅助治疗方案，临床上的高度重视和积极干预是阻止或推迟复发的有效手段。抗病毒治疗、肝动脉介入治疗、免疫治疗、中医药治疗等治疗方式应运而生，多种方法的联合应用为预防肝癌术后复发提供了更多选择。但目前获得高级别证据支持的术后辅助方法仍有待探索。

（一）抗病毒治疗

HBV/HCV 相关 HCC 患者高病毒载量及 HBeAg 阳性是术后复发的高危因素，多项研究证实，肝癌术后抗病毒治疗有显著的生存获益，能显著降低肝切除术后复发和相关死亡风险。早期肝癌切除术，有激活肝炎病毒的潜在可能；而病毒复制活跃和肝炎活动，往往进一步损害患者的肝功能，明显地影响抗肿瘤治疗的实施和效果。因此，在同一患者、同一时间和同一脏器存在着两类截然不同的疾病，即基础肝病和 HCC，两者常常互相影响，形成恶性循环。目前认为，对于 HBV 相关 HCC，如果发现 HBV 复制活跃，必须及时、有效地进行抗病毒治疗。即使 HBV-DNA 定量不高，如果 HBsAg（＋）和 / 或 HBcAb（＋），也推荐在抗肿瘤治疗前和治疗的全程联合应用抗病毒药物，以避免 HBV 的再激活。在临床实践中，基础肝病带来的负面影响往往会被忽视，必须予以高度重视。

临床常用的抗病毒西药有恩替卡韦（ETV）、富马酸替诺福韦二吡呋酯片、丙酚替诺福韦等。恩替卡韦是脱氧鸟嘌呤核苷类似物，是临床治疗慢性乙型肝炎的一线抗病毒药物，其通过与 HBV-DNA 聚合酶反转录酶活性位点相结合，可有效抑制 HBV 多聚酶，进而起到干扰乙肝病毒合成、复制进程的作用。它起效快，能够高效、快速地抑制乙肝病毒的复制，并能有效减轻肝细胞炎症，利于肝损伤的修复。

核苷类似物（NAs）对 HBV 相关 HCC 有明确的减少术后复发的作用，NAs 也因此成为目前治疗血清 HBV-DNA 阳性和 HCC 的慢性乙肝患者的标准药物。Yang 等研究发现，HBV-DNA 载量与 HCC 病死率呈正相关。高病毒载量（＞104copies/ml）的 HBV 相关肝癌患者，在接受根治性切除术后，其中位总生存率和无复发生存期（RFS）均少于低病毒载量患者。也有小样本研究了 ETV 对接受根治性手术后的 HBV 相关肝癌患者进行辅助治疗的临床效果及对其血清 γ GT、ALP 的影响。结果发现，用 ETV 对接受根治性手术后的 HBV 相关肝癌患者进行辅助治疗的效果较好，可显著降低其血清 AFP、HBV-DNA、γ GT、ALP、AST、ALT 的水平和术后并发症的发生率。Wong 等收集了 9 个队列并开展了 Meta 分析，纳入了 551 例 HBV 相关 HCC 患者，其中 204 例应用 NAs 进行了抗病毒治疗，347 例未予以 NAs 辅助治疗。结果发现，NAs 组 HCC 复发率（55%）低于对照组（58%）（$P < 0.01$）；NAs 组总病死率（38%）明显低于对照组（42%）（$P < 0.01$）；NAs 组治疗 1 年时 HBV-DNA 转阴率为 87%～100%，治疗 2 年时 HBeAg 血清学转换率为 22%～73%。可见，对于 HBV 复制活跃的 HBV 相关 HCC 患者，术前进行 NAs 治疗已成为临床常规治疗措施，目的不仅是降低围手术期 HBV 反应的发生率，更是降低术后 HCC 复发率。

ETV 是一种常规且临床运用广泛的抗病毒药物，但现代科技的快速发展，推动了人们从分子等微观角度认识中药，中药药理学研究也得到了进一步发展。现代药理学研究表明，柴胡、八月札、虎杖、郁金、枳壳等疏肝理气类中药也具有保肝利胆、抑制 HBV 的作用，中医药联合抗病毒治疗，往往能起到抗病毒、保肝、防治基础肝病的多重作用。现代中药制剂槐耳颗粒、复方苦参注射液预防早期肝癌切除术后复发的研究也证实了联合用药的疗效优势。因此，在对 HCC 进行诊断、治疗和临床研究时，必须全面考虑、统筹兼顾和全程管理。中西医共同参与，是推动抗病毒治疗的有效方式之一，也是综合治疗的生动体现。

（二）肝动脉化疗栓塞治疗

TACE 始于 20 世纪 70 年代，1979 年 Nakakuma 等首先将碘油混合抗癌剂注入肝癌供血动脉，并在随后的随访中发现碘油仅存在于肿瘤部位，主要原因是碘油可选择性地沉积于肿瘤的血管和血窦内，开肝癌介入治疗的先河。我国的肝癌介入治疗始于 20 世纪 80 年代，林贵教授开展了第一例肝癌介入治疗，随后肝癌的 TACE 治疗在国内广泛开展。在亚太地区，20 世纪 80 年代起 TACE 已成为不能手术切除中晚期肝癌的标准治疗方法，广泛应用于临床。西方国家直到 2003 年，才确定 TACE 在中晚期肝癌治疗中的地位，EASL 所制定的 BCLC 肝癌临床分期明确规定 BCLC B 期患者的首选治疗方法是 TACE。2020 年中国临床肿瘤学会制定的指南将 TACE 作为 I 级专家推荐的肝切除术后辅助治疗的方案，主要适用于有早期复发风险的肝癌患者，包括残余病灶、多发性肿瘤或卫星病灶、肿瘤直径 > 5cm 及合并血管侵犯等。

术后预防性 TACE 已经在临床上被许多人使用，但对术后 TACE 辅助治疗的研究结果尚不一致，其预防效果仍未能得到广泛的认可，这可能与既往回顾性研究纳入患者的基线特征有选择性偏倚相关。例如，观察组和对照组的 HCC 发病背景和复发风险程度可能存在差异。来自东方国家例如我国的研究多数倾向于该辅助治疗有效，而西方的研究结果则较多倾向于无效乃至有害。两项 Meta 分析均显示该治疗可能对多发且直径 > 5cm 或合并肉眼血管侵犯的 HCC 具有一定的预防作用。

围绕术后 TACE 预防复发作用的争议仍在继续，支持术后预防性 TACE 的学者认为，术前已经存在或者因术中的挤压所致的肝癌微血管癌栓，或者肿瘤侵袭形成的微卫星灶，是导致术后早期复发的重要危险因素，手术切除不能将肉眼无法判断的残留肿瘤细胞完全清除，因此术后预防性 TACE 可以通过清除这一部分的肿瘤细胞来达到减少复发、延长生存期的作用。1995 年，中山大学肿瘤防治中心李锦清教授报道了 139 例 HCC 术后具有高复发风险的病例，在对比 86 例接受单纯根治性切除术和 53 例术后辅加 TACE 的病例中发现，两组患者肝内总复发率和术后 1、3、5 年生存率分别 56.3%、75.4%、42.4%、30.5% 和 27.5%、89.1%、61.2%、53.7%。这项前瞻性研究结果提示，对肝癌根治性切除术后高危复发的病例辅加 TACE，能降低肝内复发率，提高生存率。2009 年，李锦清教授对 94 例肝癌术后患者行辅助性 TACE 的前瞻性随机对照研究，结果表明，在辅助 TACE 组的 47 例患者中复发者有 11 例（23.4%），而在对照组的 47 例患者中复发者有 25 例（53.2%），差异有统计学意义。这项研究的结果表明，术后辅助性 TACE 可以降低患者术后复发率，延长生存期。此外，复旦大学附属中山医院的一项 RCT 研究结果证实，TACE 治疗可以改善直径 > 5cm、多发或伴有 MVI 的 HBV 相关 HCC 的术后 RFS 和总生存率。天津医科大学肿瘤医院的一项 RCT 研究结果报道，术后辅助性 TACE 可降低合并 PVTT 的 HCC 患者的术后复发率。

不支持术后预防性 TACE 的学者则认为，术后 TACE 主要针对由原发癌灶进行肝癌播散的微卫星灶及微血管浸润，但是对于早期肝癌，根治术后残余病灶甚少，TACE 对预防其复发的作用较小。甚至有学者认为术后患者免疫功能低下，术后进行 TACE 可能会引起胆管坏死等严重副作用，会加重肝功能损害，缩短生存期；而且，术后 TACE 的主要作用在于抑制可能存在的微转移灶和未能切除干净的微小病灶，起早期治疗复发的作用，可及早发现和治疗残癌和复发灶，但不能有效预防中心发生的癌灶。Izumi 等研究表明，虽然术后 TACE 能够延长无病生存期，但是其 1 年生存率和 3 年生存率与对照组相比却没有明显差异。也有研究发现，肝癌术后行预防性 TACE 可明显降低患者的免疫功能，造成肝萎缩及肝功能损害，从而导致肿瘤复发；肝癌术后多次行 TACE 可使肝动脉内膜增厚、闭塞及肝动脉损伤，从而造成肝萎缩及肝功能失代偿，反而降低生存率。

术后 TACE 预防肝癌术后复发的效果虽然尚未得到广泛的认可，但也不能因此否认其在预防术后复发的治疗手段中的重要地位。并且，随着影像学设备的进步、化疗药物的升级、新的临床试验证据的出现，其依然可以作为一种预防肝癌术后复发的重要手段在临床中运用推广。研究发现，术后 TACE 可以发现 MRI 或 CT 不能检测到的残留病灶，立即栓塞可以防止残留的病变发展成临床可见的肿瘤，有利于推动学者重新认识其预防作用。与此同时，术前 HBV-DNA 高载量、碘油用量和 PVTT 均对 HBV 的再激活有统计学意义。术前 HBV-DNA 高载量及碘油用量 ≥ 10ml 是影响 HBV 再激活的最大的危险因素。可以认为，HBV 相关肝癌 TACE 后可引起 HBV 再激活，尤其是术前 HBV-DNA 高载量、术中碘油用量较大及伴有 PVTT 的患者发生 HBV 再激活的概率更大，故在行 TACE 前应严格掌握适应证及禁忌证，术前术后积极给予抗病毒治疗，术中严格控制碘油用量，以防止 HBV 再激活而损害肝功能，影响患者预后。

（三）免疫治疗

近年来，肿瘤免疫治疗发展迅速，肝癌免疫联合治疗优于传统单药治疗已经成为共识，阿替利珠单抗、贝伐珠单抗、信迪利单抗等免疫检查点抑制剂（immune checkpoint inhibitor，ICI）已经成为肝癌系统治疗的一线药物。实际上，早在 2017 年就有研究发现，胸腺肽 α1 作为辅助治疗可以改善行肝切除术的小肝癌患者的预后。该研究回顾性纳入了 206 例行肝切除术的小肝癌患者，将其分为 A 组（肝切除术 + 胸腺肽 α1，$n=44$）和 B 组（肝切除术，$n=162$），经中位随访 47.0 个月，134 例（65.05%）复发，62 例（30.10%）死亡。A 组患者 1、3、5 年总生存率分别为 97.7%、90.6%、82.9%，B 组患者分别为 95.1%、80.5%、62.9%（$P=0.014$）。A 组患者 1、3、5 年无复发生存率分别为 70.5%、56.8%、53.3%，B 组患者无复发生存率分别为 65.8%、41.3%、32.1%（$P=0.015$）。

细胞过继免疫治疗（adoptive cellular immunotherapy，ACI）是通过从患者体内提取淋巴细胞，在体外培养，使其增殖并保持活性，然后再回输到患者体内，达到杀伤癌细胞的作用。目前，ACI 以 NK 细胞、细胞因子诱导的杀伤细胞（cytokine-induced killer cell，CIK cell）及嵌合抗原受体 T 细胞（chimeric antigen receptor T cell，CAR-T）研究较多。ACI 对抑制肿瘤复发、延长总生存期具有重要作用，其作为 HCC 术后的辅助治疗，疗效颇好，在小肝癌术后预防复发中也具有确切疗效。

（四）中医药治疗

肝癌术后复发始终是影响肝癌预后的重要因素，现有的手术切除、RFA、TACE 等治疗并未取得实质性突破。在肝癌微创治疗的时代，针对上述难点，中医的切入点是什么？中西医如何优势互补？如何在中医药整体观念指导下辨治肝癌，充分发挥其在预防肝癌术后复发转移方面的独特优势？如何在槐耳颗粒、华蟾素、解毒颗粒等长期用于肝癌术后治疗的现代中药制剂中开展高级别的循证医学研究？这些是当代中医人防治肝癌的使命和责任。

凌昌全教授团队历经几代人的努力和探索，坚守中医之本，结合西医之长，衷中补西，从中西医理论和实践经验出发，根据肝癌不同阶段的证候特征和中医药发挥作用的基本环节，创建了肝癌早、中、晚期不同阶段中医药治疗的 3 个规范方案，开展了多项 RCT 研究。在此之中，针对早期肝癌术后复发的特点，依据中医"扶正抗癌"理论，开展证候调查，总结临床经验，形成了系统的中西医结合治疗早期肝癌的临床诊疗方案。

凌昌全教授首倡"癌毒是肝癌之本"。他认为，"癌毒"既是肝癌的致病因素，也是肝癌发展过程中的病理产物；癌细胞是一种癌毒之邪，癌毒贯穿肝癌发病、复发、转移的全过程，清热解毒有助于抑制癌细胞的生长，减少炎症，改善癌细胞生存、生长及复发转移的微环境。半个多世纪的中西医结合治疗恶性肿瘤的研究已经证明，中药的直接抗癌作用远不及放化疗等现代医学手段，更不能与手术切除相提并论。但是当肿瘤在早期阶段就被手术切除之后，体内剩余的癌细胞在多数情况下是微乎其微的，再用放化疗（含 TACE）预防其复发可能弊大于利。中医药虽然直接杀癌作用相对较弱，但此阶段紧扣"正气受损、癌毒未尽"的病机，通过"扶正抗癌"来抑制微量癌细胞的转移、复发，则是发挥中医药特色优势的最佳切入点。在中西医结合理论的基础上，凌昌全教授团队结合长期临床实践经验，研究制定了中医药综合预防早期肝癌复发的中医方案。该方案是建立在肝癌证候研究、核心病机研究的基础上的，以气滞证、血瘀证、阴虚证、水湿证等 8 个单证为切入点，体现全新的预防早期肝癌术后复发、转移的肝癌治疗模式。凌昌全教授团队在科学技术部"十一五"支撑计划资助下，牵头组织了多中心前瞻性随机对照研究，从国内收治肝癌患者较多的 5 家三级甲等医院（海军军医大学第一附属医院、上海东方肝胆外科医院、复旦大学附属中山医院、广西医科大学第一附属医院、广西医科大学附属肿瘤医院）招募筛选肝癌术后患者 1 125 例，最终纳入 379 例，对中医预防小肝癌术后复发方案的疗效开展多中心随机对照研究，随访 10 年。结果表明，该方案与国内常用的 TACE 治疗方案相比，术后复发风险降低 30.5%；术后 1、3、5 年复发率为 17.7%、43.5%、54.4%，显著低于对照组的 28.8%、54.0%、69.6%；随访 10 年的结果显示，总复发率分别为 64.51% 和 78.54%。

华中科技大学同济医学院附属同济医院陈孝平院士也牵头了一项多中心、大样本的 RCT 研究，采用槐耳颗粒作为预防药物。槐耳颗粒是由药用真菌槐耳提取加工制成的中药制剂，具有活血消癥、扶正固本的功效。研究结果显示，应用槐耳颗粒治疗组与对照组 2 年无复发生存率分别为 62.39% 和 49.05%（P < 0.001）。从而证实，对于早期肝癌患者，在根治性切除术后服用现代中药制剂槐耳颗粒，可使无复发生存期（RFS）明显延长，肝外复发率也明显降低。

此外，很多中药都具有预防肝癌术后复发的作用。一项研究将 354 例原发性肝癌行根治性肝切除术术后的患者，依据患者意愿，将选择术后接受复方苦参注射液静脉滴注并联合恩替卡韦分散片口服治疗的 72 例患者作为研究组，术后仅接受恩替卡韦分散片口服治疗的 43 例作为对照组。结果显示，研究组患者术后 2 年及 3 年复发率明显低于对照组，术后 2 年及 3 年生存率明显高于对照组。提示复方苦参注射液静脉滴注联合恩替卡韦分散片口服可降低原发性肝癌患者肝切除术后 3 年内的肝癌复发率，提高患者生存率。有研究证实，复方苦参注射液能够激活患者体内的 NK 细胞及辅助性 T 细胞（helper T cell，Th cell），从而改善患者机体细胞免疫状态，增强细胞免疫功能，进而抑制原发性肝癌的复发。从白花蛇舌草中提取的白花蛇舌草豆甾醇能阻滞肝癌细胞增殖周期，抑制肿瘤细胞分裂，从而抑制肿瘤细胞的生长；还可以诱导荷瘤小鼠活体腹水中 CD3⁺、CD4⁺ T 细胞增加而发挥抗肿瘤作用，提高机体免疫力，增强抗肿瘤作用。因此，可以认为，中医药治疗可能通过调节机体免疫、诱导癌细胞凋亡等多种途径和多个靶点来抗肝癌术后复发，提高患者肝癌术后生存率和生存质量。包括手术在内的现代医学手段多为局部治疗，效果限于将局部的病灶消除，而肝癌是由多种因素引起的，是全身病变的局部表现。当采用肝癌切除术将局部病灶移除后，其致病环境尚未发生明显变化，因此，极易出现术后复发。中医药治疗具有多靶点、副作用小、增强肿瘤患者机体免疫的优势，能够通过改善免疫微环境延缓肝癌患者的复发和转移。针对早期肝癌复发患者，实施中医药联合手术再切除治疗，也是一种有利于降低复发转移率，延长患者生存期的有效治疗方式。

综上所述，中医药治未病的特点在预防肝癌术后复发中有着很大的应用价值。目前中西医在预防肝癌术后复发方面处于同一起跑线上，究竟孰优孰劣，需要我们在评定方法和标准上向国际看齐，采用大样本随机双盲多中心对照临床试验研究，以寻求更多的高级别循证医学证据。

三、早期肝癌的中医研究思路

（一）癌毒研究奠定理论基础

癌毒是近代学者基于毒邪理论提出的中医学术语，但由于众多医家对恶性肿瘤癌毒致病的理解各有不同，癌毒的概念尚存在争议。郁仁存认为，癌毒是导致恶性肿瘤的特异性病邪，但导致恶性肿瘤的病邪并不都是癌毒。黄学武等认为癌毒首先具有毒的一般性质，即毒是机体日久蓄积形成的邪气，癌毒是促使所有恶性肿瘤发生的一种特异性致病因素。既往中医对"癌毒"内涵的理解仅局限于传统认识，诸如阳虚、正虚、气滞、血瘀、痰浊、湿热等病理因素蕴结而成癌毒，"癌毒"在肝癌发生发展中的作用一直没有形成共识。凌昌全教授立足于中医传统癌毒理论，通过现代循证医学研究，对上海、北京、江苏等 10 余个省市的 13 511 例患者进行实证研究，结合丰富的临床经验和动态的现场流调，首次发现肝癌的发生发展过程始终以癌毒盛衰为主线；并进一步结合现代医学对肝癌的认识，将癌毒分为有形与无形，有形癌毒定义为已经形成和不断新生的癌细胞，或以癌细胞为主体形成的积块，无形癌毒暂被定义为有形癌毒在形成过程中及其形成之后严重影响机体生理病理过程的尚未能被人体检测和诠释的各类物质及其功能。主张癌毒内生是肝癌发生发展的基础。这与传统的"积之成也，正气不足而后邪气居之"的学术观点相比，颇有创新之处，深化了肝癌病机，也为"解毒抗癌"治则贯穿肝癌治理全程提供了理论依据。这一全新的定义为中西医结合治疗肝癌奠定了科学的理论基础，首次提出"癌毒"学说的国医大师周仲瑛教授认为这一新定义"具有独到见解，在中医界和西医界都获得了高度认可"。癌毒新理论的研究结果认为早期肝癌切除术后的病机特点是"正气受损、癌毒未尽"，为在此阶段采用以"扶正抗癌"为主的中医方案预防复发转移奠定了中医理论基础。

（二）证候规范提供实用工具

中医治癌以"证"为核心，证候是中医学认识疾病和辨治疾病的主要依据，辨证是论治的前提，只有精准辨证才能精准治疗，才能保证临床疗效。国内尚无统一、规范的肝癌中医证型，为提高肝癌辨证论治水平、规范肝癌证候标准，中国学者采用文献研究和流行病学等手段，对肝癌证候进行了诸多探索。凌昌全教授团队，通过文献归纳、专家研讨及临床验证等方法，历时 10 余年，在肝癌高发区江苏省启东市（120 多万人口）的流调现场，从 3.9 万人中筛选出 HBsAg 阳性病例 5 238 例，开展证候调查（每年 2 ~ 4 次），动态观察 2 万多例次。在发现该人群肝癌年发生率为 1 289/10 万的基础上，首次发现肝癌中医证候变化特征为：肝气郁结—癌毒炽盛—阴虚血瘀—毒盛阳衰，突破了肝癌中医证候变化规律观察与研究的空白窘境，阶段性成果获得了中华中医药学会科学技术奖二等奖。该研究还先后被《解放日报》《文汇报》《科技日报》等媒体及中央电视台专题报道 100 多次。据此，凌昌全教授团队首次建立《肝癌基本证候诊断规范》，并出版了第一部专著

《实用肝癌舌诊图谱》，受到了上海市科学技术委员会的高度评价。肝癌的 8 个单证及由基本证候构成复合证候的数学模型先后被写入《肿瘤中医诊疗指南》和《原发性肝癌中西医结合诊疗指南》等临床指南。

以上研究结果为肝癌的中医诊治提供了实用可行的量尺，为实现中医诊治肝癌的规范化和标准化迈出了坚实的第一步。

（三）处方用药呈现百家争鸣

治法为中医治病的重要环节，前承辨证求因而定，后为采取具体治疗措施之指导，治法的合理拟定是中医药治疗肝癌疗效的保证和前提。在中医药防治早期肝癌及术后复发中，健脾补气法、活血化瘀法、解毒抗癌法治疗尤为重要。中医认为"见肝之病，知肝传脾，当先实脾"，肝癌术后患者常表现为脾气虚弱，健脾补气有助于增强机体免疫功能，控制肝癌术后的复发转移。诸多名老中医辨治早期肝癌也多从气滞证、脾虚证、血瘀证入手，多以疏肝健脾理气、养血活血化瘀、解毒抗癌为基本治则。譬如，于尔辛教授认为肝癌本质是脾虚，肝癌的辨证论治应以中医的"脾"为核心，非常重视采用健脾理气法治疗肝癌。吴良村教授临证辨治肝癌，擅用"养阴疏肝、健脾理气、软坚散结、清热解毒利湿"四法的相互结合，早期侧重疏肝健脾。何任教授治疗肝癌，提出"不断扶正，适时祛邪，随证治之"治则，扶正尤重"益气健脾、养阴生津、温阳补肾"三法，祛邪侧重于"清热解毒、活血化瘀、化痰散结、理气解郁"四法，卓有成效。潘敏求教授认为肝癌的基本病机离不开"瘀、毒、虚"，临证遣方用药多宗"健脾理气、化瘀软坚、清热解毒"三法。王灵台教授临床扶正重视"补益脾肾"，祛邪则以"解毒清热，化浊祛瘀"为主；扶正强调阴阳双补，祛邪主张中病即止。

纵观当代名医经验（详见附录），在治法治则上虽高度接近乃至基本一致，但细察各位名医临证时的具体用药，则是各有千秋，虽能充分体现他们各自的特色和优势，却又给临床经验的学习传承带来了一定障碍。显然，在当今互联网＋的时代，如何使名医名家治疗恶性肿瘤的经验传承实现智能化又是一个迫在眉睫的任务。近年来，海军军医大学已经启动"名医经验传承智能化研究"项目，国内多家医疗机构都先后开展了类似的研究。该方面研究的深入，一定会为名老中医临床经验的现代学习传承形式带来翻天覆地的变化，从而加速中医诊治肿瘤的理论、经验及创新成果的推广和应用。

四、早期肝癌中医治疗体会

肝癌的治疗已经由早期的手术切除发展到"以手术为主，局部治疗和整体治疗相结合"的综合治疗模式，早期肝癌也包括在内。

（一）中医药在综合治疗中的地位有所提高

中医辨证治疗已经被纳入《原发性肝癌诊疗指南（2022年版）》《原发性肝癌中西医结合诊疗专家共识》《原发性肝癌微创消融联合中医诊疗专家共识（试行第一版）》《原发性肝癌经肝动脉化疗栓塞术后中西医结合康复专家共识》等方案中。这是中医疗效确切、广大肝癌患者接受中医治疗后获益、中西医结合专家不懈努力共同推动的阶段性成果，中、西医同道已逐步认识到中医药在肝癌治疗过程中早期干预和全程干预的重要作用，中医药越来越成为肝癌防治综合治疗的重要组成部分。

（二）中医药完全应该贯穿肝癌治疗的始终

增强中医自信，重视中医基础理论知识的学习，坚持中医药可以也完全应该贯穿肝癌防治始终的理念，这些是提升中医药在综合治疗中的地位的根本。充分尊重中医药自身发展规律，牢固坚守中医扶正抗癌、减毒增效的基本特色，力图发挥"带瘤生存"的优势，推动"正气存内，邪不可干"由高度概括的哲学意义转化为有具体体现的临床疗效。小肝癌患者术前可使用中药，提高患者对手术的耐受能力；术后中医辨证治疗，可促进康复、减少复发。对于小肝癌伴肝硬化、PVTT等手术指征不明显，又不愿意接受微创治疗的患者，或接受微创治疗后发生不良反应的患者，皆可以考虑中医药治疗。多项研究表明，配合中药综合治疗对改善患者肝功能、增强机体免疫力、改善肝纤维化、减少复发具有明显的优势。

（三）中医"治未病"特色与优势

西医"早发现、早诊断、早治疗"的"三早"模式，可明显提高肝癌患者的生存率。"三早"模式与中医"未病先防、既病防变、病后防复"的治未病中心思想不谋而合，有异曲同工之妙。如何充分发挥中医治未病思想，并以此为切入点防治早期肝癌及术后复发问题，显得尤为重要。长期以来，小肝癌切除患者5年生存率不能得到有效提高，汤钊猷院士认为，肿瘤的复发转移是关键因素，而肿瘤转移可能起源于原发肿瘤，肿瘤干细胞是癌转移的关键，还受免疫炎症微环境等因素的影响。"见肝之病，知肝传脾，当先实脾"思想由来已久，现代多项研究也提示，健脾化湿中药可以调节免疫功能，减少肝损伤、恢复肝功能，并能诱导肝癌细胞凋亡而发挥抗癌作用。此外，高转移潜能人肝癌裸鼠模型实验研究发现，手术、肝动脉结扎方式，可通过乏氧、炎症、免疫抑制等促进残癌转移，而中药小复方"松友饮"、丹参酮ⅡA等可以抑制癌转移。

总之，中医药在早期肝癌治疗中的特色和优势虽已逐渐得到公认，但仍任重而道远，需继续努力、不断探索，为提高我国中西医结合诊治肝癌的整体水平做出积极贡献。

第六章

中晚期肝癌的治疗

原发性肝癌恶性程度高、发展快，且发病隐匿，因此，大部分患者一经发现已属中晚期（一般指中国 CNLC 分期的Ⅱb～Ⅳ期，或 BCLC 分期的 B～D 期），临床上仅有不足 30% 的患者就诊时可获得手术治疗机会。按照《原发性肝癌诊疗指南（2022 年版）》肝癌分期标准，CNLC Ⅱa 及Ⅱb 期患者中位生存期为 2～3 年，CNLC Ⅲa 及Ⅲb 期患者中位生存期为 1 年。肝癌晚期预后不良与缺乏有效治疗密切相关。

非手术疗法是中晚期肝癌的重要治疗方式，尤其近年来逐渐开展的一些新的非手术治疗方法为中晚期肝癌患者带来了更多的治疗选择及转化降期获得手术切除的机会，大大改善了患者的预后。目前肝癌的治疗策略主要包括手术、微创介入、放疗、化疗、靶向、免疫治疗和中医药治疗等。对于有手术适应证的患者，外科治疗仍是患者获得长期生存最重要的手段，主要包括肝切除术和肝移植术。对于无法手术切除的中晚期肝癌患者，依托于影像学发展的介入治疗成为了重要的治疗手段，其也是多学科联合治疗的重要组成部分。近年来随着放疗技术的快速发展，三维适形放射治疗（three-dimensional conformal radiation therapy，3D-CRT）、调强放射治疗（intensity modulated radiation therapy，IMRT）、SRT 及图像引导放疗（image-guided radiation therapy，IGRT）等技术在肝癌治疗中得到广泛应用，放疗与介入、消融等都是可选择的有效治疗手段；而药物治疗，包括化疗、3D-CRT、靶向和免疫治疗，特别是抗血管生成药物联合免疫治疗等新方案用于晚期或不可切除肝癌的治疗，可获得较之前更为理想的效果。中医治疗能够改善临床症状，增强机体抵抗力，减轻放化疗不良反应，提高患者的生活质量。中医与现代医学联合治疗能达到中西医优势互补、减轻放化疗不良反应、协同抗癌、改善靶向药物耐药、增强免疫治疗应答、提高带瘤生存率的目的。

中晚期肝癌治疗方法的选择主要取决于肝癌大小、范围、位置，肝癌的分子生物学特点，以及肝功能状态等。例如，对于肝功能状态能够耐受的晚期肝癌，即使存在转移，也可进行介入或局部治疗。治疗前应预测可能的效果，并在治疗后进行评价；同时应对肝癌转移的部位、范围进行评估，合理选择放疗或化疗等。对于不能行手术或介入等治疗的晚期肝癌，全身治疗显得格外重要。

联合治疗是中晚期肝癌治疗的研究热点，如何在数种治疗中做出合适的选择并进行合理的排兵布阵，对不同肝癌患者的特征进行个体化治疗，同时兼顾规范性和可操作性，最终延长患者生存期并提高其生活质量，仍然需要广大学者及临床医师不断探索。

对原发性肝癌的辨治，中西医各有特色。现代医学以辨病为主，而中医以辨证为特色。中西医结合治疗肿瘤应以辨病为先，辨证为本，即以病为目，以证为纲，病证结合，佐以对症。辨病与辨证相结合，应包括中医辨证与西医辨病相结合，局部与全身辨治结合，以求达到辨证与辨病的统一。既辨证，又辨病，实现保肝与抑瘤的统一；先辨病，后辨证，实现治标与治本的统一。根据肝癌的疾病发展特点，在不同分期采取针对性的中医药治疗策略，将多学科综合治疗融入肝癌的全程规范治疗当中，以充分发挥中医药治疗肝癌的特色和优势。

中医对晚期肝癌的治疗原则为扶正固本、健脾补肾、柔肝养阴。肝癌晚期特别是终末期患者，常出现全身广泛转移、肝功能低下、恶病质、恶性腹水等，难以耐受抗肿瘤治疗。此阶段主要的治疗目标是扶助正气，提高生存质量，应以中医药治疗为主导。在治疗策略上当以柔肝养阴、健脾补肾为主，辅以利胆退黄、祛瘀消癥。通过辨证辨病相结合、内外治疗相结合，达到扶正抑癌、提高生存质量、延长生存期之目的。

中西医结合全程规范管理有助于提高肝癌治疗效果，应始终坚持整体观念和辨证论治，注重辨病与辨证相结合，遵循病机病势，为患者制定动态、全程的治疗方案。有研究通过对多个数据库中中西医结合与西医治疗中晚期原发性肝癌文献进行统计分析发现，中西医结合治疗在降低患者 AFP 水平、改善患者肝功能、提高患者获益率及健康状况方面均优于单纯西医治疗。

第一节　手 术 切 除

手术切除是早期肝癌的主要治疗方法，而对于部分中晚期肝癌，手术仍具有重要的应用价值。根据《原发性肝癌诊疗指南（2022 年版）》，对于Ⅱb 期肝癌患者，可能从手术切除中获益，某些情况下可以考虑进行术前新辅助治疗或转化治疗，至肿瘤缩小降期后再行切除术。中晚期肝癌如果切除范围较大，将导致剩余肝脏体积过小而引起剩余肝脏功能不全，这是影响根治性切除术的主要原因。为了提高肝癌治疗的安全性，根据《原发性肝癌诊疗指南（2022 年版）》，提出如下方法。

1. 术前 TACE，可使部分不能一期手术切除患者的肿瘤缩小后再切除。

2. 经门静脉栓塞（portal vein embolization，PVE）肿瘤所在半肝，使剩余肝脏代偿性增生后再切除肿瘤。临床报道，其并发症不多，但需 4~6 周时间等待对侧肝脏体积增生，为降低等待期间肿瘤进展的风险，可考虑与 TACE 联合。

3. 联合肝脏离断和门静脉结扎的二步肝切除术（associating liver partition and portal vein ligation for staged hepatectomy，ALPPS），适用于预期剩余肝脏体积占标准肝脏体积小于 40% 的患者。术前评估非常重要，需要综合考虑肝硬化程度、患者年龄、短期承受两次手术的能力等。此外，可借助腹腔镜技术或消融技术等降低二次手术的创伤。ALPPS 可在短期内提高肝癌的切除率，但同时也存在相对较高的并发症发生率及死亡率。初步的观察结果显示，ALPPS 治疗巨大或多发肝癌的效果优于 TACE，但需注意短期内两次手术的创伤以及二期手术失败的可能性，建议谨慎、合理地选择手术对象。

4. 对于开腹后探查发现肝硬化程度较重、肿瘤位置深在、多结节的肝癌，术中局部消融可降低手术风险。

《原发性肝癌诊疗指南（2022 年版）》中对于中晚期肝癌手术的适应证给出了专家意见，认为对于 CNLC Ⅲa 期肝癌，如有以下情况也可考虑手术切除：①合并门静脉主干或分支癌栓者，若肿瘤局限于半肝，门静脉分支癌栓（程氏分型Ⅰ/Ⅱ型）是手术适应证，可考虑手术切除肿瘤并经门静脉取栓，术后再实施 TACE、门静脉化疗或其他系统治疗；门静脉主干癌栓（程氏分型Ⅲ型）者手术切除有争议，其手术疗效可能与 TACE 或外放疗相当，因此不是手术切除的绝对适应证。有随机对照研究发现，对于可切除的有 PVTT 的患者，术前接受 3D-CRT，可改善术后生存。②合并胆管癌栓且伴有梗阻性黄疸，肝内病灶亦可切除者。③伴有肝门部淋巴结转移者，切除肿瘤的同时行淋巴结清扫或术后行外放射治疗。④周围脏器受侵犯，可一并切除者。

此外，对于术中探查发现不适宜手术切除的肝癌患者，可考虑行术中肝动脉、门静脉插管化疗或术中其他的局部治疗措施等。

与此同时，对于某些不具备手术条件的中晚期肝癌患者，可通过积极术前治疗达到降期的目的，争取手术的可能。术前 TACE、外放射等治疗可能促进肿瘤降期，从而使部分患者获得手术切除的机会，降期后切除的肝癌患者可能获得较好的长期生存效果。对于可切除肝癌，术前 TACE 并不能改善患者的生存。

对于 HBV 相关肝癌患者，术前如果 HBV-DNA 水平较高，且 ALT 水平 > 2ULN，可先给予抗病毒及保肝治疗，待肝功能好转后再行手术切除，以提高手术安全性。对于 HBV-DNA 水平较高、但肝功能未见明显异常的患者，可尽快手术，同时给予有效的抗病毒治疗。抗病毒治疗不仅能够控制基础肝病，还有助于降低术后肿瘤复发率。

第二节　肝动脉介入治疗

肝动脉介入治疗是 20 世纪 90 年代和 21 世纪初推广的一种技术，它建立在数十年的渐进式发展和发现之上。动脉内肿瘤栓塞治疗技术有多种，包括经动脉栓塞、TACE、经动脉药物洗脱化疗栓塞和 TARE 等。这些疗法已被纳入 HCC 的多学科治疗中。巴塞罗那肝癌治疗指南专门建议 TACE 治疗中期肝癌。经肝动脉的介入治疗已广泛应用于许多不可切除 HCC 的情况，包括姑息治疗和移植的桥接治疗。

经肝动脉介入治疗是中晚期肝癌最为主要的微创治疗手段之一。根据肝动脉插管化疗、栓塞操作和材料的不同，通常分为以下几种治疗手段。①经动脉栓塞：即单纯采用栓塞剂堵塞肝肿瘤的供血动脉；②TACE：即将化疗药物与碘油等栓塞剂混合在一起或使用载药微球（DEB），经肿瘤的供血动脉支注入；③肝动脉灌注化疗（HAIC）：即经肿瘤供血动脉灌注化疗药物，常用化疗药物有铂类、抗代谢类、抗生素类、生物碱类等细胞毒性药物；④TARE：即将放射性微球经肿瘤的供血动脉支注入。其中 TACE 是目前临床上治疗中期肝癌最常见的手段。

TACE 通常采用 Seldinger 方法经皮穿刺股动脉插管，导管置于腹腔干、肝总动脉行 DSA，造影图像采集应包括动脉期、实质期及静脉期；应行肠系膜上动脉造影，注意寻找侧支供血；必要时加做膈动脉、肋间动脉、右肾动脉及右侧胸廓内动脉造影，寻找侧支肿瘤动脉。仔细分析造影表现，在明确肿瘤的部位、大小、数目以及供血动脉后进行治疗。

一、TACE 的基本原则

1. 要求在数字减影血管造影机下进行。

2. 必须严格掌握治疗适应证。

3. 必须强调超选择插管至肿瘤的供养血管内治疗。

4. 必须强调保护患者的肝功能。

5. 必须强调治疗的规范化和个体化。

6. 如经过 3~4 次 TACE 治疗后，肿瘤仍继续进展，应考虑换用或联合其他治疗方法，如外科手术、局部消融和系统治疗及放疗等。

二、TACE 的适应证

1. CNLC Ⅱb、Ⅲa 和部分Ⅲb 期肝癌患者，肝功能 Child-Pugh A 级或 B 级，PS 评分 0~2 分。

2. 可以手术切除，但由于其他原因（如高龄、严重肝硬化等）不能或不愿接受手术治疗的 CNLC Ⅰb、Ⅱa 期肝癌患者。

3. 门静脉主干未完全阻塞，或虽完全阻塞但门静脉代偿性侧支血管丰富，或通过门静脉支架植入可以复通门静脉血流的肝癌患者。

4. 部分肝动脉 - 门静脉分流造成门静脉高压出血的肝癌患者。

5. 肝癌切除术后，DSA 可以早期发现残癌或复发灶，并给予 TACE 治疗。

三、TACE 的禁忌证

1. 肝功能严重障碍（肝功能 Child-Pugh C 级），包括黄疸、肝性脑病、难治性腹水或肝肾综合征等。

2. 无法纠正的凝血功能障碍。

3. 门静脉主干完全被癌栓栓塞，且侧支血管形成少。

4. 合并活动性肝炎或严重感染且不能同时治疗者。

5. 肿瘤远处广泛转移，估计生存期 < 3 个月者。

6. 恶病质或多器官衰竭者。

7. 肿瘤占全肝体积的比例 ≥ 70%（如果肝功能基本正常，可考虑采用少量碘油乳剂和颗粒性栓塞剂分次栓塞）。

8. 外周血白细胞和血小板显著减少，白细胞 $< 3.0 \times 10^9$/L，血小板 $< 50 \times 10^9$/L（非绝对禁忌，如脾功能亢进者，排除化疗性骨髓抑制）。

9. 肾功能障碍，血肌酐 > 2mg/dl 或者血肌酐清除率 < 30ml/min。

四、TACE 术后的常见不良反应及并发症

TACE 术后以栓塞后综合征最常见，主要表现为发热、肝区疼痛、恶心和呕吐等。此外，还可能有穿刺部位出血、白细胞下降、一过性肝功能异常、肾功能损害及排尿困难等。介入治疗术后的不良反应通常持续 5 ~ 7 天，经支持对症治疗后大多数患者可以完全恢复。常见并发症包括急性肝、肾功能损害，消化道出血，胆囊炎和胆囊穿孔，肝脓肿和胆汁瘤形成，栓塞剂异位栓塞（碘油肺和脑栓塞、消化道穿孔、脊髓损伤、膈肌损伤等）。

五、TACE 术疗效评价及影响远期疗效的主要因素

1. 技术成功标准：导管超选择地插至肿瘤供血动脉内，化疗栓塞后肿瘤供养血管被封闭，肿瘤染色明显减少或消失。

2. 近期客观疗效可以参考实体瘤疗效评价标准 RECIST 1.1 版、mRECIST 标准及 EASL 标准等综合评估；长期疗效指标为患者总生存期；短期疗效为客观应答率（objective response rate，ORR）、TACE 治疗至疾病进展时间（time to progress，TTP）等。

3. 影响 TACE 远期疗效的主要因素：①肝硬化程度、肝功能状态；②血清 AFP 水平；③肿瘤的容积和负荷量，比如 TACE 预后的术前预测模型——"six-and-twelve"模型，

即肿瘤大小 + 数量之和 ≤ 6，> 6 且 ≤ 12，> 12，该模型对接受 TACE 治疗的肝癌患者进行个体化预后评估和危险分层，可为 TACE 术前提供术后预期生存的参考值，协助选择不同的治疗方式；④肿瘤包膜是否完整；⑤门静脉有无癌栓；⑥肿瘤血供情况；⑦肿瘤的病理类型等。

六、随访和间隔期间治疗

一般建议第 1 次 TACE 治疗后 4~6 周时复查 CT 和 / 或 MRI、肿瘤相关标志物、肝肾功能和血常规检查等。若影像学检查显示肝脏肿瘤灶内的碘油沉积浓密、瘤组织坏死且无增大和无新病灶，暂时可以不做 TACE 治疗。至于后续 TACE 治疗的频次应依随访结果而定，主要包括患者对上一次治疗的反应、肝功能和体能状况的变化。随访时间可间隔 1~3 个月或更长时间，依据 CT 和 / 或 MRI 动态增强扫描评价肝脏肿瘤的存活情况，以决定是否需要再次进行 TACE 治疗。

七、经肝动脉介入治疗的研究进展

随着技术的进步，肝动脉插管化疗、栓塞操作和材料等都得到不断的改进，近年来产生了常规 TACE（conventional TACE，cTACE）、经动脉药物洗脱微球化疗栓塞（drug-eluting beads TACE，DEB-TACE）和 TARE 等多种不同方式。这几种介入治疗方式的优劣性一直是学术界争论的话题。另外，TACE 和消融、放疗等其他治疗方式的联合也是临床研究热点之一。

对比 cTACE 和 DEB-TACE 的几项前瞻性研究和 Meta 分析比较了两者的疗效。结果显示，两者在肿瘤反应、进展时间或总生存率方面差异无统计学意义。在 PRECISIONV 多中心 RCT 研究中，DEB-TACE 未能显示出比 cTACE 更好的肿瘤反应，而一项涉及 4 项 RCT 和 8 项观察研究的 Meta 分析证实了 DEB-TACE 在肿瘤反应和 1、2、3 年生存率方面优于 cTACE。在安全性方面，DEB-TACE 也未能显示出优于 cTACE。两组之间的不良事件差异无统计学意义。此外，最近有报道称，在接受 DEB-TACE 的 Child-Pugh A 级患者中，肝动脉 - 门静脉分流形成的频率明显较高。综上所述，在疗效和安全性方面仍不足以证明 DEB-TACE 优于 cTACE。

TARE 是治疗中期肝癌的另一种局部治疗方法。TARE 包括通过经皮途径选择性动脉内给予含放射性化合物的微球（如钇 -90 或碘 -131 或铼 -188 标记的碘油）。TARE 利用这一概念为 HCC 提供靶向治疗，并将肝实质损害降到最低。尽管 TACE 是 BCLC B 期肝癌患者的标准治疗模式，但研究表明，TARE 在疾病进展时间、毒副作用和治疗后生活质量方面的表现优于 TACE。与 TACE 相比，TARE 对 PVTT 形成患者更有效。随着这一领域的数据不断积累，对技术的选择将产生影响。

由于中期肝癌的复杂性和高复发性，单一的 TACE 治疗是远远不够的。因此，越来越多的专家呼吁对于难治性、复杂性的中期肝癌，TACE 联合局部消融、外科手术、放射治疗、分子靶向药物、免疫治疗、抗病毒治疗、中医药治疗等，可以进一步提高 TACE 的疗效。

许多研究采用 TACE 联合 MWA 进行治疗。有研究分析了 244 例经 TACE-MWA 或 TACE 单独治疗的肝癌患者的资料，发现 TACE-MWA 组完全灭活率为 92.1%，单纯 TACE 组为 46.3%（$P < 0.05$），与 TACE 相比，TACE-MWA 对 ≤ 5cm 的肝癌有更好的反应。该研究表明，MWA 和 TACE 联合治疗较大的不可切除 HCC 似乎是一种有效且潜在的治疗方法。虽然研究表明，与 TACE-RFA 相比，TACE-MWA 治疗的完全缓解率更高，但在两种治疗在生存率方面没有差异。

越来越多的证据表明，联合应用 TACE 和放疗治疗中期及晚期肝癌伴 PVTT 的疗效显著。根据一项涉及 11 个随机对照组和 14 个非随机对照组的 Meta 分析，与单用 TACE 治疗不能切除的肝癌患者相比，TACE 联合放疗治疗可提高 1 年生存率（OR：1.36；95% CI：1.19 ~ 1.54）和完全缓解率（OR：2.73；95% CI：1.95 ~ 3.81），同时 2 ~ 5 年的生存率也有改善。

第三节 放射治疗

放射治疗，是临床上治疗恶性肿瘤的主要方法之一，以往较少用于肝癌的治疗。肝癌外照射经历了全肝大野照射、局部照射、全肝移动条野照射、局部超分割照射和立体定向放射治疗的演变，但临床效果均不满意，因此被世界各地放弃使用。我国从 20 世纪 60 年代开始实施肿瘤放疗，由于肝癌大面积放疗时会造成放射性肝损伤（radiation-induced liver disease，RILD），放射剂量增加则导致患者对放疗的耐受性下降，很多患者在放疗后因出现肝功能衰竭而死亡。这严重影响了肝癌的临床治疗效果，阻碍了肝癌放疗的发展。肝癌传统放疗疗效欠佳的原因：①放疗对病灶区域的定位不准确，会损害周围正常组织和器官。为避免肝损伤，放射剂量一般较低。②放射剂量计算和分配不准确，使得肝脏受照射剂量不均衡，影响治疗效果。③对于肝脏放射耐受性掌握不充分，不能准确提高放射剂量，未能充分发挥放疗作用。1992 年，于尔辛等报道全肝移动条野放射治疗大肝癌 228 例，70% 的患者照射总剂量在 20Gy 以上，5 年生存率为 30.83%；其中 12 例总剂量达 35Gy，5 年生存率为 68.42%，说明生存率和放射总剂量有关。由于临床医生对肝的放射耐受性没有充分了解，以致对肝癌的放射剂量不敢提高至 40Gy 以上。

提高肝癌放疗疗效的关键是解决与放疗技术有关的照射野设计、肝的放射耐受量与靶区高剂量照射三者之间的临床难题。随着近年来放疗技术的不断发展，3D-CRT 技术的出现使得原发性肝癌的放疗再次成为可能。3D-CRT 是基于计算机技术的一种放疗技术，其利用计算机进行虚拟重建，然后在放疗计划系统的帮助下设计患者的放疗计划，包括放射野参数的设置、放射剂量的计算和优化等，能够对患者的肝脏位置进行准确捕捉，并计算出正常肝脏能够接受的放射剂量，同时还能够根据指定的放疗计划，对放疗效果进行监测。因此，近年来 3D-CRT 被逐渐应用于原发性肝癌的治疗中。该疗法在提高肿瘤局部照射剂量的同时显著降低正常器官和组织的照射剂量。随着放疗技术和放疗设备的不断改进，3D-CRT 可对肝癌进行准确定位，使放射区和目标靶区在三维空间上吻合，有效减少对正常肝组织的照射，不仅保护正常肝组织，还增加了癌细胞区域的照射剂量。

放疗分为外照射和近距离内照射。外照射是利用放疗设备产生的射线从体外对肿瘤进行照射。近距离内照射是利用放射性核素，经机体管道或通过针道植入待治疗部位内部或附近来实施放射治疗。根据放疗目的可以分为根治性、姑息性、挽救性或转化和辅助性（术前或术后）放疗。中晚期 HCC 的放疗基本上属于姑息性放疗。姑息性放疗的目的是减轻患者疼痛、梗阻或出血等症状，减缓肿瘤发展，从而有效延长患者生存期。但对部分局限于肝内的中晚期 HCC，姑息性放疗可使得肿瘤缩小或降期，使患者获得手术切除的机会（包括肝移植），从而将治疗目标从姑息转化为根治。同时，PVTT 患者接受术前新辅助放疗后，生存期可以获得明显延长。近年的一些基础研究发现，放疗可以增加肿瘤的"免疫原性"，从而提高免疫治疗的疗效。因此，肝癌放疗联合免疫治疗有可能成为今后肝癌治疗的重要方法。

一、放疗目的与技术

一般认为，小肝癌可以通过 SRT 达到根治性放疗的目的，而中晚期肝癌的放疗大多属于姑息性放疗，其目的是缓解或者减轻症状，提高患者生活质量及延长带瘤生存期。对局限于肝内的大肝癌患者，有一部分可以通过局部放疗转化为可手术切除，从而可能达到根治的目的。

现代肝癌的放疗技术包括 3D-CRT、IMRT、IGRT 和 SRT 等。IGRT 优于 3D-CRT，其中螺旋断层放疗设备作为图像引导下的 IMRT，适合多发病灶的肝癌患者。肝癌的 SRT 治疗必须满足以下条件：拥有四维 CT 影像设备引导或肿瘤追踪系统，非常精确的患者体位固定，放射治疗前的个体化图像校正，小野集束照射，剂量分布集中，靶区周围剂量梯度跌落快，周边正常组织剂量很小。目前尚缺乏高级别的循证医学证据支持可以采用质子加速器来治疗肝癌，不能确定其在生存率方面是否优于光子放疗。

呼吸运动是导致肝肿瘤在放疗过程中运动和形变的主要原因。目前可采取多种技术减少呼吸运动带来的影响，如实时追踪技术、呼吸门控技术及腹部加压结合 4D-CT 确定内靶区（internal target volume，ITV）技术等。

二、外照射治疗

1. 外照射治疗适应证：①CNLC Ⅰa、部分 Ⅰb 期肝癌患者，如无手术切除或局部消融治疗适应证或不愿接受有创治疗，也可考虑采用肝癌 SRT 作为替代治疗手段，据报道其生存期与手术切除或局部消融治疗类似；②Ⅱa、Ⅱb 期肝癌患者，有证据表明 TACE 联合外放疗，可提高局部控制率、延长生存期，较单用 TACE、索拉非尼或 TACE 联合索拉非尼治疗的疗效好，可适当采用；③一部分无法手术切除的肝癌患者肿瘤放疗后缩小或降期，可转化为手术切除，也可用于等待肝癌肝移植术前的桥接治疗；肝癌手术切缘距肿瘤≤ 1cm 或阳性切缘术后可以辅助放疗，减少病灶局部复发或远处转移，延长患者无进展生存期。

2. 外照射治疗禁忌证：肝癌患者如肝内病灶弥散分布，或 CNLC Ⅳ 期者，不建议行外照射治疗。

3. 外照射治疗实施原则与要点：肝癌外照射治疗实施原则为综合考虑肿瘤照射剂量，周围正常组织耐受剂量，以及所采用的放疗技术。肝癌外照射治疗实施有以下要点。①放疗计划制定时，肝内病灶靶区定义在增强 CT 模拟定位的基础上，必要时参考 MRI 影像等多种影像资料共同确定；放疗时保留部分正常肝组织不受照射，利用肝脏细胞再生能力使部分正常肝组织获得反应性增生。②肝癌照射剂量，与患者生存期及局部控制率密切相关，同时也受到周边正常组织耐受剂量的限制。肝癌照射剂量一般推荐 SRT ≥（30 ~ 60）Gy/（3 ~ 6）Fx；常规分割放疗为 50 ~ 75Gy；新辅助放疗 PVTT 的剂量可为 3Gy × 6Fx。③正常组织耐受剂量与放疗分割方式、肝功能 Child-Pugh 分级、正常肝（肝脏 - 肿瘤）体积、胃肠道瘀血和凝血功能状况等因素相关。④肝癌放疗技术，建议采用 3D-CRT 或 IMRT、IGRT 或 SRT 等技术。IGRT 优于非 IGRT 技术，螺旋断层放疗适合多发病灶的肝癌患者。呼吸运动是导致肝脏肿瘤在放疗过程中运动和形变的主要原因，目前可采取多种技术以减少呼吸运动带来的影响，如实时追踪技术、呼吸门控技术以及腹部加压结合 4D-CT 确定 ITV 技术等。⑤目前缺乏较高级别的临床证据支持肝癌患者质子放疗的生存率优于光子放疗。

4. 外照射治疗主要并发症：放射性肝损伤（RILD）是肝脏外照射的剂量限制性并发症，分典型性和非典型性两种。①典型 RILD，发病迅速，ALP 升高 > 2ULN，出现无黄疸性腹水、肝大；②非典型 RILD，仅有肝功能损伤，ALP > 2ULN、ALT >正常值上限或治疗前水平 5 倍、肝功能 Child-Pugh 评分下降≥ 2 分，但是无肝大和腹水。诊断 RILD 必须排除肝肿瘤进展、病毒性或药物性所致的临床症状和肝功能损害。

三、内照射治疗

内照射治疗是局部治疗肝癌的一种方法，包括放射性 ^{90}Y（钇）微球疗法、碘 -131 单克隆抗体、放射性碘油、碘 -125 粒子植入等。粒子植入技术包括组织间植入、门静脉植入、下腔静脉植入和胆道内植入，分别治疗肝内病灶、PVTT、下腔静脉癌栓和胆管内癌或癌栓。氯化锶（^{89}Sr）发射出 β 射线，可用于靶向治疗肝癌骨转移病灶。

四、放疗随访要点

需严密观察受照射瘤灶的局部控制情况及正常组织的不良反应等。肝癌放疗的疗效可以参考 EASL 或 mRECIST 标准进行评价，放疗结束时肿瘤大小多为稳定，肿瘤明显缩小出现于放疗结束后 3～9 个月。RILD 的 CT 表现多为边界清楚的肝内低密度区，增强时门脉期或延迟期强化；该影像改变开始的中位时间为治疗后 3 个月，高峰期为 6 个月，9 个月后开始消失，随访时需与局部复发相鉴别。

五、放疗联合治疗

（一）与手术联合

对局限于肝内的大肝癌，如果不宜手术切除，通过 TACE、放疗的综合治疗，使肿瘤缩小或降期，可让一部分患者获得手术切除机会，从而达到根治的目的。PVTT 患者接受术前新辅助放疗，较不放疗者生存期明显延长。对手术切除者的放疗是否有生存优势未见报道，但对肝门区的肝内肿瘤，手术切缘＜ 1cm，术后辅助放疗可降低复发率，提高总生存率和无病生存率。对等待肝移植的 HCC 患者，放疗可以延缓肿瘤进展或降期，是安全有效的衔接治疗。

（二）与 TACE 联合

临床上，放疗常联合 TACE。韩国多中心回顾性分析显示，78.4% 接受放疗的 HCC 患者，都接受过 TACE。TACE 可以栓塞肿瘤的动脉血供，减少肿瘤负荷，延缓肿瘤进展。TACE 联合放疗可提高肿瘤控制率和延长患者生存期，Meta 分析显示，介入治疗联合放疗，其 3 年生存率较单纯介入治疗提高 10%～28%。对肝内肿瘤伴有动静脉瘘的患者，放疗可使 20% 的患者动静脉瘘消失，从而继续接受介入治疗。对伴有肝外转移者，可对肝内病灶进行 TACE，肝外病灶可进行外照射治疗，以减轻患者症状。研究显示，肝内病灶 TACE 两周后进行放疗，可出现轻度的肝功能异常，但 CTCAE ≥ 3 级的肝损伤仅占 2.5%。因此，TACE 两周后便可以进行放疗。

（三）与肝动脉灌注化疗联合

韩国两个肿瘤治疗中心的回顾性研究，将Ⅲ或Ⅳ期 HCC 患者进行配对分析，106 例经肝动脉灌注 5-FU 和顺铂局部化疗结合同步外照射治疗者的中位生存期为 11.4 个月，而未接受化疗的单纯放疗患者为 6.6 个月（ $P=0.02$ ）。对中晚期 HCC 患者，放疗联合 5-FU 肝动脉灌注可能有生存获益。

（四）与分子靶向药物联合

亚太地区临床试验显示，索拉非尼可以延长晚期 HCC 患者总生存期约 3 个月，放疗亦能提高患者局部控制率和延长生存期。但Ⅱ期临床研究显示，索拉非尼联合放疗，疗效不仅没有提高，反而增加了毒副作用。因此，肝内病灶放疗联合使用索拉非尼必须谨慎。近年来新的靶向药物，如仑伐替尼、瑞戈非尼等，是否适合与放疗同步治疗，仍需要证据支持。

（五）与免疫治疗联合

HCC 的免疫治疗（如 PD-1 抑制剂等），近几年也取得了一定的进展，特别是与抗血管靶向药物的联合治疗。最新的 IMbrave150 Ⅲ期研究，对比阿替利珠单抗联合贝伐珠单抗与索拉非尼一线治疗肝癌的效果，在意向治疗人群中，联合用药组的死亡风险降低了42%，同时接受联合治疗患者的 PFS 明显延长（6.8 个月 vs. 4.3 个月， $P < 0.001$ ）。放疗和免疫治疗的联合理论上具有协同增效作用，相关临床研究正在进行中。

（六）放疗中抗肝炎病毒治疗

韩国报道了 48 例合并 HBV 感染的 HCC 患者接受外照射，16 例患者在放疗前和放疗中服用拉米夫定，32 例未服用抗病毒药物，结果显示，未抗病毒组 7 例（21.9%）发生 HBV 激活，抗病毒组则未发生病毒复制，两组乙肝活动发生率差异有统计学意义。因此，对于 HBV-DNA 阳性的肝癌患者建议应用核苷类似物（NAs）抗病毒治疗，并优先选择 ETV 或 TDF 治疗，防止 HBV 复制活跃。

第四节　靶向治疗

众所周知，传统肿瘤治疗以手术、化疗和放疗为主要手段，但由于它们缺乏特异性，在取得疗效的同时也往往给患者带来较大的毒副作用。1998 年全球第一款靶向药物曲妥珠单抗的成功上市，预示着肿瘤治疗进入靶向治疗时代。靶向治疗，是在细胞分子水平上，针对已经明确的致癌位点的治疗方式（该位点可以是肿瘤细胞内部的一个蛋白分子，也可以是一个基因片段）。治疗药物选择性地与致癌位点相结合，使肿瘤细胞特异性死亡，而不会使肿瘤周围的正常组织细胞受到影响。随着研究的深入，靶向治疗作为继手术、放疗、化疗等传统疗法之外的第四种治疗手段，在肿瘤的综合治疗中发挥着日渐重要的作用，并越来越受到人们的重视。2007年首个晚期肝癌靶向药物索拉非尼成功上市，紧接着瑞戈非尼、仑伐替尼等相继上市，这些靶向药物可以抑制肝癌中失调分子的异常，作为系统治疗的一部分为治疗晚期肝癌提供了新的重要手段。

自2007年索拉非尼经大型RCT研究证实可延长肝癌患者总生存期（overall survival，OS）以来，靶向药物治疗肝癌获得了多个突破性的进展。多个新药成为指南推荐药物。在《中国临床肿瘤学会（CSCO）原发性肝癌诊疗指南2020》中，在晚期肝癌的一线治疗策略选择上，对于肝功能Child-Pugh A级或较好的B级（≤7分），优先推荐索拉非尼、仑伐替尼、多纳非尼、阿替利珠单抗联合贝伐珠单抗。在二线治疗策略选择上，瑞戈非尼、PD-1单抗、阿帕替尼为Ⅰ级专家推荐；Ⅱ级专家推荐中，可以选择卡博替尼；而雷莫芦单抗（限用于AFP≥400ng/ml的肝癌患者）。既往使用过索拉非尼者，可考虑卡瑞利珠单抗联合FOLFOX4化疗方案；既往采用过以奥沙利铂为主的方案者，可考虑卡瑞利珠单抗联合阿帕替尼；既往未使用索拉非尼的患者，也可以在二线治疗中选择索拉非尼；既往未使用过以奥沙利铂为主的系统化疗的患者，也可以在二线治疗中选择使用。在Ⅲ级专家的推荐中，有纳武利尤单抗联合伊匹木单抗，索拉非尼联合以奥沙利铂为主的系统化疗（既往未曾使用过者）等。

目前，还有许多研究正在寻找肝癌发生发展新的重要靶点，比如参与细胞分化（如Wnt）、细胞增殖（如表皮生长因子、胰岛素样生长因子、肝细胞生长因子及其受体c-Met、Raf/MEK/ERK）、细胞生长（如AKT/m-TOR）以及血管生成（如VEGF、血小板衍生生长因子、成纤维细胞生长因子）等的靶点。这些研究为肝癌的靶向治疗提供了新的潜在的分子靶标。

一、靶向药物单药治疗

（一）一线治疗

1. 索拉非尼　索拉非尼（sorafenib）是德国公司开发的多靶点抗肿瘤药物。它具有双重的抗肿瘤作用，一方面通过抑制Raf/MEK/ERK信号转导通路直接抑制肿瘤生长，另一方面通过抑制血管内皮细胞生长因子受体（vascular endothelial growth factor receptor，VEGFR）和血小板衍生生长因子受体（platelet-derived growth factor receptor，PDGFR）而阻断肿瘤新生血管的形成，间接地抑制肿瘤细胞的生长。2005—2007年，美国食品药品监督管理局（Food and Drug Administration，FDA）先后批准索拉非尼用于治疗晚期肾细胞癌和无法手术切除的HCC。十多年来，索拉非尼一直是FDA批准的治疗晚期、不能切除的肝癌唯一的一线治疗药物。多项临床研究表明，索拉非尼对于不同国家地区、不同肝病背景的晚期肝癌患者都具有一定的生存获益。常规推荐用法为 400mg，口服，每日 2 次。其可用于肝功能 Child-Pugh A 级或 B 级的患者，相对于肝功能 Child-Pugh B 级患者，Child-Pugh A 级患者生存获益更明显。需注意其对 HBV 和肝功能的影响，提倡全程管理基础肝病。最常见的不良反应为腹泻、体质量下降、手足综合征、皮疹、心肌缺血及高血压等，一般发生在治疗开始后的 2~6 周内。

2．**仑伐替尼**　仑伐替尼是一种 VEGFR 1~3、成纤维细胞生长因子受体（fibroblast growth factor receptor，FGFR）1~4、PDGFRα、Ret 和 Kit 的酪氨酸激酶抑制剂（tyrosine kinase inhibitor，TKI），在 II 期临床研究中发现仑伐替尼对不可切除肝癌有良好的临床疗效和安全性。一项多中心随机的非劣效性 III 期临床试验研究发现，仑伐替尼在总生存率方面并不差于索拉非尼，而在无进展生存率及客观应答率方面较索拉非尼更优。仑伐替尼已经获得批准用于肝功能 Child-Pugh A 级的晚期肝癌患者的治疗。该药的常见不良反应为高血压、腹泻、食欲下降、疲劳、手足综合征、蛋白尿、恶心及甲状腺功能减退等。

3．**多纳非尼**　甲苯磺酸多纳非尼片是我国研发的口服多靶点多激酶抑制剂类小分子抗肿瘤药物，可抑制 VEGFR、PDGFR 等多种受体酪氨酸激酶的活性，也可直接抑制各种 Raf 蛋白激酶及下游的 Raf/MEK/ERK 信号转导通路，抑制肿瘤细胞增殖和肿瘤血管的形成，发挥双重抑制、多靶点阻断的抗肿瘤作用。在中国晚期肝癌患者中，多纳非尼在改善总生存期（OS）方面优于索拉非尼。与索拉非尼组相比，多纳非尼组的中位总生存期显著延长（12.1 个月 vs. 10.3 个月；HR，0.831；$P=0.024\,5$）；中位无进展生存期为 3.7 个月 vs. 3.6 个月；客观应答率为 4.6% vs. 2.7%（$P=0.244\,8$）；疾病控制率为 30.8% vs. 28.7%（$P=0.553\,2$）。多纳非尼组的患者发生药物相关 3 级及以上不良事件的数量显著少于索拉非尼组（38% vs. 50%；$P=0.001\,8$），已获批治疗既往未接受过全身系统性治疗的不可切除 HCC 患者。

（二）二线治疗

1．**瑞戈非尼**　瑞戈非尼是与索拉非尼结构相似的 TKI。瑞戈非尼抑制 VEGFR2/3、PDGFR、FGFR-1、Kit、Ret 和 B-Raf 活性。在索拉非尼治疗失败后使用瑞戈非尼作为二线治疗的 RESORCE 研究中，治疗组中位总生存期为 10.6 个月，而安慰剂组中位总生存期为 7.8 个月。基于该数据，FDA 批准了瑞戈非尼作为治疗肝癌的二线治疗药物。未来的试验正在探索瑞戈非尼与其他全身性药物的联合应用，希望能够作为对不能连续耐受索拉非尼和瑞戈非尼的患者的三线治疗。该药的常见不良反应为高血压、手足皮肤反应、乏力及腹泻等。

2．**阿帕替尼**　前期研究表明，阿帕替尼用于晚期胃癌能明显延长患者的生存期，目前该药已批准用于晚期胃癌的标准治疗。除胃癌外，阿帕替尼在其他实体肿瘤的治疗上也显示出良好的疗效。国内阿帕替尼治疗肝癌的多中心临床研究（AHELP 研究）已经完成入组并于 2020 年美国临床肿瘤学会（American Society of Clinical Oncology，ASCO）上报道了初步结果：阿帕替尼较安慰剂能明显延长患者的生存期，有望成为晚期肝癌治疗的另一个选择。在不良反应方面，阿帕替尼主要包括血液学毒性（血小板减少、白细胞减少、粒细胞减少等）和非血液学毒性（高血压、手足综合征、蛋白尿、腹泻、乏力等）。大部分不良反应可以通过调整剂量、暂停用药、支持对症处理等进行控制与逆转。

3．卡博替尼　卡博替尼是一种多靶点 TKI，可抑制 VEGFR1 ~ 3、c-Met 和 AXL 的活性。对服用索拉非尼无效的不可切除肝癌患者应用卡博替尼的双盲Ⅲ期临床试验（NCT01908426）表明，与安慰剂组相比，卡博替尼组的中位总生存期明显延长（10.2 个月 vs. 8.0 个月，P=0.005），卡博替尼组与安慰剂组的平均无进展生存期分别为 5.2 个月和 1.9 个月；卡博替尼组中少数患者可出现 5 级不良反应，包括肝功能衰竭、门静脉血栓形成、肝肾综合征和肺栓塞。根据上述试验的数据，2019 年 1 月，FDA 批准卡博替尼作为曾接受索拉非尼治疗的进展的晚期肝癌患者的二线治疗方案。

二、靶向药物与其他治疗方式联合

近年来，针对 ICI 治疗晚期肝癌开展了多项临床研究，特别是 ICI 联合抗血管生成靶向治疗的新模式已成为肝癌治疗研究的热点领域。IMBrave150 研究是一项随机对照研究，采用阿替利珠单抗（PD-L1 单抗）联合贝伐珠单抗与索拉非尼进行比较，主要研究终点为 OS 和 PFS，结果显示两者均显著延长。联合治疗的客观应答率（ORR）为 27%，显著优于索拉非尼组 12%（$P < 0.000\ 1$）。联合组 3 ~ 4 级不良反应发生率为 36%，低于索拉非尼组（46%）。该研究结果表明，阿替利珠单抗联合贝伐珠单抗已成为肝功能 Child-Pugh A 级晚期肝癌患者一线治疗的新选择。此外，多项抗血管生成靶向药物联合 ICI 的临床研究已有初步结果，如卡瑞利珠单抗联合阿帕替尼、信迪利单抗联合贝伐珠单抗类似物等。

对于肝功能状态良好，但合并 PVTT 的晚期肝癌患者，尤其是合并门静脉主干癌栓的患者，建议给予 FOLFOX 化疗方案的 HAIC 联合索拉非尼治疗，也可考虑 TACE 联合靶向药物治疗。对于肝功能状态良好，但合并肝外转移的部分晚期肝癌患者，在分子靶向药物治疗的基础上，可尝试联合 TACE 治疗。多项回顾性研究以及 Meta 分析结果显示，TACE 联合索拉非尼比单纯 TACE 更能改善晚期肝癌患者的生存获益。对于合并有 PVTT 的晚期肝癌患者，HAIC 是另一项重要的介入治疗方法。有研究比较了以小剂量顺铂、5-FU 为化疗方案的 HAIC 联合索拉非尼与单纯索拉非尼的疗效，结果显示，在根据 PVTT 累及范围的分层研究中，如果癌栓累及门静脉主干，联合治疗组患者的中位 OS 相比单纯索拉非尼治疗组患者的中位 OS 得到显著延长。

另外，多项试验研究了放疗联合靶向治疗的效果，相关研究主要集中于中晚期肝癌，目前尚缺乏高质量的研究结果。一项Ⅱ期研究纳入了40例不可切除且不适合接受TACE治疗的局部晚期肝癌患者，给予肝脏病灶常规放疗同步联合索拉非尼治疗，并序贯服用索拉非尼直至疾病进展。全组患者放疗后1个月时的ORR达到了55%，2年总生存率及照射野内无进展生存率分别为32%和39%。但≥2级肝毒性的发生率达到了35%，包括3例死亡，提示同步治疗存在较大的潜在风险。

三、靶向药物的不良反应处理

靶向药物常见不良反应包括手足皮肤反应、高血压、腹泻等。目前肝癌常用的靶向药物均为以抑制VEGFR为主的多靶点小分子受体酪氨酸激酶抑制剂，不良反应可累及全身多个系统和器官。在肝癌治疗中常见的不良反应包括疲乏、腹泻、手足皮肤反应、高血压、厌食、体重下降、蛋白尿等，其他还包括恶心、呕吐、声音嘶哑、低蛋白血症、贫血、血小板计数下降、白细胞计数下降、肝功能异常等。可能危及生命的不良反应包括充血性心力衰竭、心肌缺血/梗死、高血压危象、胃肠道穿孔/出血、气道/颅内出血等。应根据不良反应发生程度采取暂停给药、减量给药或永久停药等措施，同时本着中西医结合的原则，积极对症处理，减轻患者痛苦。建议用药前进行健康宣教，告知患者可能发生不良反应的表现，并采取适当的预防措施（如鼓励患者适度进行身体锻炼，预防性应用皮肤尿素软膏，调整饮食结构以避免腹泻、便秘等发生）。用药过程中特别是用药早期需监测血压，每周至少1次。出现症状及时就医，进行专科治疗。

第五节 免疫治疗

免疫治疗是针对机体低下或亢进的免疫状态，人为地增强或抑制机体的免疫功能以达到平衡免疫功能、提高疾病治疗效果的一种方法。免疫治疗历史悠久，最早的文字记载可以追溯到公元10世纪中国古代医学家用人痘预防天花的伟大实践。2017年9月，美国FDA基于1/2期CHECKMATE-040临床试验的结果加速批准了百时美施贵宝（Bristol-Myers Squibb，BMS）公司的纳武利尤单抗（Opdivo）用于经索拉非尼治疗后进展或不耐受的HCC患者，肝癌的免疫治疗自此拉开序幕。

肝癌的免疫治疗主要有以下治疗方法。①肿瘤疫苗疗法：肿瘤疫苗疗法是指将肿瘤细胞、肿瘤相关肽（tumor-related antipeptide，TUMAP）、肿瘤相关抗原（tumor-associated antigen，TAA）的表达基因等导入患者体内，通过激活效应T细胞以诱导和延续肿瘤特异性免疫反应，激活的效应T细胞可以特异性地降低肿瘤负荷并抑制肿瘤复发。目前，用于HCC的肿瘤疫苗主要包括致敏树突状细胞（dendritic cell，DC）疫苗和多肽疫苗。

②细胞过继免疫治疗（ACI）：ACI是指利用肿瘤患者自身免疫细胞，通过细胞因子刺激、体外培养或肿瘤抗原负载，使其中具有抗肿瘤活性的免疫细胞大量扩增，再回输至患者体内，增强免疫细胞功能。③溶瘤病毒疗法：溶瘤病毒具有在癌细胞内条件复制的能力，通过包括直接裂解肿瘤、诱导免疫原性细胞死亡及诱导先天和适应性免疫等多种机制产生抗肿瘤作用。同时，溶瘤病毒可以作为载体搭载免疫刺激、自杀基因等功能基因，实现肿瘤溶瘤病毒基因治疗。因此，溶瘤病毒也是肿瘤免疫与基因治疗的重要组成部分。④免疫检查点抑制剂（ICI）：人体的肿瘤免疫主要是由T细胞来调节，而T细胞的反应会受到一组细胞表面分子的影响，这些分子被称为免疫检查点。免疫检查点包括刺激性和抑制性检查点分子。研究发现，CTLA-4、PD-1、PD-L1等抑制性检查点可抑制机体的抗肿瘤免疫反应。CTLA-4抑制剂是最早应用于临床的ICI。

在肝癌的免疫治疗方法中，既往肿瘤疫苗、溶瘤病毒、ACI临床获益较少，目前临床上比较成熟且上市的也主要是ICI。在《原发性肝癌诊疗指南（2022年版）》中，已将免疫联合疗法作为一线治疗的优先推荐。根据靶点的不同，肝癌领域的ICI主要分为三类。①PD-1抑制剂：纳武利尤单抗、帕博利珠单抗、信迪利单抗、卡瑞利珠单抗、替雷利珠单抗；②PD-L1抑制剂：阿替利珠单抗、度伐利尤单抗；③CTLA-4抑制剂：伊匹木单抗等。

从既往数据来看，单一的ICI有效率较低，因此临床上的探索主要以靶免联合或双免联合为主。HCC作为一种血供较为丰富的肿瘤，其生长速度往往更快，目前多项临床研究证实，抗血管生成治疗可以改善肿瘤微环境，增强PD1-1/PD-L1抑制剂抗肿瘤的敏感度，而联合抗血管生成靶向药物治疗在理论上可以提升抗肿瘤治疗的效果。

根据《原发性肝癌诊疗指南（2022年版）》，肝癌一线免疫治疗有以下方案。①阿替利珠单抗联合贝伐珠单抗：被批准用于既往未接受过全身系统性治疗的不可切除肝癌患者（A类推荐）。IMbrave150全球多中心Ⅲ期临床研究显示，与索拉非尼相比，阿替利珠单抗联合贝伐珠单抗（T+A）能明显延长患者中位总生存期（mOS）（19.2个月 vs. 13.4个月）和中位无进展生存期（PFS）（6.9个月 vs. 4.3个月），并提高客观应答率（ORR）（30% vs. 11%）。此外，"T+A"联合治疗延迟了患者报告的中位生活质量恶化时间。②信迪利单抗联合贝伐珠单抗类似物：已在我国被批准用于既往未接受过系统抗肿瘤治疗的不可切除或转移性肝癌的一线治疗（证据等级1，A类推荐）。ORIENT-32研究显示，与索拉非尼相比，信迪利单抗联合贝伐珠单抗类似物联合治疗组的死亡风险下降43%，疾病进展风险下降44%。目前的临床试验已基本证实抗血管生成联合免疫治疗可以取得协同抗肿瘤效果，而免疫联合小分子靶向药物，以及双免联合模式的相关临床试验也在开展中，有两项Ⅲ期研究（IMbrave150、ORIENT-32）已经取得成功。

肝癌二线免疫治疗有以下方案。①卡瑞利珠单抗：已被批准用于既往接受过索拉非尼治疗和/或含奥沙利铂系统化疗的晚期肝癌患者的治疗（证据等级3，B类推荐）。卡瑞利珠单抗在既往系统抗肿瘤治疗过的中国肝癌的Ⅱ期临床研究结果显示，ORR为14.7%，6个月生存率为 74.4%，12 个月生存率为 55.9%。②替雷利珠单抗：替雷利珠单抗被批准用于至少经过 1 次全身抗肿瘤治疗的肝癌患者的治疗（证据等级 3，B 类推荐）。一项全球、多中心旨在评估替雷利珠单抗用于治疗既往接受过至少 1 种全身治疗的不可切除肝癌的疗效和安全性的 II 期研究（RATIONALE208）结果显示，中位 PFS 为 2.7 个月，中位 OS 为 13.2 个月，其中接受过一线治疗的患者和接受过二线及以上治疗患者的中位 OS 分别为 13.8 个月和 12.4 个月。总人群的 ORR 为 13.3%，其中接受过一线全身治疗的患者 ORR 为 13.8%，接受过二线及以上治疗的患者 ORR 为 12.6%。③纳武利尤单抗＋伊匹木单抗联合：该方案也已经获得 FDA 批准用于既往接受过索拉非尼治疗的晚期肝癌患者，并获得突破性疗法认定。

除此之外，免疫联合治疗在肝癌的围手术期治疗（术前新辅助治疗、转化治疗和辅助治疗）中也展现出广阔的前景，尤其是在潜在可切除肝癌的转化治疗中已初显疗效，有助于提高中晚期肝癌患者的手术切除率，改善预后。

第六节 中医药治疗

中医药不仅能减少西医治疗的不良反应，而且能有效地防止肝癌复发、转移，甚至可以作为部分中晚期肝癌的主导治疗方法。

一、中药在肝动脉介入治疗中的应用

临床研究表明，对于有早期复发风险的肝癌患者，包括残余病灶、多发性肿瘤或卫星病灶、肿瘤直径＞5cm，以及合并血管侵犯，在肝切除术后规范化抗病毒、保肝治疗的基础上进行肝动脉介入治疗作为辅助治疗，可以降低术后复发率。但 TACE 作为一种创伤性手术，其副作用如栓塞后综合征、肝肾功能损害、骨髓抑制等，往往限制了 TACE 的临床应用。在 TACE 治疗中，选用的栓塞剂及化疗药物对疗效有重要影响，联合中药治疗能减毒增效。将某些中药的有效成分制剂如华蟾素注射液、康莱特注射液等与栓塞剂同用，既可增强栓塞作用，又可发挥中药直接杀伤肿瘤细胞或诱导肿瘤细胞凋亡的作用。

（一）肝动脉中药灌注治疗

经导管肝动脉中药栓塞术（transarterial herboembolization，TAHE）是对 TACE 的改进，是一种以中药制剂替换化疗药物，与栓塞剂混合在一起，经肿瘤的供血动脉支注入的技术。目前较为常见的中药制剂如华蟾素、三氧化二砷、榄香烯都取得了一定的疗效。

1. 华蟾素肝动脉栓塞灌注 华蟾素是我国自主研发的抗肿瘤新药，是由中华大蟾蜍阴干全皮制成的水溶性注射液，含有大量的吲哚生物碱、甾体、氨基酸等成分，具有清热

解毒、利水消肿、化瘀溃坚等作用，是肝癌术后常用的中成药之一。现代药理学证明，其除了对肝癌细胞具有显著的杀伤作用，还可以提高免疫力、抗乙肝病毒、抗炎消肿。海军军医大学第一附属医院开展的一项多中心、随机对照临床试验，采用华蟾素注射液代替 TACE 常用的表柔比星等化疗药物，进行 TAHE 治疗。在上海市卫生健康委员会中医药发展"三年行动计划"立项资助下，从海军军医大学第一附属医院、上海东方肝胆外科医院和复旦大学附属中山医院招募筛选中期肝癌患者 618 例，最终纳入 556 例进行临床试验研究。研究结果显示，相比采用常规化疗药物灌注的 TACE，TAHE 对于肿瘤直径 > 10cm 的单发巨块型肝癌的客观应答率具有显著优势（48.4% vs. 20.0%），疾病控制率也优于 TACE（80.6% vs. 64.0%），TAHE 术后肝功能异常发生率明显低于 TACE。

2. 三氧化二砷肝动脉栓塞灌注　三氧化二砷（As_2O_3）是中药砒霜的有效成分，三氧化二砷注射液治疗肝癌具有确切的疗效，并已纳入《中国临床肿瘤学会（CSCO）原发性肝癌诊疗指南 2020》。有研究将三氧化二砷用于肝动脉插管化疗栓塞治疗原发性肝癌，结果显示，治疗组的总有效率为 70.0%，AFP 下降率为 80.0%，肿瘤缩小率为 77.5%，中位 OS 为 15 个月，较对照组疗效明显提高（$P < 0.05$），而不良反应发生率降低了 27.5%。郑州大学第一附属医院采用载药微球（DEB）的方式，不但提高了药物有效率，还大大降低了手术次数和住院时间及费用，三氧化二砷联合载药微球行 TACE 治疗中晚期肝癌效果较好，是一种安全有效的治疗方案。

3. 榄香烯肝动脉栓塞灌注　榄香烯是从姜科植物温郁金中提取的抗癌有效成分。其主要生物学活性为降低肿瘤细胞有丝分裂能力，诱导肿瘤细胞凋亡，抑制肿瘤细胞生长。药理学实验证明，腹腔注射榄香烯乳对肿瘤细胞的 DNA、RNA 及蛋白质合成有明显的抑制作用。该药还能直接作用于细胞膜，使肿瘤细胞破裂，可以改变和增强肿瘤细胞的免疫原性，诱发和促进机体对肿瘤细胞的免疫反应。徐雪明和马荣辉等人在榄香烯乳联合肝动脉化疗栓塞术（TACE）治疗中晚期肝癌的研究中发现，β- 榄香烯乳联合 TACE 治疗中晚期肝癌可提高疗效，且不良反应可耐受。在观察经肝动脉灌注中药榄香烯乳栓塞治疗原发性肝癌肝郁脾虚、瘀毒内结证的临床研究中发现，采用中药榄香烯乳经肝动脉灌注栓塞术治疗能明显改善原发性肝癌肝郁脾虚、瘀毒内结证患者的临床症状，提高生活质量，较灌注化疗药物的对照组毒副作用更小。榄香烯乳组患者的 Hb、血小板、ALT、ALP 等指标均优于对照组（$P < 0.01$）。

4. 康莱特肝动脉栓塞灌注　中药薏苡仁具有利水渗湿、健脾止泻、除痹、清热解毒排脓等作用，可用于水肿、脚气、小便不利、脾虚泄泻、湿痹拘挛、肺痈、肠痈、赘疣和癌肿等病症。康莱特注射液是由从薏苡仁中提取的主要活性成分薏苡仁酯制成的抗癌新药。大量的实验与临床研究证明，该药具有抑制肿瘤细胞生长、诱导肿瘤细胞凋亡、增强机体免疫功能、提高患者生存质量和延长生存期等作用。研究表明，其在提高 TACE 治疗效果、改善 TACE 治疗后症状、提高患者生存质量、延长患者生存期等方面效果明显，且无明显毒副反应。联合使用康莱特注射液动脉灌注或静脉滴注，有助于提高疗效，改善临床症状，降低化疗栓塞的毒副作用。冯懿正证实了原发性肝癌采用康莱特注射液治疗可提升疾病控制率，降低血清肿瘤标志物水平，提高机体免疫功能，提高患者生活质量，且未增加毒副反应，安全性较高。孟令武将 100 例原发性肝癌患者作为研究对象，根据治疗方法不同，随机分为对照组和治疗组，每组 50 例。对照组给予 TACE，治疗组实施TACE 联合康莱特注射液灌注治疗，观察并比较两组患者的临床疗效、瘤体体积变化、生存质量以及不良反应等指标。结果发现，TACE 联合康莱特注射液治疗原发性肝癌，能显著提高患者的临床总有效率（治疗组为 88%，对照组为 68%），明显减小肝癌瘤体体积，提高患者生活质量，降低不良反应发生率（治疗组为 4.0%，对照组为 12.0%）。

（二）中医药联合肝动脉介入治疗

肝癌经肝动脉介入治疗可减轻肿瘤负荷，但也对肝功能具有一定不良影响，降低患者的生活质量。中医药联合介入治疗，可以发挥中西医结合特有的治疗优势，有效增强介入抗肿瘤作用，延长患者生存期，同时有效减少不良反应及并发症，提高患者的生存质量。

1．提高疗效，延长生存期　近年来，包括中药注射液、中成药及口服中药制剂等在内的多种中药制剂应用于肝癌 TACE 围手术期，开展了多项临床研究，使中西医结合在提升肝癌治疗效果，尤其是远期疗效方面，积累了越来越多的循证医学证据。

（1）中药注射液：抗肿瘤中药注射液经现代制药技术加工而成，质量控制较好，成分较清晰，在 TACE 术期间联合使用中药注射液静脉滴注治疗，是 TACE 术期间中西医结合的常见临床具体形式。目前常用的中药注射液有艾迪注射液、华蟾素注射液、通关藤注射液、斑蝥酸钠注射液、康莱特注射液等。上述中药制剂的临床疗效均有许多 RCT 研究、Meta 分析、系统评价等循证医学证据支持。例如，荣震等人的一项关于华蟾素联合 TACE 的系统评价（15 项 RCT，$n=1\,225$）结果显示，中西联合组的近期有效率优于仅用 TACE 的对照组（58% vs. 40%，$P < 0.001$），患者生活质量稳定率更好（81% vs. 55%，$P=0.01$），1 年生存率（67% vs. 43%，$P < 0.001$）和 2 年生存率（49% vs. 26%，$P < 0.001$）均更高。一项纳入了 8 项 RCT（$n=671$）的 Meta 报告了通关藤注射液联合 TACE 对比单纯 TACE 治疗原发性肝癌的疗效，结果显示，通关藤注射液联合 TACE 改善近期疗效、临床有效率和 KPS 评分等方面均显著优于 TACE 组（$RR=1.19$，$P < 0.000\,01$；$RR=1.55$，$P < 0.000\,01$；$RR=1.24$，$P < 0.000\,3$）。通关藤注射液联合 TACE 组白细胞下降、谷丙转氨酶升高和胆红素升高的发生率降低（$RR=0.71$，$P=0.000\,5$；$RR=0.63$，$P=0.01$；$RR=0.38$，$P=0.000\,2$）。1 项系统评价（9 项 RCT，$n=598$）显示，康莱特注射液联合 TACE 对比单纯TACE，临床有效率（38% vs. 31%，$P < 0.001$）、临床获益率（91% vs. 73%，$P < 0.001$）、临床症状总体改善率（89% vs. 34%，$P < 0.001$）和 KPS 评分改善率（88% vs. 68%，$P < 0.001$）均更高。另 1 项系统评价（9 项 RCT，$n=608$）的研究结果也取得相似的结论。

（2）中成药：口服抗肿瘤中成药在原发性肝癌治疗的临床实践中被广泛运用，而与TACE的联合也是治疗的重要路径。常见的如槐耳颗粒、慈丹胶囊、金龙胶囊等中成药联合TACE有助于提高临床获益率，且安全性良好。8项RCT（n=580）报告了槐耳颗粒联合TACE对比TACE治疗原发性肝癌的疗效，结果显示，联合组有效率高于对照组｛54%vs. 38%，RR=1.39［1.17，1.65］，$P < 0.05$｝。刘光甫等系统评价了（7项RCT，n=1 183）慈丹胶囊联合TACE对比TACE治疗原发性肝癌的疗效，结果显示，联合组近期有效率（63.4% vs. 36.8%，$P < 0.01$）和1年生存率（81.6% vs. 44.0%，$P < 0.01$）均更高。马文华等人的一篇系统评价（10项RCT，n=914）研究了金龙胶囊联合TACE对比TACE治疗中晚期肝癌患者的疗效，结果显示，联合组临床有效率（56% vs. 44%，$P < 0.000 1$）、肝功能Child-pugh分级改善率（74% vs. 54%，P=0.000 3）、生活质量改善率（主要体现在KPS评分提高10分）（58% vs. 33%，P=0.001）和KPS评分（均数差=6.97，95% CI：4.41~9.52）均更好；半年、1年及2年生存率两组间差异无统计学意义。

（3）口服中药制剂：口服中药制剂多以经方、验方、自拟方为主，各类研究众多。综合相关文献报道，中药联合TACE治疗原发性肝癌可有效延长患者生存期和提高患者生活质量。国内的多个研究者进行了各类口服中药联合TACE治疗原发性肝癌的Meta分析研究，均证明了中药联合TACE在治疗肝癌方面有很好的减毒增效的作用，同时这些研究也挖掘出了围手术期常用的中药。章新友等的一项关于口服中药联合TACE治疗肝癌的Meta分析（75项RCT，n=7 406）结果显示，在提高瘤体近期疗效、降低AFP、提高生存率等方面，口服中药联合TACE较TACE更具有优势。另外，该研究还通过数据挖掘发现，柴胡、白芍、白术、茯苓和甘草为治疗原发性肝癌的基础中药，可为临床用药提供一定参考。陈越的一项Meta分析（60项RCT，n=4 253）结果同样显示，中药联合TACE治疗相较于单纯TACE治疗，ORR（57.3% vs. 42.6%，$P < 0.001$）、1年生存率（65% vs. 49.8%，$P < 0.001$）、2年生存率（42.5% vs. 24.1%，$P < 0.001$）、生存质量（$P < 0.001$）均显著提高。此外，该项研究也分析了中药的使用情况，发现健脾理气类（34.9%）中药占比最高，疏肝行气类（19.3%）、滋阴养肝类（14.5%）、活血化瘀类（11.6%）中药次之，清热利湿类和解毒散结类较少。在围手术期最常用的中药是白术、茯苓、柴胡、甘草、白芍、当归、党参，这与前者（章新友等）的研究结果相同，这些药物多属苦、甘味，归经多属脾经和肝经。

另外何正阳等的Meta分析（27项RCT，n=2 711）则从不同药物的角度进行了分析，结果也显示中药联合TACE对比单纯TACE在1年生存期、2年生存期及KPS评分上都有明显优势，而在扶正和化瘀类药物的亚组分析中，1年生存期化瘀组较对照组差异有显著统计学意义（RR=1.75，95% CI：1.45~2.11，$P < 0.01$），2年生存期扶正组、化瘀组较对照组差异有显著统计学意义，化瘀组更优（RR=1.75，95% CI：1.33~2.29，$P < 0.01$）。

2. 减少不良反应，提高生活质量 介入术后患者出现的发热、腹痛、恶心呕吐等症状造成患者畏惧治疗，同时严重影响患者术后恢复。中医药干预在TACE围手术期可有效降低术后不良反应发生率，促进患者术后恢复。辨证论治是中医药的精髓，尤其在针对 TACE 不良反应的处理上，更显示出显著的优势、独到的疗效。研究表明，辨证论治治疗组并发症改善情况、临床疗效等明显优于西药对症治疗对照组。一项观察八珍汤对原发性肝癌介入治疗术后不良反应的干预及临床疗效的研究表明，八珍汤对原发性肝癌介入治疗术后不良反应的疗效较好，可改善患者生化指标、缓解症状。一项探讨清热疏肝法联合软肝消痞丸治疗肝癌介入栓塞后综合征疗效的研究表明，清热疏肝中药联合软肝消痞丸治疗肝癌栓塞后综合征疗效较佳，治疗组中医证候评分均显著降低，且显著低于对照组；治疗组治疗后 KPS 评分明显高于对照组，上述均具有统计学差异。中医强调内外同治，使用正肝化症方联合隔姜灸对肝癌行 TACE 患者肝功能和免疫功能影响的研究表明，该方法辅助 TACE 治疗肝癌患者，治疗组治疗后临床总有效率高于对照组。治疗组患者治疗后 ALT、AST、总胆红素明显低于对照组。治疗组不良反应总发生率低于对照组。

以肝动脉灌注治疗为代表的局部治疗，是中晚期肝癌治疗的重要方法之一，中西医理念在这一领域有着很多的碰撞与结合。面对我国肝癌患者大多有乙肝、肝硬化等基础疾病，在局部有创治疗的同时，结合中医药全身治疗，可以减轻治疗造成的症状，提高生活质量。局部治疗后引发的炎症反应不利于远期疗效的提升，因此肝癌局部治疗过程中联合使用中医药，可以发挥中药调节炎症的整体治疗优势，对于提升远期疗效有着不可或缺的临床作用和研究价值。当然，抗肿瘤中药制剂品种众多，部分中药尚缺少高证据级别的临床研究结果支持。另外，中药注射液和中成药，其药性、药理各有不同，在具体临床工作中，需要在中医师的指导下使用，以便取得更好的疗效。

二、中医药联合放疗

放疗可用于不能或不愿接受手术治疗的肝癌患者，特别是有肝外转移灶的患者。随着放疗技术的进步，放疗在肝癌综合治疗中的地位日渐突出，但放疗引起的毒副作用仍不可避免。放疗不良反应较多，如消化道反应、肝功能损伤、骨髓抑制等，特别是肝功能损伤，严重者可引起肝功能衰竭而导致死亡。放疗联合中医药治疗可减少放疗不良反应，有利于放疗的顺利完成。在临床研究方面，早在 20 世纪 90 年代初期，就有研究报道了放疗在抗肿瘤的同时，可导致机体气血损伤、脾胃失调、肝肾亏损，因此可在肝癌患者确定接受放疗之前给予其补气养血、健脾和胃、滋补肝肾等的中药以未病先防。罗双等使用疏肝健脾法治疗肝郁脾虚型原发性肝癌患者放疗后不良反应，结果显示，在立体定向分割放疗的基础上，于放疗期间和放疗后 4～8 周予四逆散加味治疗可改善肝郁脾虚型原发性肝癌患者的不良反应，提高其生存质量。还有研究以健脾和胃、清热理气为主，辅以化瘀、补肾之中药可有效改善放疗不良反应，提高患者生活质量。吴鹤等认为对放疗后肝癌患者，应辨证与辨病相结合，长期坚持中医药调理，在扶正培本的基础上配伍抗癌解毒中药，有助于恢复正气，提高免疫功能及抗癌防变能力，防止肿瘤复发和转移。一项不同剂量注射用贞芪扶正联合放疗对移植性肝癌小鼠的研究发现，使用注射用贞芪扶正不仅可提高小鼠非特异性免疫功能，还能增强 ^{60}Co 射线的放疗效果，减轻 ^{60}Co 射线放疗的毒性，对临床有一定的指导意义。

此外，一些中药还有放射增敏作用，与放疗联合应用，可增强放疗的效果。白雅珍等通过研究放疗合并中药小柴胡汤治疗对 C57/BL 荷瘤小鼠 NK 细胞活性的影响发现，小柴胡汤联合照射后，20Gy 照射组 C57/BL 荷瘤小鼠的 NK 细胞活性明显升高。此外，小柴胡汤还具有解除或缓解荷瘤小鼠免疫抑制，以及减轻放疗对机体免疫抑制的作用，能够增强抗肿瘤效果。齐忠志等以小鼠腹腔巨噬细胞介导的肿瘤细胞溶解作用和抗体依赖细胞介导的细胞毒性作用为指标，观察中药扶正益津汤对小鼠巨噬细胞细胞毒性作用的影响。结果发现，扶正益津汤对受 X 射线照射所致免疫功能抑制的小鼠细胞具有显著增强的细胞毒性作用。张然研究了扶正固本颗粒联合化疗、放疗的体内抗肿瘤作用，以及其对荷瘤小鼠免疫功能的影响，并将其与单独放疗、化疗的效果进行了比较。结果发现，联合治疗较单独放化疗更能增强荷瘤小鼠腹腔巨噬细胞吞噬功能；提高荷瘤小鼠的胸腺指数和脾脏指数；拮抗化疗所致的荷瘤小鼠血清 IL-2，IL-6 和 TNF-α 减少；拮抗放疗所致的荷瘤小鼠外周血细胞减少。该研究认为，联合治疗可增强荷瘤小鼠免疫功能。汪川等利用小鼠模型研究生姜与胡椒组合物对癌症放、化疗的增效作用，并观察该组合物与环磷酰胺联合对小鼠体内肿瘤的抑制作用。结果显示，该组合物对小鼠体内肿瘤有明显的抑制作用，且能够增强环磷酰胺对肿瘤的抑制作用。焦绿绮等发现蜂蛇胶囊与化疗药物 5-FU 和放疗电子线联合应用时，均有增强疗效的作用。刘楠等实验探讨当归、红芪超滤膜提取物联合直线加速器抑制 SMMC-7721 细胞生长的作用，结果发现，联合应用能抑制 SMMC-7721 细胞增殖和诱导其凋亡。提示联合应用治疗肝癌可能会起到协同增效的作用。

减轻肝癌放疗毒副反应及增强肝癌放疗敏感性是目前研究的热点，中药因其具有多靶点、多效性、毒副反应少的特点，被广泛应用于肝癌的放疗中。肝癌在放疗前、中、后的中医病机有显著差异，应该辨证用药治疗。在辨证论治的前提下，放疗前期应该选用预防放射性肝损伤的复方，增强机体抵抗能力；放疗中期应该选用增效增敏的复方中药，达到最大限度杀死肿瘤细胞的目的；放疗后期选用对抗放疗后骨髓抑制、预防白细胞减少等减毒作用的药物，尽快修复机体损伤。

随着放射仪器的精确化、智能化，放疗引起的肝损伤逐渐减少，但由于放射线治疗剂量超过正常肝细胞的耐受性，再精确智能的放疗也会造成正常肝组织的损伤。因此，建议在放疗前、中、后期，通过规范化辨证论治联合使用中药来达到减毒增效的目的，使中药联合放疗成为非手术治疗原发性肝癌安全有效的模式之一。

三、中医药联合分子靶向药物治疗

近年来，分子靶向药物在肝癌治疗中的应用研究发展迅速，一线药物索拉非尼、仑伐替尼、多纳非尼，二线药物瑞戈非尼、卡博替尼、雷莫芦单抗等相继获批用于进展期肝癌的治疗，已经成为中晚期肝癌的主要治疗药物。

肝癌分子靶向药物治疗具有靶向性好、特异性高、非细胞毒性及作用机制相对明确等特点，但此类药物会产生诸如手足综合征、高血压、蛋白尿等多种不良反应，影响患者的生活质量。中医药联合分子靶向药物治疗是目前肝癌中西医结合研究的热点领域，已有多项研究关注肝癌治疗中的靶向药物与中医药的联合应用，从不同角度展现了中西医结合的独特优势。

1. **中药减轻靶向药物的不良反应** 研究表明，中药治疗可有效减轻靶向药物相关皮肤黏膜毒性反应及靶向药物相关腹泻。林丽珠教授对分子靶向药物治疗原发性肝癌引起的皮疹，辨证总以肺胃热盛，血热风燥为主，治疗用荆防四物汤为主加减，并配合自拟皮肤外洗方。这些中药方剂具有清热利湿、活血化瘀的功效，治疗手足综合征可以达到80%~95%的有效率，对皮疹及黏膜炎也有较好的疗效，可有效减少靶向药物因皮肤毒副作用所导致的减量或停药。魏征等报道对于索拉非尼引起的手足综合征，甘草泻心汤可有效降低发生率，提高患者的生活质量。金军等以肝积方为主的中医药辨证治疗，在一定程度上减轻阿帕替尼治疗肝癌导致的不良反应，特别体现在手足综合征方面。对靶向药物引起的腹泻，研究报道其辨证分脾胃虚弱型、肾阳虚衰型和肝气乘脾型三型，中药复方可有效缓解靶向药物相关腹泻。卢舜等使用中医温肾健脾法联合蒙脱石散能提高治疗索拉非尼相关腹泻的疗效，提高患者的生活质量，且安全性高。

2. **中药增强靶向药物抗肿瘤效果** 中医药与分子靶向药物联合应用还可能有助于双方共同发挥稳定瘤体的作用。赵东等研究表明，运用穴位注射舒肝宁注射液和口服索拉非尼治疗中晚期肝癌时，包括影像学肿瘤体积变化、肿瘤标志物的水平、黄疸指数的变化、生存期等在内的多项指标都好于单纯口服索拉非尼治疗。对于二线靶向药物瑞戈非尼也有多项研究，结果提示，瑞戈非尼联合四君子汤、参龙散结丸等治疗原发性肝癌临床效果显著，对比单药瑞戈非尼，可以有效提高患者的免疫功能，减少不良反应。孟永斌等报道解毒颗粒联合甲磺酸阿帕替尼治疗中晚期肝癌时，中位生存期为3.667个月，疾病控制率为59.26%，与单纯使用阿帕替尼的文献报道相比，联合用药不良反应发生率更低。阿帕替尼联合金龙胶囊、槐耳颗粒等中成药治疗晚期肝癌，疗效同样优于单纯阿帕替尼治疗。

3. **中药逆转靶向药物耐药** 靶向药物耐药是靶向药物抗肿瘤治疗失败的主要原因。王亚琪等报道益气化瘀解毒方可拮抗索拉非尼耐药，机制与抑制谷胱甘肽 S 转移酶 -π（glutathione S-transferase-π，GST-π）过表达相关，并可通过改善瘤组织乏氧微环境状态进一步拮抗肿瘤对索拉非尼的耐药。

四、中医药联合化疗

对于既不能接受手术治疗、又不能采用介入治疗的中晚期肝癌患者，如无明显禁忌证，全身化疗可以作为姑息治疗，常用的有奥沙利铂、氟尿嘧啶、四氢叶酸组成的FOLFOX方案，吉西他滨与奥沙利铂组成的GEMOX方案等。相比联合药物化疗，单药化疗因有效率低（一般＜10%）而不提倡应用。化疗的毒副反应主要以消化道反应、骨髓抑制及肝功能异常为主，而中医治疗从健脾和胃、调补气血、滋补肝肾等方法入手，能有效减轻毒副作用，保证化疗过程顺利完成。李雪青等自拟芪术参枝汤联合化疗治疗原发性肝癌，并与单纯化疗组进行对照，结果显示，联合治疗组患者的化疗反应发生率明显低于单纯化疗组，3个月至2年的生存率高于化疗对照组，联合应用还可有效提高抗肿瘤作用。除了静脉化疗，腹腔化疗也是中晚期肝癌常用的一种化疗手段，适用于肝癌伴大量腹水的患者。腹腔化疗联合中医药，不仅能控制瘤体发展、稳定病情，还有利于消除腹水，减轻患者痛苦，延长生存期，提高患者的生活质量。吴芳等将106例肝癌合并腹水的患者随机分为两组，对照组给予常规顺铂腹腔灌注化疗，治疗组用复方苦参注射液联合顺铂腹腔灌注化疗，结果显示，复方苦参注射液联合顺铂腹腔灌注化疗可有效地减少单药顺铂腹腔灌注化疗引起的化疗毒副作用，减少腹水量，改善患者腹胀症状，减轻患者痛苦，有效保护肝功能。

五、中医药联合免疫治疗

免疫治疗的出现为许多肿瘤患者带来了新的希望，但是单一治疗仍有局限，联合其他治疗方法能够在一定程度上解决这个问题，所以整合多种治疗手段的综合治疗是肿瘤治疗的发展方向。早在2007年，凌昌全教授就提出中医药作为肿瘤综合治疗中不可或缺的一部分，可以也应该参与肿瘤防治的全过程。国医大师刘嘉湘教授更是在全国肿瘤免疫工作研讨会上首次提出"扶正治癌"理论，并指出治疗虚损不足的中药具有增强机体内在的抗病能力、提高免疫功能、抑制癌肿发展等作用。

中医认为"阴平阳秘，精神乃治"。若阴阳平衡，正气充实，即机体免疫功能正常，则能与邪气抗争，祛除邪气，避免疾病的发生；若阴阳失衡，正气虚衰，或邪气亢盛，机体抵抗力下降，免疫功能紊乱，正气不足以卫外，则可导致疾病的发生发展。现代肿瘤免疫治疗主要通过调节自身的免疫功能及肿瘤微环境相关因子的表达、增强机体的免疫功能、打破免疫耐受、抑制肿瘤免疫逃逸等方式抑制和杀伤肿瘤细胞。这与中医抗肿瘤治疗的思路基本相似。

中医药与免疫抑制剂联用可以改善患者免疫紊乱状态，增强抗肿瘤作用，并在一定程度上起到缓解免疫相关不良事件（immune-related adverse events，irAEs）的作用。Koga N

等通过观察补中益气汤和桂枝茯苓丸联合个性化多肽疫苗治疗去势抵抗性前列腺癌的疗效发现，联合治疗虽未改变临床结果，但与对照组相比治疗耐受性良好，未见严重不良事件。李明花报道一例右肺腺癌Ⅳ期病例，帕博利珠单抗治疗期间出现乏力、晨起便溏、自汗、心烦失眠等症状，辨证运用生脉饮合沙参麦冬汤加减治疗后症状好转，患者持续免疫治疗，且未出现新发不良反应。鲁星好等通过回顾性队列研究，分析了真实世界中肿瘤患者发生 irAEs 的临床特征与中医分型，发现 irAEs 中医证型以热毒证 + 痰湿证表现的湿热相兼为主，同时存在气阴两虚证、气虚痰湿证等情况，为中医药介入免疫治疗提供了依据与思路。杨勃通过临床观察发现应用温补脾肾法复方治疗肺癌 irAEs，其有效率为93.88%，显著高于激素治疗组的 69.39%，患者的中医证候积分和免疫功能也得到显著改善。一项前瞻性随机对照研究结果表明，中药内外联用能够有效降低免疫治疗引起的患者皮肤 irAEs 的发生率。

基础研究发现，许多中药单体或中药复方可通过调节机体免疫功能或肿瘤免疫微环境来调节肿瘤免疫。①单味药：如人参有增强淋巴细胞增殖能力和抑制瘤体生长的作用，而且在免疫调节方面作用十分显著。常彦祥等研究发现，柴胡皂苷 D 既可促进免疫器官的生长，又可调节大鼠外周血 T 细胞亚群水平，提高细胞免疫功能，发挥抗肝癌作用。②中药复方：张绪慧等研究表明，鳖甲煎丸不仅有抑制肝癌生长的作用，还对小鼠脾脏、胸腺有一定的保护作用。李闪闪等证明柴胡桂枝干姜汤既可以直接作用于肿瘤，诱导肿瘤细胞凋亡，抑制肿瘤血管生成，又可以减轻机体炎症反应，提高患者免疫力。

尽管目前有研究初步表明中药联合免疫治疗能协同增效，但大部分尚停留在机制研究阶段，还需要经过设计更严谨、更大样本的临床研究进一步证实。由于人体免疫功能的复杂性、免疫药物作用机制的多样性及中医中药靶点的不确定性，这方面的研究仍充满挑战。

六、晚期肝癌中医药辨证治疗

（一）治疗原则

1. **重视脾虚** 《金匮要略》言："见肝之病，知肝传脾，当先实脾。"虽然我们认为肝癌的发生不一定是建立在正气虚弱的基础上的，但在肝癌发生发展过程中，随着正气的消耗，患者往往出现不同程度的脾虚症状。因此，在肝癌治疗上，健脾益气为重要治则。

2. **重视肝郁** "盖五积者，因喜怒忧思失志，以伤五脏，遇传克不行而成病也"。肝癌的病位在肝，其发病与七情有密切的关系。有文献报道，肝癌患者或是在发病前有过重大精神创伤，或是在患病后出现不同程度的抑郁和焦虑。因此，在肝癌治疗上疏肝理气也是主要的治则治法。

3. **重视血瘀** "日久有形之血，不得畅行，凝结于内，瘀而不化，则生结块""肝气郁久，必导致肝络瘀阻"。临床上肝癌患者尤其是中晚期患者，常见胁下积块，按之硬痛，固定不移，舌质紫暗，有瘀斑，脉涩等明显的血瘀症状。因此在肝癌治疗过程中活血化瘀法也被广泛运用。

4．**重视癌毒**　就"治病求本"而言，"癌毒"是肝癌发生发展并决定肝癌治法和预后的核心病机，祛除或控制癌毒之邪不仅是西医也是中医治疗癌症的目标。因此，在确立肝癌临床治则及方药时，必须强调在调节机体平衡的基础上始终重视祛邪或控制癌毒。但是祛除癌毒又并非局限于"以毒攻毒"方药和手段的应用，而是要强调在恶性肿瘤治疗过程中，必须始终围绕癌毒去思考问题、设计方案和遣方用药。

（二）辨证论治

原则：在基本方的基础上辨证加减。

基本方：解毒方。

药物组成：猫人参 30g，山慈菇 15g，石见穿 15g，鸡内金 9g。

单证分型治疗

1．**气滞证**　①胸胁脘腹胀满；②痛无定处；③情志抑郁或喜叹息；④嗳气或呃逆；⑤脉弦。以上 5 项中见任意 2 项可诊断气滞证。

治法：行气疏滞。

方药：柴白枳陈汤。

药物组成：柴胡 9g，白芍 12g，枳壳 12g，陈皮 12g。

辨证加减：若气滞及血，出现胁痛者，酌加郁金、川楝子、延胡索、青皮；心烦急躁，口干口苦，尿黄便干，舌红苔黄，脉弦数者，酌加栀子、黄芩、龙胆草等。

2．**血瘀证**　①胁下积块；②疼痛固定不移；③面色晦暗或唇甲青紫；④肝掌，或蜘蛛痣，或青筋暴露；⑤舌质紫或见瘀斑、瘀点，或舌下络脉曲张，脉涩。以上 5 项中见任意 2 项可诊断血瘀证。

治法：活血化瘀。

方药：赤丹桃鳖汤。

药物组成：赤芍 12g，牡丹皮 15g，桃仁 15g，鳖甲 15g。

辨证加减：口苦心烦者，加龙胆草、黄芩；脘腹胀甚者，加枳壳、木香；恶心呕吐者，加半夏、竹茹。

3．**热证**　①发热；②口渴，或口苦，或口臭；③大便干结或小便黄（赤）；④舌红或苔黄；⑤脉数。以上 5 项之①②③中任意 2 项，或①②③中任意 1 项加④⑤中任意 1 项可诊断热证。

治法：清热泻火。

方药：栀芩苦夏汤。

药物组成：栀子 9g，黄芩 9g，苦参 15g，夏枯草 9g。

辨证加减：痰湿内蕴，舌苔白腻者，可加白芥子、半夏、苍术等化痰散结药物；大便不通，腹满而痛者，加大黄、枳实、槟榔以通腑行气导滞；小便不利或出现腹水者，可加车前子、茯苓、泽泻以利水消肿。

4．**湿证** ①腹水，或胸腔积液，或下肢水肿；②身目黄染；③头身困重；④苔腻或滑；⑤脉滑。以上 5 项之①②中任意 1 项，或③加④⑤中任意 1 项可诊断湿证。

治法：化湿利水。

方药：藿砂茯泽汤。

药物组成：藿香 12g，砂仁 6g，茯苓皮 15g，泽泻 12g。

5．**气虚证** ①神疲乏力；②纳呆或食后脘腹胀满；③大便溏薄；④舌淡且胖，或舌淡伴齿痕；⑤脉弱。以上 5 项中见任意 2 项可诊断气虚证。

治法：益气健脾。

方药：参芪术芝汤。

药物组成：党参 30g，黄芪 30g，白术 30g，灵芝 30g。

辨证加减：牙龈出血、鼻衄者，酌加栀子、牡丹皮、白茅根、茜草、三七等以凉血化瘀止血；腹中冷痛，畏寒喜温，舌苔白，脉缓者，可加肉桂、吴茱萸、全当归等以温经祛寒止痛。

6．**血虚证** ①面白无华，或萎黄，或唇甲色淡；②头晕眼花；③心悸或少寐；④舌淡白；⑤脉细。以上 5 项中见任意 3 项可诊断血虚证。

治法：补血为主。

方药：归熟乌鸡汤。

药物组成：当归 9g，熟地黄 9g，何首乌 15g，鸡血藤 30g。

7．**阴虚证** ①口干；②盗汗；③潮热或手足心热；④舌嫩红，或少苔，或裂纹，或剥苔，或无苔；⑤脉细且数。以上 5 项中见任意 2 项可诊断阴虚证。

治法：滋阴为主。

方药：斛生麦杞汤。

药物组成：石斛 15g，生地黄 15g，麦冬 15g，枸杞子 15g。

8．**阳虚证** ①畏寒肢冷；②小便清长；③夜尿频数。在气虚证基础上见以上 3 项中任意项即可诊断阳虚证。

治法：温阳散寒。

方药：附桂姜蓉汤。

药物组成：附子 9g，肉桂 9g，干姜 6g，肉苁蓉 15g。

组方基本原则：基本方＋第一证全方＋第二证方药 1～3 味＋第三证方药 1～2 味。在以上原则之外还可以加（或不加）个人经验用药 1～3 味。

（三）中成药应用

除了采用传统的中药复方汤剂治疗，我国国家药品监督管理局还批准了若干种现代中药制剂，如槐耳颗粒用于手术切除后的辅助治疗。另外如榄香烯、华蟾素、康莱特、康艾、肝复乐、金龙胶囊、艾迪、鸦胆子油，以及复方斑蝥胶囊等用于治疗肝癌，也都具有一定的疗效，患者的依从性、安全性和耐受性均较好，但是需要进一步开展规范化临床研究，以获得高级别的循证医学证据支持。

用于肝癌治疗的常用中成药有很多，而且不同地区、不同医院乃至不同专家的选择也不尽相同。临床常用的如艾迪注射液等十余种中成药（表6-6-1）可以作为联合用药，应用于TACE术治疗期间（含围手术期）及其他需要联合中药治疗的患者；而槐耳颗粒等抗癌中成药（表6-6-2）可以针对中晚期肝癌尤其是晚期肝癌患者，作为发挥主导抗癌作用的药物单独使用。另有生（参）脉注射液等属于辅助用药（表6-6-3），可以用于在肝癌治疗过程中出现相关变证、符合该辅助用药适应证的患者。

表6-6-1　联合用药

用药时段	药物名称	中医治则	治疗目的
TACE术治疗期间（含围手术期）及其他需要联合中药治疗的肝癌患者	鸦胆子油乳	清热解毒	起到与化疗药物协同杀伤肿瘤的作用，减轻化疗副反应，拮抗化疗药物对骨髓的毒性作用
	艾迪注射液	清热解毒，消瘀散结	能提高肝动脉灌注栓塞治疗疗效，提高生活质量，延长生存期
	复方苦参注射液	清热利湿，凉血解毒，散结止痛	直接抑制肿瘤细胞增殖，对多种化疗药物有增敏作用，降低化疗药物的毒副作用
	华蟾素注射液	解毒，消肿，止痛	提高介入疗效，减轻不良反应，提高患者的生活质量
	槐耳颗粒	扶正固本，活血消癥	延缓肝癌的发展，降低病变进展率，明显提高患者的临床受益
	金龙胶囊	破瘀散结，解郁通络	提高患者生活质量，改善症状，减少TACE后不良反应，增强免疫功能
	白花蛇舌草注射液	清热解毒	提高介入疗效，减轻症状，提高存活率
	通关藤注射液	通经活血解毒	降低TACE对肝功能的损害程度，同时可提高患者机体免疫力及临床疗效，延长生存期

续表

用药时段	药物名称	中医治则	治疗目的
TACE 术治疗期间（含围手术期）及其他需要联合中药治疗的肝癌患者	康艾注射液	益气扶正，清热解毒	提高 TACE 后的机体免疫功能，升高白细胞，提高患者的生活质量
	康莱特注射液	益气养阴，消癥散结	控制肿瘤，改善症状，提高患者生活质量，缓解疼痛
	去甲斑蝥素	逐瘀消瘢，攻毒散结	提高介入治疗的耐受性，升高白细胞
	参一胶囊	培元固本，补益气血	改善肿瘤患者的气虚症状，提高机体的免疫力

表 6-6-2　主导用药

用药时段	药物名称	中医治则	功效主治
不适合或不接受中医药之外各种治疗的中晚期患者	槐耳颗粒	扶正固本，活血消癥	适用于正气虚弱，瘀血阻滞，原发性肝癌不宜手术和化疗的患者，作为辅助治疗用药，有改善肝区疼痛、腹胀、乏力等症状的作用
	复方斑蝥胶囊	破血消癥，攻毒蚀疮	用于原发性肝癌、肺癌、直肠癌、恶性淋巴瘤、妇科恶性肿瘤等
	平消胶囊	活血化瘀，止痛散结，清热解毒，扶正祛邪	具有一定的缓解症状、缩小瘤体、抑制肿瘤生长、提高人体免疫力、延长患者生命的作用
	华蟾素注射液	解毒，消肿，止痛	用于中晚期恶性肿瘤、慢性乙型肝炎等
	艾迪注射液	清热解毒，消瘀散结	用于原发性肝癌、肺癌、直肠癌、恶性淋巴瘤、妇科恶性肿瘤等

表 6-6-3　辅助用药

用药时段	药物名称	中医治则	治疗目的
TACE 术治疗期间（含围手术期）及不适合或不接受中医药之外各种治疗的中晚期患者	黄芪多糖注射液	益气养元，扶正祛邪	提高栓塞化疗的效果，提高患者的生活质量，延长生存期
	生（参）脉注射液（口服液）	益气养阴	改善 TACE 术后纳差、乏力、肝区疼痛、黄疸等症状，保护肝脏功能，减轻肝脏急性中毒反应
	参芪扶正注射液	益气扶正	增强肝癌患者的免疫功能，减轻不良反应，提高患者生活质量

（四）中医特色疗法

1. **针灸治疗** 根据病情及临床实际情况可选择应用体针、头针、电针、耳针、腕踝针、眼针、灸法、穴位埋线、穴位贴敷、耳穴压豆和拔罐等方法。

针灸治疗的取穴以肝俞、足三里为主穴，配以阳陵泉、期门、章门、三阴交等；穴位贴敷以章门、期门、肝俞、内关、公孙为主穴，疼痛者配外关、足三里、阳陵泉，腹水者配气海、三阴交、阴陵泉等。

针灸作为一种癌症的辅助治疗手段，因其低成本、无副作用、无成瘾性等优势，日益受到国内外的广泛关注。肝癌患者肝癌疼痛的发生率约为75%，故止痛也是肝癌治疗中的重要内容。针灸作为一种有效的镇痛方法，广泛应用于肝癌临床实践。此外，针灸还可用于缓解在肝癌治疗过程中药物引起的呕吐等胃肠道反应。

在肝癌的治疗过程中，药物的副反应是不可避免的，也是临床医生面临的重要难题之一。在应对药物副反应方面，针灸是重要的治疗手段。吴惠萍的1项RCT（$n=50$）研究了针刺联合食疗对比甲氧氯普胺治疗肝癌TACE术后综合征的效果。结果显示，针刺组总有效率更好（100% vs. 80%，$P < 0.05$）；针刺组发热（5.4 ± 0.6 vs. 7.8 ± 0.7，$P < 0.05$）、恶心呕吐（2.8 ± 0.4 vs. 3.6 ± 0.4，$P < 0.05$）和腹痛（4.2 ± 0.3 vs. 6.8 ± 0.5，$P < 0.05$）持续日数均少于甲氧氯普胺组。陈红涛等人的1项RCT（$n=60$）的结果显示，针刺治疗呃逆的总有效率高于甲氧氯普胺（82.5% vs. 55%，$P < 0.05$）。杨育林等人的1项RCT（$n=60$）研究了化疗前使用针刺联合格拉司琼对比格拉司琼对化疗胃肠道反应的效果，结果显示，联合治疗对恶心呕吐（100% vs. 90%，$P < 0.05$）、腹胀腹痛（93.3% vs. 70%，$P < 0.05$）和腹泻（30% vs. 24%，$P < 0.05$）的有效率均优于格拉司琼，但两组治疗对便秘和口腔炎的有效率差异无统计学意义。可见针灸对缓解肝癌治疗中的副作用具有显著疗效，尤其是在消化道反应方面。

疼痛是肝癌最常见且最令患者痛苦的症状之一，也是困扰临床医生的重要难题之一，针灸作为缓解疼痛的一种有效方式在临床上发挥着重要作用。刘秀艳等的1项RCT（$n=102$）研究了针灸联合穴位注射对比西药镇痛（根据疼痛程度确定用药）对肝癌癌痛的治疗效果，结果显示，针灸组VAS评分优于西药组（3.18 vs. 4.01，$P < 0.05$）。周一兰的1项RCT（$n=60$）研究了针灸联合穴位注射对比西药镇痛（根据疼痛程度确定用药）对肝癌癌痛的治疗效果，结果显示，针灸组镇痛起效时间更短（1.83 ± 0.63 vs. 3.68 ± 0.73，$P < 0.01$）。汤欢等人的1项RCT（$n=80$）研究了针灸联合盐酸曲马多对比单用盐酸曲马多治疗中度肝癌疼痛的效果，结果显示，联合组疼痛完全缓解率（50.0% vs. 22.5%，$P < 0.05$）和总有效率（完全缓解率＋部分缓解率）（95.0% vs. 57.5%，$P < 0.05$）均高于单用盐酸曲马多组，治疗后生活质量评分高于单用盐酸曲马多组（46.13 ± 4.11 vs. 39.47 ± 3.59，$P < 0.05$），不良反应发生率低于单用盐酸曲马多组（70.0% vs. 92.5%，$P < 0.05$）。由此

可见针灸在治疗疼痛方面有着较明显的优势。

另外，辛育龄的 1 项 RCT（n=106）研究了电针联合肝动脉介入、电针、肝动脉介入三种方法治疗巨块型肝癌的效果。结果显示，三组的有效率分别为 73.7%、55.6% 和 28.1%，各组间差异均有统计学意义（$P < 0.01$）；1 年生存率分别为 81.6%、69.4% 和 53.1%，3 年生存率分别为 23.7%、11.1% 和 3.1%，电针联合肝动脉介入治疗组治疗效果最好，单独肝动脉介入治疗组最差。可见针灸联合 TACE 可有效提高患者的生存率。

2．中药外治 中药外治在肝癌诊疗领域可以应用于癌痛控制、腹水处理等。中药外用治疗肝癌癌痛手段包括膏药外敷、散剂外敷、穴位贴敷等。药物外敷均为复方；使用中药品种各异，多属清热解毒、软坚散结及活血化瘀类药物，其中常用药物有蟾酥（或蟾皮）、白花蛇舌草、三棱、乳香、没药等，以冰片、醋作为促透剂。在一项止痛药物阳性对照研究报告中，接受中药外敷 5 天后肝癌患者疼痛 VAS 评分由 7.93 分降至 4.5 分，15 天后降至 2.2 分。但在此领域尚无经良好设计的随机对照研究证据。

中药外治或非药物疗法直接治疗肝癌的研究报道数量较少，现有报道仅为无对照的回顾性临床总结，推荐级别较低。部分晚期肝癌患者，已失去手术及放化疗机会，一般状况差，常伴有黄疸、腹水、恶病质等情况，西医主要以对症治疗为主，此时中医药就成为主要的治疗方法。根据患者的病情辨证论治，常采用攻补兼施之法，在延缓病情进展、减轻病痛、缓解症状、提高生存质量和延长生存期等方面发挥着一定的作用，有的甚至还可以使患者带瘤生存。薛青采取中药疏肝健脾方配合艾迪注射液治疗晚期肝癌患者 36 例，结果显示，中药疏肝健脾方配合艾迪注射液治疗晚期肝癌，不仅可以改善肝功能，减轻临床症状，还可以提高患者的生存质量，延长生存期。

周岱翰教授治疗肝癌注重整体观念和辨证论治，其提出的"带瘤生存"理念在晚期肝癌患者中值得进一步研究和推广。

第七节 多学科诊疗的优势与前景

目前，恶性肿瘤的多学科综合诊疗（multi-disciplinary treatment，MDT）已成为国内外临床肿瘤治疗的重要模式。MDT 是针对某一病例，由多学科专家组成相关团队，围绕上述病例进行讨论，汇总并综合各学科专家的诊疗意见，在此基础上制定出该病例最佳的治疗方案。

20 世纪 70 年代，美国首次提出"整合医学"的概念，随后第一家整合后集肿瘤多学科临床诊断、综合治疗及基础科研为一体的大型医院——安德森癌症中心成立，目前该中心在全球享誉盛名。20 世纪 90 年代，美国又提出了多学科协作会诊的概念，多学科协作模式因其以患者为中心、个体化治疗的鲜明特点，不断发展成熟，逐渐在西方发达国家得到广泛应用。加拿大安大略省癌症中心于 2006 年发布了多学科癌症会议的标准，用于指导多学科癌症会议的实施和操作，其内容包括其功能、团队组成、角色和职责、职权范围等。

我国最早的 MDT 团队是由四川大学华西医院结直肠外科在 1981 年发起的，目前，已成为我国结直肠癌多学科综合治疗研究基地。2005 年，复旦大学附属肿瘤医院率先开展了大肠癌 MDT，此后北京大学肿瘤医院、新疆医科大学第一附属医院等也相继成立了 MDT 团队。经过数年的发展，MDT 模式逐渐制度化、公益化、远程化，这对于延长患者的生存期和提高患者的生活质量具有极其重要的意义。我国卫生部在 2010 年开始组建全国肿瘤规范化诊疗委员会，并不断推出肿瘤诊疗规范，提倡恶性肿瘤患者应采用多学科综合治疗模式。2018 年 8 月底，国家卫生健康委员会印发了《关于开展肿瘤多学科诊疗试点工作的通知》，决定于 2018—2020 年在全国范围内开展肿瘤多学科诊疗试点工作。

相对其他肿瘤，肝癌 MDT 诊治模式有其自身特有的治疗优势。肝癌病因多样，肿瘤异质性大，病情复杂。更为重要的是，我国 90% 以上的肝癌患者伴有慢性肝病或肝硬化背景，单一学科往往无法给患者提供综合性、精准化和个体化的治疗方案。同时，近年来肝癌的外科治疗、介入治疗、药物治疗、放射治疗等均取得了显著的进步，但单一的治疗方法已出现"天花板效应"，难以进一步大幅度提高疗效，亟须联合和应用多学科治疗方法来提高疗效。因此，在肝癌诊疗的各个关键节点上，我们都需要中西医结合各个科室专业人员的共同决策。例如，在分子靶向治疗应用越来越广泛的背景下，患者是否适合？何时使用？是否联合其他治疗手段？如何减少不良反应？等等，这些问题必须纳入制订具体临床方案的考虑。MDT 通过多学科配合，中西医肿瘤科、消化内科、肝病科、介入科、外科医师共同参与，有助于控制肝脏基础疾病、改善肝功能，提高靶向治疗的疗效，以及制订合理的联合治疗方案。

肝癌 MDT 治疗仍需强调肝癌不同分期有不同侧重点的多学科治疗，这是精准治疗的前提。手术是早期肝癌患者首选的治疗方法和唯一能使患者获得长期生存乃至治愈的手段。早期肝癌还可以选择局部消融或者精确放疗；肝动脉介入在中期肝癌中发挥重要的治疗作用；中晚期肝癌除了手术、放疗、介入等局部治疗手段，因存在远处转移或者复发，必须强调全身系统性治疗，这样才能提高治疗效果；晚期肝癌的姑息治疗更强调系统治疗，包括基础肝病的治疗、抗肿瘤药物的使用、支持对症治疗，以及中医药治疗。

目前国内肝癌的 MDT 诊疗模式与其他肿瘤一样，在发展过程中存在一些类似的问题：①对中医药治疗的应用不够。肝癌的诊疗是一个整体过程，其中患者的全身功能失衡是影响疾病发展的重要因素，在包括 MDT 在内的诊疗过程中医生对这一点的重视程度不够。中医药注重全身调节，全身调节是调节机体整体平衡水平的主要措施，在 MDT 中可以发挥更大的作用。②MDT 人才缺口较大。医院组织定期讨论、合作高效的 MDT 团队的人力成本居高不下。③在政策方面，与传统治疗方法相比，MDT 的人均治疗成本更高，在中国现行的医疗收费制度下很难弥补 MDT 模式所增加的治疗成本。加之宏观上各地区发展不平衡，院际发展不平衡等问题，缺乏相应的国家政策支撑及地区交流，优势医疗资源下沉存在障碍，缺乏相应配套激励机制，信息化技术运用仍处于较低水平，这些都制约了 MDT 尤其是肝癌 MDT 诊疗模式在中国的发展。

MDT 模式是肝癌等恶性肿瘤治疗的总趋势，包括卫生行政部门、医院管理者在内的各级政策制定者应高度重视此项工作，创造更多条件来开展不同形式中西医结合的 MDT 实践，并不断完善流程、方法，提升其质量。希望通过 MDT 模式的推广和应用，能为患者提供高效、全面的综合治疗，并获得最佳疗效。

第七章

肝癌相关症状及并发症

肝癌起病比较隐匿，早期一般无任何症状，当患者出现明显临床症状时，病情往往已属于中晚期。国内外报道的肝癌典型症状的发生率基本相同，肝癌首发症状以肝区疼痛最为常见，发生率超过 50%，其他常见症状有上腹部包块、黄疸、腹水等。肝癌的并发症包括上消化道出血、肝性脑病、肝癌破裂、继发感染等，其中很多并发症都与肝硬化密切相关，肝癌破裂则属于肝癌患者所特有。由于这些症状和并发症是影响肝癌患者生活质量和生存期的重要因素，因此，对肝癌患者临床症状及并发症进行早期识别，及时采取行之有效的中西医结合综合措施，有利于改善患者预后。

第一节 黄　疸

一、概述

黄疸（jaundice）是肝癌晚期常见症状，是指血清中胆红素升高，致使皮肤、黏膜和巩膜发黄的现象。据统计肝癌患者中有 5%～44% 会出现黄疸。黄疸可以分为阻塞性黄疸与肝细胞性黄疸。阻塞性黄疸是由癌肿压迫，或侵犯胆管，或肝门转移性淋巴结肿大压迫胆管造成阻塞所致，在以无痛性梗阻性黄疸进行性加重为主要临床表现的肝癌患者中，以合并胆管癌栓的患者居多。肝细胞性黄疸则是由癌性炎症、药物或放疗导致肝内广泛损伤或合并肝硬化、慢性肝炎引起。

黄疸病名的记载首见于《黄帝内经》，并且书中也对黄疸的症状进行了描述。如《素问·平人气象论》曰："溺黄赤，安卧者，黄疸……目黄者曰黄疸。"《灵枢·论疾诊尺》云："身痛，面色微黄，齿垢黄，爪甲上黄，黄疸也。"汉代张仲景在《金匮要略》中确立了黄疸病的辨证论治体系，立专篇论述，将黄疸分为黄疸、谷疸、女劳疸 3 种。

二、病因及发病机制

（一）西医

1. **胆红素正常代谢机制被破坏**　正常血液循环中衰老的红细胞经单核巨噬细胞破坏，降解为 Hb，Hb 在组织蛋白酶的作用下形成血红素和珠蛋白，血红素在催化酶的作用下转变为胆绿素，后者再经还原酶还原为胆红素，占总胆红素来源的 80%~85%。另外还有少量胆红素来源于骨髓幼稚红细胞的 Hb 和肝内含有亚铁血红素的蛋白质，约占总胆红素来源的 15%~20%。上述形成的胆红素被称为游离胆红素或非结合胆红素（unconjugated bilirubin，UCB），其与血清白蛋白结合后进行运输，因其不溶于水，不能通过肾小球滤过，故尿液中不出现非结合胆红素。非结合胆红素通过血液循环运输至肝脏，与白蛋白分离后被肝细胞摄取，在肝细胞内与 Y、Z 两种载体蛋白结合，并被运输至肝细胞光面内质网的微粒体部分，经葡萄糖醛酸转移酶的催化作用与葡萄糖醛酸结合，形成胆红素葡萄糖醛酸酯或称结合胆红素（conjugated bilirubin，CB）。结合胆红素为水溶性，可通过肾小球滤过从尿中排出。结合胆红素从肝细胞经胆管排入肠道后，在回肠末端及结肠经细菌酶的分解与还原作用，形成尿胆素原（urobilinogen，UBG）。尿胆素原大部分从粪便排出，称为粪胆素原。小部分（约 10%~20%）经肠道吸收，通过门静脉血回到肝内，其中大部分再转变为结合胆红素，又随胆汁排入肠内，形成所谓"胆红素的肠肝循环"。任何阻碍上述过程的生理病理因素，都会导致患者临床上出现黄疸。

2. **癌栓形成**

（1）PVTT 形成：目前，相关研究表明，PVTT 的形成是一个多方面因素综合作用的结果，涵盖多种机制。①解剖学基础。门静脉系统无静脉瓣，血流缓慢，且肝癌患者常合并有一定程度的肝硬化，导致门静脉系统处于高动力状态，为癌细胞接触定植提供了环境基础。②血流动力学基础。主流学说有"门脉血逆流学说"，由于肝癌中动静脉瘘的开放，门静脉压较平时明显升高，进而引起门静脉血逆流增加，导致癌细胞进入门静脉的机会增加。③分子生物学基础。肿瘤增殖及转移过程中的各个环节都涉及相关的基因及分子生物学的改变，肿瘤细胞脱落可能与肝癌组织中上皮钙黏素（epithelial cadherin，E-CD）表达水平降低、细胞黏附力降低有关。

（2）胆管癌栓形成：胆管癌栓（bile duct tumor thrombus，BDTT）形成的主要机制如下。①癌细胞从原发灶脱离，直接穿过胆管壁，在其中增殖形成癌栓；②癌细胞首先侵犯门静脉或淋巴管，进而侵犯肝内胆管；③癌细胞进入神经鞘间隙，再进入肝内胆管；④癌细胞由胆管壁上的滋养血管侵入胆管腔内；⑤门静脉的癌栓侵犯邻近的胆管。

3. **其他**

（1）肝癌病灶压迫胆管：肝癌病灶压迫肝内胆管可致远端胆管扩张，影像学检查可见肿瘤紧贴受压胆管，引起梗阻性黄疸。

（2）肝癌合并胆道出血：肝癌合并胆道出血的患者临床表现为腹痛、黄疸及上消化道出血，此为梗阻性黄疸。

（3）肝癌伴肝功能衰竭：终末期肝癌常伴有肝功能衰竭，也可表现为肝细胞性黄疸，但无肝内外胆管扩张。

（二）中医

黄疸的病因包括外感湿热疫毒、饮食劳倦或病后瘀阻湿滞，病理因素有湿邪、热邪、寒邪、疫毒、气滞、瘀血6种，但以湿邪为主，黄疸形成的关键是湿邪为患。如外感湿热疫毒为湿从外受，饮食劳倦或病后瘀阻湿滞则属湿自内生。黄疸的病位主要在脾、胃、肝、胆，病理表现有湿热和寒湿两端。由于致病因素不同及个体素质差异，湿邪可从热化或从寒化，湿从热化则发为阳黄，湿从寒化则发为阴黄。由于湿和热的偏胜不同，阳黄有热重于湿和湿重于热的区别。阳黄与阴黄在一定条件下可以相互转化。如阳黄误治失治，迁延日久，脾阳损伤，湿从寒化，则可转为阴黄；如阴黄复感外邪，湿郁化热，可转为阳黄。《金匮要略·黄疸病脉证并治》云："黄家所得，从湿得之。"阐明了黄疸的发生与"湿"密切相关。又云："脾色必黄，瘀热以行"，既明确了黄疸的病位在脾，又强调了黄疸的另一发病关键在于"瘀"。

肿瘤梗阻性黄疸属病后继发黄疸，多是由于癥瘕积聚久积于肝胆，损肝伤脾，以致脾虚运化不利而寒湿内生，聚湿则生痰；肝脾不和，气血生化乏源，气虚血行无帅而致瘀；痰湿瘀毒郁久化热，致使肝胆不能疏泄，胆汁不循常道而外溢，面目及周身发黄。

三、诊断要点

（一）临床表现

黄疸的特征表现为巩膜黄染、皮肤黄染、小便色黄，其中巩膜黄染为本病的重要特征，还常伴有食欲减退，恶心呕吐，胁肋部疼痛，腹胀，皮肤瘙痒，大便色白等症状，可伴或不伴有肝癌症状。

辨阳黄与阴黄是中医辨证施治的必备环节。阳黄起病急，病程短，黄色鲜明如橘色，伴有湿热证候；阴黄起病缓，病程长，黄色晦暗如烟熏，伴有寒湿诸候。由于感受湿邪与热邪程度的不同，以及机体反应的差异，阳黄者需要进一步辨别湿热孰轻孰重。热重于湿的病机为湿热而热偏盛，病位在脾、胃、肝、胆而偏重胃，以黄色鲜明，身热，口渴，口苦，便秘，舌苔黄腻，脉弦数为特点；湿重于热的病机是湿热而湿偏盛，病位在脾、胃、肝、胆而偏重脾，以黄色不如热重者鲜明，口不渴，头身困重，纳呆，便溏，舌苔厚腻微黄，脉濡缓为特征。

（二）实验室检查

血清总胆红素能准确反映黄疸的程度，结合胆红素和非结合胆红素定量、尿胆红素与尿胆素原检查对鉴别黄疸类型有重要意义。当血清总胆红素 > 17.1μmol/L，但 < 34.2μmol/L时为隐性黄疸；34.2 ~ 171μmol/L 为轻度黄疸；172 ~ 342μmol/L 为中度黄疸；> 342μmol/L为高度黄疸。黄疸越严重，提示肝功能越差。

（三）辅助检查

B 超、CT 检查、MRI 及磁共振胰胆管成像（magnetic resonance cholangiopancreatography，MRCP）检查、PET-CT 检查、经皮肝穿刺胆管造影（percutaneous transhepatic cholangiography，PTC）或内镜逆行胰胆管造影术（endoscopic retrograde cholangiopancreatography，ERCP）等都有利于确定肝癌合并黄疸的原因。

（四）鉴别诊断

1. **溶血性黄疸**　由于红细胞在短时间内大量破坏，释放的胆红素远远超过了肝细胞的代谢能力，从而导致黄疸的发生。此时，血清中主要表现为间接胆红素升高，患者有血红蛋白尿，但尿中无胆红素。

2. **肝细胞性黄疸**　由于肝细胞受到广泛损害，其对胆红素的摄取和结合能力下降，导致血液中的间接胆红素水平升高；同时，胆汁排泄受阻，致使血液中直接胆红素也增加。此外，尿中的胆红素、尿胆素原含量也有所增加。

3. **阻塞性黄疸**　胆汁中的胆红素反流入血而导致黄疸。在临床上，可检测到血清中直接胆红素含量增加，尿中胆红素阳性而尿胆素原却减少或消失。

三种黄疸的胆色素代谢如下所示（表 7-1-1）。

表 7-1-1　三种黄疸的胆色素代谢检查结果

分类	直接胆红素	间接胆红素	直接胆红素 / 总胆红素	尿胆红素	尿胆素原
正常人	0 ~ 6.8μmol/L	1.7 ~ 10.2μmol/L	0.2 ~ 0.4	阴性	0.84 ~ 4.2μmol/L
溶血性黄疸	轻度增加	明显增加	< 0.2	阴性	明显增加
肝细胞性黄疸	中度增加	中度增加	0.2 ~ 0.5	阳性	正常或轻度增加
阻塞性黄疸	明显增加	轻度增加	> 0.5	强阳性	减少或缺如

四、治疗

(一) 西医治疗

治疗原则：治疗肝癌合并黄疸应首先评估患者肝功能基础状况，然后根据肿瘤情况和癌栓分型来制定治疗方案。首次治疗时，应尽量选择能最大程度去除或控制肝癌原发病灶及癌栓的方法，并强调通过联合多学科综合治疗手段延长患者生存期和提高生存质量。

1. 外科手术治疗　有研究结果显示，梗阻性黄疸不是手术的绝对禁忌证，手术切除疗效优于非手术切除，围手术期死亡率 < 5%，根治性手术切除后 5 年生存率为 31.0% ~ 43.6%，中位生存期为 23.7 ~ 45.8 个月，明显高于 TACE 治疗组。

对于原发性肝癌侵入胆道导致的梗阻性黄疸，通常被认为是晚期肝癌的表现，往往缺乏彻底的根治方法。若不及时治疗，病情会迅速恶化，黄疸会进行性加深，肝功能损害也会加重。主要有以下几种手术方法。

(1) Ⅰ期肝癌切除 + 胆管切开取栓：此为治疗本病的最佳术式。

(2) 胆管减压后Ⅱ期肝癌切除 + 胆管切开取栓：黄疸往往导致患者肝功能严重损害及全身状况恶化，使其难以承受较大手术，此时可先行内窥镜胆管置管减压，待黄疸减退、患者肝功能及一般状况好转后Ⅱ期行肝癌切除 + 胆管切开取栓术。

(3) 胆总管切开取栓 +T 管引流：此术式适用于原发癌灶不能切除或未发现原发癌灶者，肝内肿瘤较小者此术式疗效尚可，但原发肿瘤较大、病期较晚者预后不良。

(4) T 管引流 + 肝动脉结扎：胆总管切开取栓后放置 T 管引流，附加肝动脉结扎（或加门静脉 DDS 置入术），术后经过化疗，既有助于防止取栓后胆管出血，也有利于原发病灶的治疗。

2. 胆管腔内区域性治疗　肝癌原发病灶不可切除、Ⅱ型 BDTT 伴梗阻性黄疸的患者行胆道引流，同时可谨慎行胆道取栓或消融术。胆道引流包括内镜逆行性胆道引流术（endoscopic retrograde biliary drainage，ERBD）、超声内镜引导胆管引流术（endoscopic ultrasound-guided biliary drainage，EUS-BD）和经皮肝穿刺胆道引流术（percutaneous transhepatic cholangial drainage，PTCD）等，适用于无法手术治疗的 BDTT 伴胆道梗阻患者。胆道引流可明显减轻患者临床症状、改善肝功能，是转化手术或进一步实施其他非手术治疗的前提。

3. 肝动脉化疗栓塞　TACE 是治疗不可切除肝癌合并 BDTT 的常用方法。有报道显示，BDTT 患者行 TACE 治疗后中位生存期为 11 个月，明显优于保守治疗组的 3 个月。

4. 西药治疗

(1) 熊脱氧胆酸（UDCA）：UDCA 是一种二级胆汁酸，是从熊胆汁中分离的一种有效成分，在正常人总胆汁中占 1% ~ 3%。胆汁淤积导致的黄疸可以使用 UDCA。具体用法用量为 15mg/kg，睡前服。

（2）丁二磺酸腺苷蛋氨酸：腺苷蛋氨酸是存在于人体所有组织和体液中的一种生理活性分子。丁二磺酸腺苷蛋氨酸有助于防止肝内胆汁淤积，适用于肝硬化前和肝硬化所致肝内胆汁淤积。初始治疗使用注射用丁二磺酸腺苷蛋氨酸，每日 500～1 000mg，肌内或静脉注射，疗程为 2 周；维持治疗使用丁二磺酸腺苷蛋氨酸肠溶片，每日 1 000～2 000mg，口服，疗程根据黄疸消退情况而定，一般为 4 周。

（3）牛磺熊去氧胆酸：牛磺熊去氧胆酸（tauroursodeoxycholic acid，TUDCA）是最新的第三代口服胆汁酸，是上述熊去氧胆酸在胆汁中的生理活性形式。TUDCA 可以通过增加胆汁酸向胆小管排泌，同时竞争性抑制回肠的胆汁酸重新吸收，进而降低血清中疏水性胆汁酸的浓度，达到保护胆管细胞及肝细胞的目的。具体用法用量为 250mg，口服，每日 2 次，疗程为 2 周。

（4）还原型谷胱甘肽：还原型谷胱甘肽是自然界广泛存在的含有巯基的三肽，主要存在于细胞质中，在多种细胞生化功能中起作用。它可以促进体内碳水化合物、脂肪及蛋白质的代谢，还可以通过巯基与体内自由基结合，发挥解毒护肝的作用。具体用法用量为 1.2～1.8g，静脉滴注，每日 1 次，静脉滴注时间为 1～2h，疗程为 2～4 周，需根据患者临床症状增减剂量。

（二）中医治疗

辨证论治

1. 阳黄

（1）热重于湿证

主症：身目皆黄，黄色鲜明，发热口渴，或见心中懊恼，腹部胀闷，口干口苦，恶心呕吐，小便短少黄赤，大便秘结，舌苔黄腻，脉弦数或滑数。

治法：清热通腑，利湿退黄。

方药：茵陈蒿汤加减。

药物组成：茵陈 30g，栀子 15g，大黄 15g，黄柏 15g，连翘 10g，垂盆草 15g，蒲公英 10g，茯苓 15g，滑石 15g，车前草 15g。

辨证加减：根据湿、热、瘀、毒、滞等兼夹证的轻重灵活加减。对于热重于湿、蒸湿化瘀的黄疸，运用活血化瘀类中药，能促使其瘀散而湿化，对利湿起到很好的促进作用。对于胸胁部胀满疼痛、气滞重者，可加柴胡疏肝散。兼有表邪之证，若属阳黄兼表实者，方选麻黄连翘赤小豆汤；若属阳黄兼表虚者，方用桂枝加黄芪汤。

方解：方中茵陈清利湿热、疏利肝胆以退黄；栀子苦寒，清热除烦；大黄苦寒，寒以清热，苦以燥湿，推陈致新，导湿热下行，使湿热之邪从大便而去；连翘、垂盆草、蒲公英清热解毒；茯苓、滑石、车前草利湿。诸药合用，以利湿与泻热相配，使二便通利，前后分消，湿热得行，瘀热得下，则黄疸自退。

（2）湿重于热证

主症：身目皆黄，黄色不及前者鲜明，头身困重，胸脘痞满，食欲减退，恶心呕吐，腹胀大，小便不利，或大便溏垢，舌苔厚腻微黄，脉濡缓或弦滑。

治法：健脾利湿，清热利胆。

方药：茵陈五苓散合甘露消毒丹加减。

药物组成：藿香20g，茵陈30g，茯苓20g，薏苡仁20g，黄芩20g，白豆蔻10g，车前子（包煎）10g，陈皮10g，桂枝10g，白术10g，连翘10g，滑石10g，石菖蒲10g。

辨证加减：若入血分，予生地黄、牡丹皮、赤芍、莪术等清热凉血之品，起凉血活血之功效；若有湿聚成痰，痰结肝络所致的痰结血瘀之证，可用硝石矾石散除痰祛湿化痰，通脉除黄；若湿热瘀滞，可加卷柏、大腹皮、郁金；若大便不通，阳明热结者，加大黄硝石汤。诸证均可加用愈疸汤口服退黄，愈疸汤药物组成为茵陈30g，栀子20g，大黄10g，柴胡20g，赤芍20g，蒲公英15g，车前草15g，白术15g。

方解：方中茵陈、滑石、黄芩、连翘清利湿热；藿香、白豆蔻、石菖蒲行气化湿；白术、茯苓、薏苡仁、陈皮健脾渗湿；桂枝温经通阳。诸药合用，以清利湿热、退黄为主，行气化湿、健脾渗湿为辅，兼顾温经通阳。

（3）胆腑郁热证

主症：身目发黄，黄色鲜明，上腹右胁胀闷疼痛，牵引肩背疼痛，身热不退，或寒热往来，口苦咽干，呕吐呃逆，小便黄赤，大便秘结，舌质红，苔黄而干，脉弦滑数。

治法：疏肝泻热，利胆退黄。

方药：大柴胡汤加减。

药物组成：柴胡20g，白芍10g，枳实10g，川大黄10g，黄芩10g，制半夏10g，金钱草20g，栀子10g，茵陈30g，郁金10g，大枣（擘）4枚，生姜10g，甘草5g。

辨证加减：热郁肝胆所致之黄疸，属于肿瘤黄疸之实证，亦可用栀子大黄汤泻下通腑，清热退黄。

方解：方中柴胡、黄芩和解少阳；枳实、川大黄内泻热结；白芍助柴胡、黄芩清肝胆之热，合枳实、大黄治腹中实性疼痛；制半夏和胃降浊以止呕逆；金钱草、栀子、茵陈、郁金利胆退黄；生姜、大枣既助制半夏和胃止呕，兼能调营卫而和诸药。诸药合用，共奏和解少阳、内泻热结之功效。

（4）疫毒炽盛证

主症：发病急骤，黄疸迅速加深，其色如金，皮肤瘙痒，高热口渴，胁痛腹满，神昏谵语，烦躁抽搐，或见衄血、便血或肌肤瘀斑，舌质红绛，苔黄褐而干燥，脉弦滑或数。

治法：清热解毒，凉血开窍。

方药：《千金》犀角散加减（犀角已禁用，现多用水牛角代）。

药物组成：水牛角30g，茵陈30g，旋覆花10g，黄连10g，牡丹皮20g，升麻10g，栀子 10g，大黄 10g，板蓝根 20g，生地黄 10g，玄参 10g。

辨证加减：肝癌并发黄疸伴皮肤瘙痒者，加苦参、白鲜皮、地肤子、土茯苓以祛风燥湿止痒。遵"诸病黄家，但利其小便"的治疗原则，可用茵陈蒿汤合六一散合五金散以疏肝利胆，清热利湿退黄。五金散药物组成为海金沙（包煎）6g，金钱草 20g，郁金 30g，川楝子 20g，鸡内金 6g。

方解：方中水牛角清热凉营解毒；黄连、升麻、栀子清热泻火解毒；茵陈清热退黄；板蓝根、生地黄、玄参凉血。诸药合用，共奏清热凉营、解毒退黄之功效。

2．阴黄

（1）寒湿阻遏证

主症：身目俱黄，黄色晦暗，或如烟熏，腹胀，纳谷减少，大便不实，神疲畏寒，口淡不渴，舌淡苔腻，脉濡缓或沉迟。

治法：温中化湿，健脾和胃。

方药：茵陈术附汤加减。

药物组成：制附子 10g，白术 20g，干姜 10g，肉桂 10g，茵陈 30g，茯苓 20g，泽泻 10g，猪苓 20g。

辨证加减：肝癌患者出现阴黄，不完全是寒湿所致，更多是与血瘀、毒聚相关，瘀毒阻于胆络而发黄，色暗，日久不退；或是过用寒凉，损伤脾阳，寒湿内生；真正为寒湿所致者很少，此时可以减少药方中的清热药物，加入温通、化瘀、解毒之品，如桂枝、附子、干姜、泽兰、桃仁、莪术、川芎等。肝癌所致的梗阻性黄疸，多由癌瘤肿块压迫，胆汁排泄不畅所致。治疗时除化湿祛瘀退黄以外，亦需注重消癥散结，应使用散结消癥之品，如红豆杉、龙葵、肿节风等。

方解：本方内含四逆汤加味，主治寒湿阻滞中焦，胆液被阻，溢于肌肤而致的阴黄病。方中茵陈为治黄疸之专药，与温中回阳之四逆汤并用，则可温化寒湿、退黄；肉桂暖肝温肾祛寒；白术益气温中燥湿；茯苓、泽泻、猪苓健脾祛湿。诸药合用，共奏温中健脾、利湿退黄之功效。

（2）脾虚湿滞证

主症：面目及肌肤淡黄，甚则晦暗不泽，肢软乏力，心悸气短，大便溏薄，舌质淡，苔薄，脉濡细。

治法：健脾养血，利湿退黄。

方药：黄芪建中汤加减。

药物组成：黄芪 30g，桂枝 20g，白术 20g，当归 20g，白芍 20g，茵陈 30g，茯苓 20g，生姜 10g，甘草 5g，大枣 8 枚。

辨证加减：肝癌患者后期出现脾肾阳虚，湿邪较重而便溏明显者，可加车前子、茯苓、泽泻、猪苓等，利小便以实大便；脾虚湿盛，脘腹胀满，胸闷呕恶者，可加苍术、厚朴、半夏、陈皮等。

方解：黄芪建中汤在小建中汤的基础上加入黄芪，以增强益气建中之力，阳生阴长，诸虚不足之证自除。方以黄芪、大枣、甘草补脾益气；桂枝、生姜温阳散寒；当归、白芍养肝柔肝；茵陈、茯苓利湿退黄。甘温以建中，旺脾以生精，建中又固表，使中气健、化源足，五脏有所养，阴阳共调补，共奏温中补虚、利湿退黄之功效。

（3）气滞血瘀证

主症：面目及肌肤黄染，胁下结块，隐痛、刺痛不适，胸胁胀闷，面颈部见赤丝红纹，舌有紫斑或紫点，脉涩。

治法：疏肝理气，活血化瘀。

方药：逍遥散加减合鳖甲煎丸。

药物组成：柴胡 30g，枳壳 20g，香附 20g，绿萼梅 20g，当归 15g，白芍 15g，白术 15g，丹参 15g，桃仁 10g，莪术 10g，茯苓 15g，炙甘草 5g；并服鳖甲煎丸，以软坚消积。

辨证加减：若胁下癥积胀痛，腹部胀满，属浊邪瘀阻，可服硝石矾石散；肝癌合并黄疸患者肝功能较差，有出血风险，此时破血消癥药物应中病即止，不可久用。

方解：方中柴胡、枳壳、香附、绿萼梅疏肝解郁；当归、白芍养血柔肝；白术、炙甘草、茯苓健脾养心；丹参、桃仁、莪术活血化瘀。诸药合用，可收肝脾并治、气血兼顾的效果。

第二节　腹　水

一、概述

在原发性肝癌患者中，有乙肝背景者占 80% 以上，其病情通常会经历从 HBV 感染到慢性肝炎，再到肝硬化，最后发展成肝癌的多个阶段。腹水是肝硬化失代偿期最突出的临床表现之一，是肝功能减退和门静脉高压的共同结果。在原发性肝癌发展过程中，约有 40% 的患者并发腹水。腹水是晚期肝癌患者常见的并发症，预示疾病已进入进展期。血性腹水多由肝癌侵犯肝包膜或向腹腔内破溃引起，少数由腹膜转移癌所致。腹水的发展与 5 年生存率下降有关，部分原因在于腹水患者容易出现细菌感染、电解质异常、肝肾综合征和营养失衡等并发症。

肝癌并发腹水属于中医"鼓胀""积聚""水蛊""癥瘕"等疾病范畴，《诸病源候论·癥瘕病诸候·癥候》对其预后也有相关论述："块段盘牢不移动者，是癥也，言其形状，可征验也。若积引岁月，人即柴瘦，腹转大，遂致死。"

二、病因及发病机制

（一）西医

肝癌腹水形成的原因主要包括以下 3 个方面。①血浆胶体渗透压降低：肝癌合并肝硬化或癌瘤在肝内增殖导致肝脏自身血运障碍、肝功能损害，蛋白质合成减少，血清白蛋白低于 30g/L，胶体渗透压降低，导致血浆外渗而形成腹水。②淋巴管阻塞：门静脉高压及 PVTT 形成，使组织液回流受阻，肝淋巴液代偿增多，外漏入腹腔形成腹水。③非感染性渗出液产生：腹膜、腹膜腔癌细胞种植转移产生渗出液，癌组织浸润、出血形成血性腹水。④癌肿压迫或癌栓阻塞：癌肿压迫或癌栓阻塞使门静脉或肝静脉血液循环受阻，血管压力升高。若血管内的压力过高，会引起静脉血管床的充血、静水压的增高，从而引起血管内外液体的交换失衡，进而导致组织液回流受阻，漏入腹腔内形成腹水。

伴失代偿期肝硬化的肝癌患者出现大量腹水时，有效循环血容量不足。同时，由于肝窦压升高，一氧化氮（NO）增加，造成内脏动脉扩张，也会导致有效循环血容量下降。这会反射性激活肾素 - 血管紧张素系统和交感神经系统，引起肾动脉极度收缩，造成肾内血供过度不足，从而引起肝肾综合征。肝肾综合征是一种可逆的循环相关性肾衰竭。

出现腹水的肝癌患者，在腹腔内无感染源的情况下，腹水仍可自发感染，导致自发性细菌性腹膜炎（spontaneous bacterial peritonitis，SBP）和内毒素血症。这是因为肝硬化患者肠道细菌过度生长及肠壁通透性增加，肠壁局部免疫防御功能下降，使得肠腔内细菌发生易位，经过肠系膜淋巴结进入循环系统，从而产生菌血症。此外，患者网状内皮系统活性减弱，以及腹水中调理素、免疫球蛋白、补体及白蛋白下降，也使得腹水更容易发生感染。

（二）中医

病因：酒食不节，情志刺激，虫毒感染，病后续发。

病机：中医认为"鼓胀"的形成是由疾病迁延不愈，损伤正气，气血运行受阻，水液积聚于腹中而成。其病属本虚标实、虚实夹杂。目前，普遍认为肝癌腹水的病位主要是肝、脾、肾三脏，气、血、水瘀滞导致升降气化功能不足，水湿运化功能失调，肾气蒸腾无力，水液停聚于腹中而成腹水。

三、诊断要点

（一）临床表现

腹水量较少时，患者可无自觉症状，仅在超声检查中被偶然发现；随着病情的发展，当腹水增加到一定程度时，患者可出现腹部膨隆、腹胀及轻微腹痛等症状。若腹水增长较快或大量腹水时，患者腹部会明显膨隆，状如蛙腹，甚至引发脐疝等腹疝的形成。大量腹水抬高横膈或使其运动受限，则患者会出现呼吸困难和心悸，并可出现恶心、呕吐、食欲不振、饱胀感、下肢浮肿等症状。大量腹水压迫肾脏时，患者可出现尿少、血压下降、表情淡漠、嗜睡等，一旦出现此类症状，预后极差。

（二）实验室检查

1. 细胞计数　细胞计数是肝癌腹水的重要生化检测指标之一，在伴有腹水的肝癌患者中，有 66% 的患者腹水细胞计数超过 $500/mm^3$。如果合并腹膜转移癌，腹水细胞计数超过 $500/mm^3$ 的患者占比则高达 80%。血清 - 腹水白蛋白梯度（serum-ascites albumin gradient，SAAG）是鉴别腹水原因的重要指标，SAAG ≥ 11g/L 时，97% 的患者存在门静脉高压。对于肝癌患者，肝硬化、肝内肿瘤生长会压迫门静脉，导致几乎所有患者都出现 SAAG 增高，部分患者可能还伴有腹膜转移。对于 SAAG < 11g/L 的患者，基本可以除外门静脉高压的原因。这部分肝癌患者的肝功能通常较好，腹水的产生可能主要是由腹膜转移癌所致。

2. 脱落细胞检测　在腹水中可能检测出恶性肿瘤细胞，这可作为诊断原发性或继发性肿瘤的依据。

（三）分级

1. 国际腹水俱乐部（International Club of Ascites，IAC）的腹水分级

（1）不复杂的腹水：即腹水无感染，且不会形成肝肾综合征。具体分级如下。

1 级（轻度）：腹水仅经超声检查探及。

2 级（中度）：腹水导致腹部中度对称性膨隆。

3 级（大量）：腹水导致明显的腹部膨隆。

（2）难治性腹水：腹水不能减少到 1 级，或在治疗后（如治疗性腹腔穿刺）很快复发。包括如下两个亚型。

①利尿剂抵抗型腹水：饮食钠盐限制和强化利尿治疗对腹水缓解无效（螺内酯每日 400mg，呋塞米每日 160mg，至少 1 周；钠盐限制低于每日 90mmol，即每日 5.2g）。

②利尿剂难治型腹水：由于利尿剂诱发的并发症，腹水治疗不能使用常规的有效剂量。

2. 临床腹水分级

（1）国外：以脐为标准，脐低于双侧髂骨连线者为一度，与双侧髂骨连线在同一水平者为二度，脐高于双侧髂骨连线甚至脐膨出者为三度。

（2）国内：移动性浊音低于腋中线者为一度，介于锁骨中线与腋中线之间者为二度，超出锁骨中线者为三度。

3．超声腹水分级

少量：腹水出现于肝肾间隙、盆腔及肝右前上间隙。

中量：除上述部位外，于胆囊床、膀胱周围、网膜囊及脾周围均可见无回声区。

大量：于肝脾周围、盆腔、肠襻周围均可见无回声区，并可见肠系膜、肠管在无回声区漂动。

（四）分型

中华中医药学会脾胃病分会在 2017 年的专家共识中，根据患者对治疗的反应，将腹水分为非复杂性腹水和难治性腹水。难治性腹水符合以下条件。①治疗时间：限钠（每日 < 90mmol）和大剂量利尿剂治疗（螺内酯每日 400mg，呋塞米每日 160mg）至少 1 周。②对治疗缺乏反应：治疗 4 日，平均体质量减轻 < 0.8kg 及尿钠排出量小于钠的摄入量。③早期腹水再发：初始治疗有效，但 4 周内再次出现 2 级或以上腹水。④发生利尿剂诱导的并发症：如肝性脑病、肾损伤、血钠 < 125mmol/L、低钾或高钾血症。

（五）并发症诊断

肝肾综合征的诊断标准包括：①肝硬化合并腹水；②急进型血清肌酐浓度在 2 周内升至 2 倍基线值；③停用利尿剂至少 2 天并经白蛋白扩容，最大量为每日 100g，但血清肌酐值仍没有改善；④目前或近期没有应用肾毒性药物或扩血管的药物；⑤可排除休克，排除肾实质的疾病。

自发性腹膜炎的诊断主要依靠病史及患者的临床表现。如果抽出浑浊的腹水，化验发现腹水内有白细胞，经过培养确定感染的细菌，则可以确诊。

四、治疗

（一）西医治疗

1．常规治疗

（1）限盐及使用利尿剂，同时密切监测电解质情况。利尿剂的作用受 SAAG 水平限制，如出现恶性腹水，SAAG < 11g/L，则对利尿剂不敏感。利尿剂最常选用螺内酯每日 150 ~ 450mg，呋塞米可以联合螺内酯应用，利尿效果最佳时可吸收腹水 800ml，体质量每日减轻 < 1kg。

（2）存在门静脉高压的患者，建议静脉输注人血白蛋白以维持血浆胶体渗透压。根据肝硬化腹水治疗研究显示，在腹腔引流时，采用蛋白输注纠正低血容量的疗效优于血浆输注。所以在腹腔引流时，建议同时补充蛋白（6 ~ 8g/L）。但补充胶体对恶性腹水的治疗作用尚不明确。

（3）腹腔穿刺（置管）引流腹水能直接有效地缓解患者的腹胀、呼吸困难等临床症状，但引流可能出现低蛋白血症、低钠血症、低血压、腹腔感染、肠穿孔等不良反应。腹腔引流的同时行扩容治疗，可减少严重低血压及肾脏损害。目前研究显示，反复腹腔穿刺是安全的，但反复穿刺或持续引流有增加腹腔感染、败血症的风险。对于症状缓解不明显，需要反复穿刺的患者，仍建议置管引流。

（4）使用顺铂、氟尿嘧啶、紫杉醇等进行腹腔内化疗，对腹腔内肿瘤体积小而腹水细胞学检查阳性者较为有效。顺铂是最有效的治疗药物，缓解率达 50%；氟尿嘧啶单药或联合治疗，疗效相似，但缓解率未达到 50%。

（5）腹腔热灌注化疗（hyperthermic intraperitoneal peroperative chemotherapy，HIPEC）可以增加组织浸润，降低药物抵抗，但仅适于无大肿块、无肝病或肝外疾病者。临床上给予腹腔热生理盐水 1 500～2 000ml 灌注，并同时予利尿剂和扩容药物。热灌注可采用的药物有顺铂、丝裂霉素、氟尿嘧啶等。目前，也可采用抗 VEGF 药物，如贝伐珠单抗。有研究使用贝伐珠单抗的剂量为 5mg/kg，每周 4 次，但目前相关研究均为小样本观察，仍缺乏有说服力的大规模临床试验。

2. 合并肝炎治疗 合并 HBV 感染且病毒复制活跃的肝癌患者，可予以口服核苷类似物抗病毒治疗，如恩替卡韦、替诺福韦酯、丙酚替诺福韦等。HCV 相关肝癌且肝炎活动者，建议直接行抗病毒治疗，或用聚乙二醇干扰素 α-2a 联合利巴韦林行抗病毒治疗。在抗病毒过程中伴肝功能异常时，分析原因并及时适当行抗炎、降酶、抗氧化、解毒、利胆、保肝治疗。

3. 门静脉高压治疗

（1）降低门静脉压，防止门静脉高压并发症，可采用经颈静脉肝内门体静脉内支架分流术（transjugular intrahepatic portosystemic shunt，transjugular intrahepatic portosystemic stent shunt，TIPSS），经右颈内静脉在门静脉分支与肝静脉间植入可扩张的金属支架（直径为 8～12mm），在肝内建立门体分流。TIPSS 疗效肯定、创伤小、不良反应少。

（2）丹佛分流术（Denver shunt surgery）是目前可用的腹腔 - 静脉分流术（peritoneo-venous shunt，PVS），可用于恶性腹水的治疗。其分流器由 2 个硅导管组成，这些导管由泵连接，侧端放置在腹腔中，端孔导管放置在中央静脉中，使腹水从腹腔转移到中央静脉循环中，并防止血液回流到腹腔。禁忌证包括血性腹水、腹水蛋白含量高（大于 45g/L）、包裹性腹水、门静脉高压、出血性疾病、心肾功能衰竭等。可伴有的并发症包括肺水肿、肺栓塞、弥散性血管内凝血、感染和死亡等。

4. 并发症治疗

（1）EASL 推荐特利加压素联合白蛋白扩容作为肝肾综合征的一线治疗方案。AASLD 指南推荐肝肾综合征 - 急性肾损伤（HRS-AKI）首选血管收缩剂进行治疗，并与白蛋白联合使用。优选的药物是特利加压素，以静脉推注或连续静脉输注的形式给药。对于肾功能恶化，或电解质紊乱，或对血管收缩剂治疗无反应的容量超负荷的肝移植候选患者，应及时启动肾脏替代治疗（renal replacement therapy，RRT）。中国《消化道恶性肿瘤合理用药指南》也推荐对可疑低血容量患者停用利尿剂，使用特利加压素等血管活性药物联合白蛋白扩容治疗。

（2）腹水并发自发性腹膜炎患者，通常需要抽取腹水进行化验、培养，针对感染的细菌，结合药物敏感试验选择敏感的抗生素治疗，在早期可经验性地使用抗生素治疗。

（二）中医治疗

1．辨证论治

（1）气滞水停证

主症：腹大坚满，叩之如鼓，两胁胀满，胁痛走窜不定，小便短少，舌质淡红，苔白腻，脉弦。

治法：疏肝理气，运脾利湿。

方药：柴胡疏肝散合胃苓汤加减。

药物组成：柴胡 10g，枳壳 15g，白芍 15g，甘草 6g，香附 15g，川芎 9g，茯苓 15g，苍术 15g，陈皮 10g，白术 15g，肉桂 9g，厚朴 9g，泽泻 15g，猪苓 15g，生姜 6g，大枣 12g。

辨证加减：腹胀明显者，加大腹皮 15g、莱菔子 15g、木香 15g；两胁胀满疼痛者，加郁金 15g、延胡索 15g、苏木 15g。

方解：方中柴胡、枳壳、香附、川芎、陈皮、厚朴行气消滞；猪苓、茯苓、泽泻、苍术利水渗湿；白术补气健脾；白芍养阴柔肝；生姜、大枣调和营卫；肉桂温通经脉；甘草调和诸药。诸药合用，以行气消滞为主，利水渗湿为辅，兼顾补气健脾、养阴柔肝、调和营卫、温通经脉，适用于肝郁气滞，脾运不健，湿浊中阻者。

（2）脾虚水停证

主症：腹大胀满，按之如囊裹水，乏力，食欲不振；或见下肢浮肿、小便少、大便溏，舌苔白滑或白腻，脉缓。

治法：温中健脾，行气利水。

方药：四君子汤合实脾饮加减。

药物组成：人参 15g，白术 15g，茯苓 15g，炙甘草 6g，制附子 10g，干姜 6g，厚朴 15g，木香 9g，草果 9g，槟榔 15g，木瓜 15g，生姜 6g，大枣 15g。

辨证加减：湿浊中阻，恶心呕吐者，加陈皮 15g、竹茹 15g；肢体沉困，小便短少者，加车前子 15g、泽泻 15g。

方解：方中人参甘温益气，健脾益胃；附子、干姜温肾暖脾，扶阳抑阴；茯苓、白术健脾利水；厚朴、木香、草果、槟榔行气导滞除满；炙甘草、生姜、大枣益脾和中，调和诸药。脾胃得温而解，得温而运，全方共奏甘温补脾之功效。诸药相伍，脾肾同治，以温脾阳为主；寓行气于温利之中，令气行则湿化。

（3）湿热水停证

主症：腹大坚满，脘腹撑急，腹痛拒按，身目发黄，舌质红，苔黄腻，脉弦滑或数。

治法：清热利湿，攻下逐水。

方药：中满分消丸合茵陈蒿汤。

药物组成：厚朴15g，枳实15g，黄芩9g，黄连3g，知母9g，制半夏9g，陈皮10g，茯苓15g，猪苓15g，泽泻15g，砂仁6g，干姜6g，姜黄15g，人参15g，白术15g，甘草6g，茵陈18g，大黄6g，栀子12g。

辨证加减：小便赤涩不利者，加滑石6g、通草3g；下肢浮肿明显者，加车前草15g、赤小豆10g。

方解：方中大黄、枳实、厚朴、茵陈、黄芩、黄连、栀子、泽泻、猪苓、茯苓泻热利湿；人参、甘草、茯苓、白术补气健脾；陈皮、姜黄行气燥湿；砂仁、干姜、制半夏温中和胃降逆；知母清热滋阴。诸药合用，以泻热利湿为主，补气健脾为辅，兼顾行气燥湿、温中、和胃降逆、滋阴，适用于湿热壅盛，蕴结中焦，浊水内停者。

（4）血瘀水停证

主症：腹大如鼓，腹壁青筋暴露，胁肋刺痛，固定不移，舌质紫红或有瘀斑，苔白润，脉细涩。

治法：活血化瘀，行气利水。

方药：调营饮或膈下逐瘀汤加减。

药物组成：川芎9g，赤芍10g，大黄9g，莪术15g，延胡索15g，当归12g，瞿麦15g，槟榔15g，葶苈子15g，赤茯苓15g，桑白皮15g，大腹皮15g，陈皮10g，官桂9g，细辛3g，甘草6g，五灵脂9g，桃仁9g，牡丹皮9g，乌药9g，香附9g，红花9g，枳壳9g。

辨证加减：胁下痞块，刺痛明显者，加丹参、鳖甲；腹水顽固不消者，可加益母草、泽兰、水红花子；若见大量吐血、下血，或见神志昏迷等危象者，当辨阴阳之衰脱，予以生脉注射液或参附注射液静脉滴注。

方解：方用红花、桃仁、五灵脂、延胡索、莪术、牡丹皮、赤芍、当归、川芎等药活血通经，化癥止痛；香附、乌药、枳壳、大腹皮调气疏肝；瞿麦、槟榔、葶苈子、赤茯苓、桑白皮、陈皮行气利水；甘草调和诸药。全方共奏活血调气之功效，纯攻无补，即《黄帝内经》所谓"坚者削之""留者攻之"之治。

（5）脾肾阳虚水停证

主症：腹大胀满，形似蛙腹，腹胀朝轻暮重，形寒肢冷，舌质淡胖，或有齿痕，苔薄白润，脉沉弦。

治法：温补脾肾，化气利水。

方药：附子理中丸合五苓散。

药物组成：制附子 15g，干姜 6g，党参 15g，白术 15g，甘草 6g，桂枝 9g，茯苓 15g，泽泻 15g，猪苓 15g。

辨证加减：大便溏泻者，加山药 15g、白扁豆 15g、砂仁 6g；腹中冷痛者，加乌药 15g、小茴香 15g、荔枝核 15g。

方解：方用制附子、干姜温中散寒；党参、白术、甘草补气健脾除湿；猪苓、茯苓、泽泻淡渗利尿；桂枝辛温，通阳化气。诸药配伍，有温阳祛寒、益气健脾、化气利水之功效。

（6）肝肾阴虚水停证

主症：腹大胀急，腰膝酸软，目睛干涩，舌质红绛少津，苔少或花剥，脉弦细数。

治法：滋养肝肾，化浊利水。

方药：一贯煎合猪苓汤。

药物组成：沙参 15g，麦冬 15g，当归 12g，生地黄 15g，枸杞子 15g，川楝子 10g，猪苓 15g，茯苓 15g，泽泻 15g，阿胶（烊化）9g，滑石 9g。

辨证加减：鼻衄、齿衄，阴虚内热者，加女贞子 15g、墨旱莲 15g、茜草 9g、仙鹤草 15g。

方解：方中枸杞子滋肝肾之阴；当归补血养肝，与生地黄助枸杞子补肝阴、养肝血；沙参、麦冬养阴生津，润肺清燥；川楝子苦寒清热，疏肝理气；阿胶养阴而润燥；滑石性滑，去热而利水；二苓之渗泄，既疏浊热而不留壅瘀，亦滋阴而不苦其枯燥，是利水而不伤阴之善剂也。全方重在滋阴养血，以柔肝而代疏肝，对肝肾阴虚，血燥气郁，肝气横逆所致病症均有一定疗效。

2．中医外治

（1）中药外敷穴位治疗

1）黄芪 20g，细辛 3g，川椒目 10g，桂枝 10g，龙葵 10g，苦参 10g，青皮 10g。以上药物研细末，以布包好，用时将药包入锅，隔水蒸 25min，取出待温度降至 38℃左右时将药包热敷于脾俞、双侧足三里、双侧涌泉及左侧太冲。每日 1 剂，分早晚 2 次外敷，每次 20min。

2）以"扶阳逐水方"外敷神阙穴。药物组成：姜厚朴 20g，干姜 20g，制半夏 20g，炙甘草 20g，党参 20g，枳壳 20g，炒白术 20g，桂枝 20g，紫草 10g，益母草 30g，车前子（包煎）20g，大腹皮 20g，猪苓 20g，茯苓 30g，冰片 3g。将药物用研粉机粉碎后搅拌均匀，取药物粉末 30g 以温水调成糊状，放置于 25cm×30cm 贴敷材料中心区域，药物面积约 8cm×10cm，厚度约 2mm，上覆盖纱布，边缘用医用胶带固定，防止药物漏出；取神阙穴为贴敷点，将贴敷处皮肤洗净擦干，将敷料敷于以神阙穴为中心点的局部皮肤。每日 1 贴，每贴维持 4 ~ 6h，连续贴敷 2 周。

3）用中药溻渍法外敷神阙穴。药物组成：莪术 15g，茵陈 15g，商陆 15g，椒目 15g，香橼 15g，白芍 20g，枳壳 10g，厚朴 10g，薏苡仁 15g，山药 15g，炒白术 20g，陈皮 15g，茯苓皮 15g，大腹皮 15g，桑白皮 15g，赤小豆 20g，汉防己 15g，五味子 20g，白豆蔻 20g，白花蛇舌草 30g。以上药物以水煎煮，文火慢慢熬膏，备用。治疗前取 100g，平摊于 10cm×10cm 大小的无菌纱布上，制成膏贴。将此膏贴外敷于腹部以神阙穴为中心的皮肤上，再将电磁波治疗器的灯头置于膏贴上方约 30cm 处，开始磁热照射治疗。每日 1 次，每次治疗 20min。

（2）中药外敷腹部治疗

1）芒硝敷脐治疗：将熟宣纸裁成约 30cm×30cm 大小，取芒硝约 250g，放熟宣纸中，将宣纸折成大小适中的纸包，再置于布袋中，将布袋置于以脐为中心的腹部，以腹带固定。每日更换 1 次，15 天为 1 个疗程。

2）自拟消岩胀宁方，药物组成：葶苈子 15g，牵牛子 15g，水蛭 10g，薏苡仁 20g，土茯苓 15g，蜈蚣 1 条，厚朴 10g，枳实 10g。使用方法：上方共研细末后，平均分为 15 份。治疗时取 1 份，加入凡士林调成糊状，涂在纱布上，以患者腹胀最明显处为中心，敷贴于皮肤上。每日 1 次，每次贴敷 2 ~ 3h。

3）实脾消水膏，药物组成：生黄芪 60g，桂枝 40g，茯苓 40g，猪苓 40g，莪术 40g，薏苡仁 30g，桃仁 30g，红花 30g，牵牛子 30g，厚朴 30g，大腹皮 30g，白术 30g，木香 30g，附子 30g，干姜 30g，冰片 20g。使用方法：上方水煎 2 次，浓缩后酌加赋形剂，装入瓶内封口，消毒灭菌。治疗时将膏方均匀涂抹于大小约 9cm×9cm 的贴敷片上，厚度为 5mm，洗净患者腹壁，将上述贴敷片贴于腹水最深处的体表投影区域，轻压边缘，使其与患者皮肤充分贴紧，以促进药物吸收。每日更换 1 次。

（3）针灸治疗

1）药灸：黄芪 10g，细辛 10g，川椒目 10g，桂枝 10g，龙葵 10g，牵牛子 10g，益母草 10g。上药研末，取少许白醋调成糊状，敷于神阙穴，随后使用自制热敏灸艾条在神阙穴处施以热敏灸，使得热感深透至腹腔内并扩散至整个腹部。每次施灸 2h，灸后将药留于神阙穴，每日 1 次。联合腹腔注入化疗药及生物反应调节剂（卡铂 300mg、IL-2 100 万 U，依次注入腹腔内，嘱患者平卧，变换体位，以利药物与腹膜均匀接触。每周 1 次，4 周为 1 个疗程，共 2 个疗程）进行治疗。

2）针刺：肝癌多选择章门、期门、肝俞、内关、公孙等穴；若伴腹水者，加气海、三阴交、水道、阴陵泉等穴。

第三节 癌 痛

一、概述

癌痛是指由肿瘤本身或肿瘤治疗相关因素所导致的疼痛，是肝癌患者最常见的临床症状之一。研究显示，约 70% 的恶性肿瘤患者会在疾病的某一个阶段出现疼痛，首诊恶性肿瘤的患者疼痛发生率约为 25%；即使临床治愈，仍有 1/3 的患者存在疼痛。晚期恶性肿瘤患者的疼痛发生率可高达 60%~80%，其中 1/3 为重度疼痛。对晚期肝癌患者而言，疼痛不仅影响其生存质量，机体免疫力也会在严重疼痛的状态中逐步降低，这可加快肿瘤的增殖和转移。

癌性疼痛属于中医"痛证""癥瘕痛"等范畴。古代中医文献中记载着大量对疼痛症状的描述，如《肘后备急方·治卒心腹癥坚方》所谓"治卒暴癥，腹中有物如石，痛如刺，昼夜啼呼。不治之，百日死"，就十分类似于现代的肝癌疼痛。

二、病因及发病机制

（一）西医

1. 病因 癌痛的原因复杂多样，大致可分为以下三类。

（1）肿瘤相关性疼痛：由肿瘤直接侵犯、压迫局部组织，或者肿瘤转移累及骨、软组织等所致。肝癌生长速度一般比较快，会造成包膜紧张牵拉，从而导致疼痛；晚期肝癌常发生骨转移，刺激骨膜或引起骨折，亦可导致疼痛。

（2）肿瘤治疗相关性疼痛：指手术治疗、化疗、放疗、分子靶向药物治疗、免疫治疗和介入治疗等抗肿瘤治疗导致的疼痛。如外科手术后引起的神经损伤、瘢痕增生、脏器粘连等；化疗后引起的黏膜炎、周围神经变性（痛性多发性神经病）等；放疗引起的周围神经损伤、软组织纤维化等。诊疗操作导致的疼痛也可归入此类，如伤口护理、皮下或肌内注射、动静脉置管、经皮穿刺肿瘤活检等。

（3）非肿瘤因素性疼痛：由于患者的其他合并症、并发症及社会心理因素等非肿瘤因素所致的疼痛。如肿瘤患者高发的带状疱疹后神经痛、压疮、肌筋膜疼痛综合征，其他疼痛性疾病或伴有疼痛的其他疾病（原发性三叉神经痛、糖尿病周围神经病变、痛风）和恐惧、焦虑等精神心理因素所诱发或加重的疼痛等。

2. 发病机制

（1）伤害感受性疼痛：是由伤害性刺激作用于机体或器官组织并破坏其结构而引起的疼痛，其感觉神经系统是正常的，多表现为尖锐痛、钝痛、酸痛、绞痛、跳痛等，分为躯体痛和内脏痛。躯体痛常由外科手术操作或肿瘤骨转移引起，表现为锐痛、搏动性疼痛，其定位常较明确；内脏痛常由肿瘤压迫、牵拉、被膜膨胀、阻塞、炎症、缺血及肿瘤分泌的化学物质等引起，表现为弥漫性疼痛和绞痛，定位不够准确，如肝肿瘤所致包膜紧张牵拉导致的疼痛。

（2）神经病理性疼痛：是由外周神经或中枢神经受损，痛觉传递神经纤维或疼痛中枢产生异常神经冲动所致。神经病理性疼痛通常定位较差，多表现为烧灼样痛、刺痛、枪击样痛、电击样痛，或表现为感觉迟钝、感觉麻木、感觉过敏或感觉异常。

（二）中医

中医对癌痛病机有较为统一的认识：癌性疼痛的病机与所有疼痛一样，主要归纳为"不通则痛"与"不荣则痛"两类，即邪实和正虚。癌肿形成日久，侵及经络、气血，阻碍气血津液的正常运行，导致气滞、瘀血、痰浊等病理因素形成，最终导致"不通则痛"；亦可因癌肿日久耗伤气血津液，导致脏腑组织、腠理、四肢百骸失于濡养，气血阴阳亏虚，最终导致"不荣则痛"。

邪实所致疼痛多病程短、来势急，症见疼痛剧烈而拒按，脉实有力。其中气滞所致疼痛多为胀痛，疼痛游走不定、时轻时重，症状轻重与情绪变化有关；血瘀所致疼痛多为刺痛，痛处固定不移，疼痛持续不已，局部拒按，入夜尤甚；寒邪所致疼痛多为疼痛暴作，痛无间断，遇冷痛剧；湿热所致疼痛多为灼痛，疼痛急迫，痛处灼热。正虚所致疼痛多病程长、来势缓，症见其痛隐隐，绵绵不休。

三、诊断要点

（一）临床表现

疼痛是患者的一种主观感受，由于尚无准确反映疼痛程度的指标，患者是否疼痛及疼痛严重程度主要依据患者的主诉。

癌痛诊断包括了解疼痛的原因、部位、程度，癌痛加重或减轻的相关因素，癌痛治疗的效果和不良反应等。如肝癌患者常见的肝区疼痛一般位于右肋部或剑突下，多为肝区的间歇性或持续性的钝痛或胀痛。若肿瘤侵犯膈肌，疼痛可放射至右肩；左叶肝癌可出现中上腹疼痛，可被误诊为溃疡病、胃炎等；向右生长的肿瘤可致右腰疼痛。突然发生的剧烈肝区疼痛或腹痛往往提示有癌结节破裂出血可能，可伴有腹水、腹膜刺激征和休克的体征。

（二）癌痛评估

1.**评估原则**　癌痛评估的基本原则为"常规、全面、量化、动态"。

2．评估内容

（1）疼痛病史

1）疼痛发作时间及频率：根据疼痛持续时间和性质，可分为急性疼痛和慢性疼痛。急性疼痛指短期存在，时间少于3个月，通常发生于伤害性刺激后的疼痛。慢性疼痛常持续3个月以上，导致患者产生心理痛苦，对身心造成极大伤害。

2）疼痛强度：使用评分表对疼痛强度进行评估分级，止痛治疗过程中反复评估疼痛程度有助于安全用药。

3）疼痛部位及范围：了解疼痛发生的部位及范围，有无放射痛及牵涉痛。

4）疼痛性质：皮肤、肌肉、骨骼的躯体痛常表现为酸痛、刺痛、跳痛和压痛；内脏器官的内脏痛常表现为钝痛、锐痛、绞痛、痉挛性痛；神经损伤引起的神经病理性疼痛常表现为刀割样痛、麻木感、封闭痛、枪击痛。

5）疼痛发作相关因素：评估疼痛发作、加重及缓解的相关因素，有助于进行个体化综合镇痛治疗。

6）疼痛对生活质量的影响：包括疼痛对生理、心理、精神、社会活动和交往的影响。

7）疼痛治疗史：详细了解患者既往及目前的疼痛治疗措施，包括药物和非药物治疗。药物治疗史包括药物种类、剂型、剂量、给药途径、用药间隔、镇痛治疗效果及不良反应等。

8）与疼痛相关的特殊问题：了解疼痛对患者及家属的影响，询问患者及家属对疼痛相关知识的了解和看法，了解社会文化对患者疼痛认识的影响，了解患者对疼痛治疗的目标和期望，了解患者对舒适度的要求和功能要求。

（2）社会心理因素：评估患者的心理痛苦水平、目前的精神状况、获得家庭和社会支持的程度。了解疼痛控制不佳的风险因素，如药物滥用史、神经病理性疼痛等。

（3）体格检查和影像学检查：需要对患者进行详细的体格检查和影像学检查，以全面评估患者的病情。骨转移是肝癌患者疼痛常见的原因，因此应重视肝癌患者骨骼系统的检查。病理学诊断是骨转移确诊的金标准，在病理诊断不明确的情况下，骨转移的诊断主要依靠发射计算机断层显像（emission computed tomography，ECT）、X线、CT、MRI或PET-CT等影像学检查。

3．评估方法

（1）癌痛全面评估：一般使用《简明疼痛评估量表（Brief Pain Inventory，BPI）》评估癌痛对患者活动能力、情绪、食欲、日常生活、行走能力、与他人交往、睡眠等生活质量的影响。

（2）癌痛量化评估：通常使用数字评分法（Numerical Rating Scale，NRS）、面部表情评估量表法（Face Rating Scale，FRS）及口述评分法（Verbal Rating Scale，VRS）评估，着重评估最近24h内患者最重和最轻的疼痛程度，以及平时的疼痛程度。量化评估须在患者入院 8h 内完成。

NRS 将疼痛程度分为：①轻度疼痛（1~3 分）；②中度疼痛（4~6 分）；③重度疼痛（7~10 分）。

FRS 适用于表达困难的患者，如儿童、老年人、存在语言文化差异或其他交流障碍的患者，由医护人员根据患者疼痛时的面部表情状态，对照《面部表情疼痛评分量表》进行疼痛评估分级（图 7-3-1）。

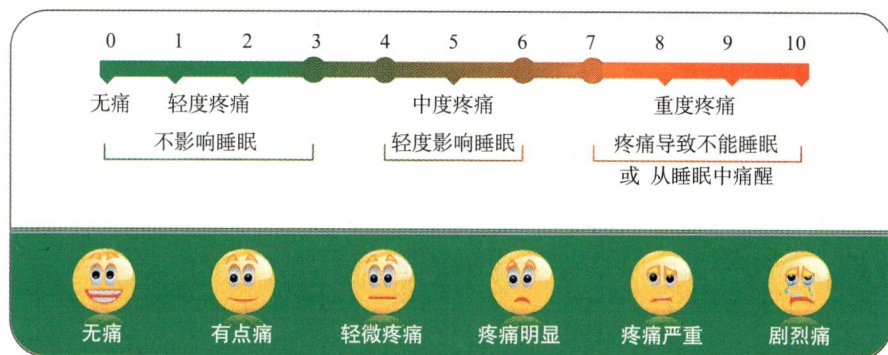

图 7-3-1　面部表情疼痛评分量表

VRS 主要根据患者对疼痛的主诉，将疼痛程度分为轻度、中度、重度三类。①轻度疼痛：有疼痛，可忍受，可正常生活，睡眠不受干扰；②中度疼痛：疼痛明显，难以忍受，要求服用镇痛药物，睡眠受到干扰；③重度疼痛：疼痛剧烈，难以忍受，需应用镇痛药物，睡眠受到严重干扰，可伴有自主神经功能紊乱或被动体位。

四、治疗

（一）西医治疗

对由肝癌直接侵犯、压迫引起的肿瘤相关性疼痛等，通过治疗原发病，肿瘤切除或显著缩小后，疼痛往往获得缓解。晚期肝癌骨转移引起的疼痛，以及其他难以缓解的癌性疼痛，西医治疗主要参考 NCCN 相关指南进行。

1. 止痛药物治疗

（1）治疗原则

1）按阶梯给药，镇痛药应从低级向高级顺序提高，弱化中度镇痛药的使用是目前的趋势。

2）首选口服给药或无创给药。

3）按时给药，而不是按需给药。

4）个体化给药：阿片类药物并无标准剂量，凡能使疼痛得到缓解并且不良反应最少的剂量都是最佳剂量。

5）密切观察不良反应，并及时处理。

（2）药物选择与用法

1）镇痛药物选择：①非甾体抗炎药和对乙酰氨基酚，此类药物对轻度疼痛，尤其对骨及软组织疼痛治疗效果肯定，同时对骨膜受肿瘤机械性牵拉、肌肉或皮下等软组织受压或胸膜腹膜受压产生的疼痛也有效果，并可作为合并用药增强阿片类镇痛药的作用。在使用过程中注意观察非甾体抗炎药常见的不良反应，如消化性溃疡、消化道出血、血小板功能障碍、肝肾功能损伤以及心脏毒性等。对有长期使用非甾体抗炎药或对乙酰氨基酚的需要，或日用剂量已达到限制性用量时，应考虑更换为单用阿片类药物。②阿片类药物是中、重度癌痛治疗的首选药物。对于慢性癌痛的治疗，推荐选择阿片受体激动剂类药。长期使用阿片类止痛药的患者，首选口服给药，有明确指征时则可选用透皮吸收途径给药或临时皮下注射用药，必要时可选择自控镇痛给药。

2）阿片类药物剂量滴定：阿片类药物根据半衰期的长短可分为两大类，短半衰期的药物作用时间为 3~4h，较长半衰期的药物作用时间为 8~12h，作用时间最长者可达72h。应用阿片类药物需考虑许多因素，如年龄、性别、全身情况、癌症类型及疼痛严重程度和广泛程度。药物应用有很大的个体差异，通常由小剂量开始，根据临床经验进行个体剂量滴定，尽快达到无痛。

3）阿片类药物不良反应及处理：阿片类药物的常见不良反应包括恶心、便秘、呕吐、嗜睡、瘙痒、头晕、谵妄、尿潴留、认知功能障碍及呼吸抑制等。在初用阿片类药物的数日内，可考虑在给予阿片类药物的同时给予甲氧氯普胺等止吐药来预防恶心、呕吐等症状，必要时可采用 5-羟色胺 3 受体拮抗剂类药物或抗抑郁药物。便秘症状通常持续发生于阿片类药物止痛治疗的全过程，多数患者需要使用缓泻剂来防治便秘。如果出现过度镇静、精神异常等不良反应，应当注意其他因素的影响，包括肝肾功能不全、代谢异常、高钙血症及合用精神类药物等；同时，需要减少阿片类药物的用药剂量，甚至选择停用或更换止痛药。

2．抗骨转移药物治疗　当影像学检查提示有骨破坏或骨转移时，应采用骨保护药物进行治疗，可以和常规抗肿瘤药物联合使用。

（1）双膦酸盐：双膦酸盐是恶性肿瘤骨转移的基础用药。双膦酸盐能抑制破骨细胞对骨小梁的溶解和破坏，阻止肿瘤转移引起的溶骨性病变，减少骨吸收、骨痛及骨转移所致的高钙血症等骨相关事件（skeletal-related events，SREs）。在应用双膦酸盐治疗的过程中，即使发生 SREs，仍建议继续用药。用药时间至少持续 12 个月。如果患者只存在骨转移风险但未确诊骨转移，不推荐使用骨保护药物治疗。应特别注意，在用药期间不要进行拔牙等涉及牙槽骨的有创操作。如果在用药过程中出现明确的与骨保护药物治疗相关的严重不良反应，或者临床医师认为继续用药不能使患者获益时，应考虑停药。

常用双膦酸盐药物的用药方法：一般用药 12 个月左右。一代药物氯膦酸二钠，每日 1 600mg 口服，或静脉注射氯膦酸二钠注射液，每日 300mg，每日＞2h，持续 5 日；二代药物帕米膦酸二钠 90mg，静脉注射＞2h，每 3~4 周 1 次；三代药物唑来膦酸 4mg，静脉注射＞15min，每 3~4 周静脉注射 1 次，禁止用于肌酐清除率＜35ml/min 的患者。因卡膦酸二钠 10mg，静脉注射 2~4h，每 3~4 周静脉注射 1 次；65 岁以上患者推荐剂量为一次 5mg；肌酐清除率＜30ml/min 的患者慎用或减量使用，并监测肾功能。伊班膦酸钠 4mg，静脉注射＞2h，每 3~4 周静脉注射 1 次；肌酐清除率＜30ml/min 的患者不建议使用。

（2）地舒单抗（denosumab，D-mab）：地舒单抗是首个获批的特异性靶向 NF-κB 受体激活蛋白配体（receptor activator of NF-κB ligand，RANKL）的单克隆抗体。地舒单抗与 RANKL 有很强的亲和力，可抑制破骨细胞的活化、减少骨吸收、促进骨重建、降低骨折的发生率。与双膦酸盐数月或数年的生物半衰期相比，地舒单抗的生物半衰期只有几周。在停用地舒单抗后可能会发生反弹性骨溶解，骨质流失加速，少数患者在停药 12~36 个月后椎体骨折发生率增加。地舒单抗的用药，需由专业医护人员每 6 个月在患者上臂、大腿上部及腹部皮下注射 60mg。接受地舒单抗治疗的同时，每日需服用 1 000mg 钙及至少 400IU 维生素 D。地舒单抗常见的不良反应包括低钙血症及下颌骨骨坏死等。

3. **精神药物的应用** 精神药物在癌痛管理中也有重要作用，联合应用能够提高阿片类药物的疗效，在三阶梯均可使用。

（1）抗抑郁药：有证据表明，抗抑郁药对慢性神经痛及非神经病理性疼痛综合征具有特定的止痛作用。常见抗抑郁药包括三环类（如阿米替林、盐酸多塞平等）和 5- 羟色胺 - 去甲肾上腺素再摄取抑制剂（serotonin-norepinephrine reuptake inhibitor，SNRI）类抗抑郁药（如文拉法辛、度洛西汀），临床上通常与阿片类药物联合使用，治疗中重度癌痛。

（2）精神兴奋剂：精神兴奋剂可以增强阿片类药物的止痛作用，并减轻其不良反应，其有望成为潜在的止痛联合药物。有研究表明，每天早晨 10mg 哌甲酯，中午 5mg 哌甲酯可以显著改善镇静不良反应。

（3）抗神经痛药物：治疗神经痛的药物主要包括卡马西平、苯妥英钠、奥卡西平、普瑞巴林胶囊和加巴喷丁胶囊。

4. **非药物治疗**

（1）放射治疗（姑息性止痛放疗）：放射治疗能够减轻或消除症状、预防病理性骨折、缓解脊髓压迫症状，常用于控制骨转移或者肿瘤压迫引起的癌痛。放射治疗包括外照射和放射性核素治疗两类，外照射的方式分为常规分割、大分割多次照射和单次照射。单次或多次外照射能够迅速缓解大部分骨转移灶引起的疼痛。

骨转移外照射的治疗指征包括：躯干承重骨发生骨转移的无症状者可预防照射，降低承重骨骨折的风险；非承重骨骨转移有疼痛或其他症状者可尽早开始放射治疗。由于放射性核素治疗在部分患者中会出现明显的骨髓抑制，不推荐作为首选治疗方案。

（2）介入治疗：近年来，各种微创介入治疗技术的发展为癌痛的治疗提供了一种有效的解决方案，常用的技术包括患者自控镇痛泵技术、神经毁损术、经皮穿刺椎体成形术、放射性粒子植入术和鞘内药物输注系统植入术等。

（3）心理治疗：针对癌痛患者，心理治疗的目标是为患者提供支持、信息和技能。教会患者新的应对技能如放松、认知重建、止痛药的使用、自我观察、记录、判断。对于终末期癌痛患者，心理治疗主要在于积极倾听，可以有一些支持性言语，以及少量的解释。

（4）认知-行为技术：可用于癌痛管理，包括意向性想象、认知分离与认知关注。在有良好的医患信任关系基础上可采用此干预方式，治疗目标为指导患者体验控制疼痛的感受，对轻、中度疼痛患者，可以获得预期的收益。

（5）放松技术：多项技术可使精神与躯体达到放松状态，减轻疼痛。包括被动式放松、渐进性肌肉放松、冥想放松技术等。其他放松与认知的技术还包括催眠、生物反馈、音乐治疗等。一旦患者处于放松状态，可以使用意向性想象技术来诱导患者进行更深入的放松，并使患者将注意力从癌症相关症状中分离开来。

5. 宣教与随访 有针对性地开展止痛知识宣教，告知患者应当在医师指导下进行止痛药物的选择与应用，规律服药，不宜自行调整止痛方案和药物；确保吗啡及其同类药物妥善放置，保证安全；止痛治疗时，要密切观察、记录疗效和药物的不良反应，及时与医务人员沟通交流，调整治疗目标及治疗措施；定期复诊或遵嘱随访。

建立健全癌痛患者随访制度，开展健康指导，注重人文关怀，最大限度地满足患者的镇痛需要，保障其获得持续、合理、安全、有效的治疗。随访内容主要包括患者当前疼痛及疼痛缓解情况、服用镇痛药情况、药物不良反应。如果疼痛控制不良，须再次进行全面评估，以确定是否存在镇痛不足、服药时间和方法不正确、药物不良反应不能耐受等问题，根据具体情况给予相应指导或安排就诊。建议患者记录疼痛日记，记录居家期间的疼痛变化、服药情况及药物不良反应的程度，以便在接受随访时向医护人员提供准确信息。

（二）中医治疗

1. 辨证论治

（1）瘀血阻滞证

主症：刺痛，痛有定处，拒按，常有面色晦暗、形体消瘦、肌肤甲错或有瘀点、瘀斑，痛处常触及包块，舌质紫暗或有瘀点、瘀斑，脉细涩。

治法：活血化瘀，通络止痛。

方药：桃红四物汤。

药物组成：桃仁 10g，红花 10g，熟地黄 15g，当归 15g，白芍 10g，川芎 10g。

方解：方中以桃仁、红花为主，力主活血化瘀；以甘温之熟地黄、当归滋阴补肝，养血调经；白芍养血和营，以增补血之力；川芎活血行气，调畅气血，以助活血之功。全方配伍，使瘀血去、新血生、气机畅。

（2）热毒炽盛证

主症：痛势较剧，局部肿块灼热疼痛，得冷稍减，常有发热、口苦、口干多饮、烦躁、尿赤、便秘，舌质深红，苔黄燥，脉数。

治法：清热解毒，泻火止痛。

方药：黄连解毒汤。

药物组成：黄连 5g，黄芩 10g，黄柏 6g，栀子 10g。

方解：方中黄连清泻心火，兼泻中焦之火；黄芩泻上焦之火；黄柏泻下焦之火；栀子泻三焦之火，导热下行，引邪热从小便而出。诸药合用，共奏清热解毒、泻火止痛之功效。

（3）寒邪阻滞证

主症：疼痛或缓或急，痛有定处，得温痛减或喜按，遇寒加剧，常有畏寒怕冷、面色苍白、手足不温、大便溏薄、小便清长，舌质暗淡，舌体胖大或有齿痕，苔白腻水滑，脉沉细或弦紧。

治法：温经散寒，通络止痛。

方药：当归四逆汤。

药物组成：当归 15g，桂枝 10g，白芍 10g，细辛 5g，通草 5g，大枣 20g，炙甘草 5g。

方解：方中当归甘温，养血和血；桂枝辛温，温经散寒，温通血脉；细辛温经散寒，助桂枝温通血脉；白芍养血和营，助当归补益营血；通草通经脉，以畅血行；大枣、炙甘草益气健脾养血。诸药合用，共奏温经散寒、通络止痛之功效。

（4）气机郁结证

主症：疼痛多为胀痛，痛无定处，遇情志刺激则加重，常有精神抑郁，或激动、躁动不安，胁肋胀痛，或胸闷，或脘腹满闷、嗳气、食少纳呆，善太息，舌质淡，苔薄白，脉弦。

治法：疏肝理气，行气止痛。

方药：柴胡疏肝散。

药物组成：柴胡 15g，陈皮 10g，川芎 10g，香附 10g，枳壳 10g，白芍 15g，炙甘草 5g。

方解：方中柴胡疏肝解郁；香附理气疏肝而止痛，川芎活血行气以止痛，二药相合，助柴胡解肝经之郁滞，并增行气活血止痛之功效；陈皮、枳壳理气行滞；白芍、炙甘草养血柔肝，缓急止痛；甘草调和诸药。诸药相合，共奏疏肝理气、行气止痛之功效。

（5）痰湿阻滞证

主症：疼痛多为隐痛、胀痛、闷痛等，常有形体肥胖，口黏，身重，大便溏薄，小便不畅，舌体胖，苔厚腻，脉滑。

治法：健脾化痰，祛湿止痛。

方药：香砂六君子汤。

药物组成：党参15g，白术15g，茯苓15g，木香5g，砂仁5g，陈皮10g，制半夏10g，炙甘草5g。

方解：方中党参益气健脾，补中养胃；白术健脾燥湿；茯苓渗湿健脾；陈皮、木香芳香醒脾，理气止痛；半夏化痰祛湿；砂仁健脾和胃，理气散寒；炙甘草调和诸药。诸药合用，共奏健脾化痰、祛湿止痛之功效。

（6）气虚证

主症：疼痛多为隐痛、坠痛等，常有气短，动则加重，声音低怯，神疲体倦，自汗，纳差，腹胀，舌质淡，苔白，脉细弱。

治法：补气益气。

方药：补中益气汤。

药物组成：黄芪15g，党参15g，白术10g，当归10g，陈皮5g，升麻5g，柴胡15g，生姜10g，炙甘草15g，大枣20g。

方解：方中黄芪味甘微温，入脾肺经，补中益气，升阳固表；配伍党参、炙甘草、白术，补气健脾；当归养血和营，助党参、黄芪补气养血；陈皮理气和胃，使诸药补而不滞；少量升麻、柴胡升阳举陷，助君药升提下陷之中气；炙甘草调和诸药，为使药。诸药合用，共奏补气益气止痛之功效。

（7）血虚证

主症：疼痛多为隐痛，常有面白无华，口唇淡白，疲劳，腿软，失眠，头昏，心慌心悸，眼睑苍白，舌质淡，脉细。

治法：养血活血，调营止痛。

方药：四物汤。

药物组成：当归15g，熟地黄10g，白芍10g，川芎10g。

方解：方中当归补血养肝，和血调经；熟地黄滋阴补血；白芍养血柔肝，缓急止痛；川芎活血行气，畅通气血。四味合用，补而不滞，滋而不腻，养血活血，调营止痛。

2．中医外治

（1）中药外用：中药外用能提高局部血药浓度，精准作用于疼痛部位，并可以降低由中药内服胃肠道刺激导致的不良反应发生率，故中药外用是目前中医药治疗癌性疼痛的最常用手段。

临床上多采用具有散结祛瘀、攻毒止痛作用的中药（川乌、草乌、细辛、川椒、丹参、姜黄、丁香、蟾酥、制马钱子、毛麝香、徐长卿、冰片、罂粟壳、延胡索、莪术、乳香、没药、赤芍、白芍、红花、薏苡仁等）配伍制成的膏、酊、贴等外用剂型进行外敷、涂擦。

外用止痛消结散是海军军医大学第一附属医院中医科的经验方，主要由血竭、乳香、没药、山慈菇、冰片等药物组成，具有活血化瘀、散结止痛之功效。研究显示，患者使用止痛消结散局部外敷后，NRS 评分下降明显，最高降低近 2 分；敷药 6h 结束时，评分下降程度明显优于安慰剂组，并存在持续性疗效。这项研究说明止痛消结散能有效减轻原发性肝癌患者的轻度癌性疼痛，缩短疼痛时间，且持续时间长，从而提高患者生存质量。

（2）针灸治疗：针灸止痛的关键在于"通经络、调气血"，解决"不通则痛"的问题。《灵枢·经脉》中所记载的"经脉者，所以能决死生，处百病，调虚实，不可不通"及"脉道以通，血气乃行"等相关阐述，表明了针刺相应穴位可疏通其所在的经脉，进而疏利气机。气机流转，推动机体血和津液运行，能够起到舒经通络、激发经气的作用，使气血周流，调和阴阳，恢复阴平阳秘的状态。

针灸镇痛的穴位选择多数是依据临床经验，没有固定统一的标准。有研究指出应用针刺方法治疗癌性疼痛总体选择的针刺穴位频次由高到低分别为：足三里、内关、三阴交、合谷、阿是穴等。足三里为足阳明胃经穴位，胃为气血集，有调畅气血的功效；内关为心包经上的腧穴，有宁心安神、健脾理气之功效；三阴交位于肾经经脉循行之上，亦是三条阴经交会之处，可调节机体津液输布；合谷在大肠经循行上，为止痛的经验要穴，同时也兼具调畅气血的功效。上述穴位的选择与癌性疼痛的病因、病机相对应。

腕踝针疗法于 20 世纪 70 年代由原第二军医大学张心曙教授首次提出，该疗法是立足于中医学和临床实践，通过针刺直接刺激人体腕踝相应区域，振奋人体皮部的经气，促进体内阴阳相互协调，从而有效地改善体内气血运行以治疗疾病的方法。与传统针灸疗法相比，腕踝针疗法具有起效快、操作方便、安全等优势。正确地选择针刺点是保证腕踝针疗效的关键，其针对性强，每选择一个针刺点都必须要综合考虑其基本依据，选点尽量减少。有研究表明，腕踝针不仅具有较好的镇痛疗效，对缓解和减轻药物不良反应具有良好作用，而且与单纯使用阿片类药物比较，给予腕踝针联合药物治疗更有利于缓解疼痛，能够提高临床镇痛效果。

针刺疗法的镇痛效果显著，且与三阶梯药物止痛法相比，有不良反应少、不良事件发生率低、毒副作用小、显著提高患者生存质量等优点。临床试验大多数都是针刺治疗结合三阶梯止痛法的联合治疗，综合结果提示联合治疗的镇痛效果显著优于单纯药物治疗，也优于单纯针刺治疗。西药联合针刺治疗可以扬长避短，两大医学体系相互渗透和交融，优势互补，治疗效果相对于采用单一的医学体系治疗可更胜一筹。

第四节 上消化道出血

一、概述

上消化道出血是肝癌患者常见的并发症之一，也常在其他急慢性肝病包括肝功能衰竭等肝病中出现，具有起病急、变化快等特点，若未及时采取有效的急救措施，可进一步并发肝性脑病、失血性休克等疾病，甚至危及患者的生命。一项包含 14 890 例肝癌患者的流行病学调查结果显示，5.42% 的肝癌患者会出现消化道出血的症状，其中上消化道出血占绝大部分。尽管上消化道出血的发生率相对于肝硬化、肝炎等慢性疾病低很多，但是危险性较大，占肝癌死亡原因的 15%。

肝癌合并上消化道出血属于中医"血证"范畴，是由感受外邪、劳倦过度、情志过极、饮食不节、久病或热病等多种原因引起火热熏灼或气虚不摄，致使血液不循常道，或上溢于口腔，或下泄于前后阴，而形成的出血性疾患。

二、病因及发病机制

（一）西医

上消化道出血诱因主要是饮酒、饮食不当、不良情绪、过度劳累、腹内压增高及使用刺激性药物，而肝癌合并上消化道出血的发病机制主要有以下两方面：①肝硬化或门静脉、肝静脉癌栓导致门静脉高压，门静脉高压进一步诱发食管 - 胃底静脉曲张破裂而出血；②晚期肝癌患者可因胃肠道黏膜糜烂合并凝血功能障碍而导致广泛出血。大量出血可加重肝功能损害，诱发肝性脑病。

（二）中医

上消化道出血的病因包括感受外邪、情志过极、饮食不节、劳倦过度、久病或者热病等。其病机可以归结为火热熏灼，迫血妄行；气虚不摄，血溢脉外。《素问·举痛论》曰："怒则气逆，甚则呕血。"《灵枢·百病始生》曰："卒然多食饮则肠满，起居不节，用力过度，则络脉伤，阳络伤则血外溢，血外溢则衄血；阴络伤则血内溢，血内溢则后血。"

三、诊断要点

（一）临床表现

1. **呕血和便血** 肝癌患者，尤其是合并肝硬化者，出血量较少时，可呈现呕血或黑便；当出血量大时，可呈喷射状呕血、鲜血便。一般胃内积血超过 250ml，即可出现呕血；上消化道出血一次超过 60ml 时，可导致黑便。

2．**失血性休克**　上消化道大出血（短期内失血量超过 1 000ml）易引起失血性休克，表现为头昏、心慌、乏力、突然起立时晕厥、肢体冷感、心率加快、血压低等症状，甚至发生出血性休克而危及生命。

3．**发热**　消化道大出血后，部分患者会在 24h 内出现低热，持续 3～5 天后体温降至正常。引起发热的原因尚不清楚，可能与周围循环衰竭导致体温调节中枢功能障碍，以及无菌性坏死物质引发的吸收热等因素有关。

（二）实验室检查

1．**隐血试验**　可根据呕血、黑便、血便和周围循环衰竭的临床表现来判断是否出现上消化道出血。呕吐物或黑粪隐血试验强阳性有一定的参考意义。

2．**血氨浓度测定**　由于大量血液蛋白质的消化产物在肠道被吸收，血中尿素氮浓度可暂时升高，称为肠源性氮质血症，一般于一次出血后数小时血尿素氮开始上升，约 24～48h 可达高峰，大多不超出 14.3mmol/L（40mg/dl），3～4 日后降至正常。循环血容量降低可引起肾前性功能不全，进而导致氮质血症；大量或长期失血所致的肾小管坏死亦可引起肾性氮质血症。因此，血氨浓度的改变在上消化道出血中有一定参考价值。

3．**血常规变化**　急性大量出血会引起失血性贫血，但在出血早期，Hb 浓度、红细胞计数与血细胞比积可无明显变化。出血后，组织液渗入血管内，血液被稀释，一般须经 3～4h 才出现贫血症状，出血后 24～72h 血液稀释到最大限度。急性出血患者为正细胞正色素性贫血，在出血后骨髓有明显的代偿性增生，可暂时出现大细胞性贫血；慢性失血患者则呈小细胞低色素性贫血。出血 24h 内网织红细胞即见升高，出血停止后恢复正常。

（三）辅助检查

1．**胃镜和结肠镜**　胃镜和结肠镜是诊断消化道出血病因、部位和出血情况的首选方法，它不仅能直视病变、取活检，而且可对出血病灶进行即时准确的止血治疗。内镜检查多主张在出血后 24～48h 内进行，称急诊胃镜和结肠镜检查。对于消化道出血的风险分层诊断而言，欧洲胃肠道内窥镜学会建议急性上消化道出血患者使用 Glasgow-Blatchford 评分（GBS）进行内镜检查前风险分层。GBS ≤ 1 的患者再出血、30 天内死亡或需要医院干预的风险非常低，可用此对在门诊内窥镜检查的患者进行安全评估。也有小型研究表明，视频胶囊内窥镜（video capsule endoscopy，VCE）是一种有前途的风险分层方法，可能优于当前的临床决策规则，如 Rockall 评分和 GBS 评分。

2．**选择性血管造影**　当胃镜未能发现病灶、临床可疑有消化道动脉性出血时，可行选择性血管造影，若见对比剂外溢，则是消化道出血最可靠的征象，可立即予以导管栓塞止血。多普勒超声对肝癌合并上消化道出血有一定的辅助诊断参考价值。

3.手术探查 若各种检查不能明确出血灶，持续大出血危及患者生命时，必须行手术探查。有些微小病变特别是血管病变，手术探查不易发现，此时可借助术中内镜检查帮助寻找出血灶。

四、治疗

（一）西医治疗

由于肝癌并发上消化道出血与肝硬化的原因基本一致，即门静脉高压及食管-胃底静脉曲张、凝血功能障碍，所以在肝癌并发上消化道出血的治疗上可以参考肝硬化并发上消化道出血的治疗方法，可分为食管-胃底静脉曲张出血和非曲张静脉出血两种，分开论治。前者的基本治疗措施有内科药物治疗、内镜治疗、介入治疗、多种方式联合治疗，以及外科手术治疗等，其中内镜治疗是其主要治疗手段之一；后者以抑制胃酸分泌、内镜治疗、介入治疗、手术治疗为主。各种方法均有其适应证，并且有效性和安全性已经获得评估。

1.食管-胃底静脉曲张出血

（1）药物治疗：首先，包括基础生命支持、止血药物，以及质子泵抑制剂的使用，其中输血时机的把握对患者的生存率有极大的影响。其次，尽早使用降低门静脉压的药物，尽早给予血管活性药物如生长抑素、奥曲肽、特利加压素及垂体加压素，减少门静脉血流量，降低门静脉压，从而止血。生长抑素及奥曲肽因不伴全身血流动力学改变，短期使用无严重不良反应，成为治疗食管-胃底静脉曲张出血的最常用药物。生长抑素用法为首剂 250μg/h 持续静脉滴注，但是因其半衰期极短，滴注过程不能中断，若中断超过 5min，应重新注射首剂。奥曲肽是 8 肽的生长抑素类似物，半衰期较长，用法为首剂 100μg/h 持续静脉缓注，继以 25~50μg/h 持续静脉滴注。特利加压素起始剂量为 2mg/4h，出血停止后可改为每次 1mg，每日 2 次，维持 5 日。垂体加压素剂量为 0.2U/min 持续静脉滴注，可逐渐增加剂量至 0.4U/min。垂体加压素可致腹痛、血压升高、心律失常、心绞痛等，甚至可导致心肌梗死，故老年患者应同时使用硝酸甘油，以减少该药的不良反应。

（2）内镜治疗：近年来，内镜技术不断改良，内镜治疗在临床的使用逐渐常态化。内镜治疗可有效地控制曲张静脉，并尽可能使静脉曲张消失，达到止血或者预防再出血的目的。目前临床常用的内镜治疗手段包括食管静脉曲张内镜套扎术、食管静脉曲张内镜硬化剂注射术和胃静脉曲张内镜组织胶注射术。

（3）介入治疗：经颈静脉肝内门腔内支架分流术（transjugular intrahepatic portosystem stent-shunt，TIPSS）对于终末期患者来说，尤其是肝静脉压力梯度＞20mmHg、肝功能

Child-Pugh 分级 B、C 级的患者，反复食管 - 胃底静脉曲张破裂出血、内镜治疗效果差、药物治疗效果不理想、因为经济原因难以进行肝移植的患者，TIPSS 能够提高止血率，延长患者的生存期。

（4）气囊压迫止血：对于药物治疗无效的大出血患者可暂时使用，对后续有效止血起"桥梁"作用。气囊压迫短暂止血效果肯定，但患者痛苦大、并发症多，如吸入性肺炎、窒息、食管炎、食管黏膜坏死、心律失常等，不能长期使用。此外，气囊压迫止血停用后，早期再出血发生率高。当患者合并充血性心力衰竭、呼吸衰竭、心律失常及不能明确为曲张静脉破裂出血时，不宜使用。

（5）外科治疗：在食管 - 胃底静脉曲张破裂出血患者中，约 20% 的患者出血常不能控制或出血一度停止后 24h 内再度出血，死亡率高，病情凶险，内科治疗难以控制，应该考虑门奇静脉断流术或分流术。该手术的优点是止血效果明显，术后生存率高，很少再出血。但是手术难度大，风险大，费用高，临床推广难度大，不适合广泛普及。

2．非曲张静脉出血

（1）抑制胃酸分泌：血小板聚集及血浆凝血功能所诱导的止血作用须在 pH 大于 6.0 时才能有效发挥，而且新形成的凝血块在 pH 小于 5.0 的胃液中会迅速被消化。因此，抑制胃酸分泌，提高胃内 pH 具有止血作用。常用静脉高剂量质子泵抑制剂或 H_2 受体拮抗剂，大出血时应选用前者，并应当静脉途径给药。

（2）内镜治疗：内镜止血方法包括注射药物、电凝及使用止血夹等。有学者评价了双极电凝导管 3+1 策略（在出血部位周围和中心等距狭窄的 3 个位置按压）对内镜下急性非静脉曲张消化道出血的止血效果，与直接按压出血部位的中心对比，3+1 策略首次止血成功率显著更高，止血所需时间更短，且手术总步骤没有增加。

（3）介入治疗：当内镜治疗不成功时，可通过血管介入栓塞胃十二指肠动脉。上消化道出血时，动脉之间侧支循环丰富，对病变血管介入治疗，可降低组织坏死的风险。

（4）手术治疗：当药物、内镜及介入治疗仍不能止血，持续出血将危及患者生命时，须立即进行手术治疗。

（二）中医治疗

1．辨证论治

（1）食管 - 胃底静脉曲张破裂出血

1）热伤胃络证

主症：吐血鲜红，黑便，胃疼痛拒按，口臭，便秘，舌质红，苔黄，脉滑数。

治法：清热降火。

方药：泻心汤。

药物组成：大黄 15g，黄连 3g，黄芩 3g。

方解：方中重用大黄，清火泻热，苦降行瘀；黄连、黄芩泻火清热，配合大黄，使火降热清则血自宁，不止血而血自止。三药配伍，止血而无留瘀之弊。

2）瘀血阻络证

主症：吐血紫暗，面色紫暗，刺痛，舌质紫或有瘀斑，舌下络脉迂曲，苔薄，脉涩。

治法：化瘀通络。

方药：三七粉。

药物组成：三七粉 6g。

方解：三七粉具有散瘀止血的功效，对外伤出血、吐血、便血、衄血、咯血等病症均有一定的调理效果，可单味药使用，化瘀通络。

3）阴虚火旺证

主症：呕血，面色潮红，五心烦热，盗汗，夜寐不安，口干苦，舌红少津，少苔，脉弦细。

治法：滋阴凉血。

方药：四物汤。

药物组成：熟地黄 12g，当归 15g，白芍 12g，川芎 10g。

方解：方中熟地黄味厚滋腻，滋补阴血；当归甘温质润，补血养肝，和血调经，可助熟地黄补血，行脉道之滞；白芍酸甘质柔，养血敛阴，配伍熟地黄、当归以助滋阴养血，并可缓急止痛；川芎辛散温通，上行头目，下行血海，中开郁结，旁通络脉，配伍当归可助畅达血脉。四药配伍，补血行滞，养血敛阴。

4）气不摄血证

主症：吐血紫淡，胃脘痛喜按，隐痛，自汗，畏寒，手足不温，纳差，便溏，疲倦，面色无华，舌质淡，脉细。

治法：健脾益气补血。

方药：八珍汤。

药物组成：人参 6g，白术 15g，茯苓 15g，当归 15g，川芎 9g，白芍 9g，熟地黄 15g，炙甘草 5g。煎时加生姜 5g，大枣（擘）5 枚。

方解：方中人参与熟地黄相配，甘温益气补血；白术助人参益气健脾；当归助熟地黄补益阴血；白芍养血敛阴，川芎活血行气，使补而不滞，助熟地黄、当归补血；白茯苓健脾渗湿，炙甘草益气补中，助人参、白术益脾；甘草调和药性；煎加生姜、大枣，资助脾胃而和诸药。诸药合用，共收气血双补之功效。

（2）非曲张静脉出血

1）胃热壅盛证

主症：吐血色红或紫暗，常夹杂有食物残渣，脘腹胀闷，嘈杂不舒，甚则脘腹疼痛，口臭，大便秘结、色黑如柏油样，舌质红，苔黄腻，脉滑数。

治法：清胃泻火，化瘀止血。

方药：泻心汤合十灰散。

药物组成：大黄 6g，黄连 3g，黄芩 3g，大蓟 9g，小蓟 9g，荷叶 15g，侧柏叶 15g，白茅根 9g，茜草根 9g，栀子 15g，牡丹皮 9g，棕榈皮 15g。

方解：泻心汤中大黄泻火清热，苦降行瘀；黄连、黄芩泻火清热，配合大黄，清胃泻火之功益彰。配以十灰散化瘀止血，方中大蓟、小蓟、荷叶、侧柏叶、白茅根、茜草根凉血止血，棕榈皮收涩止血，配伍大黄导热下行，栀子清热泻火，折其上逆之势，使气火降而血止；并用牡丹皮配大黄凉血祛瘀，凉血止血而不留瘀。诸药合用，以清胃泻火、凉血止血为主，兼有祛瘀之用。

2）肝火犯胃证

主症：吐血色红或紫暗，心烦易怒，口苦，胁肋疼痛，舌质红绛，脉弦数。

治法：泻肝清胃，凉血止血。

方药：龙胆泻肝汤。

药物组成：龙胆草 6g，炒黄芩 9g，栀子（酒洗）9g，泽泻 12g，通草 6g，车前子（包煎）9g，当归（酒洗）15g，柴胡 6g，生地黄（酒炒）12g，甘草 6g。

方解：方中龙胆草既泻肝胆实火，又利肝胆湿热，泻火除湿；炒黄芩、栀子苦寒泻火，燥湿清热，助龙胆草泻火除湿；泽泻、通草、车前子渗湿泻热，导肝经湿热；当归、生地黄养血滋阴，使邪去而阴血不伤；柴胡疏畅肝胆之气，与生地黄、当归相伍以适肝体阴用阳之性，并能引药归于肝胆之经；甘草调和诸药。诸药合用，火降热清，湿浊得利。

3）气虚血溢证

主症：吐血缠绵不断，血色暗淡，时轻时重，面色苍白，心悸气短，神疲乏力，舌质淡，脉细弱。

治法：健脾益气，养血止血。

方药：归脾汤。

药物组成：白术 15g，当归 15g，茯苓 15g，炒黄芪 15g，龙眼肉 3g，远志 15g，炒酸枣仁 15g，木香 9g，炙甘草 6g，人参 3g。

方解：方中人参、炒黄芪甘微温，补脾养气；龙眼肉甘平，补心安神，益脾补血；白术苦甘温，助人参、炒黄芪补脾益气；炒酸枣仁、白茯苓甘平，助龙眼肉养心安神；当归甘辛苦温，滋养营血，与人参、炒黄芪配伍，以助补血之力；远志苦辛温，交通心肾，安神宁心；木香苦辛温，理气利脾，使诸益气养血之品补而不滞；炙甘草甘温益气，调和诸药。诸药合用，共奏健脾益气、养血止血之功效。

2．单味药及中成药

（1）口服或鼻饲大黄粉 3～6g，每日 4 次。

（2）虎杖口服液治疗，每次 10ml，每 10ml 含生药 5g。

（3）三七粉剂，用无菌水制成黏液状态，6g/ 次，胃管注射或口服，频率视出血情况而定。

（4）云南白药，上消化道出血的治疗主要是通过内服其药粉或胶囊制品。药粉用法用量一般为每次 1g，每日 3 ~ 4 次，根据患者出血情况而定；胶囊用法用量一般为每次 1 ~ 2 粒，每日 4 次，亦根据患者出血情况而定。

第五节 肝性脑病

一、概述

肝性脑病（hepatic encephalopathy）是肝癌终末期并发症，占死亡原因的 5% ~ 15%。肝性脑病的主要临床表现包括人格改变、行为异常、扑翼样震颤、意识障碍、昏迷等。肝性脑病是肝功能衰竭或门体分流引起的中枢神经系统神经精神综合征，如果肝功能衰竭和门体分流得以纠正，则肝性脑病可以逆转。30% ~ 45% 的肝硬化患者和 10% ~ 50% 的 TIPSS 后患者发生过显性肝性脑病。

肝性脑病属中医"昏迷""急黄""肝厥"等范畴。

二、病因及发病机制

（一）西医

肝癌并发肝性脑病的病因是肝细胞功能障碍，对氨等毒性物质的解毒功能降低，同时门静脉与腔静脉间侧支循环形成门 - 体循环分流，使大量由肠道吸收入血的氨等毒性物质经门静脉，绕过肝脏直接流入体循环并进入脑组织，对脑组织造成危害。肝性脑病的发病机制至今尚未完全阐明，目前仍以氨中毒学说、炎症介质学说及 γ- 氨基丁酸 / 苯二氮复合受体假说为主。

1. **氨中毒学说** 饮食中的蛋白质在肠道经细菌分解、产氨增加，以及肠壁通透性增加可导致进入门静脉的氨增多，肝功能不全致血氨不能经鸟氨酸循环有效解毒；同时，门体分流致含有血氨的门静脉血流直接进入体循环，造成危害。血氨进入脑组织使星形胶质细胞合成谷氨酰胺增加，导致细胞变性、肿胀及退行性变，引发急性神经认知功能障碍。

2. **炎症介质学说** 一方面，炎症可破坏血脑屏障，使氨等有毒物质及炎性细胞因子进入脑组织，引起脑实质改变和脑功能障碍。同时，高血氨能够诱导中性粒细胞功能障碍，释放 ROS，促进机体产生氧化应激和炎症反应，产生正反馈，进而破坏血脑屏障。另一方面，炎症过程所产生的细胞因子又反过来加重肝损伤，增加肝性脑病发病率。

3.γ-氨基丁酸/苯二氮复合受体假说　γ-氨基丁酸是中枢神经系统特有的、最主要的抑制性递质，在脑内与苯二氮类受体以复合受体的形式存在。这种物质进入脑后影响脑的功能。

（二）中医

本病的临床表现与中医"昏迷""急黄""肝厥"等病症相符。病因为肝病迁延不愈，邪热疫毒化火伤阴，伤及营血，内陷心包，扰乱心神；或因木旺克土，肝气犯脾，脾胃虚弱，聚湿生痰，痰浊上蒙清窍，以致神昏不识；或因肝郁气滞，则血行不畅，脉络瘀阻，虚火上炎而耗血、动血，冲动心神，脑海失灵，神昏痉厥。病位在肝、脑，与肝、肾、脑、脾、胃等脏腑有关。本病病情危重，邪实正虚，肝肾阴竭。

三、诊断要点

（一）临床表现

肝性脑病是一个从认知功能正常、意识完整到昏迷的连续性表现，自无精神改变到深昏迷分为五期（改良 West Haven 分级标准）。

0 期（轻微肝性脑病）：临床上无精神神经表现，常规精神神经系统检查无异常，但神经心理和神经生理检查可发现异常。

Ⅰ期（前驱期）：轻度的性格改变和行为异常，如欣快激动或淡漠少言，衣冠不整或随地便溺。应答尚准确，但吐词不清或缓慢。不能完成简单的计算和智力构图（如搭积木、用火柴摆五角星等），可有扑翼样震颤。脑电图多数正常。此期历时数日或数周，有时症状不明显，易被忽视。

Ⅱ期（昏迷前期）：以意识错乱、嗜睡、行为异常为主。前一期的症状加重，嗜睡或昼睡夜醒，定向力和理解力均减退，言语不清、举止反常常见，可有幻觉、恐惧、狂躁，而被视为一般精神病。此期患者有明显的神经体征，如扑翼样震颤，可出现不随意运动及运动失调，脑电图有特征性异常。从此期开始患者可出现肝臭。

Ⅲ期（昏睡期）：以昏睡和精神错乱为主，各种神经体征持续或加重，患者大部分时间呈昏睡状态，但可唤醒。肌张力增加，四肢被动运动常有抵抗力。锥体束征常呈阳性。

Ⅳ期（昏迷期）：神志完全丧失，不能唤醒。浅昏迷时，对痛刺激和不适体位尚有反应，腱反射和肌张力仍亢进；由于患者不能合作，扑翼样震颤无法引出。深昏迷时，各种反射消失，肌张力降低，瞳孔常散大，可出现阵发性惊厥、踝阵挛和过度换气。

（二）实验室检查

1．血氨检查 正常人空腹静脉血氨为 18~72μmol/L，动脉血氨含量为静脉血氨的 0.5~2 倍。慢性肝性脑病尤其是门体分流性脑病患者多有血氨增高；急性肝性脑病血氨多正常。应在室温下采集静脉血后立即低温送检，在 30min 内完成测定，或离心后 4℃冷藏，在 2h 内完成检测。

2．生化学指标 包括胆红素、ALT、AST、白蛋白、凝血酶原活动度可能出现异常。

3．其他指标 血清壳多糖酶 3 样蛋白 1（chitinase-3-like protein 1，CHI3L1）为糖基水解酶家族成员之一，是肝脏分泌到胞外基质的蛋白，在肝硬化、肝纤维化时表达明显增高。CHI3L1 表达水平反映了肝硬化、肝纤维化的程度，可作为肝硬化的诊断、预后评估、治疗效果监测及病程监测的标志物。

（三）辅助检查

1．神经生理检测

（1）脑电图：脑电图演变与肝性脑病的严重程度一致。肝性脑病早期脑电图的节律弥漫性减慢，波幅增高，由正常的 α 节律（8~13 次 /s）变为 δ 节律（4~7 次 /s）。更严重的脑电波异常，即 δ 波（1~5 次 /s），为 Ⅱ 期肝性脑病的改变。Ⅲ 期肝性脑病常出现三相波，但三相波常在昏迷期消失，三相波的出现提示预后不良。脑电图对亚临床肝性脑病和早期肝性脑病的诊断价值较小。

（2）脑诱发电位：诱发电位是大脑皮质或皮质下层接收到各种感觉器官受刺激的信息后所产生的电位，其有别于脑电图所记录的大脑自发性电活动。根据受刺激感觉器官的不同部位可将诱发电位分为视觉诱发电位（visual evoked potential，VEP）、脑干听觉诱发电位（brainstem auditory evoked potential，BAEP）和躯体感觉诱发电位（somatosensory evoked potential，SEP）。诱发电位检查多用于轻微肝性脑病的诊断和研究。

2．神经心理检测

（1）肝性脑病心理学评分：可以使用肝性脑病心理学评分（psychometric hepatic encephalopathy score，PHES）进行神经心理检测。PHES 包括数字连接试验 -A（number connection test-A，NCT-A）、数字连接试验 -B（number connection test-B，NCT-B）、数字符号试验（digit symbol test，DST）、轨迹描绘试验（line-tracing test，LTT）和系列打点试验（serial dotting test，SDT）5 个项目。NCT-A 及 DST 两项测试方法同时阳性即可诊断轻微肝性脑病。

（2）Stroop 及 Encephal APP 测试：Stroop 是反映认知调控和干扰控制效应最有效、最直接的测试工具，其原理是记录识别彩色字段和书写颜色名称之间的干扰反应时间来评估病情。Encephal APP 是应用该项目的软件，在临床上有很好的应用价值。

（3）临界闪烁频率（critical flicker frequency，CFF）检测：CFF 可以反映大脑神经传导功能障碍，是诊断轻微肝性脑病时的高特异性方法，其本质是引起闪光融合感觉的最低刺激频率。CFF < 39Hz 的肝硬化患者达到 5 年生存期比例显著小于 CFF ≥ 39Hz 者，高龄、CFF < 39Hz 和终末期肝病模型（model for end-stage liver disease，MELD）评分均与随访期内生存独立相关。

3．神经影像学检查

（1）CT 和 MRI：急性肝性脑病患者进行头部 CT 或 MRI 检查可发现脑水肿，慢性肝性脑病患者则可发现不同程度的脑萎缩。肝脏增强 CT 血管重建，可以观察到是否存在明显的门体分流。颅脑 CT 检测可发现脑水肿，排除脑血管意外及颅内肿瘤，但不可用于肝性脑病的诊断或分级。大多数肝硬化患者可出现双侧苍白球及壳核对称的 T_1 加权信号增强，提示可能与顺磁性物质锰在基底神经节的沉积有关。此外，影像学检查有利于排除肝癌脑转移及其他脑病的可能。

（2）弥散张量成像（diffusion tensor imaging，DTI）：DTI 可以显示脑白质的结构损伤程度及范围。肝性脑病患者，MRI 表现正常的脑白质区，平均弥散度（mean diffusivity，MD）可显著增加，因此 DTI 可以发现 MRI 不能发现的问题，从而作出更好的诊断。

（3）动脉自旋标记（arterial spin labeling，ASL）：ASL 采用磁化标记的水质子做示踪剂，通过获取脑血容量、脑血流量、氧代谢率等多个灌注参数进行诊断，在肝性脑病的诊断方面有很好的作用。

（四）鉴别诊断

肝性脑病诊断的确定必须排除其他疾病的可能。①以精神症状为唯一突出表现的肝性脑病易被误诊为精神病，应注意排除；②肝性昏迷还应与引起昏迷的其他疾病鉴别，包括代谢性脑病（如糖尿病酮症酸中毒、低血糖、尿毒症、高钠血症、低钠血症等）、颅脑病变（如脑血管意外、肝癌脑转移、颅内肿瘤和感染等）及中毒性脑病（如酒精、药物、重金属中毒等）。

四、治疗

（一）西医治疗

1．尽早识别并纠正或去除诱因　大多数肝性脑病患者可找到发病诱因，治疗首先要纠正或去除诱因。部分患者仅通过去除诱因而无需采取进一步措施，便可获得病情改善或肝性脑病逆转。如及时控制消化道出血和清除肠道积血；预防或纠正水电解质和酸碱平衡失调；积极控制感染；慎用或禁用镇静药；注意防治顽固性便秘等。低容量性低钠血症患者（血钠 < 110mmol/L）静脉补充生理盐水；高容量性及等容量性低钠血症患

者，使用 2 型受体（V2）拮抗剂；Ⅲ~Ⅳ期肝性脑病患者，静脉滴注 20% 甘露醇（每日 250~1 000ml，每日 2~6 次）或联合呋塞米（每日 40~80mg）来治疗脑水肿。

2．营养治疗 大多数肝癌在肝硬化基础上发生，患者存在营养不良，长时间限制蛋白饮食会加重营养不良的严重程度，且负氮平衡会增加骨骼肌的动员，反而可能使血氨含量增高。正常摄入蛋白 1.2g/（kg·d）是安全的，对血氨和肝性脑病的恢复没有负面影响。

3．减少肠道氨源性毒物的生成和吸收

（1）清洁肠道：尤其对由消化道出血和便秘所致的肝性脑病，通过灌肠或导泻等措施清洁肠道，对减少肠道氨的吸收具有有益的作用。可采用口服或鼻饲缓泻剂，如乳果糖、乳梨醇、25% 硫酸镁；或用生理盐水或弱酸性溶液灌肠。

（2）口服乳果糖、拉克替醇：乳果糖（β- 半乳糖果糖）口服后在结肠内被乳酸菌、厌氧菌等分解为乳酸和醋酸，可降低结肠 pH，使肠腔呈酸性，从而减少氨的生成与吸收。此外，其轻泻作用有助于肠内含氮毒性物质的排出；肠道酸化后，能够促进乳酸菌等有益菌的大量繁殖，抑制产氨细菌生长，从而减少氨的生成。乳果糖是治疗肝性脑病的一线药物。乳果糖用法为每次 15~30ml，每日 3~4 次，口服。从小剂量开始，根据每日 2~3 次软便，调整剂量。严重肝性脑病时，可将乳果糖置入鼻胃管给药，一般为每次 15~45ml，每 8~12h 给药 1 次；或乳果糖 300ml 置于 1L 水中灌肠保留 1h，每 2h 灌肠 1 次，直到症状改善。拉克替醇同样可以酸化肠道，减少氨的吸收。拉克替醇常见的不良反应有胃肠胀气、腹部胀痛和痉挛，易发生于服药初期。乳果糖可以和新霉素合用。新霉素只能用于Ⅱ~Ⅳ期的肝性脑病患者，疗程不超过 1 周。

（3）肠道非吸收抗生素：利福昔明 -α 晶型（rifaximin）可用于轻微肝性脑病和Ⅰ~Ⅲ期肝性脑病的治疗，并可预防复发，推荐剂量是每日 1 200mg，分 3 次口服，疗程 8 周。利福昔明 -α 晶型联合乳果糖治疗肝性脑病可显著降低患者血氨水平，对肝性脑病的转归具有良好的作用，用法是利福昔明 -α 晶型 550mg 合并乳果糖 15~30ml 口服，每日 2 次。

（4）微生态制剂：通过口服不产生尿素酶的有益菌，如乳酸菌、肠球菌、双歧杆菌、酪酸梭菌等，可抑制产生尿素酶的细菌生长，同时可酸化肠道，以减少氨和有毒物质的吸收。有研究证实，益生菌可用于长期治疗，主要针对轻微肝性脑病。

4．促进体内氨的清除 L- 鸟氨酸 L- 天冬氨酸可激活尿素合成过程的关键酶，提供尿素生成和谷氨酰胺合成的反应底物鸟氨酸和天冬氨酸，在残留的肝细胞和骨骼肌中增加尿素合成和促进谷氨酰胺生成，从而清除肝脏门静脉血流中的氨。使用时将其加入至葡萄糖溶液内，静脉滴注，每日 20~40g。

5．镇静药的应用

（1）纳洛酮：有研究显示，纳洛酮单用或与乳果糖等药物联合，具有促进患者清醒的作用。

（2）丙泊酚：与地西泮相比，丙泊酚更安全，并能更有效地控制肝性脑病的狂躁症状。

（3）氟马西尼：GABA/BZ复合受体拮抗剂氟马西尼（fumazenil）为苯二氮䓬类（benzodia-zepines，BZ）受体拮抗剂，可以使内源性BZ衍生物导致的神经传导抑制得到短期改善。用法为每次1mg，静脉内用药。

6．支链氨基酸　口服或静脉输注以支链氨基酸为主的氨基酸混合液，在理论上可纠正氨基酸代谢的不平衡，减少大脑中假性神经递质的生成，但对门体分流性脑病的疗效尚有争议，现在已经不提倡作为此目的的使用。另外，供给肌肉支链氨基酸也减少了肌蛋白分解，有利于氨的代谢。支链氨基酸比一般食用蛋白质的致昏迷作用小，如患者不能耐受蛋白食物，摄入足量富含支链氨基酸的混合液对恢复患者的正氮平衡是有效和安全的。支链氨基酸的常用剂量为250ml，静脉滴注，每日2次。亦有研究者探讨了肝性脑病患者采取鼻饲支链氨基酸的临床意义，效果较好，用法为鼻饲支链氨基酸，每次250ml，每日2次，疗程为7日。

7．暂时性肝脏支持　肝细胞和骨髓干细胞移植，对于由急性肝衰竭导致的肝坏死有一定程度的替代作用，可提高生存率。

8．肝移植　指征：①动脉血pH<7.3；②年龄<10岁或>40岁；③出现脑病前黄疸时间>7天；④凝血酶原时间>50秒；⑤血清总胆红素>300μmol/L。符合上述指征者肝移植后1年生存率为65%。

9．人工肝治疗　肝功能衰竭合并肝性脑病的患者，可采用一些可改善肝性脑病的人工肝模式治疗，包括血液灌流、血液滤过、血浆滤过透析、分子吸附再循环系统、双重血浆分子吸附系统等。

10．对症治疗　对急性肝衰竭患者，治疗直接针对多器官功能衰竭和对受损肝脏功能的支持。对肝性脑病患者给予复合维生素和锌元素的治疗有助于改善症状。

11．介入治疗　对于门静脉高压外科分流术后反复发作的肝性脑病患者，保守治疗无效时，介入治疗可取得良好的临床效果。

（二）中医治疗

1．辨证论治

（1）心包火盛证

主症：烦躁谵语，面目深黄，腹胀满，舌质红绛，苔黄腻或黄燥，脉滑数或细数。

治法：清热凉血。

方药：至宝丹。

药物组成：水牛角、生玳瑁、琥珀、朱砂、雄黄各30g，牛黄、龙脑、麝香各0.3g，安息香45g，金箔、银箔各50片。

方解：方中水牛角清心解毒，麝香芳香开窍，二药相合，重在清热开窍；牛黄既助水牛角清心解毒，又助麝香开窍；安息香、龙脑辟秽化浊开窍，与麝香同用，开窍之力尤为显著；生玳瑁息风镇惊安神；朱砂、琥珀、金箔、银箔质重以镇心定惊；雄黄豁痰解毒。

（2）湿热扰神证

主症：目黄身黄，神昏谵语，或昏迷不醒，或昏而时醒，小便少而黄，舌质绛，苔黄腻，脉弦数。

治法：利湿清热。

方药：茵陈蒿汤。

药物组成：茵陈18g，栀子12g，大黄（去皮）6g。

方解：方中茵陈疏肝利胆，清热利湿而退黄；栀子清湿热、利三焦，引湿热从小便出；大黄降泄郁热，配茵陈、栀子通利大小便，使湿热之邪从大便出。

（3）痰蒙清窍证

主症：发热面赤，渐致神昏，喉有痰声，大便秘结，舌质红，苔黄，脉滑数。

治法：清热化痰。

方药：黄连温胆汤。

药物组成：黄连6g，枳实9g，竹茹12g，制半夏6g，陈皮6g，炙甘草3g，生姜6g，茯苓10g。

方解：方中半夏降逆和胃，燥湿化痰；枳实行气消痰；竹茹清热化痰，止呕除烦；陈皮理气燥湿化痰；茯苓健脾渗湿消痰；黄连清热燥湿，泻火解毒；甘草、生姜益脾和胃，以绝生痰之源。

（4）气阴两竭证

主症：神志昏迷，两手抖动，舌质淡，脉微细。

治法：救阴敛阳。

方药：生脉散。

药物组成：人参9g，麦冬9g，五味子6g。

方解：方中人参大补元气，益肺生津；麦冬甘寒，养阴润肺，清心除烦，配人参则大生气津；五味子酸涩，入肺肾，敛肺生津，收涩止汗，配麦冬以酸甘化阴。三药合用，补、清、敛俱全，益气生津、收阴止汗兼顾，使津液得生，肺气得补，其脉自复。诸药合用，以补肺、养心、滋阴着力，而得益气、生津之功效。

2．中成药治疗

（1）苏合香丸，每次半粒或1粒，每日1～2次。

药物组成：苏合香，麝香，冰片，安息香，木香，白檀香，沉香，乳香，丁香，香附，荜茇，白术，诃子，水牛角，朱砂。

主症：痰厥昏迷。

治法：芳香开窍。

方解：成药中苏合香、麝香、冰片、安息香等均为芳香开窍之品，配合木香、白檀香、沉香、乳香、丁香、香附，以行气解郁，散寒止痛，辟秽化浊，活血化瘀。荜茇温中散寒，与上述 10 种辛香之品配合，增强散寒、止痛、开郁的作用。白术补气健脾，燥湿化浊；诃子收涩敛气，两味与诸香药配伍，可以补气收敛，防止辛香太过，耗散五气；并配水牛角浓缩粉以清心解毒，朱砂重镇安神。

（2）安宫牛黄丸，每次 1 粒，每日 1～2 次。

药物组成：牛黄，麝香，水牛角，黄连，黄芩，栀子，冰片，郁金，朱砂，珍珠，雄黄，蜂蜜，金箔。

主症：烦躁癫狂。

治法：清热解毒。

方解：成药中牛黄味苦性凉，善清心解毒，豁痰开窍；麝香通行十二经，善于开窍通关，为开窍醒神回苏的要药；水牛角清心凉血，解毒定惊；黄连、黄芩、栀子助牛黄清热泻火解毒；冰片、郁金芳香辟秽，通窍开闭，助麝香开窍；朱砂镇心安神；珍珠清心安神，以除烦躁不安；雄黄豁痰解毒；蜂蜜和胃调中；金箔为衣，取其重镇安神之功效。本方将清心泻火药、凉血解毒药与芳香开窍药结合运用，为凉开剂的配伍特点。

（3）醒脑静注射液，每次 10～20ml，溶于等渗葡萄糖注射液 500ml 内静脉滴注，每日 1 次。

药物组成：麝香，郁金，冰片，栀子。

主症：烦躁癫狂。

治法：凉血活血。

方解：成药中麝香通行十二经，善于开窍通关；冰片、郁金芳香辟秽，通窍开闭；栀子清热泻火解毒。本方开窍醒神，兼有清热与开窍之功效。

3．针灸治疗 选穴：足三里，天枢，人中，合谷。泻法，留针 10min。

第六节 肝 癌 破 裂

一、概述

肝癌结节的自发破裂，作为极有可能危及患者生命的并发症之一，其死亡率大约为 10%。不同国家或地区间肝癌破裂的发生率存在很大差别，约 3%～15% 的肝癌患者会发生肝癌自发破裂。2019 年的一项分析研究结果表明，肝癌破裂发生率在中国台湾为 26%，中国香港为 14.5%。在国外，南非肝癌破裂发生率为 12.7%，泰国为 12.4%，日本为 10%，英国为 3%。

在美国癌症联合会（American Joint Committeeon Cancer，AJCC）和国际抗癌联盟（Union for International Cancer Control，UICC）提出的肿瘤淋巴结转移（tumor node metastasis，TNM）分期规则中，如患者发生肿瘤破裂，则分期为 T_4 期，而且这类患者大多预后不良。此外，患者在肝癌破裂发生的急性期内同时存在失血性休克等致命性的风险。据报道，急性期 HCC 破裂导致的死亡率高达 25% ~ 75%，然而，随着早期发现 HCC，破裂的发生率正在下降。不仅如此，在癌结节破裂后还可能会造成肿瘤的腹膜腔播散种植转移。因此，肝癌破裂从其致命性和预后情况来看，是一个相当危险的并发症。

肝癌破裂属于传统中医"血证"范畴。

二、病因及发病机制

（一）西医

1. **发病机制**　目前肝癌破裂的具体机制尚未明确。研究人员依据肝癌疾病特点，进行了大量假设来推测其机制。①小房间假说：由于快速生长的肿瘤内部坏死引起出血，导致内部压力突然增大，邻近的肝实质被撕裂；②血管损伤假说：血管损伤包括胶原酶表达增加，弹性蛋白增殖，Ⅳ型胶原纤维降解，这些病理改变使肿瘤供血的小动脉发生硬化、脆性增加，当受到继发于门静脉高压或轻微创伤的血管负荷增加时，容易破裂；③静脉充血假说：由肝静脉的侵犯和闭塞引起的静脉充血，再加上肿瘤坏死、凝血功能障碍等多种因素导致瘤内出血，随后瘤内压力增加，导致破裂；④与以前治疗相关的破裂：TACE 治疗的 HCC 破裂也有报道，发生率为 0.4% ~ 0.9%，确切病因尚不清楚，但可能与浅表肿瘤周围的肝包膜急性缺血性坏死或与 TACE 相关的血管损伤有关。

2. **危险因素**　因为肿瘤破裂发生于疾病早期的可能性相对较低，所以早期肝癌检出率的升高可能会使 HCC 破裂的发生率下降，而对于其发生的相关危险因素，许多研究有不同看法。有研究认为，肿瘤最大突出高度、活化部分凝血活酶时间（activated partial thromboplastin time，APTT）和 HBeAg 为肝癌破裂的危险因素。此外，精神因素也可能是诱发肝癌破裂的原因之一。另有研究认为，以急腹症为主要表现，并且腹腔穿刺抽出不凝血和 / 或伴有血流动力学不稳定的这一类患者的危险因素包括肝硬化程度、白细胞计数（white blood cell，WBC）$> 10^{10}$/L 和 AST $\geq$ 2ULN；术中发现或影像学检查肿瘤有破裂口，出血局限于肝包膜下，无急腹症和血流动力学不稳定的这一类患者的危险因素为 AFP 大幅升高合并 PVTT。还有研究认为，合并高血压、合并肝硬化、肿瘤直径 $> 5cm$、肝外侵犯均为肝癌破裂的危险因素，其中门静脉高压危险系数最高，其风险比率为 7.75。

（二）中医

肝癌破裂的病机可归结为火热熏灼，迫血妄行；气虚不摄，血溢脉外。

三、诊断要点

（一）临床表现

肝癌破裂出血常导致患者出现上腹痛（66%～100% 的病例）、不明原因休克（33%～90% 的病例）、右上腹呈腹膜刺激征阳性（33% 的病例）等症状。特别是既往有肝炎、肝硬化等肝病病史的患者，查体常见有黄疸、肝掌、蜘蛛痣等体征。

（二）实验室检查

如果出血量较大或时间较长，可出现 Hb 降低、白细胞总数及中性粒细胞升高。早期发生肝功能衰竭的比例为 12%～42%。

（三）辅助检查

经诊断性腹腔穿刺，抽出不凝血的患者可高度怀疑肝癌破裂。超声造影检查可在上腹及肝周积液内探及随破裂出血溢出的对比剂气泡回声；CT 检查在肝脏肿瘤内和破裂口周围可见不规则高密度影，在显著出血时，可见增强对比剂外溢至肝脏周围和腹腔内。此外，腹部 MRI 对肝癌破裂出血患者具有诊断价值。

四、治疗

（一）西医治疗

1. **治疗方法**　肝癌破裂是一种起病突然、发展迅速的肝癌并发症，常伴有上腹痛、失血性休克等，一旦发生，病死率高，对发生破裂的患者应该采取积极治疗措施。针对肝癌破裂的治疗主要可以分为手术治疗和非手术治疗。

手术治疗是以止血和切除肿瘤为主要目的的，治疗方式主要是肝部分切除，其他手术方式还包括微波和 RFA、纱布填塞、无水乙醇注射、出血瘤体缝扎、肝动脉结扎等。非手术治疗包括 TACE 及对症支持治疗。以 TACE 为代表的非手术治疗，虽然从短期来看，治疗创伤小，安全性高，但是患者长期预后却较差。相比之下，接受手术治疗的患者可以获得更加满意的长期生存。

肝癌破裂导致的死亡占 HCC 患者死因的 10%。出血和失血性休克是影响患者短期预后的重要因素，因此入院后最重要的是对患者进行液体复苏及维持血流动力学稳定。同时，还需注意选择合适的治疗手段以获得有效的止血。肝癌破裂是肝癌潜在的致死性并发症，单纯保守治疗在院病死率极高，因此在最初抢救成功后，应全面评估患者的身体状况，针对患者个人制订最优治疗方案。

（1）对于肝肿瘤可切除、肝脏储备功能良好、血流动力学稳定的患者，首选手术切除。早期切除和清除腹腔内血肿可以减少腹膜传播的发生。与急诊肝切除相比，分期性肝切除可以增加腹膜传播的发生率。腹腔镜手术和技术改进，如超声手术刀，具有良好的止血效果，可以在很大程度上缩短手术时间，特别是在外围位置的小HCC。最近的研究没有显示肝动脉栓塞和手术切除术的生存率差异有统计学意义，尽管手术组累计总生存率有更好的趋势。相比之下，最终接受肝切除的患者可以获得更优的长期生存率，因此肝切除术被认为是很有前景的治疗方案。

（2）对于肝脏储备功能差、血流动力学不稳定、无手术条件的患者，可选择TACE。由于多数破裂出血患者伴有严重的肝硬化，且肝脏储备功能差，无法承受外科手术。TACE作为一种肝癌破裂患者快速止血的手段，文献报道其成功率可高达53%~100%。但TACE等初步止血治疗后，再次发生破裂出血的概率甚至高达35%，而且再次破裂出血的患者预后极差，短期内死亡率很高。

（3）受急诊条件限制，肝功能及肝肿瘤情况无法充分评估，可先行TACE，结合后续评估再选择相应治疗方案。若能行二期手术切除，则患者可获得显著的生存获益。

2. 治疗时间　在一项关于治疗时间的研究中，142例患者接受了手术治疗，其中有130例行肝切除治疗（包括30例急诊肝切除手术治疗和100例延期肝切除手术治疗），12例仅行姑息性手术（包括4例急诊腹腔探查止血和8例延期腹腔探查）。结果显示，共出现5例死亡，总体院内死亡率为3.5%。急诊手术治疗及急诊腹腔探查止血的病例共34例，其中出现了4例死亡，3例为仅进行急诊腹腔探查止血，1例为急诊肝切除术后的急性心肌梗死，30天内死亡率高达11.8%。延期手术治疗及延期腹腔探查的病例共108例，其中出现了1例死亡，为仅进行延期腹腔探查的患者，30天内死亡率为0.9%。急诊肝切除的30例患者有1例死亡，死亡率不高（0.033%）。姑息性手术患者包括4例仅接受急诊腹腔探查止血但无条件接受肝切除术的患者，有3例发生了30天内死亡，可见死亡率极高（75%）。

有学者提出在肿瘤破裂时首先对患者行保守治疗或TACE止血治疗，待病情稳定后行延期肝切除。很多报道证实，对于肝癌破裂的治疗，延期肝切除与急诊肝切除相比，具有更低的院内死亡率及更好的长期生存，因此被认为是优于急诊肝切除的治疗方式。

有研究认为，初次止血后的时间延迟影响了随后的手术切除率，使原本可切除的肿瘤丧失切除机会。还有文献报道，术后腹膜腔种植发生率在接受延期肝切除的患者中比在接受急诊肝切除的患者中更高。手术延期过长（超过8天）是导致患者术后腹膜腔种植的危险因素，同时破裂后超过8天手术的患者，其长期生存率表现更差。

（二）中医治疗

肝癌破裂一般起病突然、发展迅速，急性期死亡率高，首先应该积极采取手术和非手术治疗措施进行止血；对于病情暂时稳定的患者可以及时使用中医中药治疗，改善患者的临床症状，提高机体抵抗力，防止再出血，为后续治疗提供保障，促进患者早日康复。

1. 辨证论治

（1）脾胃虚弱证

主症：上腹肿块，胀闷不适，消瘦乏力，倦怠气短，腹胀纳少，进食后胀甚，口干不喜饮，大便溏，舌质淡胖，苔白，脉弦细。

治法：补脾益气。

方药：四君子汤加减。

药物组成：党参15g，白术15g，茯苓15g，白芍15g，厚朴10g，陈皮9g，木香6g，甘草6g。

方解：四君子汤补气健脾，方中以木香理气醒脾，使之补而不滞。全方具有补脾益气摄血的作用。可加仙鹤草、阿胶、茜草等加强其止血作用；加当归、黄芪益气生血；加酸枣仁、远志、龙眼肉补心益脾，安神定志。

（2）血热妄行证

主症：口臭，齿龈赤肿，身热烦渴，大便干结，或伴鼻衄、齿衄、瘀点瘀斑、便血，舌质红绛，苔黄，脉弦数。

治法：清热解毒，凉血止血。

方药：犀角地黄汤（犀角已禁用，现多用水牛角代）合十灰散。

药物组成：水牛角30g，生地黄30g，赤芍12g，白芍12g，大蓟9g，小蓟9g，荷叶15g，侧柏叶15g，白茅根9g，茜草根9g，栀子9g，大黄9g，牡丹皮15g，棕榈皮15g。

辨证加减：热毒炽盛，发热，出血广泛者，加生石膏、龙胆草、紫草，冲服紫雪丹；热壅胃肠，气血郁滞，症见腹痛、便血者，加白芍、甘草、地榆、槐花缓急止痛，凉血止血；邪热阻滞经络，兼见关节肿痛者，酌加秦艽、木瓜、桑枝等舒筋通络。

方解：方中以大蓟、小蓟、侧柏叶、茜草根、白茅根清热凉血止血；棕榈皮收敛止血；牡丹皮、栀子清热凉血；大黄通腑泻热；大蓟、小蓟、茜草根、大黄、牡丹皮等药均兼有活血化瘀的作用，故全方具有止血而不留瘀的优点。

（3）气不摄血证

主症：面色苍白或萎黄，气短，肢冷，神疲乏力，舌淡胖，苔白，脉虚无力。

治法：补脾益气，养血止血。

方药：归脾汤。

药物组成：白术15g，当归15g，白茯苓15g，黄芪15g，龙眼肉15g，远志15g，炒酸枣仁 15g，木香 9g，炙甘草 6g，人参 15g。

辨证加减：若兼肾气不足而见腰膝酸软者，可加山茱萸、菟丝子、续断补益肾气。

方解：本方为益气养血、补气摄血的常用方，可酌情选加仙鹤草、棕榈炭、地榆、蒲黄、茜草根、紫草等，以增强止血作用。

2．中药验方、中成药治疗

（1）独参汤：对创伤性休克患者开展急诊手术联合独参汤加味，可有效提高抢救成功率，缩短患者清醒时间、抢救时间，改善患者预后。

（2）参麦注射液：具有益气固脱、养阴生津之功效，可改善心、肝、脑等重要脏器的供血，减轻缺氧再灌注损伤，改善微循环，适用于各种休克的治疗。

第八章

肝癌患者功能损伤治疗与康复

近年来，随着肿瘤治疗效果明显提高，肿瘤幸存者大幅度增加。我国是肝癌大国，且人口基数庞大，肝癌幸存者增幅更为明显。事实上，虽然手术、化疗、放疗、靶向治疗、免疫治疗等常规手段对肝癌患者是必需的，但远不是终结，所有治疗癌症的方法几乎都无法彻底清除肿瘤细胞，难以改变癌症发生发展的微环境，甚至会引起躯体及心理功能障碍。因此，重视肝癌患者的康复治疗，针对患者因肿瘤本身或肿瘤治疗所引起的躯体功能异常、心理障碍等问题，通过一系列康复治疗手段，调整恢复患者受损的免疫、消化及血液等系统的功能，改变机体有利于肿瘤细胞生长的微环境，改善患者的营养状况和提高心理、社会适应能力，使患者身心得到最大限度的恢复，也可提高患者的生活质量，延缓肿瘤复发转移，延长患者生存期，帮助患者早日回归社会。

第一节 康复分类和功能评定

肝癌康复的目标是帮助患者改善躯体功能，增强适应能力，减轻痛苦症状，提高生存质量，促进其回归社会。在康复治疗过程中，康复评定是一项最基本的环节，又称康复功能评定，贯穿于疾病治疗全程。通过客观、准确的检查，判断患者功能障碍的性质、部位、范围、程度，评估其功能障碍的发展、转归和预后，明确康复目标，制订康复措施，并判定康复效果。

一、康复分类

在肝癌发展的不同阶段，根据治疗可能取得的结果及患者功能障碍恢复程度的不同，肝癌康复可以分为以下四类。

（一）预防性康复

由于癌症会给患者及其家庭带来较大的精神压力，在肝癌治疗前和治疗过程中加强对患者及其家属进行肝癌及治疗相关知识的健康教育和心理疏导，有助于患者减轻心理负担，使其积极配合临床治疗，预防继发性功能障碍的发生或减轻继发性功能障碍程度。专业的心理干预和必要的医疗护理措施是预防性康复的重要手段。

（二）恢复性康复

当肝癌治疗达到疾病控制或者临床治愈时，患者的体质和健康依然可受到严重影响。对这类肝癌患者来说，采取综合性的康复措施，可使其躯体的损伤和心理功能障碍得到最大限度的康复，恢复到接近病前状态，使患者回归家庭，甚至重返社会。这具有十分重要的意义。

（三）支持性康复

对肝癌不能完全控制及功能障碍不能完全恢复的患者，康复治疗和训练可尽可能减轻其功能障碍程度，使患者能够基本或部分生活自理，提高其生活质量，延长生存期。

（四）姑息性康复

对肝癌未得到控制，病情仍在进展并有功能障碍的晚期患者，应在姑息治疗的同时予以姑息性康复支持。主要围绕减轻痛苦、舒缓情绪、预防并发症、改善营养状况等问题，积极控制疼痛，预防关节挛缩与皮肤压疮，防止长期卧床所致的并发症，并给予患者及其家庭必要的心理支持。

二、常用功能评定方法

（一）癌症患者功能评估量表

癌症患者功能评估量表（functional assessment of cancer therapy，FACT）是由美国芝加哥 Rush-Presbyterian-St. Luke 医学中心的 Cella 等研制出的癌症患者功能评价系统。该系统是由一个测量癌症患者生命质量共性部分的一般量表（共性模块）FACT-G 和一些特定癌症的子量表构成的量表群。FACT-G（第四版）由 27 个条目构成，分为躯体状况（7 条）、社会 / 家庭状况（7 条）、情感状况（6 条）和功能状况（7 条）四个部分。其中，每一部分的最后一个条目都是患者对该部分的一个总的评价（作为总评价和加权计分用），在计算各部分的得分时均不包括这些条目。特定癌症的量表则由共性模块加各自的特异模块构成（特异模块中也有一个总的对该部分的评价条目，计分时不包括）。目前已经或正在开发的特异模块有肺癌（FACT-L，实际上 FACT-L 已经包括 FACT-G 和肺癌的特异模块，下同）、肝胆系癌症（FACT-Hep）、乳腺癌（FACT-B）、膀胱癌（FACT-Bl）、脑瘤（FACT-Br）、宫颈癌（FACT-Cx）、结肠癌（FACT-C）、卵巢癌（FACT-O）、前列腺癌（FACT-P）等。表 8-1-1 给出了第四版的 FACT-G 量表的计分方法。

表 8-1-1　FACT-G（第四版）的各领域及其计分（粗分）方法

领域	条目数	得分范围	计分方法（相应条目得分相加）
躯体状况（PWB）	7	0～28	GP1+GP2+GP3+GP4+GP5+GP6+GP7
社会/家庭状况（SWB）	7	0～28	GS1+GS2+GS3+GS4+GS5+GS6+GS7
情感状况（EWB）	6	0～24	GE1+GE2+GE3+GE4+GE5+GE6
功能状况（FWB）	7	0～28	GF1+GF2+GF3+GF4+GF5+GF6+GF7
总量表	27	0～108	PWB+SWB+EWB+FWB

（二）欧洲肿瘤患者生活质量评估量表

欧洲肿瘤患者生活质量评估量表，即欧洲癌症研究与治疗组织（European Organization for Research and Treatment of Cancer，EORTC）的生命质量核心量表。该组织于 1986 年开始研制面向癌症患者的核心量表（共性量表），在此基础上增加不同的特异性条目（模块），即构成不同病种的特异量表。1987 年，EORTC 发布了含 36 个条目的第一代核心量表 QLQ-C36。20 世纪 90 年代初，含 30 个条目的第二代 QLQ-C30 一、二版相继问世，并在 1999 年推出了第三版本。第三版量表含 5 个功能子量表（躯体、角色、认知、情绪和社会功能）、3 个症状子量表（疲劳、疼痛、恶心呕吐）、1 个总体健康状况子量表和一些单一条目。目前，已开发出肺癌、乳腺癌、头颈癌、直肠癌等多个特异性模块。此量表简便易行，专门针对癌症患者设计，具有较好的可行性和特异性，能全面反映出患者生活质量的多维结构。QLQ-C30（V3.0）的计分方法见表 8-1-2。

表 8-1-2　QLQ-C30（V3.0）各子量表及其计分（粗分）方法

子量表	条目数	得分极差	计分方法（相应条目得分相加）
功能子量表（functional scales）			
躯体功能（physical functioning）	5	3	（1+2+3+4+5）/5
角色功能（role functioning）	2	3	（6+7）/2

续表

子量表	条目数	得分极差	计分方法（相应条目得分相加）
情绪功能（emotional functioning）	4	3	（21+22+23+24）/4
认知功能（cognitive functioning）	2	3	（20+25）/2
社会功能（social functioning）	2	3	（26+27）/2
总体健康状况子量表（global health）	2	6	（29+30）/2
症状子量表（symptom scales）			
疲倦（fatigue）	3	3	（10+12+18）/3
恶心与呕吐（nausea and vomiting）	2	3	（14+15）/2
疼痛（pain）	2	3	（9+19）/2
其他单一条目			
呼吸困难（dyspnoea）	1	3	8
失眠（insomnia）	1	3	11
食欲丧失（appetite loss）	1	3	13
便秘（constipation）	1	3	16
腹泻（diarrhoea）	1	3	17
经济困难（financial difficulties）	1	3	28

（三）癌症康复评估系统

癌症康复评估系统（cancer rehabilitation evaluation system，CARES）即 Schag（1990年）的癌症康复评价系统。该量表包括 139 个项目，用于全面评价癌症患者的生命质量。1991 年，作者又将其简化为含 59 个项目的简表（CARES-SF），包含躯体、心理、医患关系、婚姻和性功能五个主要方面。CARES 见表 8-1-3。

表 8-1-3 癌症康复评估系统（CARES）

下表列出了癌症患者可能会有的问题，请仔细阅读每一条，然后根据最近 1 个月以内（包括今天）下述情况影响你的实际感觉，在 5 个答案里选择 1 个最适合你的答案，在对应的选项上划钩。有些部分可能不适用于您，请您跳过这些部分继续做题。

序号	项目	没有	较轻	中度	较重	严重
1	我弯腰和起来时感到困难	0	1	2	3	4
2	我走路或者四处走动时感到困难	0	1	2	3	4
3	我做体育活动时感到困难（如：跑步、打球）	0	1	2	3	4
4	常常感到没有精力	0	1	2	3	4
5	我开车感到困难	0	1	2	3	4
6	我做家务感到困难	0	1	2	3	4
7	我洗澡、刷牙、清洁自己感到困难	0	1	2	3	4
8	我做饭感到困难	0	1	2	3	4
9	我对过去经常做的娱乐活动失去兴趣	0	1	2	3	4
10	我不再参加我过去常参加的娱乐活动	0	1	2	3	4
11	我没有足够的好玩的活动去充实一天	0	1	2	3	4
12	因为癌症或者治疗，我很难去做活动计划	0	1	2	3	4
13	我难以增加体重	0	1	2	3	4
14	我的体重一直在下降	0	1	2	3	4
15	我发现食物很乏味	0	1	2	3	4
16	我发现食物不好吃	0	1	2	3	4
17	我感到吞咽困难	0	1	2	3	4
18	我发现癌症或者癌症治疗让我不能工作	0	1	2	3	4
19	我发现癌症或者癌症治疗影响我的工作能力	0	1	2	3	4
20	我经常感到疼痛	0	1	2	3	4
21	我有慢性疼痛（因为手术或者伤痕）	0	1	2	3	4
22	治疗疼痛的药物都不能控制我的疼痛	0	1	2	3	4
23	疼痛药物可以控制我的疼痛	0	1	2	3	4
24	我发现穿我自己的衣服不好看	0	1	2	3	4
25	我发现我的衣服不适合我	0	1	2	3	4
26	我很难找到适合自己的衣服	0	1	2	3	4
27	我的医疗团队瞒着我一些关于我癌症情况的信息	0	1	2	3	4
28	我的医生不对我解释他们为什么这么治疗	0	1	2	3	4

序号	项目	没有	较轻	中度	较重	严重
29	我的护士不对我解释他们为什么这么治疗	0	1	2	3	4
30	我问医生问题时有困难	0	1	2	3	4
31	我问护士问题时有困难	0	1	2	3	4
32	我向医生和护士表达我的感受时有困难	0	1	2	3	4
33	我告诉医生我的新症状时有困难	0	1	2	3	4
34	我很难明白医生告诉我的关于癌症和治疗的事情	0	1	2	3	4
35	我很难明白护士告诉我的关于癌症和治疗的事情	0	1	2	3	4
36	我希望对于医生对我做的事有更多的控制权	0	1	2	3	4
37	我希望对于护士对我做的事有更多的控制权	0	1	2	3	4
38	因为我的疾病，我羞于展示我的身体	0	1	2	3	4
39	当我把伤痕给别人看时，我感到很不舒服	0	1	2	3	4
40	我对我身体的改变感到很不舒服	0	1	2	3	4
41	我常常感到焦虑	0	1	2	3	4
42	我常常感到沮丧	0	1	2	3	4
43	我常常感到生气、抑郁	0	1	2	3	4
44	我常常感到不高兴	0	1	2	3	4
45	我常常沉浸在癌症的情绪和感受中	0	1	2	3	4
46	我难以睡觉	0	1	2	3	4
47	我难以集中注意力	0	1	2	3	4
48	我难以记住东西	0	1	2	3	4
49	我难以清晰思考	0	1	2	3	4
50	我很难告诉我的朋友或者亲人少来	0	1	2	3	4
51	当我感觉不好的时候，我很难告诉我的朋友或者亲人离开	0	1	2	3	4
52	我很难要求我的朋友或者亲人做一些让我开心的事	0	1	2	3	4
53	我不知道怎么跟我的朋友和亲人沟通	0	1	2	3	4
54	我难以要求我的朋友或者亲人为我做事	0	1	2	3	4
55	我难以告诉我的朋友或者亲人关于癌症的事情	0	1	2	3	4
56	我难以告诉我的朋友或者亲人多点过来	0	1	2	3	4

序号	项目	没有	较轻	中度	较重	严重
57	当我并没有很好时，我发现我的朋友或者亲人告诉我我看起来很好	0	1	2	3	4
58	我发现我的朋友或者亲人对我隐瞒	0	1	2	3	4
59	我发现我的朋友或者亲人跟我聊天时，避开癌症的话题	0	1	2	3	4
60	我发现我的朋友或者亲人看我的次数不足够	0	1	2	3	4
61	我发现我的朋友或者亲人打电话给我的次数不足够	0	1	2	3	4
62	我发现我的朋友或者亲人不太自在，当他们探望我的时候	0	1	2	3	4
63	我发现我的朋友和亲人很难跟我聊我的病	0	1	2	3	4
64	当我看到其他患者治疗的时候，我感到很不舒服	0	1	2	3	4
65	当我不得不去医院时，我感到紧张	0	1	2	3	4
66	当我排队看医生时，我感到很紧张	0	1	2	3	4
67	当我等待检测结果时，我感到很紧张	0	1	2	3	4
68	当我有诊断检测时，我感到很紧张	0	1	2	3	4
69	当我抽血时，我感到很紧张	0	1	2	3	4
70	我担心我的治疗是否有效果	0	1	2	3	4
71	我担心癌症是否会加重	0	1	2	3	4
72	我担心我不能自己照顾自己	0	1	2	3	4
73	我担心如果我死了，我的家庭怎么应对困难	0	1	2	3	4
74	我不觉得自己性感	0	1	2	3	4
75	我不觉得我的伴侣会发现我的性感	0	1	2	3	4
76	我对性生活没有兴趣	0	1	2	3	4
77	我认为我的伴侣没有兴趣跟我有性生活	0	1	2	3	4
78	我有时候不去看预约了的医生	0	1	2	3	4
79	我有时候不去治疗	0	1	2	3	4
80	我有时候不吃医生开的药	0	1	2	3	4
81	我有时不听医嘱	0	1	2	3	4
82	我有经济问题	0	1	2	3	4
83	我有保险问题	0	1	2	3	4

序号	项目	没有	较轻	中度	较重	严重
84	我往返医院或者其他地方，存在交通困难（不知道怎么往返或者往返不方便）	0	1	2	3	4
85	我体重增加太多了	0	1	2	3	4
86	我发现一些检测过程让人非常痛苦	0	1	2	3	4
87	我经常腹泻	0	1	2	3	4
88	有时我无法控制我的膀胱（尿频、尿急）	0	1	2	3	4
你有孩子吗？如果没有，请跳过 89~91 题。		有			没有	
89	我照顾我的孩子或者我的孙子时感到困难	0	1	2	3	4
90	我很难帮助我的孩子应对我的病情	0	1	2	3	4
91	我很难帮助我的孩子讨论我的病情	0	1	2	3	4
在最近 1 个月内，你有在工作或者被雇用吗？如果没有，请跳过 92~96 题。		有			没有	
92	我很难把我的癌症告诉老板	0	1	2	3	4
93	我很难把我的癌症告诉同事	0	1	2	3	4
94	我很难告诉我的老板，因为我的病情有些事我不能做	0	1	2	3	4
95	我很难要求请假去医院治疗	0	1	2	3	4
96	我害怕被解雇	0	1	2	3	4
在最近 1 个月内，你有去找工作吗？如果没有，请跳过 97~98 题。		有			没有	
97	自从我有了癌症，我很难找到一份新的工作。	0	1	2	3	4
98	我发现老板不情愿聘请有癌症病史的人	0	1	2	3	4
在确诊癌症后，你有性行为吗？如果没有，请跳过 99~102 题。		有			没有	
99	我发现性行为的频率减少了	0	1	2	3	4
100	我很难激起性欲	0	1	2	3	4
101a	我发现我很难保持勃起（男性选择）	0	1	2	3	4
101b	我发现我很难润滑（女性选择）	0	1	2	3	4
102	我发现我很难有性高潮	0	1	2	3	4
你是否已婚或者有一段重要的关系（情侣）？如果没有，请跳过 103~120 题。		有			没有	
103	我和我的伴侣很难讨论我们的感受	0	1	2	3	4

序号	项目	没有	较轻	中度	较重	严重
104	我和我的伴侣很难讨论我们的恐惧	0	1	2	3	4
105	我和我的伴侣很难讨论在我死后将会发生什么	0	1	2	3	4
106	我和我的伴侣很难讨论我们的未来	0	1	2	3	4
107	我和我的伴侣很难讨论癌症和将会发生什么事	0	1	2	3	4
108	我和我的伴侣很难讨论遗嘱或者财产安排	0	1	2	3	4
109	我不愿意去拥抱、亲吻、抚摸我的伴侣	0	1	2	3	4
110	我的伴侣不愿意去拥抱、亲吻、抚摸我	0	1	2	3	4
111	我没有兴趣去碰我的伴侣	0	1	2	3	4
112	我的伴侣没有兴趣碰我	0	1	2	3	4
113	我和我的伴侣相处得不如从前好	0	1	2	3	4
114	我和我的伴侣彼此伤害比以前多	0	1	2	3	4
115	我和伴侣有太多的相处时间以至于我们相互敏感、鲁莽	0	1	2	3	4
116	我和伴侣比以前更加疏远了	0	1	2	3	4
117	我的伴侣不让我做一些我能做的活动	0	1	2	3	4
118	我的伴侣花太多的时间照顾我	0	1	2	3	4
119	我的伴侣照顾我的时间不够	0	1	2	3	4
120	我很难叫我的伴侣照顾我	0	1	2	3	4
你是否单身？如果否，请跳过121~125题。		是		否		
121	我很难开始接触有可能的约会	0	1	2	3	4
122	我去有可能的约会感到困难	0	1	2	3	4
123	我害怕去某些我以前经常去约会的地方	0	1	2	3	4
124	我很难说出关于癌症或者治疗的日期	0	1	2	3	4
125	我害怕和别人开始一段有性行为的关系	0	1	2	3	4
在最近的1个月内，你有做过化疗吗？如果没有，请跳过126~134题。		有		没有		
126	当我化疗时，我变得很紧张	0	1	2	3	4
127	在化疗期间或化疗后，我开始恶心、作呕	0	1	2	3	4
128	在化疗期间或化疗后，我呕吐了	0	1	2	3	4

续表

序号	项目	没有	较轻	中度	较重	严重
129	当我想到化疗时，我感到恶心、不舒服	0	1	2	3	4
130	当我接受化疗时，我感到恶心、作呕	0	1	2	3	4
131	在化疗后，我有呕吐	0	1	2	3	4
132	在化疗后，我感到很疲惫	0	1	2	3	4
133	在化疗后，我有其他副作用	0	1	2	3	4
134	在化疗后，我掉了很多头发或者我的头发变黑的速度变慢	0	1	2	3	4
在最近的 1 个月内，你有做过放疗吗？如果没有，请跳过 135～137 题。		有			没有	
135	在放疗后，我感到疲劳	0	1	2	3	4
136	在放疗时，我很紧张	0	1	2	3	4
137	在放疗后，我感到恶心作呕或者呕吐了	0	1	2	3	4
你有做过造口术吗？如果没有，请跳过 138 题。		有			没有	
138	我在照顾和维护造口方面有问题	0	1	2	3	4
你有假体、假肢吗？如果没有，请跳过 139 题。		有			没有	
139	我很难与我的假体相处（人工的四肢、胸部假体等）	0	1	2	3	4

（四）癌症功能性评估

癌症功能性评估（the functional living index-cancer，FLIC）即 Schipper（1984 年）的癌症患者生活功能指标，包括 22 个条目，用于癌症患者生命质量的自我测试，也可用于鉴定特异性功能障碍。它比较全面地描述了患者的活动能力、执行角色功能的能力、社会交往能力、情绪状态、症状和主观感受等，较适宜预后较好的癌症患者，如乳腺癌患者。每个条目的回答均在一条 1～7 的线段上标记。目前已有正式的中文版发行。该量表 5 个领域的计分方法见表 8-1-4。

表 8-1-4　FLIC 量表各领域及其计分（粗分）方法

领域	条目数	计分方法（相应条目得分相加）
躯体良好和能力（physical well-being and ability）	9	4+6+7+10+11+13+15+20+22
心理良好（psychological well-being）	6	1+2+3+9+18+21

续表

领域	条目数	计分方法（相应条目得分相加）
因癌造成的艰难（hardship due to cancer）	3	8+12+14
社会良好（social well-being）	2	16+19
恶心（nausea）	2	5+17
总量表	22	全部条目

（五）生活质量评价量表

生活质量评价量表（short form 36 questionnaire，SF-36）是美国医学结局组开发的一个普适性测定量表。该工作开始于 20 世纪 80 年代初期，形成了不同条目不同语言背景的多种版本。1990—1992 年，含有 36 个条目的健康调查问卷简化版 SF-36 的不同语种版本相继问世。其中使用较多的是英国发展版和美国标准版，两者均包含躯体功能、躯体角色、肌体疼痛、总健康状况、生命力、社会功能、情感角色和心理健康 8 个领域。其各领域的计分方法见表 8-1-5。

表 8-1-5　MOS SF-36（英国发展版）的各领域及其计分（粗分）方法

领域	条目数	得分范围	计分方法
躯体功能 PF（physical function）	10	10～30	3a+3b+3c+3d+3e+3f+3g+3h+3I+3j
躯体角色 RP（role physical）	4	4～8	4a+4b+4c+4d
肌体疼痛 BP（bodily pain）	2	2～12	7+8
总健康 GH（general health）	5	5～25	1+11a+11b+11c+11d
生命力 VT（vitality）	4	4～24	9a+9e+9g+9I
社会功能 SF（social function）	2	2～10	6+10
情感角色 RE（role emotional）	3	3～6	5a+5b+5c
心理健康 MH（mental health）	5	5～30	9b+9c+9d+9f+9h

（六）行为表现量表

行为表现量表（Karnofsky Performance Status，KPS）即 Karnofsky（1948 年）的行为表现量表，是医学领域中使用较早的测定量表。医务人员根据病情变化对癌症患者的身体功能状况进行测评。尽管该法有较好的重复性，但却不包括患者的主观感受，因此，严格说来，它所反映的并非生命质量，只能算作生命质量的一部分。得分越高，患者健康状况越好，越能忍受治疗给身体带来的副作用，因而也就有可能接受彻底的治疗；得分越低，患者健康状况越差，若低于 60 分，许多有效的抗肿瘤治疗就无法实施。KPS 功能状态评分标准见表 8-1-6。

表 8-1-6　KPS 功能状态评分标准

体力状况	评分
正常，无症状和体征	100
能进行正常活动，有轻微症状和体征	90
勉强可进行正常活动，有一些症状或体征	80
生活可自理，但不能维持正常生活工作	70
生活能大部分自理，但偶尔需要别人帮助	60
常需人照料	50
生活不能自理，需要特别照顾和帮助	40
生活严重不能自理	30
病重，需要住院和积极地支持治疗	20
重危，临近死亡	10
死亡	0

第二节　手术损伤治疗与康复

手术切除肝肿瘤是治疗肝癌的第一选择，术式有开腹手术与腹腔镜下手术。通过对世界范围内超过 9 000 例腹腔镜下肝脏手术的文献进行分析发现，腹腔镜手术指征与开腹手术相当。《原发性肝癌诊疗指南（2022 年版）》提出，在原发性肝癌的治疗中，在患者没有禁忌证的前提下，选择腹腔镜还是开腹手术，两者的预后无显著差异。Meta 分析表明，腹腔镜下肝切除术相较于开腹手术，死亡率没有增加，并发症明显减少，腹腔镜手术可以给患者提供更好的短期预后。

肝脏是人体最大的消化腺，它具有双重血供的独特结构，其中 1/3 的血供来自肝动脉，2/3 的血供来自门静脉，同时肝脏内还存在复杂的胆道系统，这些解剖学特征决定了肝癌手术是腹腔镜外科中的难点。虽然腹腔镜下手术并发症减少，但腹腔镜术中出血污染操作视野、止血困难、操作空间有限、器械无法传递真实触感等原因，仍然会导致一些并发症发生，如出血、胆漏、肝功能不全、空气栓塞、感染、胸腹腔或肝断面积液等。因此，进一步优化围手术期管理、提高手术技术及操作精细度以减少并发症发生，加强并发症治疗，均有利于促进患者术后康复。

一、出血

（一）病因与病理生理

出血是肝癌切除术中、术后较常见的并发症，原因多为血管性出血、凝血功能障碍性出血、继发感染性出血。血管性出血与手术方式、术中情况密切相关，术中血管结扎不彻底、结扎线滑脱、止血不彻底、损伤血管等均可导致腹腔出血。凝血功能障碍性出血、继发感染性出血则与患者术后肝功能恢复情况、预防性抗生素的使用情况相关，术前存在肝功能异常、不同程度肝硬化的患者术后易并发凝血功能障碍，从而继发腹腔出血。

术后患者出血的常见原因有：术中对小出血点止血不确切；电凝后的血管焦痂软化脱落或外科夹脱落；局部血运不良、感染影响愈合；患者多方面原因引起的凝血功能障碍导致的肝断面渗血等。

（二）临床表现与诊断

临床上，腹腔出血大都发生在术后 24h 内，表现为腹腔引流出大量鲜红色血液，早期心率加快，后续血压下降，并可伴随低血容量性休克，同时可有腹部膨隆、紧绷感等表现。术中出血影响腹腔镜对手术视野的精细观察，也是导致中转开腹的常见原因，同时会延长手术时间，继而影响患者围手术期恢复。

（三）治疗与康复

术前依据患者影像学检查，结合实验室检查，制订合理的手术方案，以及术中娴熟的手术操作是避免大出血的首要前提。例如，术中离断肝组织常采用腔镜下切割闭合器，需要经验丰富的术者密切关注闭合器插入时远端位置和闭合时周围肝组织情况，如果会对肝组织造成损伤，则应进一步局部精细解剖，及时调整闭合深度。

术前应对肝硬化患者进行凝血功能纠正，术中常规应用止血材料。无论是开腹手术还是腹腔镜手术，都应维持较低的中心静脉压（ < 5cmH$_2$O），这有利于减少来自肝静脉的反流性出血。低中心静脉压可以通过头高脚低体位、静脉注射硝酸甘油或呋塞米、严格限制输液量、低血容量静脉切开术或夹住下腔静脉等来实现。

术后留置腹腔引流管，及时观察引流液的量、颜色、性质；术后监测凝血功能，常规应用止血药物，必要时可输注血浆、血小板、冷沉淀及纤维蛋白原等。术后 24h 内应避免剧烈活动，严密观察病情变化，保持腹腔引流管通畅，并密切观察引流量及引流液的性质。对于明确的术后出血且速度快、流量大的应及时手术探查止血。

二、胆漏

（一）病因与病理生理

胆漏是指由各种原因所致的胆汁流出正常胆管之外所引起的临床表现，只有胆汁漏出，不具备瘘管。肝癌术后胆漏发生率为 3.6% ~ 11%，原因多为血凝块阻塞，局部肝细胞坏死；患者本身营养状态不佳，胆管断端愈合不良；胆管焦痂脱落或胆管钛夹脱落等。

（二）临床表现与诊断

患者表现为上腹部疼痛、高热等，查体可有腹膜刺激征，超声或 CT 能发现肝创面处积液。术后引流液或术后第 3 日腹腔穿刺液中胆红素高于血清胆红素 3 倍以上，即可诊断为胆漏。

（三）治疗与康复

术后应保持引流管通畅，同时加强患者围手术期营养，以促进康复。如胆漏发生，应保持引流装置通畅，对漏出的胆汁做到彻底引流，必要时配合抗感染、生长抑素等治疗，避免引流不畅导致的弥漫性腹膜炎发生。

轻度的胆漏往往可通过保守治疗痊愈，严重胆漏、合并严重腹腔感染时可能需行介入、内镜，甚至再次手术治疗。若术后进食后出现少量胆汁引流，较大可能是进食引起的肝断面小胆管压力增加，导致创面坏死物质脱落，可保守治疗观察。

若术后早期出现大量胆汁引流，一般考虑为非毛细胆管的钛夹脱落，必要时可行 MRCP 或 ERCP 以明确诊断。具体到不同患者要区别对待，如怀疑剩余肝脏断面的主要胆管损伤，应尽快明确诊断，行二次手术探查，必要时 T 管支撑引流。术中对 Glissonean 蒂进行暂时性阻断，应用双极电凝；如遇出血，暂时增加腹内压等手段能有效降低术后胆漏的发生率。

三、肝功能不全

（一）病因与病理生理

肝功能不全指某些病因造成肝细胞严重损伤，引起肝脏形态结构破坏，并使其分泌、合成、代谢、解毒、免疫等功能发生严重障碍，从而出现黄疸、出血倾向、严重感染、肝肾综合征、肝性脑病等临床表现的病理过程或者临床综合征。据统计，肝功能衰竭占外科手术死亡率的 58.5%，多因术前患者存在中到重度肝硬化，基础肝功能不佳，术中低血压、阻断肝脏血流导致肝组织缺血再灌注损伤、切除肝组织过多。术后肝功能衰竭往往伴随着多器官功能不全，致死率高达 75%。

（二）临床表现与诊断

早期表现为乏力、恶心、腹胀、黄疸、大量腹水等全身症状，检测肝功能可见转氨酶上升、胆红素升高、凝血酶原时间延长等，严重者可出现肝性脑病症状，检测出血氨升高。患者的主要临床表现为腹水、低蛋白血症、凝血功能障碍等，症状较重者可进行性出现肝功能衰竭。

（三）治疗与康复

对于原发性肝癌患者在术前应常规进行肝功能储备测定，肝功能检查应尤其注意血清蛋白、血清胆红素、酶指标等。肝脏储备功能的评估方法主要为 Child-Pugh 分级，结合术前肝胆 CT，计算剩余肝体积，制订最优的手术方案，这样能够降低术后并发症发生率。无肝硬化患者应至少保留 20% 的肝脏；对于满足肝功能 Child-Pugh 分级 A 级的肝硬化患者，在保证血管及胆管流入流出量的同时，肝脏应至少剩余 40%；对于术后肝脏残余体积 / 总肝脏体积比低于推荐值而又适于肝切除术的患者，应考虑术前行门静脉栓塞或结扎。

术后肝功能不全、肝功能衰竭的预防重点在于术前精确评估标准肝体积（standard liver volume，SLV）与必需功能性肝体积（essential functional liver volume，EFLV）的比值，行肝储备功能测定；术中避免损伤正常肝组织血供；术后规范进行围手术期管理，如护肝治疗、营养支持治疗，密切留意患者神志变化及不适症状，定期检测肝功能、凝血功能等。肝功能衰竭虽然可行药物保守护肝及血浆置换等肝功能替代治疗，但费用昂贵，且疗效并不理想，故应尽量以预防为主要原则。

临床中更要重点关注的是合并肝硬化的患者群体，这一类患者肝细胞生存的微环境改变，代谢能力差，再生能力差，肝功能储备能力也大幅下降。对于这类患者，手术方案的制订须格外慎重，肝切除范围要明显缩小。

西药及中药治疗参见本章第三节中的化疗致肝损伤部分。

四、空气栓塞

（一）病因与病理生理

空气栓塞易发生于头颈、胸壁和肺的大静脉，一旦这些血管遭受创伤，外界空气就有可能快速进入血管。手术创面大及一些术者的手术习惯会增加吸收空气的面积，如用超声刀一次烧灼离断血管，可能因热作用于血管时间过短，蛋白质未能完全变性凝固，增加了创面出血的风险及吸收空气的途径。若在短时间内进入血管的空气过多，由于心脏搏动，空气与血液可在右心房和右心室中混合而形成泡沫状血液。这种泡沫状血液在心脏收缩时无法排出，易阻塞于右心室和肺动脉干出口，严重时可导致血液循环中断而危及生命。腹腔镜在创建气腹的条件下更易发生空气栓塞，腹腔内气体通过肝静脉破口进入循环系统，从而造成空气栓塞，严重威胁患者的生命安全。国外文献分析显示，在行腹腔镜术治疗肝癌的 182 例病例中，只有 2 例被怀疑发生了空气栓塞，发生率很低，但空气栓塞却是致命性的并发症。国内研究报道，空气栓塞总发生率为 3.7%，值得提高重视程度。

（二）临床表现与诊断

空气栓塞起病急骤，通常以短时间内生命体征迅速恶化为主要临床表现，如突发的严重低血压、心动过速或心动过缓、低氧血症等，严重者可致心搏骤停，而幸存者则也很可能遗留永久性神经功能障碍。全身性空气栓塞可引起心血管系统、呼吸系统和神经系统症状和体征。心血管系统症状和体征包括严重心律失常、低血压、心肌缺血、心力衰竭和心搏骤停。呼吸系统症状和体征包括急性呼吸困难、呼吸急促、哮鸣音、喘息、呼气末二氧化碳降低、低氧血症和呼吸衰竭。神经系统症状和体征则包括麻醉后无法恢复意识水平、精神状态改变、意识丧失、眼球偏斜、瞳孔扩大、高肌张力、偏瘫、脑水肿和昏迷。CT扫描可根据心脏、大血管、头颅等有无游离气体明确诊断有无空气栓塞。当空气栓塞没有引发临床症状或迟发性临床症状时，很容易被遗漏。

（三）治疗与康复

保证合理的气腹压力，腹腔内压力 < 10mmHg 可降低空气栓塞的发生率。缩短手术时间、术中及时进行血气检查和更加专业的手术方法将是预防空气栓塞的有效办法。

发生空气栓塞时应暂停气腹，压迫静脉破口，采用头低足高右侧抬高体位，进行高浓度氧疗，通气模式改为呼气末正压通气，以及快速补液等。如发生心肺衰竭，应立即进行心肺复苏、胸外按压，恢复心室功能；注入大量生理盐水，促进血液循环。如一切措施失败，可剖胸直接按摩心脏及抽出气栓。如可以维持，应及时送高压氧舱治疗。

五、感染

（一）病因与病理生理

肝癌术后因手术创面渗血、渗液、胆漏且引流不畅，致残腔或膈下间隙积液，可促使细菌繁殖。术后机体免疫功能受抑制、肝脏清除肠源性内毒素能力下降等也是相关因素。肺部感染是上腹部手术的常见并发症之一，其发生与术后疼痛影响患者咳嗽排痰、术后膈肌功能改变、通气功能下降、长时间卧床导致的下肺不张及术后留置胃管、腹水等因素有关。

（二）临床表现与诊断

当肺部感染时，患者症状表现以咳嗽咳痰、气促胸闷为主，同时伴有白细胞及体温升高表现。胆道感染时临床表现为急性腹痛、寒战及黄疸。腹腔感染早期无明显腹胀、腹痛症状；后期开始发热、白细胞增多（$> 10 \times 10^9$/L），伴腹痛、腹胀及明显的腹膜刺激征，超声、CT 等影像学提示腹腔内有感染性病灶，引流管引出脓性液体，细菌培养为阳性，提示感染。

（三）治疗与康复

1. 预防　包括术中彻底止血、肝缝合时避免留下残腔、术后保持引流通畅及使用抗生素等。

2. 西药治疗　肝癌切除术后医院感染发生率较高且影响因素多，可针对其病原菌分布应用抗生素，并对独立危险因素进行控制。对于存在腹腔感染的患者需延长引流管留置时间，必要时在 B 超引导下穿刺抽液或重新放置引流管。有统计显示，革兰氏阴性菌感染占 73%，革兰氏阳性菌感染占 18%，真菌占 9%，主要为大肠埃希菌、肺炎克雷伯菌及铜绿假单胞菌。经验性抗感染治疗轻度腹腔感染的单一用药选用莫西沙星、头孢哌酮 - 舒巴坦、厄他培南；联合用药选用头孢唑林、头孢呋辛、头孢曲松、头孢噻肟、环丙沙星、左氧氟沙星联合硝基咪唑类药物。重度腹腔感染的单一用药选用亚胺培南 - 西司他丁、美罗培南等碳青霉烯类药物或哌拉西林 - 他唑巴坦；联合用药选用头孢吡肟、头孢他啶等三代头孢菌素联合硝基咪唑类药物。

万古霉素与替考拉宁联合治疗对肝癌切除术后严重腹腔感染具有良好疗效。用法用量：①万古霉素 0.5g 加入 10ml 注射用水溶解，再加入 100ml 生理盐水或 5% 葡萄糖注射液，静脉滴注 60min 以上，每 6h 1 次。②替考拉宁第 1 天的初始量为 400mg，静脉滴注；维持量为每次 200mg，每日 1 次。合用 1 周为 1 个疗程，治疗 2 个疗程，并根据患者肾功能、血药浓度、病原菌的测定结果，调整剂量和用药时间。

3. 中药治疗

辨证论治

（1）湿热瘀毒证

主症：阳证痈疡肿毒初起，红肿灼痛，或身热凛寒，苔薄白或黄，脉数有力。

治法：清热解毒，消肿溃坚。

方药：仙方活命饮加减。

药物组成：金银花 10g，连翘 10g，白芷 10g，浙贝母 10g，防风 10g，赤芍 25g，甘草 10g，白及 10g，黄芪 20g，当归尾 10g，党参 10g，茯苓 10g，制乳香 6g，没药 6g，陈皮 6g，天花粉 9g，穿山甲 15g，皂角刺 6g，大黄 3g。

辨证加减：热盛加蒲公英；湿重加黄柏、车前子；寒重加桂枝、姜；气虚加黄芪、太子参；肝郁加柴胡、栀子。

方解：方中金银花性味甘寒，清热解毒疗疮；当归尾、赤芍、制乳香、没药、陈皮行气活血通络，消肿止痛；白芷、防风相配，通滞散结，使热毒外透；浙贝母、天花粉清热化痰散结，消未成之脓；穿山甲、皂角刺通行经络，透脓溃坚，可使脓成即溃；甘草清热解毒，并调和诸药。

（2）肝经湿热证

主症：头痛目赤，胁痛口苦，耳聋耳肿，心烦少寐；或湿热下注，见阴肿阴痒，筋痿阴汗，小便淋浊，舌质红，苔黄，脉弦数有力。

治法：清热利湿，泻肝胆火。

方药：龙胆泻肝汤。

药物组成：龙胆草 6g，黄芩 9g，栀子 9g，泽泻 12g，通草 9g，车前子（包煎）9g，当归 9g，生地黄 20g，柴胡 10g，甘草 6g。

辨证加减：若肝胆实火较盛，可去通草、车前子，加黄连以助泻火之力。

方解：方中龙胆草大苦大寒，清利肝胆实火及肝经湿热；黄芩、栀子苦寒泻火，燥湿清热；泽泻、通草、车前子渗湿泻热，导热下行；当归、生地黄养血滋阴；柴胡舒畅肝经之气，引诸药归肝经；甘草调和诸药。

（3）邪热入营证

主症：身热夜甚，神烦少寐，时有谵语，目常喜开或喜闭，口渴或不渴，斑疹隐隐，舌绛而干，脉数。

治法：清营解毒，透热养阴。

方药：清营汤。

药物组成：水牛角 30g，生地黄 15g，玄参 9g，竹叶心 3g，麦冬 9g，丹参 6g，黄连 5g，金银花 9g，连翘 6g。

辨证加减：痰热盛，加竹沥、梨汁各 25ml；咳痰不清，加瓜蒌皮 5g；渐欲神昏，加荷叶 6g、石菖蒲 3g。

方解：方中水牛角清解营分之热毒；生地黄凉血滋阴；麦冬清热养阴生津；玄参滋阴降火解毒；金银花、连翘、竹叶心清热解毒，使营分之邪外达；黄连清心解毒；丹参清热凉血，活血散瘀，防热与血结。

（4）三焦火毒证

主症：大热烦躁，口燥咽干，错语不眠；或热病吐血、衄血；或热甚发斑，或身热下利，或湿热黄疸；或痈疡疔毒、小便黄赤，舌红苔黄，脉数有力。

治法：泻火解毒，清利三焦。

方药：黄连解毒汤。

药物组成：黄连 9g，黄芩 6g，黄柏 6g，栀子 9g。

辨证加减：便秘者，加大黄以泻下焦实热；吐血、衄血、发斑，加玄参、生地黄、牡丹皮以清热凉血；黄疸者，加大黄、茵陈以清热祛湿退黄；疮疡肿毒者，加蒲公英、连翘以清热解毒。

方解：方中黄连清泻心火，兼泻中焦之火；黄芩泻上焦之火；黄柏泻下焦之火；栀子泻三焦之火，导热下行，引邪热从小便而出。

六、胸腹腔积液

（一）病因与病理生理

胸腹腔积液是肝癌术后比较常见的并发症，原因多为合并肝硬化的患者基础状态差、术中损伤淋巴管、大量失血、低蛋白血症等，加之围手术期对输液管控不良，从而引起胸腹腔积液的形成。术前合并呼吸系统疾病的患者容易出现胸腔积液。

（二）临床表现与诊断

呼吸困难是胸腔积液最常见的症状，多伴有胸痛和咳嗽。呼吸困难与胸廓顺应性下降、患侧膈肌受压、纵隔移位、肺容量下降刺激神经反射有关。少量积液时，可无明显体征，或可触及胸膜摩擦感及闻及胸膜摩擦音。中至大量积液时，患侧胸廓饱满，触觉语颤减弱，局部叩诊呈浊音，呼吸音减低或消失，可伴有气管、纵隔向健侧移位。

腹腔内液体量增加超过 200ml 即称为腹腔积液或腹水。少量腹水（500ml 以内）只能在肘膝位叩诊脐部有浊音；中等量腹水（1 500ml 以上）则会出现显著的移动性浊音；大量腹水时如蛙腹。因肝癌患者多伴有肝硬化，常见面色晦暗、萎黄，皮肤黏膜黄染，双手肝掌，颈胸部蜘蛛痣，腹壁静脉曲张，肝脾肿大等。通过腹部超声、X 线、CT、穿刺等检查可以明确腹水的诊断。

（三）治疗与康复

预防积液生成，应多鼓励患者术后早期取半坐卧位，多做深呼吸动作、主动排痰、翻身拍背，尽早下地活动，以利于积液排出和吸收。在术后应积极补充白蛋白，控制好晶体入量，采用浓糖搭配中长链脂肪乳剂作为主要能量物质，补充足够的能量，注意离子平衡。

患者术后出现胸闷、气促、腹胀等症状时，需考虑胸腹腔积液的可能，可行 B 超排查。适度利尿、减少水钠潴留等可以有效改善患者积液情况，少量积液一般可自行吸收，多无临床症状。局部积液形成一般可通过穿刺引流缓解症状，充分引流或可解决问题。患者若出现腹胀伴呼吸困难等症状或出现感染，可考虑行胸腔、腹腔穿刺引流术，注意控制首次引流量。积液量较多的患者每日开放引流一定量后夹闭，避免发生由胸腔或腹腔压力骤然降低引起的急性并发症，同时避免患者由于大量丢失白蛋白而引起的原有疾病加重，应配合营养支持、护肝治疗等。

西医及中医治疗参见第七章第二节腹水部分。

第三节 化疗栓塞损伤治疗与康复

TACE 是不能手术的中晚期肝癌和肝癌术后复发最常用的治疗方法之一，其通过将导管选择性插入肿瘤供血靶动脉后，注入化疗药物和栓塞剂，提高肿瘤局部化疗药物浓度，闭塞肿瘤供血动脉，以达到预期治疗目的。由于 TACE 术同时使用化疗和栓塞手段，所以会出现化疗和栓塞造成的副作用及相应机体功能受损表现，以栓塞后综合征最常见，主要表现为发热、肝区疼痛、恶心和呕吐等。此外，还可能有骨髓抑制、肝功能异常及消化道反应等。介入治疗术后的不良反应通常持续 5~7 天，经积极治疗后大多数患者可以完全康复。

一、消化系统功能损伤

消化系统反应是肝癌化疗最常见的不良反应之一，多表现为食欲减退、恶心、呕吐、腹泻、便秘等，其中以恶心呕吐最为常见。消化系统反应会降低患者的依从性，影响生活质量，对患者的生理、心理造成一定影响，严重者出现水电解质紊乱、休克等并发症。

（一）化疗致恶心呕吐

化疗致恶心呕吐（chemotherapy-induced nausea and vomiting，CINV）是化疗最常见的不良反应，在没有预防性应用止吐药物的情况下，高达 80% 的患者会出现 CINV；进行预防性止吐时，仍有 40%~60% 的患者出现 CINV。

1. 病因与病理生理 腹部迷走神经的传入纤维被认为与 CINV 的发生最为相关，也有研究指出，该途径是急性呕吐的主要机制。5- 羟色胺 3（5-hydroxytryptamine 3，5-HT3）受体、神经激肽 1（neurokinin 1，NK-1）受体和胆囊收缩素 -1 受体等都位于迷走神经传入纤维的末端。大多数细胞毒性药物都可刺激胃肠道黏膜，引起黏膜损伤，导致黏膜尤其是从胃到回肠黏膜上的嗜铬细胞释放 5-HT，与 5-HT3 受体结合产生神经冲动，由迷走传入神经传入呕吐中枢，导致呕吐。化学感受器触发区（chemoreceptor trigger zone，CTZ）是一种环室器官，位于第四脑室底端的最后区，该区域缺乏有效的血脑屏障，因此，血液循环及脑脊液中的化疗药物都可以作用于这里，并将信号传递到呕吐中枢，从而产生致呕吐作用。P物质是一种神经肽，通过优先结合NK-1受体，在中枢神经系统和外周神经系统中起神经递质或神经调节剂的作用。另外，研究显示，感觉、精神因子刺激大脑皮质通路是预期性呕吐的重要机制。

2. 临床表现与康复评定

（1）恶心分级

Ⅰ级：食欲下降，不伴进食习惯改变。

Ⅱ级：经口摄食减少，不伴明显的体重下降、脱水或营养不良。

Ⅲ级：经口摄入能量和水分不足，需要鼻饲、全肠外营养或住院。

（2）呕吐分级

1级：24h内1~2次发作（间隔5min）。

2级：24h内3~5次发作（间隔5min）。

3级：24h内发作≥6次（间隔5min），需要管饲、全肠外营养或住院治疗。

4级：危及生命，需紧急治疗。

5级：死亡。

（3）康复评定

1）MASCC止吐评价工具（MASCC antiemesis tool，MAT）是由癌症支持治疗多国协作组研制推出的CINV自评量表。该表包括2个子量表共8个条目，分别在化疗后第1天、第7天评估急性和延迟性CINV。主要用于评估恶心呕吐是否发生、发生频率及严重程度。

2）罗德恶心呕吐指数量表（index of nausea and vomiting and retching，INVR）由美国学者Rhodes等人研制，是一个包含8个条目的自评量表，用于评估化疗患者恶心、呕吐、干呕的发生情况。

3）莫洛恶心呕吐评估量表（Morrow assessment of nausea and emesis，MANE）由学者Morrow研制，该量表包括16个条目，主要用于测量预期性和急性CINV及CINV的发生情况。

4）呕吐生活功能指数量表（functional living index-emesis，FLIE）由Lindley等编制，该量表包括恶心、呕吐两个维度，每个维度9个条目，用于评估急性及延迟性CINV对患者日常生活的影响。

3. 西药治疗

（1）5-HT3受体拮抗剂

1）昂丹司琼：该药物为第一代5-HT3受体拮抗剂，可有效预防急性呕吐，但对延迟性呕吐效果较差。推荐剂量为化疗第1天最多单次静脉注射昂丹司琼16mg或口服16~24mg。解救性治疗推荐剂量为16mg，口服/静脉给药，每天1次。

2）格拉司琼：该药物可有效预防急性呕吐，但对延迟性呕吐效果较差。预防中、高度致吐化疗药物所致呕吐时，给予格拉司琼缓释注射剂 10mg 皮下注射。但是由于格拉司琼缓释注射剂药效长达 5 天及以上，使用间隔不应小于 7 天。格拉司琼透皮贴片也于 2018 年 7 月被中国国家药品监督管理局批准用于中、高度致吐化疗药物所致呕吐，推荐剂量为第 1 次化疗前 24～48h 应用格拉司琼贴剂 3.1mg/24h，可使用长达 7 天。口服格拉司琼推荐剂量为化疗第 1 天 2mg，口服。

3）多拉司琼：在预防中、高度致吐化疗药物所致呕吐中，推荐剂量为化疗第 1 天 100mg，口服。该药物与心律失常的风险增加有关，因此不再推荐静脉注射方式用于预防恶心和呕吐。

4）帕洛诺司琼：多项研究表明，该药物预防中、高度致吐化疗药物所致呕吐，尤其是延迟性呕吐的疗效优于其他 5-HT3 受体拮抗剂。推荐剂量为化疗第 1 天 0.25mg，静脉给药。

5）托烷司琼：在预防中、高度致吐化疗药物所致呕吐中，托烷司琼推荐剂量为 5mg，口服 / 静脉给药，最大剂量不应该超过 10mg。有未控制的高血压的患者应谨慎应用该药物，最大剂量不应该超过 10mg。

6）雷莫司琼：在预防中、高度致吐化疗药物所致呕吐中，推荐剂量为第 1～2 天 0.1mg，口服，或 0.3mg，静脉给药，每天 1 次。另外可根据年龄、症状不同适当增减用量。效果不明显时，可以追加给药相同剂量，但日用量不可超过 0.6mg。

7）阿扎司琼：在预防中、高度致吐化疗药物所致呕吐中，成人常用量为 10mg，静脉给药，每天 1 次。

（2）类固醇皮质激素：地塞米松是最常用的皮质类固醇类药物，是预防急性呕吐的有效药物，更是预防延迟性呕吐的基本用药。对于不能耐受地塞米松的患者，可用奥氮平替代。

地塞米松推荐剂量如下。①高致吐风险：急性呕吐者，20mg（联用阿瑞匹坦或福沙匹坦时，给予 12mg），口服 / 静脉给药，每天 1 次；延迟性呕吐者，8mg，口服 / 静脉给药，每天 2 次，用 3～4 天（联用阿瑞匹坦或福沙匹坦时，给予 8mg，每天 1 次）；②中致吐风险：急性呕吐者，8mg，口服 / 静脉给药，每天 1 次；延迟性呕吐者，8mg，口服 / 静脉给药，每天 1 次，用 2～3 天；③低致吐风险：急性呕吐者，4～8mg，口服 / 静脉给药，每天 1 次。

（3）NK-1 受体拮抗剂

1）阿瑞匹坦：该药物可以选择性地阻断 P 物质在中枢神经系统 NK-1 受体上的结合，增强 5-HT3 受体拮抗剂和皮质类固醇地塞米松的止吐活性，以预防急性和延迟性呕吐。推荐用法为，在第 1 天化疗前用 125mg，口服，第 2 天和第 3 天化疗后用 80mg，口服；最近 FDA 批准阿瑞匹坦注射乳剂与其他止吐药物联合用于中、高度致吐风险化疗，推荐剂量为化疗第 1 天 130mg，静脉给药。

2）福沙匹坦：是阿瑞匹坦的前体药物，临床研究显示，注射福沙匹坦 115mg 与口服阿瑞匹坦胶囊 125mg 呈生物等效性。该药物用于防治由中度和高度致吐化疗药物引起的急性和延迟性呕吐，主要用于对阿瑞匹坦口服耐受性不良的个体病例。推荐剂量为化疗第 1 天 150mg，静脉给药。

3）奈妥匹坦：该药物是第二代 NK-1 受体拮抗剂，靶向血清素和 P 物质介导的途径。该药物应与帕洛诺司琼联合口服，不能单独使用。NCCN 指南推荐奈妥匹坦联合地塞米松用于中、高度致吐化疗药物所致的急性和延迟性呕吐的预防。推荐剂量为奈妥匹坦 300mg，口服；帕洛诺司琼 0.5mg，口服，每天 1 次。

4）罗拉匹坦：该药物对于治疗延迟性呕吐效果较好，药物不良反应较小。该药物半衰期较长，使用间隔不应小于 2 周。推荐剂量为 180mg，口服，每天 1 次。

（4）多巴胺受体拮抗剂：甲氧氯普胺，常用于低度致吐化疗药物所致呕吐的预防和解救性止吐治疗。推荐剂量为每天 10 ~ 40mg，口服 / 静脉给药，或必要时每 4 ~ 6h 给药 1 次，应用 3 ~ 4 天。

（5）精神类药物：用于以上类别止吐药物控制效果不佳时，本类药物不能单独使用。

1）奥氮平：奥氮平是一种非典型抗精神病药，可用作止吐剂，能有效预防急性和延迟性呕吐，也可用于化疗所致恶心呕吐的解救性治疗。NCCN 专家组推荐含有奥氮平的 3 种药物或 4 种药物的止吐方案用于中、高度致吐化疗药物所致恶心呕吐的预防。推荐剂量为 5 ~ 10mg，口服，每天 1 次。奥氮平常见的副作用包括疲劳、嗜睡和睡眠障碍，老年患者应慎用该药物。

2）氟哌啶醇：主要用于化疗所致恶心呕吐的解救性治疗，推荐剂量为 1 ~ 2mg，口服，每 4 ~ 6h 给药 1 次。

3）劳拉西泮：在预防低、中、高度致吐化疗药物所致呕吐及解救性治疗中，推荐剂量为 0.5 ~ 2mg，口服 / 静脉给药，或每 4 ~ 6h 舌下含服 0.5 ~ 2 mg。

4）阿普唑仑：主要用于预期性恶心呕吐，推荐剂量为 0.5 ~ 2mg，口服，每天 3 次。

（6）吩噻嗪类药物

1）氯丙嗪：在预防低度致吐化疗药物所致呕吐中，氯丙嗪推荐剂量为每 4 ~ 6h 给药 12.5 ~ 25mg，口服，或 10mg，静脉给药。解救性治疗时，每 12h 给药 25mg，纳肛，或每 4 ~ 6h 给药 10mg，口服 / 静脉给药。

2）苯海拉明：在预防低度致吐化疗药物所致呕吐和解救性治疗中，苯海拉明推荐剂量为每 4 ~ 6h 给药 25 ~ 50mg，口服 / 静脉给药。

3）异丙嗪：主要用于解救性治疗，推荐剂量为每 4h 给药 12.5 ~ 25mg，口服 / 静脉给药 / 肌内注射。

4．中药治疗　化疗致恶心呕吐属中医"药毒"范畴。化疗药物耗伤人体气血，影响脏腑功能正常运行，致胃失和降，气逆而发呕吐。病情虚实夹杂，虚者可因"药毒""癌毒"耗伤正气，导致气虚、阳虚、阴虚；实者多因虚致实，由食滞、痰饮、郁气等犯胃而致。治疗以通为顺，以和胃降逆为本。

（1）食滞胃脘证

主症：呕吐酸腐，脘腹胀满，嗳气厌食，大便或溏或结，舌苔厚腻，脉滑实。

治法：消食化滞，和胃降逆。

方药：保和丸。

药物组成：焦山楂 12g，神曲 12g，莱菔子 12g，陈皮 6g，制半夏 9g，茯苓 15g，连翘 9g。

辨证加减：若因肉食而吐甚者，重用焦山楂；因米食而吐甚者，加谷芽；因面食而吐甚者，重用莱菔子，加麦芽；因酒食而吐甚者，加白豆蔻、葛花，重用神曲；因食鱼、蟹而吐甚者，加紫苏叶、生姜；因豆制品而吐甚者，加生萝卜汁。

方解：方中焦山楂消油腻肉积；神曲消酒食陈腐之积；莱菔子消面食痰浊之积；陈皮、制半夏理气化滞，和胃止呕；茯苓渗湿健脾；连翘散结清热以助清散食滞积热。诸药合用，有消食导滞、理气和胃之功效。

（2）痰饮内阻证

主症：呕吐清水痰涎，脘闷不食，头眩心悸，舌苔白滑腻，脉沉弦滑。

治法：温中化饮，和胃降逆。

方药：小半夏汤合苓桂术甘汤。

药物组成：制半夏 9g，生姜 6g，茯苓 15g，白术 15g，炙甘草 6g，桂枝 12g。

辨证加减：脘腹胀满，舌苔厚腻者，可去白术，加苍术、厚朴以行气除满；脘闷不食者，加白豆蔻、砂仁以化浊开胃；胸膈烦闷，口苦，失眠，恶心呕吐者，可去桂枝，加黄连、陈皮以化痰泄热，和胃止呕。

方解：方中生姜、制半夏理气和胃，降逆止呕；茯苓渗湿健脾，利水化饮；桂枝温阳化气，平冲降逆；白术健脾燥湿利水；炙甘草补益脾气。诸药合用，健脾利湿，和胃止呕。

（3）肝气犯胃证

主症：呕吐吞酸，嗳气频繁，胸胁胀痛，舌质红，苔薄腻，脉弦。

治法：疏肝理气，和胃降逆。

方药：四七汤。

药物组成：紫苏叶 9g，厚朴 9g，制半夏 9g，生姜 6g，茯苓 12g，大枣 6g。

辨证加减：若胸胁胀满疼痛较甚，加川楝子、郁金、香附、柴胡以疏肝解郁；如呕吐酸水，心烦口渴，宜清肝和胃，辛开苦降，可酌加左金丸及栀子、黄芩等；呕吐黄色苦水，则为胆液外溢，可加白芍、枳壳、木香、金钱草等以疏肝利胆；若兼见胸胁刺痛，或呕吐不止，诸药无效，舌有瘀斑者，可酌加桃仁、红花等以活血化瘀。

方解：方中半夏降逆化痰，散结开郁，且又可和胃止呕；厚朴下气除满；茯苓健脾渗湿，以杜生痰之源，助半夏化痰祛湿；紫苏叶质轻辛温，芳香疏散，可宽中散邪解郁，升降并用，有利于气机条畅，更有宽胸畅中、行气解郁之功效；生姜可助半夏降逆和胃止呕，辛散化痰结；大枣可助茯苓健脾，且又可养血柔肝。诸药合用，功效卓著。

（4）脾胃气虚证

主症：食欲不振，食入难化，恶心呕吐，脘部痞闷，大便不畅，舌苔白滑，脉虚弦。

治法：健脾益气，和胃降逆。

方药：香砂六君子汤。

药物组成：人参15g，茯苓15g，白术10g，甘草6g，制半夏9g，陈皮6g，木香9g，砂仁3g。

辨证加减：若呕吐频作，嗳气脘痞，可加旋覆花、代赭石以镇逆止呕；若呕吐清水较多，脘冷肢凉，可加附子、肉桂、吴茱萸以温中降逆止呕。

方解：方中人参甘温，补益脾胃之气；茯苓甘淡，健脾渗湿；白术甘温而苦燥，补气健脾；甘草健脾益气；砂仁、木香理气和中；陈皮、半夏燥湿化痰和胃。诸药合用，可益气化痰，行气和中。

（5）脾胃阳虚证

主症：饮食稍多即吐，时作时止，面白，倦怠乏力，喜暖恶寒，四肢不温，口干而不欲饮，大便溏薄，舌质淡，脉濡弱。

治法：温中健脾，和胃降逆。

方药：理中汤。

药物组成：党参15g，白术15g，干姜6g，甘草6g。

辨证加减：呕吐甚者，加砂仁、半夏等以理气降逆止呕；若呕吐清水不止，可加吴茱萸、生姜以温中降逆止呃；若久呕不止，呕吐之物完谷不化，汗出肢冷，腰膝酸软，舌淡胖，脉沉细，可加制附子、肉桂等以温补脾肾之阳。

方解：方中干姜温运中焦，以散寒邪；党参补气健脾，协助干姜以振奋脾阳；白术健脾燥湿，以促进脾阳健运；甘草调和诸药，而兼补脾和中。诸药合用，使中焦重振，脾胃健运，升清降浊机能得以恢复。

（6）胃阴不足证

主症：呕吐反复发作，或时作干呕，似饥而不欲食，口燥咽干，舌红少津，脉细数。

治法：滋养胃阴，降逆止呕。

方药：麦门冬汤。

药物组成：人参15g，麦冬12g，粳米9g，甘草6g，制半夏9g，大枣6g。

辨证加减：若呕吐较剧，可加竹茹、枇杷叶以和降胃气；若口干，舌红，热甚，加黄连以清热止呕；大便干结者，加瓜蒌仁、火麻仁、白蜜以润肠通便；伴倦怠乏力，纳差舌淡，加太子参、山药、薏苡仁以益气健脾。

方解：方中麦冬甘寒质润，既滋肺胃阴津，又清肺胃虚热；人参健脾补肺，伍麦冬益气生津；半夏降逆化痰，止咳止呕；佐以甘草、粳米、大枣益气养胃，兼培土生金。诸药合用，共奏润肺养胃、降逆化浊之功效。

5．其他康复治疗

（1）物理治疗：经皮神经电刺激是通过在人体特定位置的皮肤处放置双电极，然后将低频脉冲电流输入人体以达到治疗目的的一种治疗方式。该方法已广泛应用于镇痛、缓解痉挛等方面。目前多项研究也已证实这种物理治疗方法可以缓解化疗后恶心呕吐、难治性恶心呕吐及胃轻瘫等，但是仍需要大样本量的数据去验证。

（2）针灸治疗：主穴取中脘，胃俞，内关，足三里。寒吐者，加上脘、公孙；热吐者，加商阳、内庭，并将金津、玉液点刺出血；食滞者，加梁门、天枢；痰饮者，加膻中、丰隆；肝气犯胃者，加肝俞、太冲；脾胃虚寒者，加脾俞、神阙；肠鸣者，加脾俞、大肠俞；泛酸干呕者，加建里、公孙。

（3）穴位按摩法或指压法：点压内关穴，或取耳穴的神门、交感、皮质下、脾、胃、贲门、内分泌等压豆治疗。

（4）穴位注射或埋线法：预防呕吐可选取双侧足三里行穴位注射，注射药物可选甲氧氯普胺、地塞米松、异丙嗪。穴位埋线可选双侧天枢、足三里、上巨虚及中脘。

（5）艾灸治疗：预防呕吐多采用隔姜灸法，可灸中脘、足三里、神阙。

（二）化疗致腹泻

化疗致腹泻（chemotherapy-induced diarrhea，CID）的发生率高达50%~80%，尤其见于应用伊立替康和氟尿嘧啶的患者。应用氟尿嘧啶后，3~4级毒性反应的发生率为16%，其中3~4级腹泻占54%。

1．病因与病理生理　目前CID的病因与病理生理尚不完全明确，多认为是细胞毒性药物直接抑制或破坏肠道细胞，干扰其分裂，引起肠道黏膜萎缩、肠壁细胞坏死或广泛炎症、小肠吸收面积减少、黏膜完整性破坏，导致小肠内吸收和分泌功能失去平衡而引起腹泻；此外，肿瘤本身、感染、手术因素、胃肠道功能障碍、患者紧张情绪等也可导致腹泻的发生。

2．临床表现与康复评定

（1）按照腹泻的持续时间，腹泻可分为急性腹泻和慢性腹泻。急性腹泻起病急骤，每日排便可达10次以上；慢性腹泻是指症状持续超过4周者。

（2）按照腹泻的严重程度及有无合并症，腹泻可分为简单性腹泻和复杂性腹泻。简单性腹泻为1~2级腹泻，无其他复杂症状或体征；复杂性腹泻是指3~4级腹泻或1~2级腹泻合并严重腹部痉挛、身体功能下降、恶心呕吐（≥2级）、中性粒细胞减少、发热、脓毒症、出血、脱水等 1 个或多个危险因素。

（3）按照腹泻发生时间，可分为早发性腹泻和迟发性腹泻。早发性腹泻多在输注药品期间或之后立即出现，多由急性胆碱能特性引起，多伴随痉挛性腹痛、多汗、瞳孔缩小等症状，给予阿托品后可迅速缓解；迟发性腹泻多在用药 24h 后出现，应用伊立替康后发生率可达 90%。

（4）腹泻分级

1 级：与基线相比，大便次数增加，每日 < 4 次；造瘘口排出物轻度增加。

2 级：与基线相比，大便次数增加，每日 4 ~ 6 次；静脉补液 < 24h；造瘘口排出物中度增加。

3 级：与基线相比，大便次数增加，每日 ≥ 7 次；大便失禁；需要住院治疗；造瘘口排出物重度增加；影响个人日常生活活动。

4 级：危及生命，需要紧急治疗。

5 级：死亡。

（5）康复评定：参照美国国立癌症研究所（National Cancer Institute，NCI）发布的《不良事件常用术语标准》（Common Terminology Criteria for Adverse Events，CTCAE）5.0 版评估脱水程度。

3. 西药治疗

（1）简单性腹泻的处理

1）初始管理：①饮食调整，停用所有含乳糖的产品、酒精和高渗透性膳食补充剂；②喝水补液；③少食多餐（例如香蕉、米饭、苹果酱、吐司、普通面食）；④指导患者记录粪便数量并报告危及生命的症状（例如发热或站立时头晕）；⑤对于 2 级腹泻，考虑在下一周期减量使用化疗药物。

2）药物治疗：洛哌丁胺的初始剂量为 4mg，随后每 4h 或在每次不成形粪便后服用 2mg（不超过每日 16mg），12 ~ 24h 后对患者腹泻情况进行评估。如果洛哌丁胺治疗后患者腹泻得到控制，应指导患者继续调整饮食，并逐渐在饮食中添加固体食物；当患者腹泻停止超过 12h，可以停止使用洛哌丁胺。若腹泻持续超过 24h，应将洛哌丁胺剂量从每 4h 调整为每 2h 服用 2mg，并开始口服抗生素（如氟喹诺酮）预防感染，建议口服抗生素 7 天。

如果轻度至中度化疗相关腹泻在大剂量洛哌丁胺治疗 24h 后（或常规剂量洛哌丁胺治疗 48h 后）仍未解决，应住院治疗，进行进一步评估。检查项目包括全套粪检查和血液检查，大便检查应包括对病原体的检测。根据患者具体情况，进行补液治疗。同时停用洛哌丁胺，并开始使用二线止泻剂奥曲肽（起始剂量为 100 ~ 150μg，皮下注射或静脉注射，每日 3 次；剂量可以增加至 500μg，皮下注射或静脉注射，每日 3 次）或阿片酊。

（2）复杂性腹泻的处理

1）静脉补液：根据血清钠、钾及酸碱平衡情况选择等渗盐水或平衡盐溶液，快速补液，直至低血容量的临床症状得到改善。如果患者有心动过速并且有潜在的感染，初始应按 20ml/kg 给予液体静脉推注，低钾患者需要同时补钾。中心静脉压维持正常和尿量 > 0.5ml/（kg·h）是反映补液量是否达标的指标，但应注意少尿性急性肾损伤［尿量 < 0.5ml/（kg·h）］的患者有发生肺水肿的风险。

2）给予奥曲肽 100 ~ 150μg 皮下注射，每日 3 次，或者 20 ~ 50μg/h 静脉注射，如果患者严重脱水，可将剂量逐步增加至 500μg，直至腹泻得到控制。同时，使用抗生素（如氟喹诺酮）预防感染。若中性粒细胞数 < 500/mm^3，无论发热或腹泻与否，都应口服氟喹诺酮直至中性粒细胞数恢复正常；伴有发热的持续腹泻的患者，即使没有中性粒细胞减少，也应口服氟喹诺酮直至发热和腹泻消退。

3）腹泻患者应进行血常规和生化检查及大便常规检查，以了解有无贫血、白细胞增多及种类、电解质紊乱和粪便性状。临床怀疑同时合并感染性腹泻时，应积极进行病原学检查以明确诊断。

4）任何化疗致腹泻的患者，在洛哌丁胺治疗 24h 或 48h 后进展至 3 级或 4 级腹泻，也应如上所述进行干预，直至患者无腹泻 24h。即使是高剂量的洛哌丁胺，对于 3 级或 4 级腹泻的患者可能效果仍然较差。因此，如果患者严重脱水，应立即开始奥曲肽及抗生素治疗。

4．中药治疗 化疗致腹泻属中医"泄泻""痢疾"范畴，辨证有虚、实之分。治疗早期，患者正气尚强，药邪初犯肠腑，伤及脾胃，脾失健运，生湿化热，混杂而下，下趋于肠，而生腹泻，多表现为"湿热内盛"之实证；治疗后期，患者脾胃虚弱，正气亏虚，而化疗药物伤脾败胃，脾病及肾，肾阳虚衰，多表现为"脾肾阳虚"之虚证。治疗以祛湿、健脾、补肾为要。

（1）寒湿困脾证

主症：大便清稀或如水样，或兼有腹痛肠鸣，食欲不振，脘腹闷胀，舌苔薄白或白腻，脉濡缓。

治法：芳香化湿，解表散寒。

方药：藿香正气散。

药物组成：大腹皮 15g，白芷 15g，紫苏 15g，茯苓 15g，白术 9g，陈皮 9g，厚朴 9g，制半夏 6g，桔梗 6g，藿香 9g，甘草 6g。

辨证加减：恶寒重者，加荆芥、防风；湿邪偏重，可用胃苓汤；若寒重于湿，可用理中丸。

方解：方中藿香解在表之风寒，化在里之湿浊，且可辟秽和中而止呕；制半夏、陈皮理气燥湿，白术、茯苓健脾运湿以止泻，共助藿香内化湿浊而止吐泻；湿浊中阻，气机不畅，故佐以大腹皮、厚朴行气化湿，畅中行滞；紫苏、白芷辛温发散，助藿香外散风寒，紫苏尚可醒脾宽中，白芷兼能燥湿化浊；桔梗宣肺利膈，既益解表，又助化湿；使以甘草调和药性。诸药合用，则湿浊得化，气机调畅，清升浊降。

（2）肠道湿热证

主症：腹痛即泻，泻下急迫，粪色黄褐臭秽，伴有肛门灼热、腹痛、烦热口渴，小便短黄，舌苔黄腻，脉濡数或滑数。

治法：清热燥湿，分利止泻。

方药：葛根芩连汤。

药物组成：葛根 15g，黄芩 9g，黄连 6g，甘草 6g。

辨证加减：肛门灼热重者，加金银花、地榆、槐花；嗳腐吞酸，大便酸臭者，加神曲、山楂、麦芽。

方解：方中葛根辛甘而凉，入脾胃经，既能解表退热，又能升脾胃清阳之气而治下利；黄连、黄芩清热燥湿，厚肠止利；甘草甘缓和中，调和诸药。四药合用，外疏内清，则身热下利自愈。

（3）脾气亏虚证

主症：大便时溏时泻，稍进油腻则便次增多，伴有食后腹胀、纳呆、神疲乏力，舌质淡，苔薄白，脉细弱。

治法：健脾益气，渗湿止泻。

方药：参苓白术散。

药物组成：人参 15g，白术 12g，茯苓 15g，甘草 6g，砂仁 3g，陈皮 9g，桔梗 12g，白扁豆 15g，山药 15g，莲子肉 9g，薏苡仁 15g。

辨证加减：泻势严重者，加赤石脂、诃子、陈皮炭、石榴皮炭；肛门下坠者，加黄芪；畏寒重者，加炮姜。

方解：方中人参补气，健脾养胃；山药健脾止泻；白术、茯苓燥湿健脾；莲子肉补脾涩肠；薏苡仁、白扁豆健脾化湿；砂仁芳香化湿，和胃降逆；桔梗宣肺养肺；甘草调和诸药。诸药合用，共奏健脾益气、渗湿止泻之功效。

（4）肾阳亏虚证

主症：晨起泄泻，大便清稀，或完谷不化，伴有脐腹冷痛，喜暖喜按，形寒肢冷，腰膝酸软，舌淡胖，苔白，脉沉细。

治法：温肾健脾，固涩止泻。

方药：四神丸。

药物组成：补骨脂 9g，吴茱萸 3g，肉豆蔻 9g，五味子 12g，大枣 15g，生姜 6g。

辨证加减：中气下陷，久泻不止者，加黄芪、党参、诃子、赤石脂；小腹冷痛者，加炮附片、肉桂；面色黑，舌有瘀斑者，加蒲黄、五灵脂。

方解：方中补骨脂大温，补肾阳以温脾土，治肾泻；肉豆蔻温脾暖胃，涩肠止泻；吴茱萸辛苦大热，温脾肾以散阴寒；五味子酸温，固肾益气，涩肠止泻；大枣补脾养胃。

此外，针对介入术后腹泻常用的中成药有参苓白术颗粒、补中益气颗粒、补脾益肠丸、人参健脾丸、肠舒止泻胶囊、痛泻宁颗粒等。

5．其他康复治疗

（1）针灸治疗：主穴取天枢，水分，上巨虚，阴陵泉。寒湿加神阙；湿热加内庭；食滞加中脘。

（2）艾灸治疗：取神阙，气海，关元，天枢，亦可选取中脘、天枢、神阙进行隔姜灸、隔盐灸。

（3）穴位贴敷：取天枢、大肠俞、上巨虚、三阴交、关元、中脘、足三里等，可选取白芥子、肉桂、延胡索、炮附片、甘遂、细辛，共研成细末，用鲜姜汁调成稠膏状，制作成小丸，放在直径约5cm的胶布上，固定于上述穴位，每日敷贴4~6h。或取神阙，将丁香、艾叶、木鳖子、肉桂、麝香、大蒜、吴茱萸、胡椒等研末进行脐疗。

（4）穴位埋线：可选脾俞、大肠俞、天枢、中脘、气海、关元、足三里进行穴位埋线治疗。

（三）化疗致便秘

肝癌患者化疗致便秘（chemotherapy-induced constipation，CIC）多发生在应用阿片类药物和5-HT3受体拮抗剂和长春花生物碱类化疗药的人群中，其中以阿片类药物最常见。患者便秘的患病率随着年龄的增长而增加，老年人便秘的概率是年轻人的5倍。

1．病因与病理生理 CIC的发生机制目前尚不明确，但有研究表明其可能与某些特定化疗药物有关，如沙利度胺、顺铂和长春花生物碱。在接受这些药物治疗的患者中，有高达80%~90%的患者可能诱发CIC。对于这类药物，CIC的发生机制被认为是由生物碱对自主肠神经系统的直接作用所导致的自主神经病变所致。其他抗肿瘤药物诱发CIC的发生机制尚不清楚。

2．临床表现与康复评定

（1）胃肠传送功能正常型：患者胃肠运动功能及肠壁顺应性正常。主要发生机制归于直肠感觉阈值升高，便意减少，大便停留时间过长。一般无腹痛、腹胀，几乎不出现大便阻塞嵌顿。通过临床症状及体格检查可作出诊断。

（2）胃肠传送功能减慢型：病理机制尚不明确。患者多伴有胃肠间质细胞及肠肌层神经节的减少，胃肠神经肽及内分泌激素分泌和功能失调，胃肠运动功能失常。临床表现有腹胀、腹痛，大便或软或结，听诊肠鸣音减弱。

（3）肛门直肠运动异常型：见于各年龄段，多与肛门直肠结构异常或盆底直肠肌运动不协调有关。表现为排便困难，易出现阻塞嵌顿。通过直肠指检、肛镜、肠镜、X线摄片及肌电等检查或可作出诊断。

（4）便秘分级

1级：偶然或间断性出现，偶然使用粪便软化剂、缓泻剂，或调整饮食习惯或灌肠。

2级：持续使用缓泻剂或灌肠，影响工具性日常生活活动。

3级：需手工疏通的顽固性便秘，影响个人日常生活活动。

4级：危及生命，需要紧急治疗。

5级：死亡。

（5）康复评定

1）便秘患者生活质量量表（patient assessment of constipation quality of life，PAC-QOL）：PAC-QOL量表由Marquis等人编制，是对便秘患者生活质量进行评估的一个特异性量表。该量表包含28个条目，分为担心和关注的事件、躯体不适、心理不适和满意度4个维度，得分越低表示生活质量越好。

2）便秘评估量表（Constipation Assessment Scale，CAS）：CAS量表由McMillan和Williams编制。该量表共包含8个条目，评价项目包括腹部鼓胀或胀气、排气数量的变化、排便频率降低、稀便、直肠梗阻和压迫感、排便时伴直肠疼痛、粪量较少、排便费力、排便不尽感、排便失败，可以快速判断患者有无便秘以及便秘的严重程度。

3）便秘症状评分系统（constipation scoring system，CSS/Cleveland clinic score，CCS）：CCS由Feran Agachan等人编制，主要包括8个条目，分别为排便频率、排便困难程度、排便不尽感、腹痛、排便时间、需要帮助的类型、每24h有便意而解不出来的次数及便秘病程。得分超过15分可判定为便秘。

4）便秘症状评分系统（Knowles-eccersley-scott-symptom，KESS）：KESS是基于CSS的优化版本，不仅可以评估患者的便秘病情，还可对患者进行分型。该量表包含11个条目，评价的项目包括便秘病程、泻药的使用、排便频率、是否出现有便意而排便失败的情况、排便不尽感、腹部疼痛、腹胀、灌肠或者用手帮助的次数、排便时间、排便困难程度以及不用泻药时的粪便性状。患者得分越高，则病情越严重。

5）Bristol粪便性状量表（Bristol Stool Form，BSF）：BSF量表是一种评估大便性状的量表，由Heaton等人编制。该量表将粪便性状分为7种，1~2分为便秘，3~4分为正常粪便，5~7分为腹泻。不同的粪便性状可以反映不同的肠道传输时间，得分越低，传输时间越长；得分越高，传输时间越短。

3．西药治疗

（1）渗透性泻药

1）聚乙二醇：是一种惰性聚合物，不被肠道吸收。它含有电解质，不会造成钠和钾的净增加或减少，不良反应少。每日服用1次聚乙二醇耐受性良好且通常有效，是临床首选的泻药。

2）乳果糖：是一种合成的双糖，不被小肠吸收，在结肠中发酵产生脂肪酸、氢气和二氧化碳，同时降低粪便 pH。该药可能会导致肠道菌群紊乱，引起患者腹胀等不适。推荐剂量为每次 15～30ml，每日 2～3 次，必要时减少。

3）镁和硫酸盐：常用的有氢氧化镁、柠檬酸盐、硫酸盐和芒硝。对于轻度腹泻，常选择氢氧化镁，推荐剂量为每日 1.2～3.6g。硫酸镁的效果优于氢氧化镁，推荐剂量为每日 5～10g，溶于温水中口服。应该注意儿童口服过量镁盐可导致高镁血症，肾功能损害患者和儿童应谨慎使用。

（2）容积性泻药：常用药物有欧车前、聚卡波非钙、麦麸等。该类药物是非淀粉多糖的浓缩形式，主要通过滞留粪便中的水分，增加粪便含水量和粪便体积，从而起到通便作用，可用于不能摄取足够膳食纤维但是能摄入液体的轻度便秘患者。

（3）刺激性泻药

1）蒽醌类：临床常用的有番泻叶、芦荟、樟脑等。该类药物均来自植物，是无活性的糖苷，被结肠细菌的糖苷酶水解，产生活性分子。活性化合物对结肠具有运动和分泌作用。这些制剂最好在晚上或睡前服用。大剂量使用该类药物可引起腹部绞痛和腹泻。

2）多酚（二苯基甲烷）化合物：临床常用的有比沙可啶和匹可硫酸钠。该类药物通便作用强，通常不建议在疾病晚期患者中使用，只建议在难治性便秘的情况下短期使用。推荐剂量为，比沙可啶片，成人 5～10mg，睡前服用；匹可硫酸钠片，成人 5～7.5mg，每日 1 次。

3）洗涤剂 / 粪便柔软剂：常用的有二辛基磺基琥珀酸钠（多库酯钠）。该类药物刺激小肠和大肠的液体分泌。推荐剂量为成人每日 500mg。

4）液体石蜡：是一种矿物油，可以软化和润滑粪便。抽吸可引起类脂性肺炎，若直肠肛管黏膜破裂，部分患者可出现肛门渗漏及异物反应。其效果不如聚乙二醇。

5）促运动剂：临床常用的有秋水仙碱和米索前列醇，主要用于慢传输型便秘，能缩短结肠通过时间并增加便秘患者的大便次数。替加色罗是一种结肠促运动剂，最近被批准用于治疗 65 岁以下男性和女性的慢性特发性便秘。

（4）灌肠剂和栓剂：对于口服泻药效果差，或者影像学发现完整的粪便嵌顿时，可以选择使用灌肠剂或栓剂。灌肠剂和栓剂可增加肠道水分含量，刺激肠蠕动，从而促进排便。目前常用的灌肠剂有生理盐水、肥皂水、渗透性灌肠剂、高渗磷酸钠、多库酯钠、比沙可啶等，常用的栓剂有甘油栓、比沙可啶栓等。该方法短期治疗，效果显著。

4．中药治疗 化疗引起的便秘，多在化疗中后期出现，以排便不爽、排便无力多见。多因患者素体虚弱，加之肿瘤攻伐、化疗后食欲不振，导致脾胃虚弱，胃纳入水谷精微功能失常，或津液化生障碍，或脾虚运化无力，或肠道干涩而津枯，燥屎便结于肠中。在化疗过程中，止吐治疗抑制胃肠蠕动，则加重便秘症状。本病病机以气虚阴伤，燥屎内结多见，本虚标实。治疗应以益气养阴、润肠通便为主。

（1）肠胃积热证

主症：大便干结，腹胀或腹痛，伴有口干、口臭，面赤，小便短赤，舌红苔黄，脉滑。

治法：泻热导滞，润肠通便。

方药：麻子仁丸。

药物组成：火麻仁 15g，白芍 15g，苦杏仁 9g，大黄 3g，厚朴 9g，枳实 15g。

辨证加减：大便干结难下者，加芒硝、番泻叶；热积伤阴者，加生地黄、玄参、麦冬。

方解：火麻仁益脾胃之阴，润肠通便；苦杏仁上肃肺气，下入大肠；白芍养血敛阴，缓急和里；大黄苦寒，泻热通便；枳实破结；厚朴除满。诸药合用，使热去阴复燥除，大便自调。

（2）阴寒积滞证

主症：大便艰涩，腹中拘急冷痛，得温痛减，伴有口淡不渴，四肢不温，舌质淡暗，苔白腻，脉弦紧。

治法：温里散寒，通便止痛。

方药：温脾汤合半硫丸加减。

药物组成：大黄 3g，党参 15g，制附子 9g，干姜 6g，甘草 6g，当归 15g，芒硝 10g。

辨证加减：腹痛如刺，舌质紫暗者，加桃仁、红花；腹部胀满者，加厚朴、枳实。

方解：附子、干姜温壮脾阳以散寒凝；大黄、芒硝泻下通便以荡积滞；党参甘温，补益脾气；当归养血和血；甘草调和诸药。诸药合用，使寒邪去，积滞行，脾阳复，则诸症自除。

（3）气机郁滞证

主症：排便不爽，腹胀，伴有肠鸣，胸胁满闷，呃逆或矢气频，舌质暗红，苔薄，脉弦。

治法：行气导滞，通便止痛。

方药：六磨汤加减。

药物组成：槟榔 9g，沉香 9g，木香 9g，乌药 12g，枳壳 12g，大黄 3g，人参 6g。

辨证加减：忧郁寡言者，加郁金、合欢皮；急躁易怒者，加当归、芦荟；气逆呕吐者，可加半夏、陈皮；气滞血瘀者，可加红花、赤芍、桃仁。

方解：乌药疏肝行气散结；沉香下气降逆；槟榔下气降逆，消积导滞；枳壳行气散结导滞；大黄泻下攻积；人参甘温益气，使理气而不伤正。

（4）气虚便秘证

主症：排便无力，腹中隐隐作痛，喜揉喜按，伴有乏力懒言，食欲不振，舌质淡红，舌体胖大，或边有齿痕，苔薄白，脉弱。

治法：益气运脾，润肠通便。

方药：黄芪汤。

药物组成：炙黄芪 10g，火麻仁 10g，陈皮 10g，白蜜 2 匙。

辨证加减：乏力汗出者，加党参、白术；气虚下陷脱肛者，加升麻、柴胡；纳呆食积者，可加莱菔子；脘腹痞满者，可加白扁豆、薏苡仁。

方解：炙黄芪补脾肺气；火麻仁、白蜜润肠通便；陈皮理气。

（5）血虚便秘证

主症：大便干结，排便困难，面色少华，伴有头晕，心悸，口唇色淡，舌质淡，苔薄白，脉细弱。

治法：益气养血，润肠通便。

方药：润肠丸加减。

药物组成：当归12g，生地黄15g，火麻仁10g，桃仁9g，枳壳9g。

辨证加减：头晕者，加熟地黄、桑椹、天麻；气血两虚者，加黄芪、白术；手足心热，午后潮热者，可加知母、胡黄连。

方解：当归养血和血祛风；生地黄养阴清热凉血；火麻仁、桃仁润肠通便；枳壳引气下行。

（6）阴虚便秘证

主症：大便干结如羊之粪便，口干欲饮，伴有手足心热，形体消瘦，心烦少眠，舌质红、有裂纹，苔少，脉细。

治法：滋阴润燥，润肠通便。

方药：增液汤。

药物组成：玄参15g，麦冬10g，生地黄15g。

辨证加减：大便干结者，加火麻仁、苦杏仁、瓜蒌仁；口干者，加玉竹、石斛；烦热少眠者，加女贞子、墨旱莲、柏子仁。

方解：方中玄参、麦冬、生地黄滋阴生津。本方重用养阴生津之药，用"咸甘苦寒法"增液润肠，以达增水行舟之功效。

（7）阳虚便秘证

主症：大便干或不干，排出困难，畏寒肢冷，伴有面色㿠白，腰膝酸冷，小便清长，舌淡胖，苔白，脉沉细。

治法：温补肾阳，润肠通便。

方药：济川煎。

药物组成：当归9g，牛膝15g，肉苁蓉12g，泽泻15g，升麻9g，枳壳9g。

辨证加减：腹中冷痛者，加肉桂、小茴香、木香；腰膝酸冷者，加锁阳、核桃仁。

方解：肉苁蓉温补肾阳，并能润肠以通便；当归辛甘而润，养血和血，又能润肠；牛膝强腰肾，善于下行，助肉苁蓉、当归补肝肾强腰膝；泽泻渗利肾浊，使补而不滞；枳壳宽肠下气；升麻轻宣升阳，升清降浊。诸药合用，共奏温润通便之功效。

便秘常用的中成药有麻仁润肠丸、通便宁片、枳实导滞丸、清肠通便胶囊、四磨汤口服液、苁蓉通便口服液、便通胶囊等。

5．其他康复治疗

（1）初始管理：包括饮食调整，逐渐增加膳食纤维摄入量（如麦麸、水果、蔬菜和坚果等）；增加液体摄入量；在患者能力范围内增加体力活动；可适当腹部按摩。

（2）针灸治疗：主穴取大肠俞，天枢，归来，支沟，上巨虚。热秘加合谷、内庭；气秘加中脘、太冲；气虚加脾俞、气海；血虚加足三里、三阴交；阳虚加神阙、内庭。

（3）穴位按摩：目前应用广泛的为腹部穴位按摩，其通过对腹部天枢、气海、中脘等特定穴位进行刺激，起到聚集患者自身生气、疏通瘀塞经络的作用，从而促进肠道功能的恢复。

（4）穴位贴敷：实证便秘可选大黄、芒硝、甘遂、冰片等；虚证便秘可选肉桂、大黄、丁香、木香、黄芪、当归等。虚证及实证便秘皆可选取神阙。此外，可根据证候不同选取相应的背部俞穴，如实证便秘可选膈俞、脾俞、胃俞、三焦俞、大肠俞等，虚证便秘可选肺俞、膈俞、脾俞、肾俞、关元俞等。穴位贴敷每日 1 次，每次 6 ~ 8h，3 ~ 5 日为1 个疗程。

（5）生活方式调整：建立良好的排便习惯，每日主动排便，控制排便时间，适当运动锻炼，保持心情舒畅，避免不良情绪刺激，均对缓解便秘有帮助。

（四）化疗致肝损伤

药物性肝损伤（drug-induced liver injury，DILI），亦称药物性肝病，指在用药物治疗疾病的过程中，在药物治疗量内，肝脏因受药物及其代谢产物作用而发生的功能和结构的损害。其中，化疗致肝损伤（chemotherapy-induced liver injury，CILI）是指由各类化疗药物及其代谢产物乃至辅料等所诱发的肝损伤。在 DILI 引起的急性肝衰竭病例中，抗肿瘤药物是第二大常见病因，占比 11.9%。

1．病因与病理生理 各类抗肿瘤药物均能引起不同程度的肝损伤，多种药物联合化疗引起的肝损伤更为严重。DILI 发病机制尚不明确，现有报道大致可概括为：①药物及其肝内代谢产物的直接肝毒性；②药物介导的免疫损伤；③遗传多态性；④氧化应激、线粒体损伤、炎症反应；⑤内质网应激；⑥肝组织修复能力缺乏。

1989 年，欧洲和美国专家在巴黎国际共识会议上对 DILI 达成"巴黎共识"，将肝损害定义为：①ALT 或直接胆红素升高至正常上限值 2 倍以上；②AST、ALT 和总胆红素同时升高，且其中至少有 1 项升高至正常上限值 2 倍以上。药物导致严重肝毒性唯一最明确的指标是转氨酶升高伴总胆红素升高，其他生化指标对肝损害的诊断都是非特异性的。

2．临床表现与康复评定

（1）损伤分型

1）急性药物性肝损伤：在临床上，急性 DILI 占绝大多数，其中 6% ~ 20% 可发展为慢性。有研究显示，急性 DILI 发病 3 个月后约 42% 的患者存在肝脏生化指标异常；随访 1 年，约 17% 的患者仍存在肝脏生化指标异常。胆汁淤积型 DILI 相对易于进展为慢性。

急性 DILI 分为肝细胞损伤型、胆汁淤积型和混合型。①肝细胞损伤型：ALT ≥ 3ULN，且 ALT/ALP ≥ 5；②胆汁淤积型：ALP ≥ 2ULN，且 ALT/ALP ≤ 2；③混合型：ALT ≥ 3ULN，ALP ≥ 2ULN，且 ALT/ALP：2 ~ 5。

2）慢性药物性肝损伤：是指 DILI 发生 6 个月后，血清 ALT、AST、ALP 及总胆红素仍持续异常，或存在门静脉高压、慢性肝损伤的影像学和组织学证据。

（2）程度分级：目前国际上通常将急性 DILI 的严重程度分为 0 ~ 5 级，结合我国肝功能衰竭指南，对分级略作修正（表 8-3-1）。

表 8-3-1　急性 DILI 的严重程度分级

程度	定义
0 级	无肝损伤：患者对暴露药物可耐受，无肝毒性反应
1 级	轻度肝损伤：血清 ALT 和 / 或 ALP 呈可恢复性升高，TBil < 2.5ULN（2.5mg/dl 或 42.75μmol/L），且国际标准化比值（international normalized ratio，INR）< 1.5
2 级	中度肝损伤：血清 ALT 和 / 或 ALP 升高，TBil ≥ 2.5ULN，或虽无 TBil 升高，但 INR ≥ 1.5
3 级	重度肝损伤：血清 ALT 和 / 或 ALP 升高，TBil ≥ 5ULN（5mg/dl 或 85.5μmol/L），伴或不伴 INR ≥ 1.5。需要住院治疗，或住院时间延长
4 级	急性肝损伤：血清 ALT 和 / 或 ALP 升高，TBil ≥ 10ULN（10mg/dl 或 171μmol/L）或每日上升 ≥ 1.0mg/dl（17.1μmol/L），INR ≥ 2.0 或 PTA < 40%，可同时出现腹水或肝性脑病；或其他器官功能衰竭
5 级	致命肝损伤：因 DILI 死亡，或需接受肝移植才能存活

3. 西药治疗

（1）治疗原则

1）一旦诊断明确，原则上立即停用可疑抗肿瘤药物和可能导致肝损伤的合并用药。对于不能停药的轻度肝损伤者，需要在严密监控下减少可疑药物用量。美国 FDA 于 2013 年制定了药物临床试验中出现 DILI 的停药原则，即在用药过程中出现以下任何 1 项者须立即停用可疑药物：①ALT 或 AST > 8ULN；②ALT 或 AST > 5ULN，持续 2 周以上；③ALT 或 AST > 3ULN，并且 TBil 或 INR 升高至 1.5 ~ 2ULN；④ ALT 或 AST > 3ULN，并有进行性加重的乏力、恶心、呕吐、右上腹痛征象，或发热、皮疹、嗜酸细胞增多。

2）正确使用抗炎、抗氧化、解毒、降酶、退黄等护肝药物。

3）积极治疗基础肝病。

4）改变不良生活方式，清淡饮食、戒酒、控制体重等。

5）对于疗效不佳或肝功能衰竭患者及时咨询肝病科医师，适时使用糖皮质激素或人工肝支持或肝移植治疗。

（2）常用药物：临床上常用的保肝药物分为抗炎、解毒、抗氧化、肝细胞膜保护和利胆等五大类。抗炎类包括异甘草酸镁、甘草酸二铵、甘草酸单铵、复方甘草酸苷、复方甘草甜素等；解毒类包括硫普罗宁、还原型谷胱甘肽、N-乙酰半胱氨酸、葡醛内酯等；抗氧化类包括联苯双酯、双环醇、水飞蓟素等；肝细胞膜保护剂有多烯磷脂酰胆碱等；利胆类包括 UDCA、S-腺苷蛋氨酸等。上述药物原则上均可以用于治疗肿瘤药物相关性肝损伤。

（3）用药说明：①成人药物性急性肝衰竭和亚急性肝衰竭早期，建议尽早选用 N-乙酰半胱氨酸，视病情可按 50~150mg/（kg·d）给药，疗程至少 3 天。②异甘草酸镁可用于治疗 ALT 明显升高的急性肝细胞损伤型或混合型 DILI。③轻、中度肝细胞损伤型和混合型 DILI，炎症较重者，可试用双环醇和甘草酸制剂（甘草酸二铵肠溶胶囊或复方甘草酸苷等）；炎症较轻者，可试用水飞蓟素。胆汁淤积型 DILI 可选用 UDCA 或 S-腺苷蛋氨酸。④不推荐 2 种以上保肝抗炎药物联合应用，也不推荐预防性用药来减少 DILI 的发生。

（4）糖皮质激素治疗适应证：糖皮质激素治疗 DILI 须严格掌握适应证，不推荐其作为 DILI 的常规治疗用药，使用前应充分权衡治疗获益和可能的风险。该类药物可用于伴随超敏或自身免疫征象的免疫介导的 DILI。伴有自身免疫特征的自身免疫性肝炎样 DILI 多对糖皮质激素治疗应答良好，且在停用糖皮质激素后不易复发。糖皮质激素对免疫机制或超敏反应引起的肝损伤有特异性治疗作用，但能否治疗非免疫机制肝损伤存在争议，目前比较一致的意见是，在其他护肝药物治疗效果不佳或重症患者可以试用此类药物。值得注意的是，如果存在消化道溃疡或出血，则禁用糖皮质激素。

4．中药治疗　化疗致肝损伤，为中医"药毒"的一种，属于中医"胁痛""黄疸""鼓胀""虚劳"范畴，可参照其辨证论治。患者感受化疗药物之"药毒"，与素体脾、胃、胆、肾功能密切联系，导致气血阴阳不足，肝失所养，湿热阻滞，痰瘀内生，属本虚标实之证。治疗以疏肝理气为主，辅以清热利湿、化痰逐瘀、益气养阴。

（1）肝胆湿热证

主症：胁痛口苦，胸闷纳呆，恶心呕吐，目赤或目黄身黄，小便黄赤，舌红苔黄，脉弦滑数。

治法：疏肝利胆，清热利湿。

方药：龙胆泻肝汤。

药物组成：龙胆草 6g，栀子 9g，黄芩 9g，泽泻 12g，通草 9g，车前子（包煎）9g，当归 15g，生地黄 9g，柴胡 6g，甘草 6g。

辨证加减：有黄疸见证者，加用茵陈蒿汤。

方解：方中龙胆草上泻肝胆实火，下清下焦湿热；黄芩、栀子泻火解毒，燥湿清热；泽泻、通草、车前子清热利湿，导邪下行；生地黄、当归滋阴养血以顾肝体，柴胡舒畅气机以顾肝用；甘草调和诸药。诸药合用，共奏泻肝胆实火、清下焦湿热之功效。

（2）肝郁脾虚证

主症：两胁胀痛，每因情志而增减，伴有乏力，嗳气食少，口苦咽干，胸闷，大便稀或黏腻不爽，舌淡胖，苔厚或腻，脉沉弦。

治法：疏肝理气，健脾除湿。

方药：逍遥散。

药物组成：柴胡15g，当归15g，白芍15g，白术15g，茯苓15g，生姜15g，薄荷6g，炙甘草6g。

辨证加减：若胁痛甚，可加青皮、郁金、木香、延胡索、川楝子；胃失和降，恶心呕吐者，可加旋覆花、半夏、陈皮；气滞血瘀者，可加郁金、牡丹皮、赤芍。

方解：方中柴胡疏肝解郁，使肝气条达；白芍养血柔肝；当归养血活血；白术、炙甘草、茯苓健脾益气；薄荷助柴胡散肝郁；生姜温胃和中。诸药合用，使肝气得舒，脾运得健。

（3）肝郁血瘀证

主症：见于治疗后期，胁肋刺痛，痛处固定而拒按，入夜更甚，或见面色晦暗，四肢倦怠，食欲不振，或有蜘蛛痣，头眩口苦，舌质紫暗，苔薄白，脉沉弦。

治法：活血化瘀，通络止痛。

方药：血府逐瘀汤加减。

药物组成：生地黄15g，当归15g，川芎9g，赤芍15g，桃仁9g，红花6g，牛膝10g，桔梗9g，柴胡9g，枳壳9g。

方解：桃仁、红花、当归、生地黄、川芎、赤芍活血化瘀而养血；柴胡行气疏肝；桔梗开肺气，疏利胸膈气机；枳壳行气宽中；牛膝通利血脉，引血下行。诸药合用，通调气血。

（4）肝血不足证

主症：乏力，目暗昏花，纳差，食少，头晕，目眩，胁闷不舒，肢体麻木，筋脉拘急，或筋惕肉瞤，妇女月经不调甚则闭经，面色不华，舌质淡，脉弦细或细涩。

治法：补益肝血，养肝明目。

方药：四物汤。

药物组成：熟地黄20g，当归15g，川芎15g，白芍15g。

方解：方中熟地黄味厚滋腻，滋补阴血；当归甘温质润，补血养肝；白芍酸甘质柔，养血敛阴；川芎辛散温通，上行头目，下行血海，中开郁结。诸药合用，补血和营。

（5）肝肾阴虚证

主症：胁肋隐痛，绵绵不休，劳累后加重，卧床休息后缓解，体倦乏力，腰膝酸软，目涩，舌质红，脉沉细。

治法：益精养血，滋补肝肾。

方药：一贯煎加减。

药物组成：生地黄 15g，当归 15g，北沙参 15g，麦冬 15g，白芍 15g，女贞子 15g，墨旱莲 15g，黄精 15g，川楝子 10g，制香附 10g，制半夏 9g，竹茹 15g，枸杞子 15g。

辨证加减：心神不宁，心烦不寐者，可加酸枣仁、五味子、合欢皮；头晕目眩，视物昏花者，可加熟地黄；阴虚火旺者，可加知母、黄柏、地骨皮。

方解：方中生地黄益肾养肝，滋水涵木；枸杞子补肝肾，益精血；当归养血补肝，且养血而能活血；北沙参、麦冬滋养肺胃，养阴生津，为佐金平木、培土抑木之意；川楝子疏肝泻热，行气止痛。诸药合用，使肝体得养，肝气得疏。

5．其他康复治疗

（1）人工肝：DILI 内科治疗的目的是尽早去除引起急性肝衰竭的病因、保护未受损伤的肝实质细胞，以及应用药物促进肝细胞再生。治疗包括停用肝毒性药物、必要的基础生命支持、维持水电解质及酸碱平衡、保护肝功能及促进肝细胞再生、预防应激性溃疡等并发症的发生。一旦发生急性肝衰竭，经内科治疗不能逆转或预后凶险者，应及时行人工肝支持或肝移植治疗。

（2）肝移植：对出现肝性脑病和严重凝血功能障碍的急性肝衰竭和亚急性肝衰竭，以及失代偿性肝硬化的患者，可考虑肝移植。

（3）针灸治疗：主穴取期门，阳陵泉，足三里。肝郁脾虚者配合艾灸脾俞；痰湿阻滞者配合灸足三里。

（4）穴位埋线：可选双侧肝俞、期门进行穴位埋线治疗。

二、造血系统功能损伤

骨髓抑制是化疗最常见的限制性毒性反应，主要表现为贫血、白细胞减少、血小板减少等，其中以白细胞特别是中性粒细胞减少最为常见，其次是血小板减少，化疗对红细胞的影响最小。严重骨髓抑制可合并感染、出血，甚至危及生命。

（一）化疗致贫血

化疗致贫血（chemotherapy-induced anemia，CIA）发生的风险和严重程度与化疗方案、强度、患者先前是否接受过骨髓抑制性化疗及放疗，以及患者自身因素等有关。对于年龄 ≥ 60 岁的恶性肿瘤患者，女性患者化疗后贫血发生率较男性高，但不同临床分期患者化疗后贫血发生率之间差异无统计学意义。

1．病因与病理生理　细胞毒性化疗药物通过直接损害骨髓中的血细胞生成（包括红细胞前体的合成）导致贫血；某些特定细胞毒性药物（例如铂类）的肾毒性还可抑制促红细胞生成素（erythropoietin，EPO）的产生，进而导致贫血。

2．临床表现与康复评定 我国贫血的标准为成年男性 Hb 低于 120g/L，成年女性低于 110g/L，孕妇低于 100g/L。

根据 Hb 浓度，贫血分度如下。①轻度贫血：Hb 浓度大于 90g/L，但小于正常值；②中度贫血：Hb 浓度为 60～90g/L；③重度贫血：Hb 浓度为 30～59g/L；④极重度贫血：Hb 浓度小于 30g/L。

3．西药治疗

（1）红细胞生成刺激剂治疗：红细胞生成刺激剂（erythropoiesis-stimulating agent，ESA）可用于治疗非骨髓性恶性肿瘤患者化疗诱导的贫血。Hb ≤ 100g/L 的 CIA 患者，可考虑开始 ESA 治疗；当 Hb 在 100～120g/L 时，应根据临床情况判断应用 ESA 的益处与风险，在临床条件允许的情况下，输注红细胞也是一种选择。

EPO 是临床上最常用也是研究最多的 ESA 类药物，目前最常用于 CIA 的药物是促红素，阿法依泊汀（Epoetin Alpha），以及第二代促红素，达依泊汀 -α（Darbepoetin Alpha），两者结构相似，后者半衰期为 Epoetin Alpha 的 3 倍。

推荐剂量：FDA 批准的 Epoetin Alpha 起始剂量为 150U/kg，皮下注射，每周 3 次，或 40 000U，皮下注射，每周 1 次；Darbepoetin Alpha 起始剂量为 2.25μg/kg，皮下注射，每周 1 次，或 500μg，皮下注射，每 3 周 1 次。剂量调整原则见表 8-3-2。

表 8-3-2　ESA 剂量调整原则

剂量调整	Epoetin Alpha		Darbepoetin Alpha	
初始剂量	初始剂量为 150U/kg，s.c.[①]，t.i.w.[②]	初始剂量为 40 000U，s.c.，q.w.[③]	初始剂量为 2.25μg/kg，s.c.，q.w.	初始剂量为 500μg，s.c.，q.3w.[④]
增加剂量	如果治疗 4 周后输血需求没有减少或 Hb 没有增加，将剂量增加至 300U/kg，t.i.w.	如果治疗 4 周后输血需求没有减少或 Hb 没有增加，将剂量增加至 300U/kg，t.i.w.	如果治疗 6 周后 Hb 增加< 10g/L，将剂量增加至 4.5μg/kg，q.w.	
减少剂量	当 Hb 在 2 周内达到避免输血的水平或增加＞ 10g/L，将剂量减少 25%		当 Hb 在 2 周内达到避免输血的水平或增加＞ 10g/L，将剂量减少 40%	
维持剂量	如果 Hb 超过避免输血的水平，当 Hb 接近可能需要输血的水平时，重新开始剂量比先前剂量低 25%		如果 Hb 超过避免输血的水平，当 Hb 接近可能需要输血的水平时，重新开始剂量比先前剂量低 40%	
中断治疗	完成化疗后或治疗 8 周后无反应（通过 Hb 水平测量或仍然需要输血）		完成化疗后或治疗 8 周后无反应（通过 Hb 水平测量或仍然需要输血）	

注：①s.c. 皮下注射；②t.i.w. 每周 3 次；③q.w. 每周 1 次；④q.3w. 每 3 周 1 次。表中空白单元格为"不适用"。

ESA 治疗的风险：血栓栓塞、可能增加死亡率、加快肿瘤进展、高血压／癫痫发作、纯红细胞再生障碍风险。

（2）补充铁剂治疗：在进行 ESA 治疗之前应进行基线铁监测（血清铁、总铁结合力、血清铁蛋白），并定期监测（注意在铁监测前要进行禁食处理，以免造成检验误差）。目前补充铁剂的方式主要为口服和静脉注射两种。大多数研究表明，静脉注射铁效果优于口服铁。常用的口服铁剂有硫酸亚铁、葡萄糖酸亚铁和富马酸亚铁。静脉用铁剂有蔗糖铁、低分子右旋糖酐铁、葡萄糖酸铁、羧基麦芽糖铁、异麦芽酮糖铁和阿莫西汀。静脉补铁的常见不良反应有低血压、恶心呕吐、腹泻、疼痛、高血压、呼吸困难、皮肤瘙痒、头痛和头晕等，也有过敏性休克案例的报道。因此，在使用铁剂之前建议以慢速度开始输注，若出现不良反应，立即静脉注射肾上腺素、苯海拉明和皮质类固醇。

4. 中药治疗　肝癌患者在发病初期很少有气、血、津液、精不足的虚证，但在治疗尤其是在化疗过程中常发生 Hb、白细胞减少，这可认为是由邪毒（癌毒、药毒）损伤机体致气虚内生，血虚精少，生化乏源所致。此时即使具有癌毒壅盛之表现，其病必以正虚为矛盾的主要方面，气、血、津液、精不足为本，痰瘀互阻、癌毒内壅为标。治疗当以充养元气、健脾和胃、益肾填精、益气养血为先。

（1）脾胃虚弱证

主症：面色萎黄，体倦乏力，伴有食欲不振，恶心欲吐，胃脘不适，脘腹胀满，大便溏稀，舌质淡或有齿痕，苔薄白或白腻，脉细弱。

治法：补益中气，升阳举陷。

方药：补中益气汤。

药物组成：黄芪 15g，党参 15g，白术 15g，炙甘草 6g，当归 12g，陈皮 6g，升麻 6g，柴胡 12g，生姜 6g，大枣 15g。

方解：方中黄芪补中益气，升阳固表；党参、白术、炙甘草甘温益气，补益脾胃；陈皮调理气机；当归补血和营；升麻、柴胡协同参、芪升举清阳。诸药合用，共奏补益中气、升阳举陷之功效。

（2）心脾两虚证

主症：面色萎黄，体倦乏力，伴有头目眩晕，失眠多梦，心悸气短，食欲不振，食后腹胀，大便不调，舌质淡，苔薄白，脉细弱。

治法：益气健脾，养心安神。

方药：归脾汤。

药物组成：黄芪 15g，人参 15g，白术 15g，茯神 15g，当归 12g，炒酸枣仁 15g，远志 15g，龙眼肉 9g，木香 6g，炙甘草 6g，生姜 6g，大枣 15g。

方解：方中黄芪甘温，补脾益气；龙眼肉甘平，补脾气，养心血；人参、白术补脾益气；当归补血养心；酸枣仁宁心安神；茯神养心安神；远志宁神益智；木香理气醒脾；炙甘草补益心脾，并调和诸药。诸药合用，共奏益气健脾、养心安神之功效。

（3）肝肾阴虚证

主症：面色萎黄少泽，体倦乏力，伴有腰膝疲软，头晕耳鸣，心悸气短，失眠，咽干，舌红少苔，脉细数。

治法：滋补肝肾，养阴清热。

方药：知柏地黄丸。

药物组成：山药12g，牡丹皮9g，茯苓9g，山茱萸12g，泽泻15g，黄柏9g，熟地黄24g，知母9g。

方解：方中熟地黄滋阴补肾，填精益髓；山茱萸补养肝肾；山药补益脾阴；泽泻利湿泄浊；牡丹皮清泻相火；茯苓淡渗脾湿；知母、黄柏降相火，泻肾火。诸药合用，共奏滋补肝肾、养阴清热之功效。

（4）脾肾阳虚证

主症：面色淡黄，体倦乏力，伴有腰膝酸冷，精神不振，怯寒畏冷，大便溏薄，尿频而清，舌质淡或有齿痕，苔薄白或白腻，脉细弱。

治法：益气温阳，健脾补肾。

方药：右归丸加减。

药物组成：熟地黄24g，制附子3g，肉桂3g，山药12g，山茱萸9g，菟丝子12g，鹿角胶12g，枸杞子12g，当归12g，杜仲12g。

方解：方中附子、肉桂、鹿角胶培补肾中元阳，温里祛寒；熟地黄、山茱萸、枸杞子、山药滋阴益肾，养肝补脾，填精补髓；菟丝子、杜仲补肝肾，强腰膝，配以当归养血和血，共补肝肾精血。诸药合用，共奏益气温阳、健脾补肾之功效。

5．输注红细胞治疗

（1）无症状患者：无急性冠脉综合征且血流动力学稳定的慢性贫血患者，输血的目标是将Hb维持在70~90g/L；

（2）有症状患者：急性出血，伴有血流动力学不稳定或有氧气输送不充足证据的患者，输血的目标是纠正血流动力学不稳定，并维持充足的氧气输送。症状性（包括心动过速、呼吸急促、体位性低血压）贫血患者，输血的目标是将Hb维持在80~100g/L，以避免这些症状的持续存在。急性冠脉综合征或存在急性心肌梗死的贫血患者，输血的目标是将Hb维持在>100g/L。

6．其他康复治疗　艾灸治疗：主穴取足三里、膈俞、三阴交、关元、上脘、中脘、阳陵泉、阴陵泉等。亦可针刺治疗，针用补法，并可加用温针灸。

（二）化疗致中性粒细胞减少

化疗致中性粒细胞减少是指化疗后外周血中性粒细胞绝对计数（absolute neutrophil

counting，ANC）下降至＜ $2.0 \times 10^9/L$；发热性中性粒细胞减少症（febrile neutropenia，FN）特指骨髓抑制性化疗引起的中性粒细胞减少症和由此引起的发热。FN 是指以 ANC ＜ $1\,000/mm^3$ 且单次体温 ＞ 38.3℃或持续体温 ≥ 38℃超过 1 小时为特征的疾病。大多数标准剂量的化疗方案导致的中性粒细胞减少持续时间为 6 ~ 8 天，在目前国内医疗条件下，当患者中性粒细胞减少持续时间＞ 21 天时，感染发生率明显增高。老年患者化疗后发生中性粒细胞减少的风险较年轻人为高。

1. 病因与病理生理 中性粒细胞半衰期为 8 ~ 12h，因此骨髓必须不断产生中性粒细胞。化疗药物抑制骨髓的造血功能，使成熟的中性粒细胞凋亡后得不到及时更新，导致血液循环中的中性粒细胞计数减少。中性粒细胞的最低值取决于使用药物的类型和剂量，大剂量或高密度化疗时，如果得不到多能干细胞的快速补充，则中性粒细胞绝对值会出现长时间的低谷。

2. 临床表现与康复评定 不伴发热的中性粒细胞减少症患者病情一般较轻，通常无症状或仅表现为倦怠感、易乏力，或伴有食欲减退。FN 病情多较复杂。体格检查示口腔温度＞ 38.3℃或两次连续读数＞ 38.0℃，持续 1h，伴 ANC ≤ $1.0 \times 10^9/L$。临床表现除中性粒细胞减少症的全身症状外，发生全身感染的风险也增加。中性粒细胞减少情况分级见表 8-3-3。

表 8-3-3 中性粒细胞减少分级

不良事件	1级	2级	3级	4级
中性粒细胞计数降低	$1.5 \times 10^9/L \leqslant$ ANC $< 2.0 \times 10^9/L$	$1.0 \times 10^9/L \leqslant$ ANC $< 1.5 \times 10^9/L$	$0.5 \times 10^9/L \leqslant$ ANC $< 1.0 \times 10^9/L$	ANC $< 0.5 \times 10^9/L$

3. 西药治疗

（1）粒细胞集落刺激因子（granulocyte colony-stimulating factor，G-CSF）治疗：重组人粒细胞集落刺激因子（recombinant human granulocyte colony-stimulating factor，rhG-CSF）和聚乙二醇化重组人粒细胞集落刺激因子（pegylated recombinant human granulocyte colony-stimulating factor，PEG-rhG-CSF），如培非格司亭（pegfilgrastim），是预防和治疗放化疗引起的中性粒细胞减少的有效药物。推荐用法用量如下。①rhG-CSF 在化疗最后一天后 24 ~ 72h 使用，5μg/（kg·d），皮下注射，直至 ANC 恢复至正常或接近正常水平；②pegfilgrastim，100μg/kg 或总剂量 6mg 皮下注射，每周期化疗后次日使用 1 次。

（2）抗感染治疗：对已发生 FN，低风险患者应接受口服或门诊静脉注射经验性抗生素治疗，建议喹诺酮类药物与阿莫西林 - 克拉维酸盐联合口服。其他口服药物治疗方案包括喹诺酮类药物单药治疗或喹诺酮类药物与克林霉素联合治疗。高危患者需要住院接受静脉注射经验性抗生素治疗，建议使用抗假单胞菌 β- 内酰胺类药物（如头孢吡肟、碳青霉

烯或哌拉西林 - 他唑巴坦）联合氨基糖苷类，不推荐初始治疗使用万古霉素。对于血培养检出耐甲氧西林金黄色葡萄球菌、耐万古霉素肠球菌等特殊菌群的患者，应及时更换敏感抗生素。目前不推荐经验性抗病毒治疗。

在初始经验性抗生素治疗 48h 后，应重新评估危险分层，确诊病原菌，并综合患者对初始治疗的反应，以决定后续如何调整抗生素。

4．中药治疗 参见本节中《化疗致贫血》部分。

5．其他康复治疗 艾灸治疗：主穴取关元、气海、足三里、三阴交、合谷、太溪等。

（三）化疗致血小板减少

化疗致血小板减少症（chemotherapy-induced thrombocytopenia，CIT）是化疗常见的副反应，基于吉西他滨和铂类的双药化疗方案血小板减少症发生率可达 68%，其中 3 ~ 4 级血小板减少症发生率为 21.2% ~ 56%。

1．病因与病理生理 CIT 的发生机制主要是抗肿瘤药物对骨髓产生抑制作用，尤其是对巨核系细胞产生抑制作用，导致血小板生成不足和破坏过多。

2．临床表现与康复评定 临床表现为患者伴或不伴出血倾向，如皮肤瘀点、红斑或鼻衄，甚至内脏出血。血小板减少程度评定分为 4 级。1 级：75.0×10^9/L ≤血小板计数<正常值下限；2 级：50.0×10^9/L ≤血小板计数< 75.0×10^9/L；3 级：25.0×10^9/L ≤血小板计数< 50.0×10^9/L；4 级：血小板计数< 25.0×10^9/L。

3．西药治疗

（1）重组人白细胞介素 -11（recombinant human interleukin-11，rhIL-11）：rhIL-11 是一种促血小板生长因子，可明显促进骨髓内造血细胞的增殖，诱导巨核细胞的成熟和分化，促进巨核细胞和血小板的生成，增加外周血血小板的数量。对于不符合血小板输注指征的血小板减少症患者及实体瘤患者应在血小板计数在（25 ~ 75）× 10^9/L 范围内时应用，有白细胞减少症的患者必要时可联合应用 G-CSF。

rhIL-11 的推荐用法为 25 ~ 50μg/kg，皮下注射，每日 1 次，至少连用 7 日，直至达到停药标准。

应用 rhIL-11 的注意事项：①不良反应较显著，主要为水肿、心悸、头晕等，个别患者可出现心律失常，有心脏病病史的老年患者慎用；②rhIL-11 会引起过敏或超敏反应，包括全身性过敏反应；③rhIL-11 主要通过肾脏排泄，严重肾功能受损、肌酐清除率< 30ml/min 者应减少剂量至 25μg/kg。

（2）重组人血小板生成素（recombinant human thrombopoietin，rhTPO）：目前有 2 种 rhTPO，一种是在中华仓鼠卵巢细胞中表达的全长糖基化的 rhTPO，临床常用的特比澳属于此类；另一种是在大肠杆菌中表达且经聚乙二醇化的重组人巨核细胞生长和发育因子（pegylated recombinant human megakaryocyte growth and development factor，PEGrHuMGDF）。这两种分子都是血小板生成的有效刺激物，半衰期约为40h。在健康志愿者中，两种药物在单次剂量后表现出相同的血小板反应时间，用药后第3天，巨核细胞倍性增加；第5天，血小板计数开始上升；第10天到第14天，血小板计数达到峰值；第28天，血小板计数恢复到基线值。

rhTPO的推荐用法为：对于不符合血小板输注指征的化疗后血小板减少症患者，应在血小板计数 $< 75 \times 10^9$/L时应用rhTPO，可于化疗结束后6~24h皮下注射，剂量为300U/（kg·d），连续应用14天。合并严重中性粒细胞减少或贫血的患者，可分别与G-CSF和rhEPO联用。

4. 中药治疗

（1）血热妄行证

主症：皮肤出现紫红色瘀斑或青紫斑点，或有鼻衄、齿衄、便血、尿血，或有发热、口渴、大便干燥，舌质红，苔黄，脉数。

治法：清热解毒，凉血止血。

方药：犀角地黄汤（犀角已禁用，现多用水牛角代）。

药物组成：水牛角粉15g，生地黄24g，牡丹皮12g，赤芍12g。

方解：方用水牛角直入血分，凉血清心，清热解毒；生地黄清热凉血养阴；赤芍、牡丹皮清热凉血，活血散瘀。四药相配，共奏清热解毒、凉血止血之功效。

（2）阴虚火旺证

主症：皮肤出现紫红色瘀斑或青紫斑点，时发时止，常伴鼻衄、齿衄或月经过多，颧红，心烦，口干，手足心热，或有潮热盗汗，眩晕，耳鸣，舌质红，苔少，脉细数。

治法：滋阴降火，宁络止血。

方药：茜根散。

药物组成：茜草根15g，黄芩9g，侧柏叶15g，阿胶（烊化）15g，生地黄15g，炙甘草6g。

方解：方中茜草根、侧柏叶、黄芩清热凉血止血；生地黄、阿胶滋阴养血止血；炙甘草和中解毒。诸药合用，共奏滋阴降火、宁络止血之功效。

（3）气不摄血证

主症：反复发生肌衄，劳累后加重，神疲乏力，头晕目眩，面色苍白或萎黄，食欲不振，大便溏薄或便干，舌质淡，苔薄白，脉细或细弱。

治法：健脾益气，摄血止血。

方药：归脾汤。

药物组成：黄芪15g，人参15g，白术15g，茯神15g，当归12g，酸枣仁15g，远志3g，龙眼肉15g，木香6g，炙甘草6g，生姜6g，大枣15g。

方解：方中人参、黄芪、白术、炙甘草补脾益气以生血；当归、龙眼肉补血养心；茯神、酸枣仁、远志宁心安神；木香辛香而散，理气醒脾。诸药合用，共奏健脾益气、摄血止血之功效。

（4）脾肾阳虚证

主症：皮肤无瘀斑瘀点或仅磕碰后出现瘀斑，神疲乏力，畏寒肢冷，腰膝冷痛，或五更泄泻，或小便不利，面浮肢肿，舌淡胖，苔白滑，脉沉细。

治法：健脾温肾，调养精血。

方药：理中丸合左归丸加减。

药物组成：干姜 6g，人参 9g，白术 15g，炙甘草 6g，熟地黄 15g，山药 12g，山茱萸 12g，枸杞子 12g，鹿角胶 12g，菟丝子 12g，杜仲 12g，当归 12g，肉桂 3g，制附子 3g。

方解：方中干姜温中祛寒；人参益气健脾；白术健脾燥湿；炙甘草益气和中，缓急止痛，调和诸药；附子、肉桂、鹿角胶温补肾阳，填精补髓；熟地黄、枸杞子、山茱萸、山药滋阴益肾，养肝补脾；菟丝子补阳益阴；杜仲补益肝肾，强筋壮骨；当归养血和血。诸药配合，共奏健脾温肾、调养精血之功效。

（5）肝肾阴虚证

主症：皮肤无瘀斑瘀点或仅磕碰后出现瘀斑，神疲乏力，腰膝酸软，头晕健忘，两眼昏花，失眠多梦，五心烦热，潮热盗汗，男子遗精，女子月经不调，舌质红，苔少，脉沉细或细数。

治法：滋养肝肾。

方药：杞菊地黄丸。

药物组成：枸杞子 15g，菊花 15g，熟地黄 15g，山茱萸 12g，山药 12g，泽泻 9g，茯苓 15g，牡丹皮 12g。

方解：方中熟地黄补血滋阴，益精填髓；山药补脾养胃，生津益肺，补肾涩精；枸杞子滋补肝肾，益精明目；茯苓利水渗湿，健脾宁心；菊花散风，平肝明目，清热解毒；泽泻利水渗湿，泻热，化浊降脂；牡丹皮清热凉血，活血化瘀。诸药配伍，滋养肾肝。

5．输注血小板治疗 输注血小板是严重血小板减少症恢复最快、最有效的方法，具体指征如下：血小板减少伴出血；血小板计数 $\leqslant 10 \times 10^9$/L；发热伴血小板计数 $< 20 \times 10^9$/L。

三、其他功能损伤

（一）发热

发热为 TACE 术后最常见的并发症，发生率为 49.3%～85.4%，绝大多数文献报道，其发生率在 80% 左右。发热多在术后 1～3 天出现，3～5 天缓解，患者体温多在 38～39℃之间。

1.病因与病理生理　除术后感染引起的发热外，肝癌 TACE 术后发热原因多为肿瘤组织坏死引起的吸收热。TACE 术后，肝癌局部高浓度化疗药物有效杀灭癌细胞，同时栓塞剂使肿瘤血管栓塞，导致肿瘤血供受阻，肿瘤细胞大量坏死并释放毒素，与癌周组织所产生的代谢产物共同作为发热激活物，激活体内的产生内源性致热原的细胞，使之产生和释放内源性致热原，如白细胞介素 -1（interleukin-1，IL-1）、肿瘤坏死因子（tumor necrosis factor，TNF）、干扰素（interferon，IFN）、白细胞介素 -6（IL-6）、巨噬细胞炎症蛋白 -1（macrophage inflammatory protein-1，MIP-1）等，内源性致热原作用于体温调节中枢，使体温调定点上升。此时由于调定点高于核心体温，体温调节中枢通过多种途径减少散热、增加产热，以提升体温至调定点温度，导致患者发热。

2.临床表现与康复评定　以口腔体温为标准，可将发热分为：①低热，37.3～38℃；②中等度热，38.1～39℃；③高热，39.1～41℃；④超高热，41℃以上。

3.西药治疗

（1）维持水电解质平衡：在体温上升期和高热持续期，密切观测患者水电解质情况，对症处理。

（2）非选择性环氧化酶抑制药

1）阿司匹林：阿司匹林又称乙酰水杨酸，其对 COX-1 和 COX-2 的抑制作用基本相当，有较强的解热、镇痛作用，其短期应用时不良反应较轻。用于解热时的推荐用法用量为每次 0.3～0.6g，每日 3 次，饭后服。

2）对乙酰氨基酚：对乙酰氨基酚又名扑热息痛，是非那西汀（phenacetin）的体内代谢产物，化学结构为苯胺类。通常认为，在中枢神经系统中，对乙酰氨基酚能够抑制前列腺素合成，具有解热镇痛的作用。推荐用量为一次 0.5g，根据需要每日 3～4 次，每日用量不宜超过 2g。

3）吲哚美辛：吲哚美辛又名消炎痛，为人工合成的吲哚衍生物，是最强的前列腺素合成酶抑制药之一，对 COX-1 和 COX-2 均有强大的抑制作用，有显著的抗炎及解热作用。具体用法为每次 25mg，每日 2～3 次。临床上吲哚美辛栓剂形式更为常用，推荐用量为每次 50mg，若持续高热或疼痛，可间隔 4～6h 用药 1 次，24h 内用药不超过 200mg。

4）布洛芬：布洛芬是第一个应用到临床的丙酸类非选择性环氧化酶抑制药，其口服吸收迅速而完全，吸收量受食物和药物影响较少。推荐用量为每次 0.2～0.4g，每日 3 次。

（3）糖皮质激素：糖皮质激素可抑制炎症递质的释放（如 TNF、IL-6、IL-1），稳定溶酶体膜，同时也可直接作用于下丘脑体温调节中枢，降低其对致热原的敏感性，使体温迅速下降至正常。需要重视的是，不能单纯以退热为目的使用糖皮质激素，由于其对免疫系统具有抑制作用，用糖皮质激素退热可能会降低免疫防御反应，增加患者感染概率，所以糖皮质激素虽退热效果显著、迅速，但不可滥用，也不可长期使用。

4.中药治疗　术后发热在中医辨证上有虚、实之分。虚者多因素体气血虚弱，加之

TACE 术后耗气伤阴，以气阴两虚多见，治以益气养阴，清热和营。推荐方剂为四君子汤合青蒿鳖甲汤加减。实者多因癌毒、TACE 阻滞经络，疮毒内炽，郁而发热，多属肝脾不和，郁热内生，治宜疏肝清热，健脾和营。推荐方剂为小柴胡汤或柴胡化积汤加减。低热者可加青蒿、地骨皮、牡丹皮、生地黄、鳖甲等滋阴清热；高热者可加生石膏、滑石、寒水石清气分热；热在营血，则加水牛角、羚羊角。

新癀片是 TACE 术后发热常用的中成药，除此之外，还可选用柴胡饮冲剂、清开灵片、牛黄清热散等。

5．其他康复治疗

（1）物理降温：可选用酒精擦浴和温水擦浴、冰袋降温、10% 氯化钠溶液冰袋降温、淋浴、冰毯、冰枕降温等。

（2）针灸治疗：可选十宣、大椎、曲池、合谷，采用毫针刺法或三棱针点刺进行治疗。

（3）穴位埋线：以足三里、内关、期门、中脘为主穴，并根据证型不同辨证加穴，气滞证加用肝俞，血瘀证加用膈俞，湿热证加用大椎，脾虚证加用脾俞，阴虚证加用三阴交。

（4）刺络拔罐：使用三棱针、梅花针或普通毫针对大椎穴行点刺或挑刺，造成出血后，将罐留置于出血点 10～15min。

（5）穴位贴敷：选用柴胡粉 10g、石膏 20g，加少量醋调和成糊状，贴于大椎、涌泉、神阙；或可取紫雪散 1 支、柴胡粉 10g，加适量清水调为稀糊状，外敷双手手心及肚脐处，敷料包扎，胶布固定，24h 换药 1 次；或使用商品化的穴位贴敷贴于肝俞、期门及神阙。

（6）刮痧：刮痧部位取大椎穴，同时可沿足太阳膀胱经从肺俞刮至三焦俞。

（二）疼痛

TACE 术后疼痛发生率为 19.3%～71.2%，疼痛主要出现在肝区，可延伸发散至右侧肩背，通常在持续 2～5 天后逐渐缓解。

1．病因与病理生理 TACE 术后疼痛原因可能与下列因素有关：①栓塞剂使血管阻断、痉挛，导致靶器官和瘤体周围组织急性缺血；②治疗后肿瘤坏死、水肿，刺激肝包膜或引起肝包膜紧张度增加；③化疗药物刺激血管，引起痉挛；④肿瘤组织坏死，释放前列腺素 E、缓激肽等致痛炎症介质；⑤误栓邻近正常脏器（如胆囊等），导致其缺血疼痛。其中肝包膜刺激及肝包膜紧张度增加为引起疼痛的首要原因。

2．临床表现与康复评定 参见第七章第三节《癌痛》部分。

3．西药治疗 参见第七章第三节《癌痛》部分。

4．中药治疗 参见第七章第三节《癌痛》部分。

5．其他康复治疗

（1）针灸治疗：取太冲、丘墟、百会、内关、三阴交、肝俞、命门、足三里、阳陵泉，采用毫针刺法或三棱针点刺进行治疗。

（2）中药透皮止疼敷贴：①等量大黄、黄芩、黄连、黄柏、薄荷磨粉，加黄酒调制成 2mm 厚的药膜，直接敷于肝区疼痛最明显处（阿是穴）；②双柏散、醋和开水调成糊状，制成 2mm 厚的双柏散膏，外敷于肝区；③外用蟾乌凝胶膏或外敷蟾乌散、金黄散。

（3）穴位按摩联合耳穴埋籽：按摩的穴位为太冲、大敦、行间，耳穴埋籽治疗取肝、胆、皮质下。

（4）腕踝针留置疗法：选择 1、2 区进行针刺，并以胶布固定 12～24h。

（5）皮内针疗法：取右侧肝俞皮下埋针 24h。

（6）五行音乐疗法：选用角调式音乐，如《江南好》《春风得意》《江南竹丝乐》《春之声圆舞曲》《蓝色多瑙河》《胡笳十八拍》《列子御风》《庄周梦蝶》《草木青青》《绿叶迎风》《一粒下土万担收》等。

（7）认知行为疗法（cognitive behavioral therapy）：认知行为疗法就是找到患者对自己和周围事物的不合理认知，并予以纠正，再加以一些行为疗法去强化巩固的一种心理治疗方法。人的认知、情绪、行为三者是相互影响的，认知会决定一个人的情绪与行为，比如一个人因为一件事而感到难过，不是因为这件事，而是因为他对这件事的看法。同理，认知也会影响一个人对疼痛的感知、感受。对于疼痛的认知行为疗法，医者可以向患者解释疼痛的发生原因、发展、转归，患者通过对介入治疗术后疼痛的了解，可建立对治疗的信心，消除对疼痛的恐惧，在此基础上重塑患者对疼痛悲观无助的态度，使患者改变疼痛无法避免、癌症无法根治等悲观看法，让患者变得更加积极、乐观、理性，相信即使疼痛存在，也能提高生活质量，进行正常生活。如果患者能够用行动去印证自己的想法，如做一些让自己愉悦的事情，听自己喜欢的音乐（两者都为行为疗法的举例），在愉悦行为的基础上验证认知与行动能改变疼痛的程度，这样疼痛的感觉就会大大减轻。

认知 - 音乐放松疗法被证实可以有效缓解肝癌 TACE 术后的疼痛。治疗时，先通过沟通、解释、安慰改变患者对疼痛的悲观与恐惧的看法，随后让患者挑选自己喜爱的音乐，每日 10:00—10:30、15:30—16:00、19:00—19:30 进行循环播放收听，一直到术后第 4 天。

（8）焦点解决模式（solution focused approach）：焦点解决模式对解决问题的关注点集中在患者的正向方面，它不仅看重对问题本身的认识，更看重如何利用自身资源来防止问题再次出现，最大化地挖掘患者的力量、优势和能力，通过患者自己的努力使情况变得更好。传统的问题解决模式（problem-solving approach）注重寻找问题发生的原因，容易使患者陷入寻找"疼痛原因"的消极循环中。患者虽然了解了疼痛的原因，但疼痛是 TACE 术后难以避免的副反应，疼痛的问题无法解决，从而陷入对疼痛的消极、悲观情绪。

利用焦点解决模式对患者疼痛进行干预可通过以下两方面来实现。①正向思考，由"例外"来解决问题。如患者术后疼痛不止，但在想到家人时疼痛会减轻，则可以鼓励患者通过实现这种"例外"，以达到减轻疼痛的目的。②患者自己就是问题的专家，拥有解决自身问题所需的能力。鼓励患者"你就是 TACE 术后疼痛处理专家，能自己处理疼痛"，继续采取能有效缓解疼痛的非医学措施，如听歌、冥想等。成功后继续鼓励患者"有你的坚持，疼痛很好地解决了，你现在能够积极面对疼痛对你的影响"。通过引导患者重复解决疼痛的方法，最大化地挖掘患者的力量、优势和能力，让患者通过自己的努力减轻疼痛。

（三）化疗致周围神经损伤

化疗致周围神经病变（chemotherapy-induced peripheral neuropathy，CIPN）是一种很常见的并发症。化疗导致的周围神经损害呈剂量累积性，可在化疗早期或化疗持续一段时间之后发生，持续至化疗停药或疗程结束后 1 到 3 个月内，可自行缓解，亦可能长期存在，甚至持续终身。临床上，CIPN 表现为感觉、运动和自主神经功能的缺陷，由于周围神经轴突较长，这些功能病变以手套和袜子覆盖区域形式分布。

1. 病因与病理生理 CIPN 的发生机制复杂，目前认为，其可能与神经胶质细胞活化、神经细胞脱髓鞘、线粒体损伤、氧化应激反应增加、离子通道改变、细胞修复系统改变、感觉神经元氧化性 DNA 损伤、炎症因子等多种机制有关。

2. 临床表现与康复评定 CIPN 可分为急性神经病变和慢性神经病变。其中，急性神经病变往往与奥沙利铂和紫杉醇相关。奥沙利铂导致的急性神经病变可能出现咽喉不适和喉部痉挛，受凉可诱发或加剧。紫杉醇导致的急性神经病变则为持续 1~3 天的急性疼痛综合征，表现为关节病或非病理性肌肉疼痛。慢性神经病变常发生于多次化疗后，可持续到化疗完成后数周或数年，甚至不再消失。慢性神经病变常表现为对称的、以感觉异常为主的外周神经病变，常有感觉异常（包括烧灼感、痒感和尖锐痛感）、麻木和平衡感减弱，偶尔出现运动神经症状、交感神经受累和脑神经症状表现。

康复评定常用标准：①常见的临床毒性评分标准包括美国国家癌症研究所（National Cancer Institute，NCI）制定的 CTCAE 5.0 版、ECOG 评分、WHO 神经毒性评分。②整体神经病变评分（total neuropathy score，TNS）降低版本（TNS reduced version，TNSr）和 TNS 临床版本（TNS clinical version，TNSc）。③患者自报告结果（patient-reported outcomes，PROs）。最常用的是 EORTC 制定的化疗致周围神经病变问卷 CIPN 20 和癌症治疗 / 妇科癌症组的功能评估神经毒性问卷（Functional Assessment of Cancer Therapy/Gynecologic Oncology Group-Neurotoxicity，FACT/GOG-Ntx）。④疼痛评分。在轻度疼痛患者中，神经病理性疼痛评估量表（Douleur Neuropathique 4，DN4）更为有效，而利兹神经病理性症状和体征疼痛评分（Leeds Assessment of Neuropathic Symptoms and Signs，LANSS）更适合评估间歇性或严重疼痛，但这些工具通常并没有专门针对 CIPN 患者而使用。

3. 西药治疗 目前仍无任何一种药物对 CINP 有明确疗效，也不推荐因 CINP 而减少或停止化疗。然而，如果患者在治疗期间发生了明显的神经病变，则可以考虑停用诱因药物或降低剂量。

针对 CIPN，常用的治疗药物包括抗惊厥药、抗抑郁药、膜稳定剂、阿片类药物和非阿片类药物，如阿米替林、加巴喷丁和普瑞巴林等。乙酰左旋肉碱、氨磷汀、延胡索乙素、神经妥乐平、各种维生素等。由于缺乏证据级别高的大型随机对照研究的数据，至今 FDA 尚未批准任何明确的预防和治疗方法或药物。

4．中药治疗　根据周围神经病变的临床症状，中医可以将本病归属于"血痹""痹证""麻木"等范畴。化疗药物多属热毒之品，久用伤及气阴，阴虚经脉失濡，气虚推动无力，血液运行不畅而成瘀血，故可出现麻木、疼痛等症状。病理因素为"毒、瘀、痰、虚"，病机为气阴两虚，血脉瘀阻，属本虚标实。治疗以益气养阴、温经通脉、活血通络为主。

（1）气虚血瘀证

主症：四肢末端疼痛明显，或刺痛，或灼痛，痛有定处，入夜尤甚，常伴神疲懒言，气短乏力，或肌肤甲错及脱屑，舌质黯淡或有瘀斑，苔白，脉缓无力或细涩。

治法：益气活血，通经活络。

方药：补阳还五汤。

药物组成：黄芪 30g，当归 12g，赤芍 9g，地龙 3g，川芎 9g，红花 6g，桃仁 6g。

方解：方中黄芪大补元气，祛瘀通络；当归活血养血化瘀；川芎、赤芍活血和营；桃仁、红花活血化瘀；地龙通经活络。诸药合用，共奏益气活血、通经活络之功效。

（2）血虚寒凝证

主症：四肢末梢疼痛，遇寒加重明显，或见手足不温，肤色不红，肢冷屈伸不利，面白少华，口唇色淡，畏寒，舌质淡，苔薄白，脉沉弦细。

治法：温经散寒，养血通脉。

方药：当归四逆汤。

药物组成：当归 12g，桂枝 9g，白芍 9g，细辛 3g，炙甘草 6g，通草 6g，大枣 15g。

方解：方中当归养血和血；桂枝温经散寒，温通血脉；细辛温经散寒；白芍养血和营；通草通经脉，以畅血行；大枣、炙甘草益气健脾养血；大枣既合归、芍以补营血，又防桂、辛燥烈太过，伤及阴血。诸药合用，共奏温经散寒、养血通脉之功效。

（3）脾肾两虚证

主症：肢端麻木、痹痛，甚则四肢痿软无力，活动受限，纳少，腹胀，腰膝酸软，大便溏薄，小便不利，舌质淡，苔薄白，脉缓弱。

治法：健脾补肾，温经通络。

方药：四君子汤合金匮肾气丸。

药物组成：党参 12g，白术 9g，茯苓 9g，炙甘草 6g，熟地黄 15g，山药 12g，山茱萸

12g，泽泻 9g，牡丹皮 9g，桂枝 6g，制附子 3g。

方解：方用党参、白术、茯苓、炙甘草益气健脾；桂枝、附子温肾助阳；熟地黄、山茱萸、山药滋补肝、脾、肾三脏之阴；茯苓、泽泻、牡丹皮利水渗湿，活血化瘀。诸药合用，共奏健脾补肾、温经通络之功效。

5. 其他康复治疗

（1）针灸治疗：根据病情辨证循经取穴或局部取穴。如肩背痛可选择肩髃、肩髎、肩前或阿是穴等。

（2）艾灸治疗：根据病情辨证采用温针灸、直接灸或间接灸法等，也可采用多功能艾灸仪治疗。

第四节 放射性肝损伤治疗与康复

一、概述

随着 3D-CRT、IMRT、IGRT 和 SRT 等放疗技术的日益成熟，放疗成为中晚期肝癌的重要综合治疗手段之一。但放疗导致的放射性肝损伤（radiation-induced liver disease，RILD）等并发症不仅降低了肝癌患者的生存质量、极大限制了照射剂量的增加和肝肿瘤的再程放疗，而且也影响后续其他抗肿瘤治疗，甚至危及患者生命。因此，积极防治 RILD 具有重要的临床意义。

二、病因及发病机制

RILD 是肝脏受到一定剂量的放射线照射后，肝细胞发生一系列生理、病理变化引起的肝组织损伤，是原发性肝癌和胃肠恶性肿瘤治疗过程中常见并发症之一。RILD 通常发生于放疗后的 4~8 周，但是也有研究表明 RILD 最早可在放疗后 2 周、最迟在放疗后 7 个月出现。

尽管近年来对 RILD 发病机制的认识有所提高，但其具体的分子机制尚不清楚。RILD 发病过程中出现包括与血管变化、胶原合成、生长因子和细胞因子顺序激活相关的复杂的多细胞反应。体外实验表明，直接照射大鼠肝细胞不会导致细胞毒性，但被照射的肝巨噬细胞会将 TNF-α 释放到培养基中，用含 TNF-α 的培养基处理肝细胞，细胞凋亡明显增加，提示肝巨噬细胞分泌的 TNF-α 促进了肝细胞凋亡，导致照射后肝功能失调的急性肝损伤。

典型的 RILD 是受照区肝小静脉闭塞性疾病，其特征是被困在网状蛋白和胶原纤维网络中的红细胞使中央静脉腔完全闭塞，造成血管充血，导致向中心区的氧气输送减少。这种缺氧环境会导致小叶中心肝细胞的死亡，从而导致肝功能障碍。

国内有学者将其病理生理变化过程分为四个阶段：①照射后的1个月内，多为急性放射性肝炎期，主要表现为肝内小静脉及肝窦扩张、充血及出血；②照射后1～3个月，多为肝纤维化前期，主要表现为汇管区、肝窦及中央小静脉周边胶原纤维增多，肝细胞点状坏死；③照射后半年，多为肝纤维化期，此时肝内大量纤维组织增生，肝细胞呈片状坏死，肝窦壁及小血管壁进一步增厚；④照射后的9～12个月，多为肝硬化期。

三、临床表现与康复评定

（一）症状与体征

轻者无任何症状或有轻度肝功能异常，重者会出现精神萎靡、肝区疼痛、黄疸、腹水，甚至肝功能衰竭、昏迷，危及生命。典型的RILD患者在肝放疗后1～3个月通常会出现疲劳、腹痛、腹围增大、肝大和无黄疸性腹水等症状或体征。

（二）血液指标

典型RILD可见ALP升高 > 2ULN，非典型RILD见ALP > 2ULN、ALT > 正常值上限或治疗前水平的5倍。有研究发现，肝纤维化4项可作为RILD的判定指标，尤其是在早期肝纤维化的预测方面，这些指标能够为早期治疗提供实验室依据。放疗患者血清中Ⅲ型前胶原（procollagen Ⅲ，PC Ⅲ）、Ⅳ型胶原（collagen Ⅳ，C Ⅳ）、层粘连蛋白（laminin，LN）、透明质酸酶（hyaluronidase，HA）各组指标检测结果，除PC Ⅲ、C Ⅳ在第4周及LN在第8周较前一阶段略有下降外，肝纤维化4项相关指标总体趋势是自第2周开始随着放疗剂量增加逐渐升高，第12至26周变化趋势不明显。

（三）计算机断层成像检查

RILD患者在CT平扫时，可见受照区肝组织呈低密度改变，且与肝脏解剖结构无关；若同时伴有脂肪肝，此时平扫多呈高密度样改变。动态增强时，RILD患者可出现3种不同类型的CT表现：Ⅰ型，即肝动脉期、门静脉期、延迟期均不出现强化，受照区肝组织呈低密度改变；Ⅱ型，受照区肝组织在肝动脉期呈低密度改变，在门静脉期及延迟期逐渐强化；Ⅲ型，受照区肝组织三期均出现强化，且在门静脉期和延迟期表现为持续强化。

（四）磁共振成像检查

正常肝脏MRI平扫在T_1WI上为中等强度信号，在T_2WI上呈较低信号；而RILD的肝组织若炎症反应较大、局部水分增加较明显，即可在T_1WI上表现为低信号，在T_2WI

上表现为高信号。

随着磁共振技术和研究设备的迅速发展及临床应用，^{31}P-磁共振波谱在 RILD 中已成为非破坏性和连续性测定活体含磷代谢物变化的重要方法。肝损伤早期和晚期 ATP 峰降低，这可能是由肝细胞水肿、坏死，肝血管闭塞、淤血引起的血流障碍及无氧糖酵解亢进所致，因此 ^{31}P-磁共振波谱是评价早期急性 RILD 的有效方法。

（五）诊断

RILD 的诊断主要为排除性诊断，根据患者的相关临床症状、血液检查结果、影像学表现等进行综合判断，诊断依据主要有以下几点：①有明确的放射治疗史，照射野累及肝脏；②肝脏密度改变区与照射野一致，与肝脏解剖结构无关；③放疗后数周或数月出现肝功能异常；④排除肝肿瘤进展、病毒或药物所致的临床症状和肝功能损害。

（六）分型

RILD 分为典型性和非典型性两种。①典型 RILD：ALP 升高 > 2ULN，无黄疸性腹水、肝大；②非典型 RILD：ALP > 2ULN、ALT > 正常值上限或治疗前水平的 5 倍、肝功能 Child-Pugh 评分下降 ≥ 2 分，但无肝大和腹水。

（七）康复评定

参见本章第三节中《化疗致肝损伤》部分。

四、治疗与康复

（一）预防

RILD 一旦发生，患者死亡率较高。因此，在制订放疗计划前要充分评估患者的基础疾病，尤其是肝脏疾病，如肝炎、肝硬化等；放疗前应充分评估患者，对肝功能不全及营养状况不良者应给予药物尽力纠正，避免使用对肝脏有损害的药物。肝癌的放疗实施原则为综合考虑肿瘤照射剂量、周围正常组织耐受剂量，以及所采用的放疗技术。

（二）西药治疗

轻度 RILD 患者应予高蛋白、高热量、高维生素、低脂饮食，并服用葡醛内酯、益肝灵、维生素 C 等保肝药物。重度 RILD 患者须卧床休息，减少蛋白质摄入量，以防蛋白质分解产生的过多氨进入血液而诱发肝昏迷。同时进行保肝治疗，如 10% 葡萄糖溶液 500ml，加入门冬氨酸钾镁注射液 10 ~ 20ml 或强力宁注射液 40 ~ 80ml 后静脉滴注，促肝细胞生长素 80 ~ 100mg 静脉滴注，还原型谷胱甘肽或肝水解肽等静脉滴注。口服必需磷脂（肝得健）2粒、联苯双酯50mg、齐墩果酸40mg，每日3次，4~6周为1个疗程。对于伴腹水者，应限制其水钠摄入，并给予利尿剂口服，必要时行腹腔穿刺放腹水，注意患者水电解质平衡，给予少量多次输注血浆、白蛋白、新鲜血液等支持治疗。

其他治疗参见本章第三节中化疗致肝损伤部分。

（三）中药治疗

中医学认为，射线是热毒之邪，可损伤正气和耗散阴血。肝脏受到射线照射后，早期热毒蓄积，灼血伤阴，损伤肝络，肝气失于疏泄而气结；中期肝郁克脾而致脾虚、肝失疏泄则胆汁排泄不利，湿热内生；后期肝热伤阴则肝阴亏损，累及肾则肾水匮乏，脏腑功能失调。本病治疗应重在疏肝气、养肝阴、益脾气、滋肾水，并根据不同阶段的表现及证候分型立法用药。

1. 肝郁气结证

主症：治疗早期见症。两胁胀痛，胸闷不舒，纳果，厌油，脘腹胀满，舌质红绛，苔少，脉弦。

治法：疏肝理气，散结通络。

方药：柴胡疏肝散加减。

药物组成：柴胡6g，陈皮6g，香附6g，川芎9g，枳壳9g，白芍15g，五味子10g，延胡索10g，山楂12g，甘草6g。

方解：方中柴胡功善疏肝解郁；香附理气疏肝止痛；川芎行气活血止痛；延胡索活血散瘀，理气止痛；白芍、五味子养肝敛阴；陈皮、枳壳理气导滞；山楂行气化瘀；甘草缓急止痛，调和诸药。诸药合用，共奏疏肝行气之功效。

2. 肝胆湿热证

主症：治疗中期见症。胁肋胀满，口苦心烦，胸闷纳果，恶心呕吐，目赤或黄疸，大便黏腻不爽，小便黄，舌质红，苔黄腻，脉弦滑。

治法：疏肝利胆，清热利湿。

方药：龙胆泻肝汤加减。

药物组成：龙胆草5g，柴胡6g，当归9g，生地黄10g，车前子（包煎）10g，泽泻9g，栀子9g，通草3g，知母12g，甘草6g。

方解：方中龙胆草清肝利胆，清热泻火；栀子清热燥湿；通草、泽泻、车前子导热下行；当归、生地黄滋养阴血；甘草调和诸药；柴胡既能疏肝，又可引诸药归肝经。

3. 脾肾阳虚证

主症：治疗晚期见症。腹部膨大，入暮益甚，按之坚，面色晦暗，畏寒肢冷或下肢浮肿，身重神疲，尿少，便溏，舌胖有齿痕，苔薄白，脉沉细无力。

治法：健脾温肾，化气行水。

方药：五苓散合附子理中汤加减。

药物组成：茯苓 15g，白术 12g，泽泻 10g，猪苓 10g，高良姜 10g，桂枝 5g，制附子 6g，干姜 5 片，炙甘草 9g。

方解：方中泽泻甘淡而寒，淡渗水湿；茯苓、猪苓增强淡渗利水之功；白术燥湿健脾；高良姜、附子、干姜温中止痛；桂枝外解太阳之表，内动膀胱气化，助茯苓化气利水；炙甘草补脾益气，调和诸药。

4. 肝肾阴虚证

主症：治疗晚期见症。腹部胀大，甚则青筋暴露，形体消瘦，面色萎黄或面黑唇紫，口燥心烦，手足心热，尿少短黄，大便干，舌质红绛少津，无苔，脉弦数。

治法：养阴清热，滋养肝肾。

方药：六味地黄丸加减。

药物组成：生地黄 12g，熟地黄 12g，山药 12g，泽泻 12g，茯苓 12g，山茱萸 10g，牡丹皮 10g，地骨皮 10g，滑石 10g，火麻仁 10g，栀子 9g，甘草 6g。

方解：方中熟地黄滋阴补肾；生地黄养阴清热凉血；山茱萸补养肝肾；山药补益脾阴；泽泻利湿而泻肾浊；茯苓、滑石淡渗脾湿；牡丹皮、地骨皮清泻虚热；火麻仁利水通淋；栀子清热利湿凉血；甘草调和诸药。

5. 气虚血瘀证

主症：治疗晚期见症。神疲乏力，胁肋刺痛，痛处固定而拒按，或见面色晦暗，四肢倦怠，食欲不振，或有蜘蛛痣，头眩口苦，舌质紫暗，苔薄白，脉沉弦。

治则：补气活血，通络止痛。

方药：补阳还五汤。

药物组成：黄芪 60g，当归尾 6g，赤芍 5g，地龙 3g，川芎 3g，红花 3g，桃仁 3g。

方解：方中重用黄芪以大补脾胃之元气，气血旺则瘀去络通；当归尾活血化瘀而不伤血；赤芍、川芎、桃仁、红花助当归尾活血祛瘀；地龙活络通经。

第五节　靶向药物损伤治疗与康复

一、概述

目前肝癌常用的靶向药物多是以抑制 VEGFR 为主的小分子多靶点 TKI，包括索拉非尼、仑伐替尼、多纳非尼、瑞戈非尼、卡博替尼等，其他还有阿帕替尼、雷莫芦单抗等。在肝癌靶向治疗中常出现全身多系统和器官的功能受损，包括消化系统、造血系统、心血管系统功能受损，还可出现疲乏、手足皮肤反应及蛋白尿等症状，甚至可能发生危及生命的充血性心力衰竭、心肌缺血 / 梗死、高血压危象、胃肠道穿孔 / 出血、气道 / 颅内出血等。有别于传统化疗药物对所有快速分裂细胞的非选择性作用，靶向治疗针对参与肿瘤发生发展过程的细胞信号转导和其他生物学途径。其作用靶点包括细胞表面抗原、生长因子受体或细胞内信号转导通路中重要的酶或蛋白质，并不影响 DNA 或 RNA，所以无急性细胞死亡，仅抑制细胞的失控增殖，使细胞进入休眠状态。因此，分子靶向药物所造成的脏器功能损伤较化疗药物轻，临床往往可控。

二、靶向药物不良反应分类及特点

分子靶向药物种类较多，所致的机体反应各异，使得按患者的临床症状进行不良反应分类较为困难。2006 年，Pichler 等基于药物结构及作用机制提出了不良反应分类方案。

α 型：与细胞因子的释放相关，表现为流感样症状，如发热、寒战、恶心、呕吐、低血压、呼吸困难等，能发展至更严重的器官衰竭，甚至死亡。

β 型：可为快速型 IgE 或延迟型 IgG 抑或是 T 细胞介导的过敏反应。其中 IgE 介导的反应表现为荨麻疹、瘙痒症或急性全身过敏反应，IgG 或 T 细胞介导的过敏反应典型表现为肌痛、关节痛和吞咽困难。

γ 型：为除外非细胞因子释放及过敏反应的免疫失衡。

δ 型：靶向药物对肿瘤细胞和正常组织中目标抗原产生的交叉反应。

ε 型：为非免疫原型，如心脏损伤、神经精神系统症状及视网膜病等。

靶向治疗损伤主要有如下特点：①普遍存在（包括致死性风险），可累及人体多个器官系统；②不同靶向药物的不良反应谱不同；③部分不良反应是有效性的标志物之一；④不良反应多数在早期出现，不随治疗的持续而加重；⑤多数不良反应为轻度（Ⅰ～Ⅱ级），可以通过常规手段进行有效的控制；⑥少部分不良反应（Ⅲ～Ⅳ级）是患者不可耐受的，需要减量用药、停药或采用其他措施进行干预；⑦最大程度控制不良反应对实现最优化临床用药非常重要。

三、机体功能损伤

（一）常见损伤

1. **皮肤毒性**　在接受 VEGFR 抑制剂治疗的患者中，皮疹发生率非常高，最常见的皮疹部位为头面部，其次为背部和胸部 V 形区、上肢、下肢。皮疹发生时间大多在服药后 7～30 天，呈普通皮疹或痤疮样囊泡型皮疹，个别患者的皮疹伴有皮肤干燥和瘙痒。

（1）病因与病理生理：皮肤始终处于细胞增殖更新的状态，因此其增殖通路异常活跃。其中，EGFR 通路是这一过程中一个代表性的级联反应通路。在正常情况下，这些通路在皮肤组织中保持着有序且受控的活性。然而，在肿瘤组织中，由于这些通路相应组分的改变，导致了通路的异常活化，进而促使肿瘤细胞不受控制地增殖。分子靶向药物通过抑制相应蛋白分子来发挥抗肿瘤作用，但这种抑制不可避免地会影响皮肤组织的正常功能。此外，分子靶向药物还可能导致皮肤免疫功能的抑制。手足综合征（hand-foot syndrome，HFS）的发生机制尚不清楚，可能与多个靶标如 VEGFR 和 PDGFR 等的阻断有关，其影响了真皮的血管损害及其修复过程。

（2）临床表现与康复评定：靶向药物相关皮疹、HFS、干燥症和瘙痒症的严重程度分级评定见表 8-5-1、表 8-5-2、表 8-5-3 和表 8-5-4。

表 8-5-1　靶向药物相关皮疹严重程度分级及防治建议

程度分级	临床特征	防治建议
I 级	丘疹和 / 或脓疱小于 10% 的体表面积，伴或不伴有瘙痒或压痛	2.5% 的氢化可的松乳膏 +1% 的克林霉素凝胶或 5% 的氨苯砜凝胶；继续服用靶向药物，无须调整剂量
II 级	丘疹和 / 或脓疱占 10%～30% 的体表面积，伴或不伴有瘙痒或压痛，有心理障碍；影响工具性日常生活活动	2.5% 的氢化可的松乳膏或 0.05% 的阿氯米松乳膏或 0.05% 的氟轻松醋酸酯乳膏 + 多西环素或米诺环素（100mg，每日 2 次）；继续服用靶向药物，可适当调整剂量
III 级	丘疹和 / 或脓疱大于 30% 的体表面积，伴或不伴有瘙痒或压痛，个人自理能力受限，需要口服抗生素治疗局部的重复感染	2.5% 的氢化可的松乳膏或 0.05% 的阿氯米松乳膏或 0.05% 的氟轻松醋酸酯乳膏 + 多西环素或米诺环素（100mg，每日 2 次）+ 口服泼尼松［0.5mg/（kg·d），5～7 日］；镇痛处理；暂停服用靶向药物，症状缓解后（降到 I～II 级）可降低剂量服用；如症状持续存在或加重，应终止服用
IV 级	丘疹和 / 或脓疱覆盖在全部体表，伴或不伴有瘙痒或压痛，需要静脉给予抗生素治疗广泛的重复感染；危及生命	建议多学科会诊或请专科医师会诊，积极处理，严密监测生命体征；立即和永久停服靶向药物
V 级	死亡	—

表 8-5-2　靶向药物相关 HFS 严重程度分级及防治建议

程度分级	临床特征	防治建议
I 级	无痛性轻微皮肤改变或皮肤炎症反应（如红斑、水肿及角化过度）	润肤剂和 / 或保湿霜 + 尿素乳膏或水杨酸软膏每日至少 1～2 次；红斑改变可局部使用类固醇激素；继续服用靶向药物，无须调整剂量

续表

程度分级	临床特征	防治建议
Ⅱ级	皮肤改变（如剥落、水疱、出血、肿胀及角化过度）伴疼痛；影响日常生活活动	局部疼痛使用利多卡因、丙胺卡因或苯佐卡因凝胶或乳膏；非甾体抗炎药，可待因或含抗氧化剂的护肤霜；继续服用靶向药物，可适当调整剂量
Ⅲ级	重度皮肤改变（剥落、水疱、出血、水肿及角化过度）伴疼痛；个人自理能力受限	暂停服用靶向药物，症状缓解后（降到Ⅰ~Ⅱ级）可降低剂量服用；如症状持续存在或加重，应终止服用。重新服药前须移除角化过度的组织

表 8-5-3　靶向药物相关干燥症严重程度分级及防治建议

程度分级	临床特征	防治建议
Ⅰ级	干燥皮肤小于10%的体表面积，不伴有瘙痒或红斑	润肤剂和/或保湿霜每日1~2次+乳酸铵软膏；避免紫外线照射；继续服用靶向药物，无须调整剂量
Ⅱ级	干燥皮肤占10%~30%的体表面积，伴有瘙痒或红斑；影响日常生活	润肤剂和/或保湿霜+乳酸铵软膏或尿素乳膏或水杨酸软膏每日至少1~2次；避免紫外线照射；抗组胺药效果不明确；继续服用靶向药物，无须调整剂量
Ⅲ级	干燥皮肤大于30%的体表面积，伴有瘙痒，个人自理能力显著受限	润肤剂和/或保湿霜+乳酸铵软膏或尿素乳膏或水杨酸软膏每日至少1~2次+中高强度类固醇激素（如0.25%的曲安奈德或0.05%的丙酸氟替卡松等）；避免紫外线照射；伴有瘙痒的患者，服用第一代抗组胺药可获益；继续服用靶向药物，无须调整剂量

表 8-5-4　靶向药物相关瘙痒症严重程度分级及防治建议

程度分级	临床特征	防治建议
Ⅰ级	轻度或局限性瘙痒，需局部治疗	5%的多塞平乳膏或0.5%的薄荷醇或钙调磷酸酶抑制剂，必要时可加类固醇激素（如0.25%的曲安奈德或0.05%的丙酸氟替卡松等）；继续服用靶向药物，无须调整剂量
Ⅱ级	瘙痒强烈而广泛，间歇发作，可因搔抓产生水肿、红斑、苔藓样变等皮损，影响日常生活，需系统性治疗	局部中高强度类固醇激素+口服抗组胺药；继续服用靶向药物，原则上无须调整剂量

程度分级	临床特征	防治建议
Ⅲ级	瘙痒强烈而广泛，持续发作，严重影响日常活动和睡眠，需口服类固醇激素和免疫抑制剂	局部中高强度类固醇激素＋口服抗组胺药＋加巴喷丁或普瑞巴林或多塞平或阿瑞匹坦，必要时可口服泼尼松［0.5mg/(kg·d)，5～7日］；继续服用靶向药物，可适当调整剂量

（3）西药治疗：临床肿瘤医师应该有预防和治疗靶向药物相关皮肤毒性的意识。目前，尚无靶向药物相关皮肤毒性的诊疗指南，对皮疹和HFS管理的建议主要来自临床实践经验而非随机对照临床研究。研究显示，预防性应用口服抗生素和局部类固醇激素可减少50%以上的结直肠癌患者使用靶向药物治疗后产生的Ⅱ级以上皮肤毒性。抗生素可能是治疗VEGFR和MEK抑制剂类药物相关皮肤毒性的关键。皮肤毒性处理原则以预防大于治疗。皮疹的预防措施为预防性使用保湿霜及局部涂抹低效力的类固醇类药物（如氢化可的松）及防晒霜（防晒系数≥30）；TKI治疗的前6周预防性使用多西环素或米诺环素（100mg，每日2次）等。HFS的预防措施为治疗前去除手足等部位的角化过度的组织；避免穿着可能产生摩擦的衣物及鞋子；局部角质层应用尿素乳膏（5%～10%）；早晚使用高浓度润肤霜（如凡士林油）等。如果皮肤角化过度，积雪苷霜软膏和尿素乳膏是有效的治疗药物。轻者可以采用两药联合夜间湿敷包裹，重者可以采用夜间湿敷包裹、白天涂抹的方式。一旦发生皮肤溃疡，一方面要做好溃疡表面的清洁，另一方面可以局部使用康复新液、莫匹罗星软膏及重组人类成纤维细胞生长因子等，保护创面、促进溃疡愈合。对于皮肤疼痛，复方利多卡因乳膏夜间包敷可有效缓解疼痛。其他可根据具体情况选择针对性止痛药物，如治疗神经病理性疼痛的普瑞巴林。在某些皮肤不良反应的个例中，可以局部或全身使用抗生素、抗真菌和/或抗病毒药物。通常，出现炎症反应体征或症状（如瘙痒、红斑及水肿）时，推荐优先局部或全身使用皮质类固醇和/或抗组胺药。

靶向药物相关皮肤毒性还包括其他多种类型。①干燥症：10%～40%接受靶向药物治疗的患者会出现严重的皮肤干燥，并可发展至皮肤开裂（如手部）；②瘙痒症：多见于接受VEGFR抑制剂类药物治疗的患者，除局部用药外，研究显示，止吐药阿瑞匹坦可明显缓解症状；③脆甲症：水溶性甲油已被FDA批准用于脆甲症的治疗，生物素也可诱导指甲快速生长；④甲沟炎：15%～20%接受VEGFR抑制剂类药物治疗的患者可出现痛性甲沟炎并可继发感染，须进行分泌物培养，必要时外科干预；⑤光敏性皮炎：40%接受维罗非尼和凡德他尼治疗的患者会出现光敏性皮炎，因此光防护十分必要；⑥非恶性黑色素瘤性皮肤肿瘤：BRAF抑制剂会导致20%的患者发生非恶性黑色素瘤性皮肤肿瘤，须及早予以局部切除。

（4）中药治疗：靶向药物导致的皮肤毒性，主要病理因素包括风、热、虚。早期药毒侵入肺胃，肺胃热毒壅塞，热毒与癌毒外透达表，热盛肉腐，药毒燥热耗伤津液，肺津失于宣发、胃液失于濡润而发病，日久则伤及肝肾之阴。治疗以清热、透邪、滋阴为要，并根据病程长短、药毒盛衰、津液阴液亏虚不同而辨证治疗。

1）血热风盛证

主症：皮疹色泽鲜红，上有糠粃样鳞屑，瘙痒较剧，伴有抓痕血痂，发病较急，病程较长，舌质红，苔薄黄，脉弦数或滑数。

治法：清热解毒，养阴疏风。

方药：消风散。

药物组成：当归15g，生地黄12g，防风6g，蝉蜕6g，知母6g，苦参6g，胡麻仁6g，荆芥6g，苍术15g，牛蒡子9g，石膏15g，甘草3g，通草3g。

辨证加减：痒重者，加白鲜皮、地肤子；热盛者，加栀子。

方解：方中荆芥、防风、牛蒡子、蝉蜕辛散透达，疏风散邪，使风去则痒止；苍术祛风燥湿；苦参清热燥湿；通草渗利湿热；石膏、知母清热泻火；当归、生地黄、胡麻仁养血活血；甘草清热解毒，调和诸药。

2）血虚风燥证

主症：病久，皮损色暗或有色素沉着，或皮损粗糙肥厚，剧痒，舌质淡，苔白，脉细弦。

治法：养血润肤，祛风止痒。

方药：当归饮子。

药物组成：当归30g，白芍30g，川芎12g，生地黄30g，蒺藜30g，防风9g，荆芥穗30g，何首乌15g，黄芪15g，炙甘草15g。

辨证加减：痒重者，加白鲜皮、地肤子；风盛者，加蝉蜕、地龙。

方解：当归补血活血，调益荣卫；白芍补血敛阴止痛；生地黄清热养阴生津；川芎行气活血；黄芪长于补气，托毒敛疮生肌；防风、荆芥穗祛邪解表，消疮透疹；何首乌补精血，滋阴津；蒺藜散风行气止痒；甘草调和诸药。

3）阴液亏虚证

主症：病久，皮损色暗，皮肤干燥或皲裂或结痂，伴有口干、喜饮，或见低热，舌质红或绛红，苔白少津有裂纹，脉细数或洪大无力。

治法：滋阴益胃，清热解毒。

方药：白虎加人参汤合玉液汤加减。

药物组成：石膏30g，粳米15g，知母9g，甘草6g，人参6g，山药20g，黄芪20g，葛根20g，五味子12g，天花粉15g，鸡内金12g，沙参15g，麦冬15g，蒲公英15g，野菊花15g，僵蚕9g。

辨证加减：病程日久伤及肝肾者，可加熟地黄15g、山茱萸9g。

方解：方中石膏辛寒质重，善清透气热；知母苦寒滑润，善泻火滋阴；人参益气生津；

甘草、粳米益气和中，使泻火而不伤脾胃。合玉液汤取黄芪补脾固肾、益气生津之功效；知母、天花粉滋阴清热，润燥止渴；葛根助黄芪升发脾胃清阳，输布津液而止渴；鸡内金助脾健运，运化水谷精微；五味子助山药补肾固精，收敛阴津以缩尿，使精微不至于下趋。

2．**高血压**　高血压是肿瘤分子靶向药物最常见的不良反应之一，为 VEGFR 抑制剂类药物共同的不良反应，通常出现在治疗开始后第 1 个月，甚至 1~2 天内。

（1）病因与病理生理：分子靶向药物引起高血压的机制尚不明确，可能与血管密度异常、血管僵化及内皮素功能紊乱相关。此外，晚期肿瘤患者心理压力增大，导致交感神经功能亢奋、血浆儿茶酚胺浓度升高及小动脉收缩等，也可导致患者血压升高。

（2）临床表现与康复评定：靶向药物相关高血压程度分级评定见表 8-5-5。

表 8-5-5　靶向药物相关高血压严重程度分级及防治建议

程度分级	临床特征	防治建议
Ⅰ级	高血压前期（收缩压 120~139mmHg 或舒张压 80~89mmHg）	严密监测血压；限盐，戒烟酒；伴有症状时应用降血压药治疗；继续服用靶向药物，无须调整剂量
Ⅱ级	第 1 阶段高血压（收缩压 140~159mmHg 或舒张压 90~99mmHg）；需要医学干预；反复或持久的（≥24h）、有症状的、收缩压较前升高超过 20mmHg 或之前在正常范围现在高于 140/90mmHg	严密监测血压；应用降血压药治疗，且不得随意停药；继续服用靶向药物，一般无须调整剂量
Ⅲ级	第 2 阶段高血压（收缩压 ≥160mmHg 或舒张压 ≥100mmHg），需要医学干预，不止 1 种药物治疗	暂停服用靶向药物；单药控制不良的高血压，应考虑联合用药；请心血管专科医师会诊指导治疗；严密监测血压，如血压控制良好，可降低剂量后继续服用靶向药物
Ⅳ级	危及生命（恶性高血压或持久性神经损伤，高血压危象），需要急性干预	立即和永久停服靶向药物；请心血管专科医师会诊，积极处理高血压，且严密监测血压和其他生命体征
Ⅴ级	死亡	—

（3）西药治疗：计划应用 VEGF/VEGFR 类靶向药物前应评估基线血压，以及吸烟、肥胖、心血管基础疾病等因素。治疗期间应全程监测血压，使其稳定在 140/90mmHg 以下。当高血压达到Ⅱ级以上或Ⅰ级伴有症状（如头痛、头晕、视力障碍等）时，必须用药物控制血压。对于降血压药的选择，应在评估患者心血管事件风险的基础上，遵循相应权威指南进行选择，如《中国高血压防治指南》。一线治疗药物包括血管紧张素转化酶抑制剂

（angiotensin converting enzyme inhibitor，ACEI）、血管紧张素Ⅱ受体阻滞剂（angiotensin Ⅱ receptor blocker，ARB）和二氢吡啶类钙通道阻断剂（氨氯地平、非洛地平等）。因非二氢吡啶类钙通道阻滞剂（如维拉帕米和地尔硫卓）能够抑制CYP3A4系统，会对索拉非尼、阿帕替尼等药物的代谢造成影响，因此不建议采用。如果发生Ⅲ~Ⅳ级血压升高，为了最大限度控制血压，减少靶向药物治疗的中断，应在心血管专科医师的指导下，积极进行降血压治疗，严密观察和/或调整靶向药物的剂量。

治疗前和治疗中监测血压。既往有高血压病史且高血压控制不稳定的患者谨慎选择抗VEGF药物治疗。

一般通过标准降血压治疗即可控制。如果高血压仍持续控制不良，应暂时中断靶向药物治疗，当患者血压恢复正常时应用更低剂量的药物重新开始靶向药物治疗。对于高血压危象的患者，必须立即和永久停药。

（4）中药治疗：靶向药物治疗所引起的高血压归属于中医的"眩晕"范畴，主要的病机包括风、痰、虚。由于患者情志不遂，或靶向药物热盛化火，火盛伤阴，或久病劳倦，气血生化乏源而气阴两虚；或加之嗜食肥甘厚味，导致脾失健运、痰浊中阻，从而导致血压升高。治疗多以平肝潜阳、健脾化痰、补益肝肾为主。

1）肝阳上亢证

主症：眩晕欲仆，步履不稳，头摇肢颤，语言謇涩，甚至突然昏仆，口眼㖞斜，半身不遂，舌质红，苔腻，脉弦细有力。

治法：平肝潜阳，滋补肝肾。

方药：天麻钩藤饮。

药物组成：天麻9g，川牛膝12g，钩藤12g，石决明18g，栀子9g，杜仲15g，黄芩9g，益母草15g，桑寄生9g，夜交藤9g，朱茯神9g。

辨证加减：阴虚见症者，加熟地黄、山茱萸。

方解：方中天麻、钩藤平肝息风；石决明咸寒质重，平肝潜阳，并能除热明目，加强平肝息风之力；川牛膝引血下行，并能活血利水；杜仲、桑寄生补益肝肾；栀子、黄芩清肝降火；益母草合川牛膝活血利水，有利于平降肝阳；夜交藤、朱茯神宁心安神。

2）痰浊中阻证

主症：头重昏蒙，伴视物旋转，胸闷恶心，呕吐痰涎，食少多寐，舌苔白腻，脉濡滑。

治法：化痰祛湿，健脾和胃。

方药：半夏白术天麻汤。

药物组成：制半夏9g，天麻9g，茯苓15g，橘红12g，白术15g，甘草6g，生姜3g，大枣6g。

辨证加减：痰重者，加牡蛎、浙贝母。

方解：方中制半夏燥湿化痰，降逆止呕；天麻平肝息风，而止头眩；白术、茯苓健脾祛湿；橘红理气化痰；甘草调和诸药；煎加姜、枣调和脾胃，生姜兼制半夏之毒。

3）肝肾阴虚证

主症：头晕目涩，伴腰酸腿软、手足心热、失眠、耳鸣；或有面部潮红、眩晕、头痛、心悸、健忘、乏力、易怒，舌质干红少苔，脉弦细或沉细。

治法：滋养肝肾，育阴潜阳。

方药：六味地黄丸。

药物组成：熟地黄 20g，山茱萸 12g，山药 12g，泽泻 9g，茯苓 15g，牡丹皮 15g。

辨证加减：阳亢者，加升麻、石决明、牡蛎。

方解：方中熟地黄滋肾填精；山茱萸养肝肾而涩精；山药补益脾肾而固精；茯苓淡渗脾湿，助山药益脾，且防山药敛邪；泽泻清泻肾浊，防熟地黄之滋腻敛邪，且可清降肾中虚火；牡丹皮清泻肝火，制山茱萸之温，且防酸涩敛邪。

3．血液毒性

（1）病因与病理生理：分子靶向药物可引起骨髓抑制等血液毒性，但患者总体发生发热性中性粒细胞减少症（FN）的概率很低。分子靶向药物可能影响造血细胞的生长信号通路，从而抑制其生长。

（2）临床表现与康复评定：分子靶向药物致贫血是指治疗期间或治疗后 Hb 浓度减少至正常水平以下，成年男性 Hb < 120g/L、成年女性 Hb < 110g/L 就可诊断为贫血；分子靶向药物致中性粒细胞减少指外周血中性粒细胞绝对计数 $< 2.0 \times 10^9/L$；分子靶向药物致血小板减少指外周血血小板计数 $< 100 \times 10^9/L$。

（3）西药治疗：需根据外周血细胞减少的类型选择处理方式。若在靶向药物治疗期间出现 FN，需要中断治疗，并建议进行感染性疾病评估，包括血培养和尿培养及对静脉留置装置感染的评估。治疗与继发于传统化疗的 FN 相同，首先建议使用广谱抗生素，尤其是对年龄大于 65 岁、伴有基础疾病、肝肾功能不全的高风险患者。虽然集落刺激因子类药物不能降低死亡率，但可促进中性粒细胞数量的恢复，缩短患者的住院时间。同时接受类固醇激素治疗的患者，通常不会表现出发热这一提示感染的征象，反而会忽视其感染甚至发生败血症的风险，因此要特别关注此类患者。

轻度贫血或血小板减少通常无须处理，严重者须输注血液制品。计数小于 $50 \times 10^9/L$ 时，手术或创伤后出血风险增加。患者须延长住院时间并加强监护。血液系统毒性的其他表现包括 Bcr-Abl 抑制剂类药物导致的骨髓发育不全、坏死、凝胶状转变，以及 VEGFR 抑制剂类药物（如舒尼替尼）导致的血栓性血小板减少性紫癜或溶血性尿毒综合征，须请专科会诊。

（4）中药治疗：靶向药物多引起骨髓抑制等血液毒性，属中医"药毒"范畴，患者可出现贫血、低热等症状。中医认为，靶向药物的"药毒"，一方面耗伤人体气血，另一方面影响五脏六腑的功能，气血生成受阻，故本病多以虚证呈现。治疗当以益气养阴、补血升阳为主。

1）气血两虚证

主症：头晕目眩，少气懒言，乏力自汗，眠浅多梦，舌质淡，苔白，脉细弱。

治法：益气补血，健脾养心。

方药：八珍汤。

药物组成：人参 10g，白术 15g，茯苓 15g，当归 15g，川芎 10g，白芍 15g，熟地黄 15g，炙甘草 6g。

方解：方中人参与熟地黄相配，益气养血；白术、茯苓健脾渗湿，助人参益气补脾；当归、白芍养血和营，助熟地黄滋养心肝；川芎活血行气，使地、归、芍补而不滞；炙甘草益气和中，调和诸药。

2）脾肾阳虚证

主症：颜面虚浮，神疲嗜卧，气短乏力，腹胀便溏，自汗气喘，动辄更甚，畏寒肢冷，下肢浮肿，尿昼少夜频，舌淡胖，苔薄白，脉沉细。

治法：温补脾肾，利水化饮。

方药：金匮肾气丸合黄芪建中汤。

药物组成：熟地黄 30g，山药 15g，山茱萸 9g，茯苓 15g，牡丹皮 15g，泽泻 9g，桂枝 9g，制附子 9g，黄芪 15g，白芍 15g，生姜 6g，炙甘草 6g，大枣 9g，饴糖 9g。

方解：方中重用熟地黄滋阴补肾；山茱萸、山药补肝脾而益精血；加以制附子、桂枝之辛热，助命门温阳化气；泽泻、茯苓利水渗湿泄浊，牡丹皮清泻肝火，三药于补中寓泻，防滋阴药之滞腻。合黄芪建中汤以饴糖温补中焦，缓急止痛；桂枝温阳气，祛寒邪；白芍养营阴，缓肝急，止腹痛；生姜温胃散寒；大枣补脾益气；炙甘草益气和中，调和诸药。

3）肝肾阴虚证

主症：头晕目眩，耳鸣健忘，失眠多梦，咽干口燥，腰膝酸软，胁肋胀痛，视物不清，五心烦热，舌红少苔，脉细数。

治法：滋阴补肾，填精益髓。

方药：生脉饮合六味地黄丸。

药物组成：人参 10g，麦冬 15g，五味子 5g，熟地黄 24g，山茱萸 12g，山药 12g，泽泻 9g，茯苓 9g，牡丹皮 9g。

方解：方中人参补肺气，益气生津；麦冬养阴清肺而生津；五味子敛肺止咳、止汗。合六味地黄丸以熟地黄滋肾填精；山茱萸养肝肾而涩精；山药补益脾肾而固精；茯苓淡渗脾湿，助山药益脾，且防山药敛邪；泽泻清泻肾浊，防熟地黄之滋腻敛邪，且可清降肾中虚火；牡丹皮清泻肝火，制山茱萸之温，且防酸涩敛邪。

4. 腹泻

（1）病因与病理生理：腹泻是靶向药物治疗最常见的胃肠道不良反应，通常发生在治疗开始后的几个月内，原因主要是肠道功能紊乱导致的运动亢进。腹泻在治疗过程中逐渐减少，并有反复发生的特点，表现为剂量依赖性。靶向药物主要针对 VEGFR 受体成分，当靶向药物作用在胃肠道 EGFR 表皮黏膜上时，可能会引起胃肠道反应，导致患者出现腹泻。

（2）临床表现与康复评定：按照腹泻的持续时间分为急性和慢性腹泻；按照腹泻程度分为简单性腹泻和复杂性腹泻；按照腹泻发生时间可分为早发性腹泻和迟发性腹泻。靶向药物相关腹泻严重程度分级评定见表 8-5-6。

表 8-5-6　靶向药物相关腹泻严重程度分级及防治建议

程度分级	临床特征	防治建议
I 级	与基线相比，大便次数每日增加 < 4 次；造瘘口排出物轻度增加	严密监测；调整饮食结构；根据患者情况给予止泻、补液等对症处理；继续服用靶向药物，无须调整剂量
II 级	与基线相比，大便次数每日增加 4~6 次；静脉补液 < 24h；造瘘口排出物中度增加	严密监测；完善实验室检查，给予止泻、补液等对症处理；继续服用靶向药物，一般无须调整剂量
III 级	与基线相比，大便次数每日增加 ≥ 7 次；大便失禁；需住院治疗；造瘘口排出物重度增加；影响个人日常生活活动	暂停服用靶向药物；积极给予对症处理；请专科医师会诊和治疗；严密监测患者病情，如控制良好，可降低剂量后继续服用
IV 级	危及生命；需要紧急治疗	立即和永久停服；请专科医师会诊，积极处理，且严密监测生命体征
V 级	死亡	—

（3）西药治疗：出现症状时，患者须调整饮食结构，应给予流质易消化饮食，如稀饭、烂面条、鸡蛋羹等，不宜进食牛奶、普通食物。止泻药物包括洛哌丁胺（合并肠道感染时禁用）、蒙脱石散（本药物为粉状，冲水服用，注意不要太稀，且用药前后 30min 不要大量饮水）。注意补液，防止脱水，可以口服补液和/或静脉补液，注意监测电解质变化并防止电解质紊乱。

根据患者检验结果，必要时给予升白治疗、调节肠道菌群（给予肠道活性菌）及应用抗生素等措施。经过上述治疗，腹泻通常可以有效缓解。患者出现 III~IV 级腹泻时，应考虑中断治疗甚至永久停服靶向药物。

（4）中药治疗：靶向药物属于攻伐之品，易伤脾胃，导致脾气不足，水湿内生，脾虚湿盛则见泄泻；药毒日久炼津为痰，热毒炽盛则化火伤阴。因此，靶向药物治疗导致的泄泻以脾气虚证和脾肾阳虚证为多见，其次为寒湿困脾证、肠道湿热证。治疗以健脾益气为主，行气化湿为辅。

具体中药治疗参见本章第三节中《化疗致腹泻》部分。

5．恶心、呕吐　在 TKI 药物治疗过程中，20%～50% 的患者出现恶心症状，25% 的患者出现呕吐症状。

（1）病因与病理生理：腹部迷走神经的传入与分子靶向药物相关的恶心和呕吐密切相关。5-HT3 受体、NK-1 受体和胆囊收缩素 -1 受体都位于迷走神经传入的末端。

（2）临床表现与康复评定：恶心、呕吐严重程度分级评定见表 8-5-7。

表 8-5-7　靶向药物相关恶心、呕吐严重程度分级及防治建议

程度分级	恶心	呕吐	防治建议
Ⅰ级	食欲降低，不伴进食习惯改变	24h 内发作 1～2 次（间隔 5min）	严密监测；继续服用靶向药物，无须调整剂量
Ⅱ级	经口摄食减少，不伴明显的体质量下降、脱水或营养不良	24h 内发作 3～5 次（间隔 5min）	严密监测；继续服用靶向药物，一般无须调整剂量；对症止吐药物治疗
Ⅲ级	经口摄入能量和水分不足；需要鼻饲、全肠外营养或住院	24h 内发作 ≥ 6 次（间隔 5min）	暂停服用靶向药物；积极对症处理，请专科医师会诊和治疗；症状缓解后可降低剂量服用靶向药物；如持续存在或加重，应终止服用
Ⅳ级	—	危及生命；需要紧急治疗	立即和永久停服靶向药物；请专科医师会诊，积极处理，且严密监测生命体征
Ⅴ级	—	死亡	—

（3）西药治疗：三餐前应用多巴胺受体拮抗剂（如甲氧氯普胺）对轻症患者有效；其他止吐药物包括 5-HT3 受体拮抗剂（如昂丹司琼、格拉司琼等），应警惕该类药物可能导致的心脏毒性（Q-T 间期延长）。进一步的措施包括暂停靶向药物直至毒性降低至Ⅰ级，减量后继续治疗。

（4）中药治疗：参见本章第三节中《化疗致恶心呕吐》部分。

（5）其他康复治疗：中医针灸在防治分子靶向药物所致恶心呕吐方面具有优势。主穴取中脘，胃俞，内关，足三里。寒吐者，加上脘、公孙；热吐者，加商阳、内庭；痰饮者，加膻中、丰隆；肝气犯胃者，加肝俞、太冲；脾虚者，加脾俞、神阙。

（二）少见损伤

1．肝毒性　激酶抑制剂的肝毒性为少见不良反应，在索拉非尼的临床研究中，有发

生急性肝损伤的少见病例报道，发生率为 0.5%。

建议在接受靶向药物治疗开始前进行肝功能基线检查，若基线异常，在治疗开始后的前 2 个月，每 2 周化验 1 次肝功能；若无基线异常，每个月监测 1 次肝功能。HBV 感染等可能影响肝功能的合并症，并非靶向药物治疗的禁忌。在治疗期间，尽量避免同时应用其他具有肝毒性的药物。出现肝脏损伤后，须个体化治疗。一些激酶抑制剂，如瑞戈非尼和索拉非尼，可引起血清非结合胆红素浓度增高，若不严重，可继续靶向药物治疗。当观察到患者出现Ⅲ～Ⅳ级肝毒性时建议停止使用靶向药物，直至肝功能恢复到Ⅰ级或基线水平。药物减量或停药取决于肝毒性的严重性和持续性。靶向药物相关肝毒性严重程度分级评定见表 8-5-8。

表 8-5-8　靶向药物相关肝毒性严重程度分级及防治建议

程度分级	转氨酶升高	防治建议
Ⅰ级	＞正常值上限到 3ULN	严密监测；继续服用靶向药物，无须调整剂量
Ⅱ级	＞3～5ULN	严密监测；继续服用靶向药物，一般无须调整剂量；保肝药物治疗
Ⅲ级	＞5～20ULN	暂停服用靶向药物；请专科医师会诊和保肝治疗；肝功能恢复到Ⅰ级或基线水平后可降低剂量服用靶向药物；如持续存在或加重，应终止服用
Ⅳ级	＞20ULN	立即和永久停服靶向药物；请专科医师会诊，积极处理，且严密监测生命体征

中药治疗：参见本章第三节中化疗致肝损伤部分。

2. **肺脏毒性**　研究显示，约有 1%～2% 接受 EGFR 和 VEGFR 抑制剂类靶向药物治疗的患者可出现急性潜在致死性间质性肺疾病（interstitial lung disease，ILD）。患者以活动性呼吸困难、胸部 X 线示弥漫阴影、限制性通气障碍、弥散功能降低和低氧血症为临床表现。此时，应中断治疗，并给予最佳支持治疗。此外，必要时可给予糖皮质激素及机械通气。其他需要激素治疗和中断靶向药物治疗的情况包括并发肺炎、肺纤维化和急性呼吸窘迫综合征（acute respiratory distress syndrome，ARDS）等。

中药治疗

（1）气虚络滞证

主症：身倦无力，少气懒言，面色淡白或晦滞，胸胁部常见固定痛处，痛如针刺，拒按，舌质淡暗或见瘀斑，脉沉涩。

治法：补气活血，行气通络。

方药：补阳还五汤。

药物组成：黄芪 60g，当归尾 6g，赤芍 5g，地龙 3g，川芎 3g，红花 3g，桃仁 3g。

方解：本方重用黄芪补益元气；当归尾活血通络而不伤血；赤芍、川芎、桃仁、红花协同当归尾以活血祛瘀；地龙通经活络，力专善走，周行全身，以行药力。

（2）肺阴不足证

主症：干咳无痰，或痰少而黏，口燥咽干，形体消瘦，午后潮热，五心烦热，盗汗，颧红，甚则痰中带血，声音嘶哑，舌红少津，脉细数。

治法：养阴清肺，降逆下气。

方药：麦门冬汤。

药物组成：麦冬 42g，制半夏 6g，甘草 6g，人参 9g，粳米 3g，大枣 15g。

方解：方中重用麦冬甘寒清润，既养肺胃之阴，又清肺胃虚热；人参益气生津；甘草、粳米、大枣益气养胃，合人参益胃生津；甘草润肺利咽，调和诸药。

3．心脏毒性　传统细胞毒性药物（如蒽环类）可造成心肌细胞超微结构的改变，从而影响心肌细胞的生存。靶向药物因作用于相应信号通路而干扰三磷酸腺苷代谢，可引起快速型心室功能紊乱，这在使用传统细胞毒性药物治疗过程中较少见。这类心室功能紊乱程度不重，在中断靶向药物治疗或药物干预后可得到缓解。研究显示，在接受索拉非尼治疗的患者中，左室射血分数下降 10% 的患者比例可达 30%。

心脏毒性的预防尤为重要，患者接受靶向药物治疗过程中须严密监测生命体征、实验室检查结果（肌钙蛋白、心房钠尿肽）和心脏超声，尤其是接受过或联用蒽环类药物者。计划使用 Her2 抑制剂的患者尽量避免联用蒽环类药物。患者出现充血性心力衰竭时，可给予 ACEI、β 受体阻滞剂和利尿剂，但应注意部分患者不能耐受 β 受体阻滞剂。对出现心脏毒性的患者，可请相关专科会诊，在治疗受益及不良反应间达到最佳平衡。

中药治疗

（1）心血不足证

主症：心悸怔忡，虽静卧不能减轻，头晕目眩，面色无华，唇舌色淡，脉细弱或结代。

治法：益气养血，补益心脾。

方药：归脾汤加减。

药物组成：人参 15g，黄芪 15g，龙眼肉 9g，白术 15g，茯神 15g，远志 20g，熟地黄 12g，当归 10g，白芍 12g，川芎 9g，酸枣仁 15g，炙甘草 6g，生姜 6g，大枣 15g，木香 6g。

方解：方中黄芪甘温，补脾益气；龙眼肉甘平，既补脾气，又养心血；人参、白术皆为补脾益气之要药，与黄芪相伍，补脾益气之功益著；当归补血养心，酸枣仁宁心安神，二药与龙眼肉相伍，补心血、安神志之力更强；茯神养心安神；远志宁神益智；木香理气醒脾，与诸补气养血药相伍，可使其补而不滞；炙甘草补益心脾之气，并调和诸药；引用生姜、大枣，调和脾胃，以资化源。

277

（2）心肾阴虚证

主症：心痛憋闷，心悸盗汗，虚烦不寐，腰膝酸软，头晕耳鸣，口干便秘，舌红少津，苔薄或剥，脉细数或促代。

治法：滋阴清火，养心和络。

方药：天王补心丹合炙甘草汤。

药物组成：人参15g，茯苓15g，玄参15g，丹参15g，桔梗15g，远志15g，当归30g，五味子12g，麦冬30g，天冬30g，柏子仁30g，炒酸枣仁30g，生地黄20g，炙甘草12g，生姜9g，桂枝9g，阿胶（烊化）6g，火麻仁10g，大枣10g，朱砂1g。

方解：方中重用甘寒之生地黄，入心能养血，入肾能滋阴；天冬、麦冬滋阴清热，炒酸枣仁、柏子仁养心安神，当归补血润燥，共助生地黄滋阴补血，并养心安神；玄参滋阴降火；茯苓、远志养心安神；人参补气以生血，并能安神益智；五味子之酸以敛心气，安心神；丹参清心活血，合补血药使补而不滞；朱砂镇心安神；桔梗载药上行以使药力缓留于上部心经。合炙甘草汤以生地黄滋阴养血；炙甘草、人参、大枣益心气，补脾气；阿胶、麦冬、火麻仁滋心阴，养心血，充血脉；桂枝、生姜辛行温通。用法中加清酒煎服，清酒辛热，可温通血脉，以行药力。

4. 肾毒性 多种靶向药物会导致肾毒性，最常见的是抗血管生成类药物。肾毒性出现的中位时间为治疗开始后的3~17个月，常表现为不同程度的蛋白尿，可造成继发性高血压、血栓性微血管病和急性肾衰竭。

靶向药物导致的肾毒性通常为可逆的，可以通过减量或暂停用药来缓解，若无严重的肾脏损伤发生，一般无须特殊处理。对于具有潜在的肾功能疾病、肾切除，以及既往有原发性高血压、肾脏疾病及糖尿病病史的患者，要慎用靶向药物，并进行严密随访观察。对于抗血管生成类药物诱发的蛋白尿，目前尚无明确的治疗方法。ACEI及ARB类药物可以通过降低肾小管内压力进而减轻蛋白尿，并降低可能的心脏不良事件发生率，可以酌情使用。但是，最有效的方法仍是及时减量或停用靶向药物。出现急性肾小管坏死者，须进行血液透析。值得注意的是，一旦发生肾病综合征，靶向药物治疗应永久终止。

靶向药物相关蛋白尿严重程度分级评定见表8-5-9。

表8-5-9 靶向药物相关蛋白尿严重程度分级及防治建议

程度分级	尿蛋白升高	防治建议
Ⅰ级	尿蛋白（+），24h尿蛋白定量< 1.0g	继续服用靶向药物，无须调整剂量
Ⅱ级	尿蛋白（++），24h尿蛋白定量1.0~3.4g	继续服用靶向药物，一般无须调整剂量；应考虑进行药物干预；监测24h尿常规和24h尿蛋白定量

续表

程度分级	尿蛋白升高	防治建议
Ⅲ级	24h 尿蛋白定量 ≥ 3.5g	暂停服用靶向药物；请肾脏内科专科医师会诊；进行药物干预；蛋白尿恢复至 ≤ Ⅱ级后，可降低剂量服用；如果 2 次减量后仍然发生Ⅲ级蛋白尿，则应永久终止治疗

中药治疗

（1）气阴两虚证

主症：咳嗽痰少，或痰稀，咳声低弱，气短喘促，神疲乏力，面色㿠白，形瘦恶风，自汗或盗汗，口干少饮，舌质红或淡，脉细弱。

治法：益气养阴，补肺益肾。

方药：参芪地黄汤。

药物组成：人参 6g，黄芪 15g，熟地黄 15g，山药 15g，茯苓 9g，牡丹皮 9g，山茱萸 9g。

方解：方中熟地黄、山茱萸补益肾阴而摄精气；黄芪、人参补气健脾；山药、茯苓健脾渗湿；牡丹皮清虚热。

（2）肝肾阴虚证

主症：头晕目眩，耳鸣健忘，失眠多梦，咽干口燥，腰膝酸软，胁肋胀痛，视物不清，五心烦热，颧红盗汗，舌红少苔，脉细数。

治法：益精填髓，滋补肝肾。

方药：知柏地黄丸。

药物组成：知母 15g，熟地黄 15g，黄柏 15g，制山茱萸 15g，山药 15g，牡丹皮 9g，茯苓 9g，泽泻 9g。

方解：本方由六味地黄丸加知母、黄柏而成。方中六味地黄丸滋肾、肝、脾之阴，以滋肾阴为主，是谓"三补"；泽泻利湿浊，牡丹皮泻相火，茯苓渗脾湿，是谓"三泻"；知母、黄柏降相火，泻肾火。诸药合用，共奏滋阴降火之功效。

（3）脾肾阳虚证

主症：久泻久痢，水肿，腰腹冷痛，舌淡胖，苔薄白，脉沉细。

治法：温补脾肾，利水化饮。

方药：济生肾气丸。

药物组成：肉桂 15g，制附子 15g，牛膝 15g，熟地黄 15g，制山茱萸 15g，山药 15g，茯苓 15g，泽泻 9g，车前子（包煎）9g，牡丹皮 9g。

方解：本方由肾气丸加牛膝、车前子而成，原名加味肾气丸，主要是化肾气、利水湿。方中肾气丸温补肾阳，化气利水；配以牛膝、车前子，更加强利尿消肿之力。标本同治，邪正兼顾，为其配伍特点。

5．血栓栓塞和出血 VEGF 通路抑制剂增加了患者动脉血栓栓塞事件（arterial thromboembolic events，ATE）的发生风险。接受 VEGFR 激酶抑制剂（如索拉非尼）的患者发生 ATE 的风险为 1.4%，是对照组的 3 倍。已揭示的发病机制包括靶向药物破坏了由 VEGF 及 NO 维持的内皮细胞的完整性。

对确诊的急性 ATE 患者，如果血流动力学稳定，须行抗凝治疗，建议使用低分子肝素（low-molecular-weight heparin，LMWH）治疗 3 ~ 6 个月。临床研究证实，LMWH 在减少 ATE 事件发生方面要优于维生素 K 拮抗剂，在死亡率或出血风险方面，两者差异无统计学意义。如有必要，可中断甚至永久停服靶向药物；如果临床医师评估治疗的临床获益多于并发症相关风险，靶向药物则可以在 LMWH 治疗期间维持使用。激酶抑制剂相关出血的发生率为 16.7%，其中严重者占比 2.4%。出血并非靶向药物治疗的绝对禁忌证。在评估是否需要终止治疗时，应当综合考虑出血部位、严重程度及治疗反应性等。

中药治疗

（1）血瘀证

主症：疼痛如针刺，部位固定，拒按，夜间加重，出血紫暗或夹有血块，大便色黑如柏油状，面色黧黑，唇甲青紫，眼下紫斑，肌肤甲错，腹部青筋显露，皮肤出现丝状红缕，舌质紫暗或有紫斑、紫点，舌下络脉曲张，或舌边有青紫色条状线，脉涩，或结代，或无脉。

治法：活血化瘀，固冲止血。

方药：四妙勇安汤。

药物组成：金银花 15g，玄参 15g，当归 15g，甘草 6g。

方解：金银花甘寒入心，善于清热解毒；当归活血散瘀；玄参泻火解毒；甘草清解百毒，配金银花以加强清热解毒之力。四药合用，既能清热解毒，又能活血散瘀。

（2）血热证

主症：咳血、吐血、衄血、尿血、便血，血色鲜红，质地黏稠，舌质红绛，脉滑数。

治法：清热解毒，凉血止血。

方药：犀角地黄汤（犀角已禁用，现多用水牛角代）。

药物组成：赤芍 9g，生地黄 24g，牡丹皮 12g，水牛角粉 30g。

方解：方中水牛角直入血分，凉血清心而解热毒，使热清毒解血宁；生地黄清热凉血养阴，既清热凉血，又复已失之阴血，以清为主，兼以补固；赤芍、牡丹皮清热凉血，活血散瘀，可收化斑之功效。四药相配，共成清热解毒、凉血散瘀之剂。

6．黏膜炎 接受 TKI（如索拉非尼、卡博替尼）治疗的患者，口腔黏膜炎的发生率达 25%。目前尚无有效的预防措施，发病早期教育患者避免侵入式治疗反复损伤患处非常重要，治疗期间用盐水、无菌水或小苏打溶液漱口以保持口腔卫生可能有一定作用。

黏膜炎的主要处理方法是疼痛控制和营养支持。对黏膜炎相关疼痛患者的建议包括：

避免刺激性食物和良好的口腔护理；定期清除牙垢以减少口腔细菌；使用软毛牙刷等。可使用局部镇痛剂治疗（如2%的利多卡因、苯海拉明、碱式水杨酸铋或氢氧化铝/氢氧化镁等组成的漱口水等，该联合疗法通常被称为"魔法"漱口水）。此外，低剂量激光照射及局部糖皮质激素治疗也有一定疗效。应定期对患者进行营养评估，避免患者因黏膜炎导致摄食减少而发生严重的体质量减轻。某些血清学化验如白蛋白、胆固醇、胆碱酯酶、铁代谢、电解质、镁及磷等，可作为营养参数帮助临床医师合理评估患者的营养状况。必要时调整靶向药物剂量或终止治疗。

靶向药物相关黏膜炎严重程度分级评定见表8-5-10。

表 8-5-10　靶向药物相关黏膜炎严重程度分级及防治建议

程度分级	临床特征	防治建议
Ⅰ级	无症状或轻症；无须治疗	严密监测；继续服用靶向药物，无须调整剂量
Ⅱ级	中度疼痛；不影响经口进食；须调整饮食	严密监测；调整饮食；对症处理；继续服用靶向药物，一般无须调整剂量
Ⅲ级	重度疼痛；影响经口进食	暂停服用靶向药物；积极给予对症处理；请专科医师会诊和治疗；严密监测，如控制良好，可降低剂量后继续服用
Ⅳ级	危及生命；需要紧急治疗	立即和永久停服靶向药物；请专科医师会诊，积极处理，且严密监测生命体征
Ⅴ级	死亡	—

中药治疗

（1）心脾积热证

主症：反复发作，生于唇、颊、齿龈、舌面等处，如黄豆或豌豆大小的圆形或椭圆形的黄白色溃烂点，中央凹陷，周围黏膜鲜红、微肿、溃点数目较多，甚者融合成小片，有灼热疼痛感，说话或进食时加重，伴发热、口渴口臭、溲赤，舌尖或舌质红，苔黄或黄腻，脉数。

治法：健脾清热，清心安神。

方药：导赤散合泻黄散。

药物组成：生地黄 15g，通草 6g，甘草梢 6g，竹叶 6g，藿香 6g，防风 6g，栀子 3g，石膏 15g。

方解：方中生地黄甘寒，凉血滋阴降火；通草苦寒，入心与小肠经，上清心经之火，下导小肠之热，两药相配，滋阴制火，利水通淋。竹叶甘淡，清心除烦，淡渗利窍，导心火下行；甘草梢清热解毒，尚可止痛，并能调和诸药，还可防通草、生地黄之寒凉伤胃；

石膏、栀子泻脾胃积热；防风疏散脾经伏火；藿香芳香醒脾。配合成方，共奏健脾清热、清心安神之功效。

（2）阴虚火旺证

主症：咽干口燥，烘热汗出，小便短赤，心烦易怒，舌质红绛，脉细数。

治法：滋阴泻火，清热解毒。

方药：知柏地黄丸。

药物组成：知母15g，熟地黄15g，黄柏15g，制山茱萸15g，山药15g，牡丹皮9g，茯苓9g，泽泻9g。

方解：本方由六味地黄丸加知母、黄柏而成。方中六味地黄丸滋肾、肝、脾之阴，以滋肾阴为主，是谓"三补"；泽泻利湿浊，牡丹皮泻相火，茯苓渗脾湿，是谓"三泻"；知母、黄柏降相火，泻肾火。诸药合用，共奏滋阴降火之功效。

（3）心脾两虚证

主症：心悸怔忡，失眠多梦，眩晕健忘，面色萎黄，食欲不振，腹胀便溏，神倦乏力，或皮下出血，舌淡嫩，脉细弱。

治法：补气养血，补益心脾。

方药：归脾汤合补中益气汤。

药物组成：白术18g，茯神18g，黄芪18g，龙眼肉18g，炒酸枣仁18g，人参9g，木香9g，炙甘草6g，当归3g，蜜炙远志3g，陈皮6g，升麻6g，柴胡12g，生姜6g，大枣15g。

方解：方中黄芪甘温，补脾益气，升阳固表；龙眼肉甘平，既补脾气，又养心血；人参、白术皆为补脾益气之要药，与黄芪相伍，补脾益气之功益著；当归补血养心，炒酸枣仁宁心安神，二药与龙眼肉相伍，补心血、安神志之力更强；佐以茯神养心安神，蜜炙远志宁神益智；木香理气醒脾，与诸补气养血药相伍，可使其补而不滞；炙甘草补益心脾之气，并调和诸药；引用生姜、大枣，调和脾胃，以资化源；当归养血和营，协人参、黄芪补气养血；陈皮理气和胃，使诸药补而不滞；少量升麻、柴胡升阳举陷，升提下陷之中气。

7．甲状腺功能减退　使用VEGFR抑制剂类靶向药物治疗的晚期肾癌患者中，有12%～19%出现甲状腺功能减退，且发生率随时间延长而增加。建议患者在基线时、每周期治疗开始前和结束时进行甲状腺功能检查。对于无症状且促甲状腺素轻度升高的患者，只需继续监测。当促甲状腺素＞10mU/L或有伴随症状时，应采取甲状腺素替代治疗，一般不需要暂停靶向药物或调整剂量。

中药治疗

（1）脾肾阳虚证

主症：久痢，水肿，腰腹冷，舌淡胖，苔薄白，脉沉细。

治法：温补脾肾，利水化饮。

方药：济生肾气丸。

药物组成：肉桂 15g，制附子 15g，牛膝 15g，熟地黄 15g，制山茱萸 15g，山药 15g，茯苓 15g，泽泻 9g，车前子（包煎）9g，牡丹皮 9g。

方解：本方由肾气丸加牛膝、车前子而成，原名加味肾气丸，主要是化肾气、利水湿。方中肾气丸温补肾阳，化气利水；配以牛膝、车前子，更加强利尿消肿之力。标本同治，邪正兼顾，为其配伍特点。

（2）阴阳两虚证

主症：形体羸弱，精神萎顿，少气懒言，形寒肢冷，舌淡而少津，或有齿痕，或光剥，脉微细而数。

治法：滋阴补阳，补益脾肾。

方药：麦味地黄丸合金匮肾气丸。

药物组成：麦冬 15g，五味子 15g，熟地黄 15g，酒山茱萸 15g，牡丹皮 15g，山药 15g，茯苓 15g，泽泻 9g，桂枝 9g，制附子 9g。

方解：方中熟地黄补血滋肾阴，酒山茱萸益肝肾而涩精，山药益肺健脾且固肾，为全方之"三补"以治本；泽泻能泻肾火，牡丹皮清肝热，茯苓利尿渗脾湿，为全方之"三泻"以治标；麦冬润肺生津；五味子敛肺气，定喘宁嗽。诸药合用，共奏滋阴敛肺纳肾之功效。制附子、桂枝辛热，能助命门以温阳化气，补肾填精，温肾助阳，乃阴中求阳之治。诸药合用，温而不燥，滋而不腻，助阳之弱以化水，滋阴之虚以生气，使肾阳振奋，气化复常，则诸症自除。

第六节 免疫检查点抑制剂损伤治疗与康复

一、概述

ICI 的临床应用相当程度地改变了癌症治疗的前景。目前，其已在多个瘤种广泛应用，并且取得了良好的治疗效果及可控的安全性。在 HCC 治疗中，ICI 靶点主要包括 PD-1、PD-L1 和 CTLA-4。纳武利尤单抗和帕博利珠单抗已被美国 FDA 批准用于既往索拉非尼治疗后进展或无法耐受索拉非尼的肝癌患者的治疗。临床研究结果证明 PD-1 单抗单药治疗 HCC 能够延长患者的总生存期。

随着免疫治疗药物在临床的广泛应用，一些免疫相关不良事件（irAEs）也逐渐显现，其可能发生在任何器官系统中，从轻度和可控的事件，如皮疹、关节疼痛或甲状腺功能减退，到严重和可能危及生命的事件，如肝炎、肺炎、小肠结肠炎或心肌炎。在使用靶向 PD-1 或 PD-L1 药物治疗的患者中，总的 irAEs 发生率约 27%，有 6% 的病例发生 ≥ 3 级的不良事件。

中医药是免疫调节的重要手段，部分研究已证实，中药与免疫治疗药物联用可以减毒增效，降低 irAEs 发生率及严重程度，延缓发病等，能够起到预防并治疗 irAEs 的作用。

二、机体功能损伤

（一）肺脏毒性

1. **病因与病理生理**　患者在使用 ICI 后出现的肺炎称为免疫检查点抑制剂相关肺炎（checkpoint inhibitor pneumonitis，CIP），其定义为在排除肺部感染、肿瘤进展和其他原因后，出现呼吸困难和 / 或其他呼吸道症状，以及 ICI 治疗后胸部 CT 上出现新的炎性病变。CIP 在 ICI 引起的不良反应中占比较低，但严重威胁患者的生命安全。单药 ICI 引发的 CIP 不足 5%，ICI 联合治疗引发的 CIP 高于 5%，但 3 级以上 CIP 相对罕见。尽管 CIP 的发生机制尚不明晰，目前认为性别、高龄、吸烟史、基线肺病史、肺外科史、肺放疗史等因素可能与 CIP 的发生有关。

2. **临床表现与康复评定**

（1）症状与体征：CIP 最常见的初始症状是持续性刺激性干咳（53%）、呼吸困难（35%）、发热（12%）和胸痛（7%），多达 1/3 的 CIP 患者无症状。对于发热的患者，有必要排除感染性肺炎的可能性。在病程方面，CIP 可表现为急性、亚急性、慢性和隐匿性，急性呼吸衰竭可能迅速发生。从使用 ICI 开始到 CIP 发生的时间是不可预测的，从 9 天到超过 1 年不等。超过 75% 的患者出现轻度至中度肺炎。然而，尽管使用了类固醇激素和免疫抑制剂进行治疗，仍有一部分患者的肺炎恶化，导致感染并发症或因肺炎而死亡。

（2）影像学表现：CIP 基本影像学特征包括毛玻璃样混浊、实变、小叶间隔增厚、结节和网状阴影等。根据常规肺病的分类原则，CIP 影像学表现分为组织性肺炎（最常见）、非特异性间质性肺炎、弥漫性肺泡损伤（diffuse alveolar damage）/ 急性呼吸窘迫综合征（DAD/ARDS）、超敏反应性肺炎等。

（3）诊断：CIP 的诊断基于临床症状和排除其他疾病可能，通常被误诊为病毒性肺炎或其他肺部感染。支气管镜检查用于确诊和排除感染性肺炎，通过观察病理表现，如淋巴细胞浸润、肉芽肿性炎症和机化性肺炎，也可以支持 CIP 的诊断。

（4）康复评定：NCCN 指南通常根据影像学表现和 / 或临床症状将 CIP 分为 4 级。

1 级：无症状。病变局限于肺的一个叶或小于肺实质的 25%。

2 级：新的呼吸道症状或现有症状加重，包括呼吸急促、咳嗽、胸痛、发热和氧气需求增加。胸部 CT 提示病变累及 25% ~ 50% 的肺实质。

3 级：症状严重，日常活动有限。病变累及所有肺叶或＞50% 的肺实质。

4 级：危及生命的呼吸系统损伤。

3．西药治疗

（1）糖皮质激素是 CIP 的基本治疗方法。对于 1 级 CIP 患者，应进行密切监测，如果观察到临床进展，应考虑糖皮质激素治疗；对于 2～3 级 CIP 患者，推荐等效剂量的泼尼松［1～2mg/（kg·d）］；而对于更严重或更急性的疾病患者，静脉注射糖皮质激素是首选治疗方法。治疗至临床症状缓解后，应逐渐减少糖皮质激素用量。糖皮质激素治疗的总疗程为 6～8 周，通常不超过 12 周。建议患者接受糖皮质激素治疗时，注意患者不良反应情况，特别是传染病；监测血压、血糖和电解质等。大多数 CIP 病例的糖皮质激素治疗总疗程约为 8 周，初始糖皮质激素剂量的持续时间通常不超过 3 周，同时常规补充钙和维生素 D_3。

（2）难治性 CIP 被定义为对初始糖皮质激素治疗不敏感的 CIP。对于难治性 CIP，应进一步鉴别诊断，排除其他原因，如感染和肺栓塞等。可根据临床实践，选择以下治疗。

1）免疫球蛋白（intravenous immunoglobulin，IVIg）：可用于中和抗原，安全性好，有潜在感染者首选。IVIg 每日 20g，静脉注射，持续 3 日，或每日 10g，持续 5 日，必要时可以重复使用。

2）托珠单抗（tocilizumab）：是一种针对 IL-6 受体的人源化单克隆抗体，可阻断炎症级联反应，并减少全身炎症反应和肺损伤。

（3）在 CIP 初始治疗期间，建议经验性使用抗生素，可以根据社区获得性肺炎的抗菌治疗原则进行选择。对于有阻塞性肺疾病、长期或反复住院史、广谱抗生素使用史的患者，建议使用覆盖铜绿假单胞菌及厌氧菌的抗生素。

（4）支持性治疗对 CIP 很重要，包括呼吸支持、全身支持和并发症管理。应根据患者呼吸和氧合情况使用适当的氧气治疗，并进行有效的痰液引流。

4．中药治疗

CIP 因其典型的临床症状，如呼吸困难、咳嗽、发热、胸痛，常被中医归为"咳嗽""喘证""肺胀"范畴。根据中医病因病机，辨证治疗如下。

（1）外邪犯肺证

主症：咳嗽，咳痰，痰色白且质清稀，或痰色黄且质黏稠，喘促、胸闷不显，可伴有鼻塞、发热、咽痛、头痛等表证，舌质淡红，苔薄，脉浮。

治法：疏风宣肺，止咳化痰。

方药：三拗汤合三子养亲汤。

药物组成：麻黄 6g，苦杏仁 6g，甘草 6g，紫苏子 9g，白芥子 3g，莱菔子 6g。

辨证加减：风寒盛者，可加藁本、细辛、生姜；热盛者，加连翘、金银花、金荞麦、黄芩、桑白皮；喘促、气急者，加蝉蜕、地龙、白果、五味子。

方解：方中麻黄发汗散寒，宣肺平喘；苦杏仁降肺气，止咳化痰；甘草清热解毒，协同麻、杏利气祛痰；白芥子温肺化痰，利气散结；紫苏子降气化痰，止咳平喘；莱菔子消食导滞，下气祛痰。六药相配，共奏疏风宣肺、止咳平喘、温肺化痰、降气消食之功效。

（2）痰热郁肺证

主症：呼吸困难明显，痰黄稠，痰鸣音伴胸闷胁胀，喘息气短，伴有身热，咽喉肿痛，口干，小便黄，大便干，苔黄腻，脉滑数。

治法：清泻肺热，化痰止咳。

方药：二陈汤。

药物组成：制半夏15g，橘红15g，茯苓10g，炙甘草6g。

辨证加减：痰多可加桔梗、桑白皮、黄芩、栀子、浙贝母、鱼腥草等。

方解：方中半夏燥湿化痰，降逆和胃；橘红理气行滞，燥湿化痰；茯苓渗湿健脾，以杜生痰之源；炙甘草健脾和中，调和诸药。四药相合，共奏燥湿化痰、理气和中之功效。

（3）寒饮犯肺证

主症：呼吸困难，喘咳，痰涎清稀而量多，胸痞；可伴有恶寒发热，头身疼痛，无汗，或干呕，或痰饮喘咳，不得平卧，或身体疼重，头面四肢浮肿，舌苔白滑，脉浮。

治法：温肺化饮，解表散寒。

方药：小青龙汤。

药物组成：麻黄9g，白芍9g，细辛3g，干姜6g，炙甘草6g，桂枝9g，五味子6g，制半夏9g。

辨证加减：咳喘痰多加葶苈子、瓜蒌仁、橘红；寒重加生姜。

方解：方中麻黄、桂枝解表发汗，宣肺平喘；干姜、细辛温肺化饮；半夏燥湿化痰；白芍配桂枝调和营卫；五味子敛肺止咳，并防诸药温散太过而耗散肺气；炙甘草缓和药性，益气和中。诸药合用而成解表化饮、止咳平喘之剂。

（4）肝气犯肺证

主症：每遇情志刺激而发作，发时突然呼吸短促，息粗气憋，胸闷胸痛，咽中如窒，但喉中痰鸣不著，或无痰声，舌红苔黄，舌面瘀斑或舌下络脉迂曲，脉弦紧。

治法：行气化痰，降气除痞。

方药：五磨饮子加减。

药物组成：制乌药6g，沉香6g，木香6g，槟榔10g，枳壳12g，党参20g，黄芪30g。

方解：方中制乌药辛温香窜，疏肝行气散结；沉香辛苦温，下气降逆，与制乌药相伍，走散滞气；佐以槟榔、枳壳辛苦降泄，下气降逆，消积导滞，两者与制乌药、沉香相伍，则行气之中寓有降气之意，既可疏肝畅中而消痞满，又可下气降逆而平喘急；破气之品易戕伐正气，故又佐党参、黄芪甘温益气，使理气而不伤正。诸药配伍，可使郁畅逆平，则满闷、喘急诸症得解。

（5）气阴两虚证

主症：干咳少痰，气急，胸闷胸痛，自汗盗汗，口干欲饮，神疲乏力，纳差，舌质红，苔少，脉细或沉细。

治法：补肺健脾，益气养阴。

方药：抑肺饮加减。

药物组成：太子参30g，当归30g，芦根30g，金荞麦30g，丹参15g，沙参15g，麦冬15g，枳壳12g，半夏12g。

辨证加减：脾虚痰阻可加柴胡、茯苓、炒白术、炒白芍；湿热肝火旺可加黄连、佛手、紫苏梗、郁金；心烦不寐可加酸枣仁、远志；肺肾阳虚可加附子、肉桂、干姜、泽泻。

方解：方中太子参益气健脾，生津润肺；沙参、麦冬、芦根养阴生津；枳壳、半夏、金荞麦理气宽中，豁痰解毒；当归、丹参祛瘀散结。全方攻补兼施，祛邪不伤正，补虚不留邪。

（6）肺肾气虚证

主症：喘促气短，气怯声低，咳声低弱，痰吐清稀，或有呼多吸少、气不得续，或有烦热而渴、两颧潮红，或有足冷、口咽干燥、汗出如油，舌红少苔，脉沉。

治法：补肾敛肺，纳气平喘。

方药：肺气耗伤较重者可选生脉饮合补肺汤加减，肾虚不纳者可选金匮肾气丸合参蛤散加减。

药物组成：①生脉饮合补肺汤包含人参9g，麦冬9g，五味子9g，黄芪15g，党参9g，熟地黄9g，冬虫夏草6g，桑白皮15g，紫菀10g；②金匮肾气丸合参蛤散包含熟地黄30g，山药15g，山茱萸15g，牡丹皮15g，泽泻15g，桂枝10g，制附子9g，人参15g，蛤蚧1对，桑白皮15g，茯苓15g，浙贝母15g，苦杏仁9g，知母9g。

方解：生脉饮中人参甘温大补元气，益肺生津，固脱止汗；麦冬甘寒，滋阴润燥，与人参相配，气阴双补；五味子酸温，益气生津，敛阴止汗，与参、麦相伍，既可固气津之外泄，又能复气阴之耗损；三药合用，使元气充、肺气复。补肺汤中以熟地黄、人参、黄芪扶助正气；用熟地黄滋阴补血，益精填髓；以五味子酸温敛肺、桑白皮甘寒泻肺、紫菀辛能润肺，补虚、宣敛并用，祛痰而不伤正。

金匮肾气丸中附子大辛大热，温阳补火；桂枝辛甘而温，温通阳气，二药相合，补肾阳之虚，助气化之复；肾主精，为水火之脏，内舍真阴真阳，阳气无阴则不化，故配伍熟地黄滋补肾精，山茱萸、山药补益肝脾之精；泽泻、茯苓利水渗湿，配桂枝又善温化痰饮；牡丹皮活血散瘀，伍桂枝则可调血分之滞，有助水湿祛除。诸药合用，补精之虚以生气，助阳之弱以化水，使肾阳振奋，气化复常。

参蛤散中蛤蚧咸平，归肺、肾二经，功能补肺益肾，定喘止嗽；人参大补元气，而益脾肺；茯苓渗湿健脾，以杜绝生痰之源；佐以苦杏仁、桑白皮肃降肺气，以定喘咳；知母、浙贝母清热润肺，化痰止咳；甘草调和诸药。诸药合用，补益肺肾，清热化痰，止咳定喘，标本兼顾。

（二）心脏毒性

1. 病因与病理生理 心脏 irAEs 发生率仅为 0.09%，目前缺乏心脏 irAEs 的大样本研究。回顾性研究表明，在所有心脏 irAEs 中，由 PD-1 抑制剂治疗引起的比例为 57%，PD-L1 抑制剂治疗引起者占 3%，CTLA-4 抑制剂治疗引起者占 5%，联合治疗引起者占 35%。分析结果表明，心脏 irAEs 的发生与患者心脏病病史无关。目前，其发生机制仍不明确，对患者进行尸检，结果显示，患者病灶内可见炎症细胞浸润，心肌细胞凋亡，$CD4^+$、$CD8^+$ T 细胞浸润，其具体机制可能与炎症影响浦肯野纤维网相关。

2. 临床表现与康复评定 心脏 irAEs 发生率较低，但临床表现多样，轻度非特异性症状包括乏力和虚弱；典型的心脏疾病相关症状则包括呼吸困难、胸痛、肺水肿、双下肢水肿、心律不齐、急性心力衰竭等，这些症状多在患者首次使用 ICI 后的数月内出现；其他不典型症状还包括肌痛、晕厥等。对用药后出现疑似心肌炎症状或体征的患者，应该首先拟诊有免疫相关心肌炎，紧急进行心肌酶谱评估、心电图、胸部 X 线片、超声心动图和心脏 MRI 检查，并需与病毒感染、缺血事件、原有心律失常、原有心脏状况加重或恶性肿瘤进展所致心肌炎进行区分，并及时咨询心脏病专科医师。发生于其他系统的 irAEs 也可能会并发心脏毒性，其临床表现与心肌炎或心包炎类似，临床上鉴别诊断非常困难。严重心肌炎预后较差，病死率较高。

心脏毒性程度评定可参阅《SITC 免疫检查点抑制剂相关毒性管理专家共识》。

3. 西药治疗 对于轻度一过性心脏毒性反应，通常不必中断输液或无须干预。如果在治疗期间出现明显变化，推荐基线心电图检查和心脏标志物检测。对于存在轻度异常的患者，须在治疗期间严密观测。

对于持续有症状的心脏毒性反应，应中断免疫治疗，并根据患者具体情况予以对症处理（如静脉途径给予抗组胺药、非甾体抗炎药、麻醉药），24h 内预防性用药。该部分患者须控制心脏疾病，并主动干预心脏疾病危险因素（包括高血压、高脂血症、不间断吸烟、糖尿病等）。

对延迟性心脏毒性反应，可不必快速对症状进行处理和 / 或暂时停止输液，如初步处理后症状再发，则应住院治疗处理后遗症。对脑钠肽 > 500pg/ml、肌钙蛋白 > 99% 标准值的患者，或发现新的异常心电图改变（Q-T 间期延长、新的传导阻滞、ST-T 波改变）时，建议暂停免疫治疗。如果达到一段时间的稳定并且没有发现确切的心脏毒性，可以在严密监测下再次使用 ICI。证实存在心脏损伤或失代偿的患者，应暂停使用 ICI，直至患者心脏疾病病情稳定。怀疑心肌炎的患者，考虑使用糖皮质激素进行治疗。

对危及生命的心脏毒性反应，需要紧急处理，必须永久停用 ICI。如果诊断心肌炎，考虑使用高剂量糖皮质激素（甲泼尼龙 1mg/kg，静脉给药，至少 3 日）直至症状缓解，4 ~ 5 周后逐渐减量。对严重难治性病例，加用免疫抑制剂，并给予支持治疗。

4. 中药治疗　根据"呼吸困难、胸痛、心悸、疲劳、运动耐量下降或晕厥"等症状，中医认为本病多是免疫治疗造成了气血运行障碍，心主血脉功能异常，故本病可归为"心悸""胸痹"范畴，早期以实证多见，治疗后期亦有虚证。治疗以疏肝健脾养心、行气化痰活血为主。

（1）心血瘀阻证

主症：心胸疼痛，如刺如绞，痛有定处，入夜为甚，甚则心痛彻背，背痛彻心，或痛引肩背，伴有胸闷，舌质暗红或有瘀斑，苔薄，脉弦涩。

治法：活血化瘀，通脉止痛。

方药：血府逐瘀汤。

药物组成：桃仁 12g，红花 9g，当归 9g，生地黄 9g，牛膝 9g，川芎 4.5g，桔梗 4.5g，赤芍 6g，枳壳 6g，甘草 6g，柴胡 3g。

方解：方中桃仁破血行滞而润燥，红花活血化瘀以止痛；赤芍、川芎助君药活血化瘀；牛膝长于祛瘀通脉，引瘀血下行；当归养血活血，祛瘀生新；生地黄凉血清热除瘀热，助当归养血润燥，使祛瘀不伤正；枳壳疏畅胸中气滞；桔梗宣肺利气，与枳壳配伍，一升一降，开胸行气，使气行血行；柴胡疏肝理气；甘草调和诸药。诸药合用，活血而又行气，祛瘀而又生新。

（2）气滞心胸证

主症：心胸满闷，隐痛阵发，痛无定处，时欲太息，遇情志不遂时容易发作或加重，或兼有脘腹胀闷，舌质红，苔薄腻，脉细弦。

治法：疏肝理气，活血通络。

方药：柴胡疏肝散。

药物组成：醋炒陈皮 15g，柴胡 15g，川芎 10g，香附 10g，麸炒枳壳 10g，白芍 10g，炙甘草 5g。

方解：方中柴胡调肝气，散郁结；配以香附专入肝经，既疏肝解郁，又理气止痛；川芎辛散，开郁行气，活血止痛，二药助柴胡疏肝理气止痛；佐以陈皮理气行滞和胃，醋炒以增入肝行气之功；枳壳理气宽中，行气消胀，与陈皮相伍以理气行滞调中；白芍、炙甘草养血柔肝，缓急止痛。诸药合用，能理肝气、养肝血，和胃气，疏肝理气解郁。

（3）痰浊闭阻证

主症：胸闷重而心痛微，痰多气短，肢体沉重，形体肥胖，倦怠乏力，纳呆便溏，咯吐痰涎，舌体胖大且边有齿痕，苔白腻，脉滑。

治法：通阳泄浊，豁痰宣痹。

方药：瓜蒌薤白半夏汤合涤痰汤。

药物组成：瓜蒌仁 12g，薤白 9g，制半夏 9g，黄酒 70ml，姜制胆南星 2.5g，麸炒枳实 6g，茯苓 6g，橘红 4.5g，石菖蒲 3g，人参 3g，竹茹 2.1g，甘草 1.5g。

方解：瓜蒌薤白半夏汤中瓜蒌仁甘微苦寒，功善涤痰散结，理气宽胸；配以薤白辛苦温，通阳散结，行气止痛，二药相合，散胸中凝滞之阴寒，化上焦结聚之痰浊，宣胸中阳气以宽胸，为治疗胸痹的要药；佐以黄酒辛散温通，行气活血，以增薤白行气通阳之功。全方苦辛温通，行气与祛痰并行，宽胸与通阳相协。涤痰汤中人参、茯苓、甘草补心益脾而泻火；橘红、胆南星、半夏利气燥湿而祛痰；石菖蒲开窍通心，枳实破痰利膈，竹茹清燥开郁，使痰消火降。诸药合用，共奏通阳泄浊、豁痰宣痹之功效。

（4）气阴两虚证

主症：心胸隐痛，时作时休，心悸气短，动辄益甚，伴倦怠乏力，声息低微，面色白，易出汗，舌质淡红，苔薄白，脉细缓或结代。

治法：益气养阴，活血通脉。

方药：生脉散合人参养荣汤。

药物组成：人参9g，麦冬9g，五味子6g，黄芪30g，当归30g，桂枝15g，炙甘草6g，陈皮9g，白术15g，白芍15g，熟地黄20g，茯苓10g，远志15g，生姜6g，大枣15g。

方解：生脉散中人参甘温大补元气，益肺生津，固脱止汗；麦冬甘寒，滋阴润燥，与人参相配，气阴双补；五味子酸温，益气生津，敛阴止汗，与参、麦相伍，既可固气津之外泄，又能复气阴之耗损；三药合用，使元气充、肺阴复，而脉归于平。人参养荣汤中人参、白术、黄芪、茯苓、炙甘草健脾补气；桂枝温补阳气，鼓舞气血生长；当归、熟地黄、白芍滋补心肝；五味子酸温，既可敛肺滋肾，又可宁心安神；陈皮理气健脾，燥湿化痰；远志安神定志；生姜、大枣助参、术入气分以调和脾胃。全方有益气补血、宁心安神之功效。

（三）肝毒性

1. 病因与病理生理　肝毒性是与免疫治疗相关的 irAEs 之一。随着免疫治疗的使用增加，包括免疫检查点抑制剂相关肝毒性（immune checkpoint inhibitor related hepatotoxicity，ICH）在内的不良事件已成为一个重要的临床问题。

ICH 的确切发病机制尚不清楚，但可能是多因素的。一般理论认为，ICI 诱导的免疫激活不仅可以导致肿瘤特异性 T 细胞反应，还会导致对患者自身细胞的外周耐受性丧失。在 ICH 的情况下，针对肝细胞的免疫激活可以导致 T 细胞介导的肝炎和肝细胞死亡。这一过程包括，T 细胞对肿瘤和靶器官上表达的共同抗原的反应、自身抗体的发展、ICI 抗体直接与靶器官结合和 / 或免疫细胞过度活化导致细胞因子分泌过多。

目前，只有部分患者会发展为 ICH 的原因还不清楚，有人提出遗传因素起着重要作用。然而，迄今为止尚未发现明显的高风险遗传位点，也没有可靠的生物标志物来预测常规临床使用中的 ICH。

2. 临床表现与康复评定　肝毒性的表现是肝脏参数值升高，通常是 AST 和 ALT

的水平升高。ICH 通常无症状，多在 ICI 治疗后监测期间进行的常规肝功能检查（liver function test，LFT）中偶然检测到。首次使用 ICI 后的任意时间均可能发生 ICH，ICH 的中位发病时间常为 8~12 周，但最早可在开始 ICI 治疗后 2~3 周出现。病情较重的患者临床表现为发热、黄疸、右侧腹痛、尿色深、易瘀伤，还可见总胆红素升高，这是患者长期损伤或更严重疾病的征兆。临床表现可能因 ICI 的类别而异。例如，与 PD-1 抑制剂或 PD-L1 抑制剂相比，发热是 CTLA-4 抑制剂继发于 ICH 的更突出特征。PD-L1 抑制剂通常仅导致转氨酶（AST/ALT）升高，而 CTLA-4 抑制剂则可能导致胆汁淤积伴 ALP、γGT 或胆红素升高，并且联合使用可观察到混合表现。CTLA-4 抑制剂相关的组织学特征为肉芽肿性肝炎，包括纤维蛋白环肉芽肿和中央静脉内皮炎，而 PD-L1 抑制剂与小叶肝炎相关。

根据《中国临床肿瘤学会（CSCO）免疫检查点抑制剂相关的毒性管理指南》，可将肝毒性分为 4 级，见表 8-6-1。

表 8-6-1 肝毒性分级

分级	AST 或 ALT 与正常值上限的比值	总胆红素与正常值上限的比值
G1 级	< 3	< 1.5
G2 级	3~< 5	1.5~< 3.0
G3 级	5~20	3.0~10.0
G4 级	> 20	> 10.0

3. 西药治疗 在使用 ICI 治疗 HCC 之前，须确保患者的肝功能基本正常，且病毒感染得到有效控制；治疗期间应监测患者的肝功能，转氨酶或胆红素升高者须进一步明确是由肝功能失代偿引起的还是由肝脏肿瘤本身进展导致的。ICH 通常预后良好，较少情况下可能引起肝功能衰竭和死亡，多数患者停药并经过对症治疗 1~3 个月后，肝功能可恢复至基线状态。发生 ICH 后，应暂时或永久停止 ICI 治疗，并根据肝功能分级参考《中国临床肿瘤学会（CSCO）免疫检查点抑制剂相关的毒性管理指南》给予皮质类固醇治疗。

G1 级：建议继续行 ICI 治疗，并每周监测 1 次肝功能。如果患者肝功能稳定，可适当降低监测频率。

G2 级：建议暂停 ICI 治疗，并口服泼尼松 0.5~1mg/kg。如果患者肝功能好转，泼尼松缓慢减量至≤每日 10mg（总疗程 > 4 周）；当肝毒性 ≤ G1 级时，可再次启用 ICI 治疗，其间每 3 日检测 1 次肝功能，可选择肝活检。

G3 级：建议停用 ICI 治疗，口服泼尼松或静脉使用甲基泼尼松龙（1~2mg/kg），其间每 1~2 日检测 1 次肝功能，待肝毒性降至 G2 级后，可等效改换口服的泼尼松并继续缓慢减量。若肝功能无好转，考虑加用麦考酚酯（500～1 000mg，每日 2 次），泼尼松剂量减至≤每日 10mg，当肝毒性≤ G1 级时，经 MDT 团队讨论后可再次启用 ICI 治疗。如果加用麦考酚酯后效果仍不佳，可加用他克莫司，并请肝病专家会诊，进行肝脏 CT 或超声检查，可考虑肝活检。

G4 级：建议永久停用 ICI 治疗，静脉使用甲基泼尼松龙（1～2mg/kg），待肝毒性降至 G2 级后，可等效改换口服的泼尼松并继续缓慢减量，总疗程至少 4 周，3 日后若肝功能无好转，考虑加用麦考酚酯（500～1 000mg，每日 2 次），不推荐使用英夫利西单抗。

其他西药、中药治疗参见本章第三节中化疗致肝损伤部分。

（四）胃肠道毒性

1. **病因与病理生理** 据统计，超过 30% 的患者在接受 ICI 治疗时会发生胃肠道 irAEs。有报道指出，在 CTLA-4 抑制剂治疗中腹泻发生率为 35%、结肠炎发生率为 32.8%，而在 PD-1 抑制剂治疗中腹泻发生率为 17%、结肠炎发生率为 12%。两者联合治疗时 44% 的患者出现腹泻。

在 irAEs 中，胃肠道 irAEs 最常见也最严重，是导致疗程中断的主要原因。胃肠道 irAEs 的确切病理生理学机制尚不清楚，但与免疫检查点在维持免疫稳态中的作用息息相关。ICI 特异性阻断免疫检查点来增强机体的免疫功能，并通过抗体依赖性细胞介导的细胞毒作用（antibody dependent cell mediated cytotoxicity，ADCC）和表达 Fcγ 受体巨噬细胞的吞噬作用破坏 Treg 细胞，进而导致 T 细胞活化、增殖并分泌炎症效应因子，这些炎症效应因子介导肿瘤的破坏，但也促进外周组织尤其是结肠 irAEs 的发生。

2. **临床表现与康复评定**

（1）临床症状：胃肠道 irAEs 较常发生于下消化道，典型症状为水样腹泻及结肠炎，还会出现腹痛、发热、便中带血或黏液，以及恶心呕吐等伴随症状。许多患者通常只有非血性自限性腹泻，没有其他相关小肠结肠炎症状。重度结肠炎患者还会出现体重减轻，更严重时可导致结肠穿孔甚至死亡。irAEs 累及上消化道时最常见表现为食欲不振和恶心，个别患者还会出现口腔炎、食管炎、吞咽困难、胃炎、呕吐和胃食管反流病等。

（2）内镜下表现：对于 2 级或以上的腹泻及结肠炎患者，内镜检查是一种重要的诊断工具。ICI 相关结肠炎内镜下多表现为不同程度的溃疡，还可出现红斑、弥漫性或斑片状糜烂、血管纹路消失及假膜性结肠炎，也可以表现为外观正常的黏膜。患者多表现为弥漫性结肠炎，最常累及直肠和乙状结肠，约 10% 的患者仅累及右半结肠或末端回肠。

（3）组织学表现：内镜下胃、十二指肠和结肠活检是诊断胃肠道 irAEs 的金标准。胃部改变包括慢性胃炎表现、腺体周围炎和肉芽肿。十二指肠改变包括绒毛变钝、上皮内淋巴细胞增多、肉芽肿和中性粒细胞浸润。ICI 所致结肠炎主要表现为自身免疫性结肠炎、淋巴细胞性结肠炎和胶原性结肠炎，以及凋亡增加的活动性结肠炎。其组织学特征大多与急性肠炎相似，如固有层淋巴细胞、浆细胞增多，上皮内中性粒细胞浸润，中性粒细胞性隐窝炎、隐窝脓肿和隐窝中细胞凋亡增多等。复发性结肠炎可以表现为与炎症性肠病类似的慢性炎症改变，少数病例可见肉芽肿。

（4）影像学表现：CT 是一种准确、快速、无创诊断胃肠道 irAEs 的工具，对免疫相关结肠炎的阳性预测值可达 90% 以上。CTLA-4 抑制剂相关结肠炎主要表现为弥漫性结肠炎、伴憩室病的节段性结肠炎及不伴憩室病的孤立性乙状结肠炎，其在 CT 下常见表现为肠系膜血管充血、肠壁增厚、结肠扩张、肠系膜脂肪增多及气液平等，这些表现常累及直肠和乙状结肠。18F-FDG PET-CT 也可用于监测胃肠道 irAEs，如果患者出现结肠 FDG 摄取增加，则应高度警惕免疫相关结肠炎的发生。

（5）康复评定：参见本章第三节中消化系统功能损伤部分。

3．**西药治疗**　接受 ICI 治疗的患者较易发生腹泻，一般予以口服补液治疗，如 3 天内未见好转，则应对症状进行评估。若是 2 级以下症状，则应进行止泻、补液等治疗。2～3 级症状采用结肠镜检查辅助治疗，同时立即停用 ICI，改用口服激素类药物。若症状为 4 级者，则应永久性停药，采用高剂量激素治疗。如症状一直未减轻，须采用英夫利西单抗治疗。对于难治性患者，考虑麦考酚酯治疗。

4．**中药治疗**　免疫治疗导致的"恶心、呕吐、腹泻或便秘"等症状，中医认为多是免疫治疗造成了脾失健运，胃失和降，脾胃运化功能异常，可归属于"呕吐""腹泻""便秘"等范畴。治疗以健运脾气，通调胃气，恢复脾胃升降之枢为要。本病早期以实证为主，治疗后期出现气血阴阳亏虚等虚证。

（1）胃失和降证

主症：上腹部不适，恶心，呕吐，大便或干或稀，纳食减少，舌红苔黄，脉滑数。

治法：行气和胃，降逆止呕。

方药：半夏厚朴汤加减。

药物组成：制半夏 12g，厚朴 12g，茯苓 9g，紫苏叶 12g，生姜 6g，黄连 9g，吴茱萸 3g，白及 10g，瓦楞子 45g，槟榔 12g。

方解：方中制半夏辛温，功善化痰散结，降逆和胃；厚朴苦辛温，长于行气开郁，下气除满；两者相配，痰气并治。茯苓甘淡平，渗湿健脾，湿去则痰无由生，可增强半夏化痰之力；紫苏叶辛温，理肺疏肝，协厚朴开郁散结；生姜辛温，宣散水气，降逆止呕，助半夏化痰散结，和胃止呕，并解半夏之毒。诸药相合，辛可行气散结，苦能燥湿降逆，共成行气散结、降逆化痰之功效。

（2）寒热错杂证

主症：胃脘胀闷，大便黏腻，呕吐频繁，口苦而干，胃脘灼热，身倦乏力，舌质红，苔黄腻或黄白相间，脉弦。

治法：寒热并用，辛开苦降。

方药：半夏泻心汤加减。

药物组成：姜半夏 10g，黄连 6g，黄芩 10g，竹茹 10g，炙甘草 10g，陈皮 10g，紫苏叶 10g，姜厚朴 10g，炒谷芽 15g，炒麦芽 15g，干姜 3g，人参 6g，大枣 15g。

方解：方中姜半夏辛温，散结消痞，和胃降逆；干姜辛热，温中散寒，助半夏温胃消痞；黄连、黄芩苦寒，泻热开痞；四者相合，平调寒热，辛开苦降。人参、大枣、炙甘草健脾益气，补虚和中；炙甘草调和诸药。诸药相合，使寒热得除，气机得畅，升降复常，痞、呕、利等症自愈。

（3）邪犯少阳证

主症：口苦咽干，头晕目眩，呕吐频作，胸胁胀满，体质较为壮实，可伴有外感表证，舌质红，苔黄或腻，脉弦。

治法：表里同调，和解少阳。

方药：小柴胡汤加减。

药物组成：柴胡 15g，黄芩 10g，姜半夏 10g，人参 15g，生姜 10g，竹茹 10g，炙甘草 5g，紫苏梗 10g，大枣 15g。

方解：方中柴胡苦平，入肝胆经，为少阳经之专药，既透泄少阳半表之邪外散，又疏泄少阳气机之郁滞；黄芩苦寒，清泻少阳半里之热；柴胡与黄芩相配，使少阳之邪外透内清，是和解少阳的基本结构。胆气犯胃，胃失和降，佐以姜半夏、生姜和胃降逆止呕，且生姜又制半夏之毒；邪入少阳，缘于正气本虚，故又佐以人参、大枣益气健脾，既扶正以祛邪，又御邪内传；炙甘草助参、枣扶正，且能调和诸药。诸药合用，以和解少阳为主，兼和胃气，使邪气得解，枢机得利，胃气调和，则诸症自除。

胃肠道反应出现较慢，在不良反应尚未出现之前，可服用中药健脾和胃之剂，以预防其发生，可用香砂六君子汤化裁（党参 15g，莪术 10g，炒白术 10g，茯苓 15g，焦槟榔 10g，陈皮 10g，麦芽 15g，姜半夏 10g，黄连 6g，木香 12g，砂仁 3g，甘草 6g）。方中党参益气健脾，补中养胃；炒白术健脾燥湿；茯苓渗湿健脾；陈皮、木香芳香醒脾，理气止痛；姜半夏化痰湿；砂仁健脾和胃，理气散寒；使以甘草调和诸药。全方扶脾治本，理气止痛，兼化痰湿，和胃散寒，标本兼顾。

恶心、呕吐、腹泻等其他证型治疗可参见本章第三节中消化系统功能损伤部分。

（五）皮肤毒性

1. **病因与病理生理** 皮肤 irAEs 最常见，接受 CTLA-4 抑制剂治疗的患者皮肤 irAEs 发生率为 43%～45%，接受 PD-1 抑制剂治疗的患者皮肤 irAEs 发生率为 34%。皮肤 irAEs 临床表现多样，且已有威胁生命安全的报道。

皮肤 irAEs 的发生机制目前尚不完全明确，但显然是和 PD-1/PD-L1 和 CTLA-4 受体阻断介导的 T 细胞活化相关。皮肤 irAEs 多数较轻，严重的不良反应较为罕见。大多数皮肤 irAEs 对治疗有反应，而生物制剂对皮质类固醇难治性疾病患者有效。嗜酸性粒细胞增多及 IL-6、IL-10、IgE 升高与皮肤 irAEs 相关，可能是皮肤不良反应治疗的靶点。ICI 引起的银屑病可能与 PD-1 轴下调 Th1/Th17 信号通路有关。PD-1 抑制剂可以促进 Th17 细胞介导的促炎细胞因子过度表达。

2．临床表现与康复评定　皮肤 irAEs 表现多样。

（1）斑丘疹是 ICI 治疗引起的最常见的皮疹，瘙痒常是伴随的不良反应之一。

（2）苔藓样皮炎可在 ICI 治疗数周至数月后出现。临床上可表现为脓疱、丘疹和斑块。病理上可表现为带状淋巴细胞浸润、角化过度、颗粒层和棘层增厚、角化不良，可伴有明显的表皮增生；也可表现为角化不全、海绵状水肿、皮肤附属器及血管周围炎症和嗜酸性粒细胞浸润。

（3）在 ICI 治疗过程中可出现银屑病病情加重或是新发银屑病。新发银屑病常在用药数月后出现，掌跖和头皮都可能受累，可伴有银屑病关节炎。常见斑块型银屑病，可同时出现点滴型银屑病、掌跖银屑病或掌跖脓疱病。

（4）ICI 治疗可引起免疫相关的大疱性类天疱疮（bullous pemphigoid，BP），或者可以使之前存在的 BP 加重。BP 可在 ICI 治疗后快速发生，也可在治疗数月后发生。前期可表现为瘙痒和非特异性斑丘疹，黏膜受累少见。直接免疫荧光显示基底膜带 IgG 和补体 C3 的线状沉积。抗 BP230 抗体可为阳性。

（5）有研究报道在卡瑞利珠单抗治疗原发性肝癌的过程中出现了皮肤毛细血管增生症（cutaneous capillary endothelial proliferation，CCEP），单药使用发病率为 77.1%，多见于颜面部和体表皮肤，未见发生于呼吸道和消化道黏膜的病例。卡瑞利珠单抗单药引发的 CCEP 患者客观应答率较高，与阿帕替尼或 FOLFOX4 化疗方案联合使用能够降低 CCEP 发生率。CCEP 病理可表现为真皮层内薄壁血管呈簇状增生，血管充血扩张，伴血栓形成趋势。

康复评定参见本章第五节靶向药物损伤治疗与康复中的相应部分。

3．西药治疗

（1）斑丘疹：斑丘疹的严重程度分级可参见本章第五节靶向药物损伤治疗与康复中的相关内容。对于 2 级斑丘疹，国内外多部指南意见不一，有推荐继续使用或考虑暂停使用 ICI。系统使用糖皮质激素的患者，在症状改善至 1 级后，应在 4~6 周内逐渐减量直至停药。需要注意的是，斑丘疹可能是其他皮肤 irAEs 的早期表现，如苔藓样皮炎、银屑病、大疱性类天疱疮等。因此，对于不典型的、严重的、持续反复的斑丘疹，需要进一步检查，特别是进行皮肤活检。

（2）瘙痒：可使用阿瑞匹坦（80mg，每日 1 次，服用 5 日）治疗纳武利尤单抗引起的难治性瘙痒。

（3）苔藓样皮炎：治疗方法主要是局部外用糖皮质激素，少数情况需要口服糖皮质激素、阿维 A，或进行光疗。

（4）银屑病：治疗方法有局部使用糖皮质激素、光疗、口服阿维 A、全身应用糖皮质激素。目前认为，抗 TNF-α 治疗可能效果不佳。对伴有银屑病关节炎的患者，可以考虑使用甲氨蝶呤、全身糖皮质激素。

（5）大疱性类天疱疮：出现 BP 的患者需要停用 ICI，治疗上可使用局部或全身皮质类固醇。

（6）皮肤毛细血管增生症：主要以局部治疗防治感染，必要时可考虑激光、外科切除；伴有感染时暂停 ICI，并行抗感染治疗。

4．中医治疗 ICI 治疗引起的皮肤毒性，多见斑丘疹、皮肤瘙痒、苔藓样皮炎、银屑病等，中医统称为"药疹"。本病多因患者素体禀赋不耐，血热内蕴，复因感受药物特殊之毒，导致风、湿、热毒之邪外达肌腠为患，甚者可热毒化火，燔营灼血，内攻脏腑，久则耗伤气阴。根据不同的疾病阶段，采取疏风清热、清热解毒、凉血养阴不同的治疗原则。

（1）风热在表证

主症：见于药疹早期，属于表证。可见轻微发热恶寒，并见上述皮损症状，舌质淡红，苔白腻，脉浮滑。

治法：疏风清热除湿。

方药：消风散。

药物组成：当归 9g，生地黄 15g，防风 9g，蝉蜕 6g，知母 15g，苦参 15g，胡麻仁 9g，荆芥 9g，苍术 15g，牛蒡子 9g，石膏 6g，甘草 3g，通草 3g。

方解：方中荆芥、防风、牛蒡子、蝉蜕开泄腠理，疏风透表止痒，且荆芥又善祛血中之风；苍术祛风燥湿；苦参清热燥湿；通草渗利湿热，是为湿邪而设，以除湿止痒；石膏、知母清热泻火除烦，是为热邪而用；用当归、生地黄、胡麻仁养血活血，滋阴润燥，以防风药之燥性；甘草清热解毒，调和诸药。诸药合用，外疏内清下渗，分消风热湿邪；活血治风，邪正兼顾。

（2）湿热蕴结证

主症：见于药疹中期。病情逐渐深入，口中黏腻，口干口苦，皮肤潮湿甚至糜烂等，苔黄腻，脉滑数。

治法：宣畅气机，清热利湿。

方药：三仁汤合二妙散。

药物组成：苦杏仁 15g，滑石 18g，通草 6g，白豆蔻 6g，竹叶 6g，厚朴 6g，薏苡仁 18g，制半夏 15g，炒黄柏 15g，炒苍术 15g。

方解：三仁汤中苦杏仁苦辛，轻开肺气以宣上；白豆蔻芳香苦辛，行气化湿以畅中；薏苡仁甘淡渗利，渗湿健脾以渗下；方中苦杏仁宣上，白豆蔻畅中，薏苡仁渗下，三焦并调。辅以半夏、厚朴辛开苦降，行气化湿，散满除痞，助白豆蔻以畅中和胃；佐以滑石、通草、竹叶甘寒淡渗、清利下焦，合薏苡仁以引湿热下行。二妙散中以炒黄柏苦寒清除湿热；炒苍术苦温香燥。诸药合用，宣上、畅中、渗下，阴阳相济，寒温协调，气机调畅，使湿热从三焦分消，诸症自解。

（3）气阴两虚证

主症：见于药疹后期。皮肤干燥，精神萎软或心烦不安等，舌质淡，苔少，脉细或沉细。

治法：清热润燥，益气养阴。

方药：增液汤合益胃汤。

药物组成：玄参 30g，麦冬 24g，生地黄 24g，北沙参 9g，玉竹 9g。

方解：增液汤中重用玄参为君药，其性咸寒润下，善滋阴降火，润燥生津。麦冬甘寒滋润，大有滋阴润燥之功；生地黄滋阴壮水，清热润燥。二药共为臣佐。三药合而用之，大补阴津，即以增水，水满则舟自行。益胃汤以生地、麦冬为君，味甘性寒，功善养阴清热，生津润燥，为甘凉益胃之上品；以北沙参、玉竹为臣，养阴生津，加强生地、麦冬益胃养阴之力。

第七节　营养不良康复

恶性肿瘤患者发生营养不良的风险普遍较高，全球发病率为 20%～70%。与发达国家相比，中国恶性肿瘤患者营养不良的发病率相对更高。中国抗癌协会肿瘤营养与支持治疗专业委员会通过调查 3 万例恶性肿瘤患者，发现中国肿瘤患者营养不良的总发病率高达 57%。国内报道，中国肝癌患者的营养不良发病率为 30.3%～79.95%。营养不良会对患者的临床结局造成极其负面的影响。例如，增加治疗副反应及术后并发症的发生风险，降低患者的生活质量，延长住院时间，增加治疗费用等。不仅如此，研究还发现，营养不良的患者比营养状况良好的患者的死亡风险高出 2～5 倍，甚至 10%～20% 的恶性肿瘤患者直接死于营养不良，而非肿瘤本身。积极有效的营养治疗可以显著降低肿瘤患者营养不良的风险，或延缓营养不良的恶化，从而改善患者的预后。

一、营养评定

营养评定是营养治疗的第一步，精准的营养评定是营养治疗的根基，也是后期评价营养治疗效果的基础。美国营养与膳食学会（Academy of Nutrition and Dietetics，AND）在 2003 年推出了国际首部基于营养评估的标准营养诊疗流程（nutrition care process，NCP），其中的营养诊断包括问题、病因、体征及症状（problem, etiology, signs and symptoms, PES）。

（一）营养诊断

2015 年中国抗癌协会肿瘤营养与支持治疗专业委员会推荐肿瘤患者的营养诊断应该分三级实施，即一级诊断——营养筛查（nutrition screening），二级诊断——营养评估（nutrition assessment），三级诊断——综合评价（comprehensive investigation）。

1. **一级诊断——营养筛查** 一级诊断（营养筛查）的目的在于发现风险，内容包括营养风险筛查、营养不良风险筛查及营养不良筛查。营养筛查对应的方法如下。①营养风险筛查：常用工具为营养风险筛查 2002（nutritional risk screening 2002，NRS 2002）。②营养不良风险筛查：方法很多，常用的有营养不良通用筛查工具（malnutrition universal screening tool，MUST）、营养不良筛查工具（malnutrition screening tool，MST）、营养风险指数（nutritional risk index，NRI）或简版微型营养评价（mini nutritional assessment-short form，MNA-SF）等。③营养不良筛查：常用理想体重（ideal body weight，IBW）、体重丢失率或体重指数（BMI）等。实际临床工作中酌情挑选其中任何一项均可。见表 8-7-1。

表 8-7-1 营养筛查方法

筛查内容	工具	目的	结果
营养风险筛查	NRS 2002	发现不利临床结局的风险	有无营养风险
营养不良风险筛查	MUST、MST、NRI、MNA-SF 等	发现营养不良的风险	高、中、低营养不良风险或有无营养不良风险
营养不良筛查	IBW、体重丢失率、BMI 等	发现营养不良，并对其进行分类	营养不良及其严重程度

2. **二级诊断——营养评估** 二级诊断（营养评估）的目的在于发现患者营养不良并判断其严重程度。目前国际上较为常用的有主观整体评估（subjective global assessment，SGA）、患者主观整体评估（patient generated subjective global assessment，PG-SGA）等。SGA 是一种通用型临床营养评估工具，是目前临床营养评估的"金标准"，适用于一般成年住院患者。PG-SGA 则是专门为肿瘤患者设计的肿瘤特异性营养评估工具，评估结果包括定性评估及定量评估。定性评估可将患者分为无营养不良、可疑或中度营养不良、重度营养不良 3 类；定量评估将患者分为 0~1 分（无营养不良）、2~3 分（可疑或轻度营养不良）、4~8 分（中度营养不良）、≥9 分（重度营养不良）4 类。定量评估更加方便，现已成为国家卫生行业标准。中国抗癌协会肿瘤营养与支持治疗专业委员会根据 PG-SGA 定量评估结果，制定了肿瘤患者分类营养治疗的临床路径（图 8-7-1）。

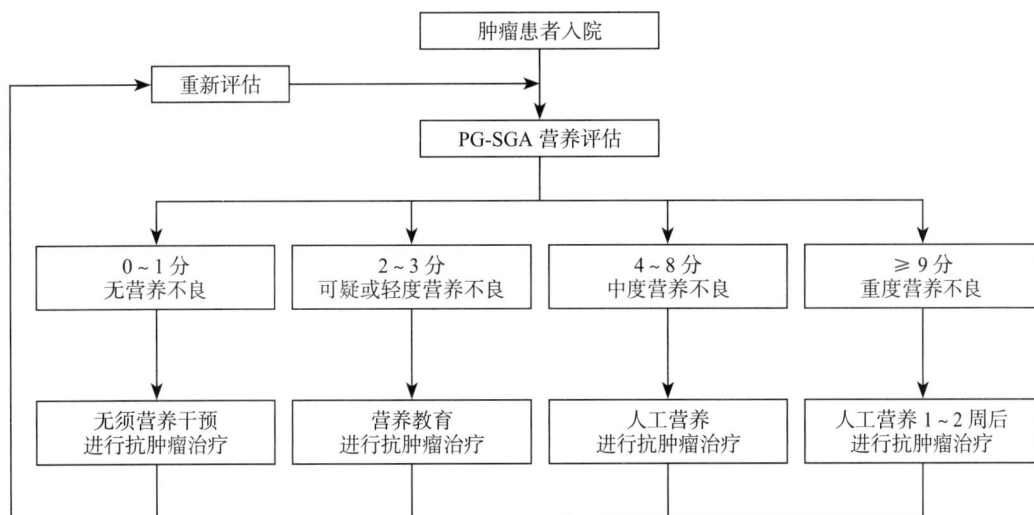

图 8-7-1　肿瘤患者分类营养治疗临床路径

3．三级诊断——综合评价　三级诊断（综合评价）的目的在于了解患者营养不良的原因、类型及其后果。综合评价的内容包括膳食情况、能耗水平、应激程度、炎症反应、代谢状况、器官功能、人体组成、心理状况、体能等方面。综合评价的方法仍然是一般疾病诊断中常用的手段，如病史采集、体格体能检查、实验室检查、器械检查，但其具体项目与一般疾病诊断有显著不同，重点在于关注营养不良对患者的影响（表 8-7-2）。

表 8-7-2　营养不良三级诊断（综合评价）方法与内容

病史采集	体格体能检查	实验室检查	器械检查
现病史	体格检查	血液学基础	影像学检查
既往史	人体学测量	重要器官功能	PET-CT
膳食调查	体能测定	激素水平	人体成分分析
健康状况评分	/	炎症反应	代谢率
生活质量评估	/	营养组合	/
心理调查	/	代谢因子及产物	

（二）营养评价内容

1．膳食调查　通过对调查对象的膳食摄入情况进行调查，从而了解调查对象的饮食习惯及膳食结构，初步判断其饮食结构的合理性及评估能量、营养素摄入情况，了解食物中营养素含量及其对特殊个体的适宜程度，判断膳食与疾病的关系，有助于评价调查对象的营养状态。

2．人体测量　体重、身高、围度和皮褶厚度可反映患者当前的营养状况，在进行人体测量时还需要考虑种族、家庭、出生时体重和影响生长的环境因素等。

（1）体重：体重是营养评价中最简单、直接而可靠的指标，但受机体水分多少的影响较大，对肥胖或水肿患者，体重常不能反映其真实体重和营养状态。此时可采用实际体重占理想体重百分比（%）（表示实际体重偏离总体标准的程度）、体重改变（%）（将体重变化的幅度和速度结合起来考虑）来评价营养状况（表8-7-3、表8-7-4）。

表8-7-3　实际体重占理想体重百分比评价标准

百分比	体重评价
＜80%	消瘦
80%～＜90%	偏轻
90%～＜110%	正常
110%～＜120%	超重
≥120%	肥胖

注：理想体重百分率（%）=实际体重（kg）/理想体重（kg）×100%。

表8-7-4　体重变化的评价标准

时间	中度体重减轻	重度体重减轻
1周	1%～2%	＞2%
1个月	≤5%	＞5%
3个月	≤7.5%	＞7.5%
6个月	≤10%	＞10%

注：体重改变（%）=［平常体重（kg）－实测体重（kg）］/平常体重（kg）×100%。

（2）体重指数：BMI是反映蛋白质 - 能量营养不良及肥胖症的可靠指标，其临床价值已得到公认，但因受年龄、性别、种族和疾病等因素的影响，单纯应用BMI评定患者的营养状况存在局限性。BMI正常范围为 $18.5～23.9kg/m^2$（表8-7-5）。

表8-7-5　BMI的中国评价标准

等级	BMI值/（kg·m^{-2}）
肥胖	≥28.0
超重	≥24.0～＜28.0

续表

等级	BMI 值 /（kg·m^{-2}）
正常	≥ 18.5 ~ < 24.0
体重过低	< 18.5

注：BMI= 体重（kg）/［身高（m）］^{2}。

（3）皮褶厚度：皮下脂肪含量约占全身脂肪总量的 50%，通过测定皮下脂肪含量可推算体脂总量，并间接反映能量的变化，以及反映人体皮下脂肪的分布情况。皮褶厚度是衡量个体营养状况和肥胖程度较好的指标，测量位置包括肱三头肌部、肱二头肌部、肩胛下角、髂嵴上部、髋部和腹部。其中，肱三头肌皮褶厚度（triceps skinfold thickness，TSF）是评价脂肪储备及消耗的最常用指标。TSF 正常参考值，成年男性为 8.3mm，成年女性为 15.3mm。实测值相当于正常值的 90% 以上为正常，介于 80% ~ < 90% 之间为轻度亏损，介于 60% ~ < 80% 之间为中度亏损，小于 60% 为重度亏损。

（4）围度：包括胸围、上臂围、上臂肌围、腰臀比等指标。这些指标可反映肌蛋白质消耗程度，是快速而简便的评价指标。

1）上臂围：上臂围（arm circumference，AC）正常参考值见表 8-7-6。

表 8-7-6　我国北方地区成人的上臂围正常值（$\bar{x} \pm s$/cm）

性别	年龄 / 岁		
	18 ~ 25	26 ~ 45	≥ 46
男	25.9 ± 2.09	27.1 ± 2.51	26.4 ± 3.05
女	24.5 ± 2.08	25.6 ± 2.63	25.6 ± 3.32

2）上臂肌围：上臂肌围（arm muscle circumference，AMC）可较好地反映体内蛋白质的含量变化，其与血清白蛋白含量密切相关。在血清白蛋白低于 28g/L 的患者中，87% 的患者 AMC 缩小。AMC 也可作为患者营养状况好转或恶化的指标。根据 AC 可计算 AMC。AMC 的正常参考值，成年男性为 24.8cm，成年女性为 21.0cm。实测值在正常值 90% 以上时为正常；在正常值 80% ~ < 90% 之间时，为轻度营养不良；在 60% ~ < 80% 之间时，为中度营养不良；小于 60% 时，为重度营养不良。AMC 计算公式为 AMC（cm）= AC（cm）− 3.14 × TSF（cm）。

3）腰围和臀围：腰围（waist circumference，WC）在一定程度上反映腹部皮下脂肪的厚度和营养状态，目前公认腰围是衡量脂肪在腹部蓄积（即中心型肥胖）程度最简单和实用的指标。腰臀比（waist-to-hip ratio，WHR）即腰围与臀围（hip circumference，HC）

之比，是反映身体脂肪分布的一个简单指标，标准的腰臀比为男性小于0.8，女性小于0.7。WHR计算公式为WHR=WC（cm）/HC（cm）。

（5）握力：握力可评价受试者肌肉静力的最大力量状况，主要反映前臂和手部肌肉的力量，因其与其他肌群的力量有关，所以也是反映肌肉总体力量的一个指标。测量握力可反映患者上肢肌力情况，间接体现机体营养状况的变化，适用于患者肌力和营养状态变化的评价，连续监测可评估患者骨骼肌肌力恢复情况（表8-7-7）。

表8-7-7　握力正常参考值　　　　　　　　　　　　　　单位：kg

年龄/岁	男性		女性	
	左手	右手	左手	右手
20~29	43.0	43.8	26.0	27.0
30~39	43.0	45.0	27.2	27.4
40~49	41.4	42.5	26.3	26.4
50~59	36.0	36.5	21.9	23.7
≥60	32.0	32.2	21.1	22.2

3．实验室检查

（1）血浆蛋白：血浆蛋白水平是反映机体蛋白质营养状况最常用的指标，不仅可提供客观的营养评价结果，而且不易受主观因素影响。常用指标包括白蛋白、前白蛋白、转铁蛋白、纤维结合蛋白和视黄醇结合蛋白。

持续的低白蛋白血症是诊断患者营养不足的指标，其亦是肿瘤患者预后不佳的重要标志。充足的营养支持难以逆转低位的白蛋白水平，除非肿瘤得到有效控制，白蛋白水平才会恢复正常。前白蛋白在判断蛋白质急性改变方面较白蛋白更敏感，当营养恢复正常时，前白蛋白的含量亦随即上升。转铁蛋白能及时反映器官蛋白急剧变化的情况，恶性肿瘤患者血清转铁蛋白降低。纤维结合蛋白对免疫抗体甚为重要，肿瘤患者其纤维结合蛋白含量降低。视黄醇结合蛋白判断营养状态的敏感性高于白蛋白和转铁蛋白。

（2）氮平衡：氮平衡能够反映摄入蛋白质能否满足机体的需要及体内蛋白质合成与分解代谢的情况，也是评价机体蛋白质营养状况的常用指标之一。

（3）肌酐身高指数：肌酐身高指数（creatinine-height index，CHI）是衡量体内蛋白质水平的灵敏指标，其测定方法是连续保留3天24h尿液，测得肌酐并取平均值，将此平均值再与相同年龄、相同身高个体的肌酐标准值进行比较，所得百分比即为CHI。CHI≥90%为正常，80%~<90%为轻度营养不良，60%~<80%为中度营养不良，<60%为重度营养不良。

（4）3-甲基组氨酸：3-甲基组氨酸（3-methylhistidine，3-MH）可作为评价蛋白质分解代谢的指标，也是肌肉蛋白减少的标志。

（5）免疫功能指标：血清白蛋白低于30g/L或实际体重占理想体重85%以下时，通常表示存在蛋白质能量营养不良，此时常伴有免疫功能的下降，进而可能导致患者感染率及病死率的升高。临床上对免疫功能的评定可采用总淋巴细胞计数（total lymphocyte count，TLC），TLC可反映细胞介导免疫功能。TLC正常值为（2.5~3.0）×10^9/L，（1.2~2.0）×10^9/L为轻度营养不良，（0.8~<1.2）×10^9/L为中度营养不良，小于0.8×10^9/L为重度营养不良。

4．临床检查

（1）病史与既往史采集

1）疾病史：肿瘤部位、性质；临床表现，如厌食、腹胀、腹泻等。

2）治疗方案与手段：包括放疗、化疗、手术，手术部位及范围，化疗药物等。

3）过敏史：对食物的过敏与不耐受性等。

4）既往疾病史。

5）与疾病发生相关的生活习惯：如吸烟、饮酒、食物偏嗜等；家庭经济情况；是否独居；是否存在生理或心理缺陷等。

（2）体格检查：重点在于发现下述情况，并判定其程度，如恶病质、肌肉萎缩、毛发脱落、皮肤改变、肝大、水肿或腹水等。WHO专家委员会建议特别注意从以下几个方面进行检查，即头发、面色、眼、唇、舌、齿、龈、面（水肿）、皮肤、指甲、心血管系统、消化系统和神经系统。常见的营养素缺乏表现及其可能原因见表8-7-8。

表8-7-8　营养素缺乏表现及其可能原因

部位	临床表现	可能的营养素缺乏
头发	干燥、变细、易断、脱发	蛋白质-能量、必需脂肪酸、锌
鼻	皮脂溢出	烟酸、维生素B_2、维生素B_6
眼	干眼症、夜盲症、Bitor斑	维生素A
	睑缘炎	维生素B_2、维生素B_6
舌	舌炎、舌裂、舌水肿	维生素B_2、维生素B_6、维生素B_{12}、叶酸、烟酸
齿	龋齿	氟
口腔	齿龈出血、肿大	维生素C
	味觉减退、改变	锌
	口角炎、干裂	维生素B_2、烟酸

续表

部位	临床表现	可能的营养素缺乏
甲状腺	肿大	碘
指甲	匙状指、指甲变薄	铁
皮肤	干燥、粗糙、过度角化	维生素 A、必需脂肪酸
	瘀斑	维生素 C、维生素 K
	伤口不愈合	锌、蛋白质、维生素 C
	阴囊及外阴湿疹	维生素 B_2、锌
	烟酸缺乏症皮疹	烟酸
骨骼	佝偻病体征、骨质疏松	维生素 D、钙
神经	肢体感觉异常或丧失、运动无力	维生素 B_1、维生素 B_{12}
肌肉	萎缩	蛋白质 - 能量
心血管	维生素 B_1 缺乏病心脏体征	维生素 B_1
生长发育	克山病体征	硒
	营养性矮小	蛋白质 - 能量
	性腺功能减退或发育不良	锌

二、抗肿瘤治疗期营养康复

由于肝癌疾病本身的高代谢状态，导致人体细胞对营养素需要量增加。此外，治疗药物对患者消化系统的影响导致营养素吸收减少，极易导致患者营养不良，甚至出现"恶病质"。营养不良可导致机体免疫功能降低、感染率增加等，使患者住院天数、住院费用及死亡率增加。因此，加强早期营养干预对提高肝癌患者的生存质量和改善预后具有重要意义。

（一）原则和目标

在抗肿瘤治疗期间，应当遵循基础性营养、调节性营养、针对性营养的原则，为患者进行系统的营养补充。营养治疗的目标：一是预防和治疗营养不良或恶病质；二是提高对放化疗的耐受性与依从性；三是控制放化疗的副反应；四是提高患者生活质量。

（二）营养诊断

对患者进行营养筛查、营养评估与营养干预，是营养诊疗的三个关键步骤。NRS

2002 是一种用于成年住院患者的营养筛查工具，其对风险的定义综合考虑了机体本身的营养状态，并结合了因临床疾病代谢应激等因素所造成的营养功能障碍；PG-SGA 首先由患者或家属完成体重、近期饮食模式、营养相关症状和功能状态等问题的填写，然后由医疗人员评估患者的体重、疾病状态、代谢应激，完成营养相关的体检，据此衡量患者营养状态，根据量化指标给出营养干预方案，并给予指导和随访。

（三）营养治疗

医学营养疗法（medical nutrition therapy，MNT）是营养师根据患者个人需要和情况量身定制的一种干预治疗方法，其适应证如下。

1. 经过营养风险筛查与评估，对于已存在营养不良或营养风险的患者推荐给予营养治疗。体重丢失 ≥ 20%、PG-SGA 定性评估为重度营养不良、PG-SGA 评分 ≥ 9 分的非终末期患者是营养治疗的绝对指征；体重丢失 10% ~ 19%、PG-SGA 定性评估为中度营养不良、PG-SGA 评分 4 ~ 8 分者是营养治疗的相对指征。

2. 对于接受抗肿瘤治疗的患者，如果治疗严重影响摄食，并预期这种情况持续时间将大于 1 周且抗肿瘤治疗不能中止，或即使中止治疗，但在较长时间仍然不能恢复足够饮食者；每日摄入能量低于每日能量消耗的 60% 的情况超过 10 天的化疗患者；营养摄入不足导致近期内非主观因素引起体重丢失超过 5% 的患者。

3. 营养状态良好，无营养风险的治疗患者，NRS 2002 评分 < 3 分者，在其住院期间每周筛查 1 次，暂不需要常规营养治疗。

中国中华医学会肠外肠内营养学会（Chinese Society of Parenteral and Enteral Nutrition，CSPEN）制定的《恶性肿瘤患者营养治疗临床指南 2021》，以及《中国恶性肿瘤营养治疗专家共识》均表明，放化疗患者营养治疗的途径选择应遵循"只要肠道功能允许，应首先使用肠道途径"的原则，优先选择肠内营养（enteral nutrition，EN）；符合营养治疗指征，但不能耐受肠内营养，或存在消化道梗阻、化疗所致严重黏膜炎、肠道功能紊乱等情况，以及仅通过经口摄食和肠内营养途径，患者仍无法获得足够的营养时，可给予肠外营养（parenteral nutrition，PN），一般为短期治疗。

EN 首先鼓励患者口服，增加饮食频次或选择高能量密度食品。患者口服不足或不能口服时，用管饲补充或替代。食管通畅的患者如需长时间营养治疗，主张实施经皮内镜下胃造口术（percutaneous endoscopic gastrostomy，PEG）、经皮内镜下空肠造口术（percutaneous endoscopic jejunostomy，PEJ）。

三、居家期营养康复

早期营养干预对提高肝癌患者的生存质量和改善预后的重要意义已经得到证实。住院期间，医护人员可根据患者的具体情况采取合理、及时的营养干预手段以改善其症状，但治疗期患者居家时间相对多于住院时间，更多需要患者在居家期规范并坚持自身的营养支持治疗。近年有文献报道，肿瘤患者家庭肠内营养（home enteral nutrition，HEN）治疗和家庭肠外营养（home parenteral nutrition，HPN）治疗能改善患者的营养状态。虽然目前针对肿瘤患者家庭营养治疗仍缺少高级别循证医学证据的支持，但国内外发表的相关指南已经对该部分内容给予关注。

（一）原则和目标

肿瘤患者家庭营养治疗应遵循五阶梯治疗原则（图 8-7-2）：首先选择营养教育，然后依次向上晋级选择口服营养补充（oral nutritional supplement，ONS）、全肠内营养（total enteral nutrition，TEN）、部分肠内营养（partial enteral nutrition，PEN）+ 部分肠外营养（partial parenteral nutrition，PPN）、全肠外营养（total parenteral nutrition，TPN）。参照欧洲肠外肠内营养学会（European Society of Parenteral and Enteral Nutrition，ESPEN）指南建议，当下一阶梯不能满足 60% 的目标能量需求 3~5 天时，应该选择上一阶梯。肿瘤患者家庭营养治疗目标应与肿瘤营养治疗目标一致，主要包括：①预防和治疗营养不良或恶病质；②提高抗肿瘤治疗的顺应性；③控制抗肿瘤治疗的不良反应；④提高患者生活质量。

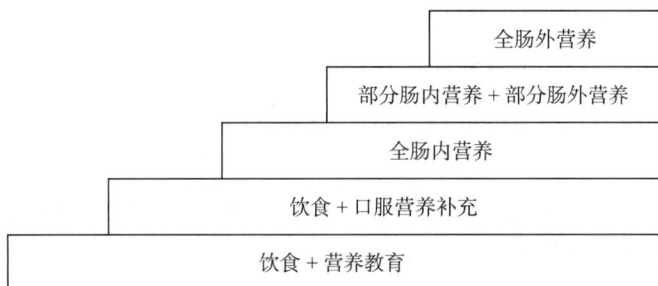

图 8-7-2　营养不良患者营养干预五阶梯模式

（二）营养诊断

CSPEN 推荐将 NRS 2002 用于肿瘤患者的营养风险筛查，而 PG-SGA 是专门为肿瘤患者设计的肿瘤特异性营养评估工具，其中简化患者主观整体评估（abridged version of the PG-SGA，abPG-SGA）在门诊放化疗肿瘤患者营养评估中具有一定的优势，其敏感性和特异性均已得到证实，是居家肿瘤患者营养评估的便捷工具。

（三）营养治疗

对于居家生活并接受过抗肿瘤治疗的肝癌患者，如果经过营养筛查和评估，存在营养风险并有营养治疗指征者可考虑给予营养治疗。

1．途径　HEN 应遵循住院肿瘤患者的 EN 原则，只要患者能够经口进食，肠内营养制剂或匀浆饮食是简便、经济、安全的选择方式。口服营养补充（ONS）作为一种常见的日常饮食外的营养补充手段，已广泛运用于肿瘤患者的营养治疗。对于居家放化疗患者，由于 ONS 更接近自然的进食过程，其依从性更高，易被患者接受。《中国肿瘤营养治疗指南（2020）》亦强烈推荐 ONS 作为胃肠功能正常的肿瘤患者接受肠内营养的首选途径。对于不能经口进食的患者，可采用管饲的方式进行肠内营养治疗，包括鼻胃管、鼻空肠管、空肠造瘘管等。在家进行管饲肠内营养的患者，由于多采用间歇推注或缓慢推注的方法进行营养治疗，可出现腹泻、反流、胃潴留等不良反应。因此，对患者及其家属进行相关营养知识的宣教至关重要，他们需要掌握营养液保存、输注速度等相关知识。对需要长期肠外营养的患者，是否给予 HPN，需要医生、患者及家属进行有效的沟通，在全面评估患者身体及精神情况、家庭经济情况、医疗保险等实际情况后作出最佳选择。对于行 HPN 的患者，应严格按照中华医学会肠外肠内营养学分会于 2017 年颁布的《成人家庭肠外营养中国专家共识》，确保肿瘤患者家庭营养的顺利进行。

2．方案　肝癌患者家庭营养治疗方案的选择应根据患者的具体情况，在营养专业技术医护人员的指导下实施，包括 HEN 和 HPN。对于居家生活并接受过放化疗的肿瘤患者，经过营养筛查和评估，明确其属于可疑或轻度营养不良者推荐给予营养教育，主要以保持理想体重、合理健康饮食为目标，防止患者营养素缺乏，尽量减少营养相关副反应，从而最大限度地提高抗肿瘤疗效及生活质量。即使是无营养不良的肿瘤患者，健康的饮食也是最基本的要求。应对居家患者的体重管理、膳食结构、食材选择、食物安全等进行指导。

（1）体重管理：努力维持健康的体重，保持 BMI 在 $18.5 \sim 25 kg/m^2$ 的正常范围。每 2 周定时称重（早晨起床排便后空腹）并记录。任何不明原因（非自主性）的体重丢失 > 2% 时，须及时到医院进一步检查。如果超重或肥胖，则限制高热量食物及饮料的摄入，增加体力活动，以期保持正常体重。

（2）膳食结构：研究证实，不同饮食模型及习惯会影响肿瘤的发生发展。因此，每日摄入的蛋白质、脂肪及碳水化合物应保持一个适当的比例，这样不仅能降低肿瘤的复发风险，同时有助于慢性疾病的管理。膳食结构的具体方案如下。

1）能量一般按照 $84 \sim 105 kJ/（kg \cdot d）$（非肥胖患者的实际体重）来估算卧床患者的能量，按照 $126 \sim 147 kJ/（kg \cdot d）$（非肥胖患者的实际体重）来估算能下床活动患者的能量，再根据患者的年龄、应激状况等调整为个体化能量值。

2）脂肪占总能量的 20%～35%，其中饱和脂肪酸的摄入小于 10%，反式脂肪酸的摄入限制在总能量摄入的 1% 以内（推荐摄入富含 ω-3 脂肪酸的食物，如鱼、核桃等）。

3）蛋白质控制在总能量的 10%～35%，一般可摄入 $1 \sim 1.2 g/（kg \cdot d）$，严重营养不良者可摄入 $1.2 \sim 2 g/（kg \cdot d）$（满足摄入蛋白质的最佳选择是来自饱和脂肪含量低的食物，如鱼、瘦肉、家禽、鸡蛋、脱脂和低脂乳制品、坚果和豆类）。

4）碳水化合物控制在总能量的 45%～65%（健康的碳水化合物主要来源于植物类物质，如蔬菜、水果、全谷物类和豆类）。

5）水（饮水和食物中所含水）一般按 30～40ml/（kg·d）给予，使患者每日尿量维持在 1 000～2 000ml。有心、肺、肾等器官功能障碍的患者应特别注意防止液体过多。

6）矿物质及维生素参考同龄、同性别正常人的矿物质及维生素每日推荐摄入量给予。在没有缺乏的情况下，不建议额外补充。

（3）膳食指导

1）蔬菜和水果：每日摄入 5 份或更多种类的蔬菜和水果；要求色彩缤纷，种类繁多；深绿色和橙色蔬果通常含有较多的营养素；新鲜、冷冻、罐装、生的、熟的或干的蔬菜和水果都含有丰富的营养物质和其他生物活性成分；烹饪蔬菜和水果时，选择蒸汽的方式优于水煮，该方式能更好地保持蔬果中水溶性营养素，促进患者的吸收。推荐蔬菜摄入量为300～500g，建议食用各种颜色蔬菜、叶类蔬菜。水果摄入量为 200～300g。

2）谷类和薯类：保持每日适量的谷类食物摄入，选择全谷物类优于加工类谷物，成年人以每日摄入 200～400g 为宜。在胃肠道功能正常的情况下，注意粗细搭配。

3）动物性食物：适当多吃鱼、禽肉、蛋类，减少红肉摄入。对于放化疗胃肠道损伤的患者，推荐制作软烂细碎的动物性食品。

4）豆类及豆制品：每日适量食用大豆及豆制品。推荐每日摄入约 50g 等量大豆，其他豆制品按水分含量折算。

5）油脂：使用多种植物油作为烹调油，每日 25～40g。

6）其他：避免酒精摄入；限制烧烤（火烧、炭烧）、腌制和煎炸的动物性食物；肿瘤患者出现明确的矿物质及维生素等营养素缺乏时，在寻求医学治疗的同时，可考虑膳食强化以补充部分营养素。

（4）饮食方式

1）食欲下降：食用富含营养的食物，通过少食多餐的方式增加食物摄入，充分利用患者具有食欲的时间段。

2）吞咽困难：调整食物质地，少量食用来缓解吞咽不适或疼痛感，避免误吸；选择恰当的体位有利于食物的蠕动；避免食物堆积在口腔。若患者对固体食物吞咽困难，可食用质地柔软的食物；若对液体吞咽困难，摄食以胶状或乳脂类为主。

3）口腔黏膜炎：保持口腔清洁；食用常温食物，细嚼慢咽；摄入质地柔软、光滑或者捣碎的混合有水分的食物；避免食用辛辣刺激性食物。

（5）食物安全操作

1）进餐前用肥皂和水洗手。

2）保持食物清洁干净，清洗食物及水果之前洗手。

3）在处理生肉、鱼、家禽、蛋时要特别小心。

4）保持炊具、容器、菜板、洗碗布等厨房用品清洁干净，未加工的生肉与加工后的熟食炊具保持分开。

5）烹饪温度适当。家禽和海鲜等肉类应烹饪后熟食，饮料（牛奶和果汁）应该巴氏消毒灭菌。

6）食物应冷藏于不适于细菌生长的低温处（＜4℃）。

7）在餐馆进餐时，避免吃容易受细菌污染的食物，如沙拉、寿司、生肉或未经烹饪煮熟的肉、禽和蛋类食物。

8）避免食用生蜂蜜、生牛奶和未经高温消毒的果汁，应选择巴氏杀菌处理后的食物。

肝癌患者中西医结合护理

第一节 肝癌患者情志护理

根据中医理论，肝的经脉属肝络胆，肝与胆互为表里。肝主疏泄，人体脏腑的功能活动有赖于气机的调畅，肝主疏泄对保持机体气机的调畅具有重要的调节作用。肝主疏泄，具有调节精神情志，协调消化吸收，维持气血运行等作用。情志活动由心总统，属狭义"神"范畴。气血为神的物质基础，肝脏通过疏泄功能影响着气血的运行，从而起着调节情志的作用。因此，实施中医情志护理对原发性肝癌患者的气血运行、情志调节具有积极意义。

一、情志护理的定义

中医情志护理是一种主要通过护理人员的语言、态度等针对患者的负性情绪为其制订并尽早实施的一种护理措施。《灵枢·师传》记载："告之以其败，语之以其善……开之以其所苦。"护士要了解患者的精神状态，让他们对疾病有正确的了解，对他们不利于疾病的思想予以开导，对他们的合理要求，在不影响疾病的情况下，尽量给予满足。

二、情志与肿瘤的关系

中医认为，情志异常与脏腑变化有对应关系，正常、平和的情志可使人体脏腑之气舒畅通达，故而可促进脏腑的正常功能活动；情志异常则可导致脏腑气血紊乱，从而伤及内脏。近年来，人们对健康的认识也上升到一个新的高度，WHO关于健康的新定义是：健康不仅仅是没有疾病，而且是"个体在身体上、精神上、社会上完好的状态"。由于当代"人类已进入情绪负重的非常时代"，由精神因素引起的心身疾患已是人类社会普遍存在的多发病和流行病，现在疾病谱的改变充分说明了精神致病的广泛性。心脑血管疾病和恶性肿瘤目前是人民健康和生命的最大威胁，而这些疾病的产生与社会心理因素有着密切关系。因此，情志保健不可等闲视之，必须加以重视。

人在认识周围事物或与他人接触的过程中，对任何人、事、物都不是无动于衷、冷酷无情的，而是总会表现出某种相应的情感，如高兴或悲伤、喜爱或厌恶、愉快或忧愁、振奋或恐惧等。喜、怒、忧、思、悲、恐、惊七情，在正常范围内变化，对健康影响不大。《素问·气交变大论》曰："有喜有怒，有忧有丧，有泽有燥，此象之常也。"意思即是，一个人有时高兴、嬉笑，有时发怒、忧愁、悲伤，好像自然界气候变化之有时下雨、有时干燥一样，是一种正常的现象。但是，内外因素刺激引起的七情太过，则能导致人发生多种疾病。心理活动可以影响机体的功能，强烈的心理问题则会降低人体免疫力，并直接影响疾病的预后和结局。

中医认为情志失调是肿瘤发生的重要原因之一。《灵枢·邪客》指出："心者，五脏六腑之大主也，精神之所舍也。其脏坚固，邪弗能容也，容之则心伤，心伤则神去，神去则死矣。"《格致余论·乳硬论》指出："忧怒郁闷，昕夕积累，脾气消阻，肝气横逆，遂成隐核……名曰奶岩。"《外科枢要·论瘤赘》记录："若郁结伤脾，肌肉消薄，外邪所搏而为肿者……名曰肉瘤。"同样，癌症的诊断给个体带来了情绪、身心功能和生活等诸多方面的改变，会加重患者的心理危机。

三、肝癌患者心理分析及应对方法

原发性肝癌是我国常见的恶性肿瘤，由于起病隐匿，确诊时多已属中晚期，治疗效果较差，预后不良，确诊此病的患者及家属均背负沉重的思想负担。该病是一种严重威胁人民生命健康的疾病，但不同生活文化经济背景的患者会出现不同的心理反应。分析肝癌患者的心理状态，进行个体化心理护理，可以达到提高患者战胜疾病的信心，减少疾病带来的困惑，增加患者与疾病作斗争的控制感和帮助患者更好地解决实际问题的目的。

美国学者库伯勒·罗斯把肿瘤患者的心理活动分为五个阶段，即否认期、愤怒期、协议期、绝望期、接受期。

（一）否认期

1. **临床表现**　多数患者在刚得知自己患癌时，最初的心理反应多表现为怀疑或否认，拒绝接受残酷的事实。这一时期的典型心理表现是坐立不安、心神不宁，他们经常会怀着侥幸的心理四处求医，总在心里怀疑医生的诊断结果错了，这属于自我防卫性的心理表现。

2. **护理措施**　动员家属和朋友陪伴在癌症患者身边，轻轻握住患者的手或保持与患者适宜的身体接触，使患者有一种安全感，使其能感受到并非只有他自己在面对不幸。

（二）愤怒期

1. 临床表现 当否认无法再继续下去时，患者随之而来的一种心理状态是愤怒，"为什么我会得这种病，这不公平"。气愤怨恨情绪常常会使患者直接迁怒于他的家人和身边的医护人员。这种愤怒心理是癌症患者在面对死亡威胁时，经常会出现的一种自然发泄性的心理反应，应对其予以充分理解。

2. 护理措施 医护人员或家属应鼓励患者表达感受，并通过表达自己的理解，给予身边的患者一些言语性或非言语性的心理安慰，如握手、轻抚等；当患者出现恐惧心理反应时留在其身边增加其安全感，并通过鼓励帮助患者长期保持良好的睡眠和休息，增强其应对的能力。

（三）协议期

1. 临床表现 协议阶段的持续时间一般很短，不如前两个阶段明显。协议期所谓"讨价还价"可能的目的就是祈求命运之神给自己一个好运气，能够顺利出现自己的癌症消失或自愈奇迹；可能一些患者的目的就是与医护人员"讨价还价"，乞求医生给自己用"好药"，请权威专家给自己进行癌症治疗。这实际上表现的是企图延缓死亡的心理反应，是一种顺应自然的心理反应发展过程。

2. 护理措施 协议期要特别注意的是增强患者的信心，多与患者进行心理沟通，让其讲出忧虑并帮助积极解决。在进行治疗的过程中，医护人员要注意自己的态度和方法，让患者全身心地理解和信任医护人员。

（四）绝望期

1. 临床表现 患者经历了前面三个阶段后，身体变得更加脆弱。疾病的恶化使其认识到自己协商的结果无效，自己将会彻底失去所热爱的个人生活、家庭、工作及宝贵的生命。这时患者的气愤或暴怒，都会被一种巨大的精神失落感所完全代替。处于绝望期的患者，主要的症状表现为对周围环境淡漠、语言表达能力降低、反应迟钝、对任何东西都不感兴趣，经常悲伤和哭泣。此期的持续时间相对较长，需要特别注意的是有时患者可能会逐渐出现轻生的情绪和念头。

2. 护理措施 在治疗时，护士需要注意与绝望期患者进行各种思想交流，列举成功的案例，或者组织经过积极治疗后情况良好的患者来讲述亲身经历，现身说法以鼓励患者，使其重新树立信心。

（五）接受期

1. 临床表现 在患者经历了以上四个心理阶段后，病情恶化、身体每况愈下的他们似乎已经失去了一切的希望和挣扎的力量，于是不得不重新接受现实。这个心理阶段的患者往往都会突然出现惊人的坦然，不再抱怨自己的命运。他们通常都会很平静地和别人一起努力完成自己尚未完成的一切事情，呈现出一种超越社会现实、超越自我的一个特殊心理过程。

2. 护理措施　医护人员一定要与患者家属之间保持密切沟通，加强宣教，多陪伴患者，尽量满足其要求，使患者能够保持放松愉悦的状态和心情。

四、情志护理的原则和方法

（一）情志护理原则

1. 诚挚体贴　患者的情志状态和行为不同于正常人，常常会产生各种心理反应，如依赖性增强、猜疑心加重、主观感觉异常、情绪容易激动、焦虑、恐惧等。此时迫切需要医护人员及家属给予关怀及温暖，设身处地地为患者着想。孙思邈在《备急千金要方·大医精诚》中提出："凡大医治病，必当安神定志，无欲无求，先发大慈恻隐之心，誓愿普救含灵之苦……华夷愚智，普同一等，皆如至亲之想。"要求医者应该"见彼苦恼，若己有之"。因此，医者应当处处体谅患者的心情，以仁慈之心爱护患者，以济世救人作为自己的行为准则。

2. 避免刺激　可根据患者的具体病情，及时提醒探视患者的亲朋好友，不要给患者不必要的刺激，危重患者应当尽量谢绝探视。病历应严格管理，不能让患者及家属随便翻阅，以免增加患者的精神负担。轻、重症患者要尽量分开安置，一方面便于重症患者的治疗及护理，另一方面避免给轻症患者造成心理负担。

3. 因人施护　《灵枢·寿夭刚柔》中指出，"人之生也，有刚有柔，有弱有强，有短有长，有阴有阳。"由于人的体质有强弱之异，性格有刚柔之别，年龄有长幼之殊，性别有男女之分，疾病的性质和病程的长短各异，因此，患者对同样的情志刺激，则会有不同的情绪反应。

正是基于对个体特异性的认识，护理人员在为患者提供护理时应根据患者的遗传禀赋、性别、年龄、自然条件、社会环境、精神因素等不同的特点区别对待，做到因人而异、有的放矢，以减轻患者患病的心理压力，有利于身体康复。

（二）情志护理方法

情志变化可以直接影响人体脏腑的变化，如《素问·汤液醪醴论》中所述："精神不进，志意不治，故病不可愈。"因此加强情志护理对疾病康复起着积极的促进作用。情志护理方法多种多样，临床运用可根据具体的病情选择合适的方法，以取得较好的效果。

1. 说理开导　说理开导即指通过正面说理，使患者认识到情志对人体健康的影响，从而使患者能自觉地调和情志，增强战胜疾病的信心，积极配合治疗，促进机体早日康复。说理开导起源于《灵枢·师传》提到的"人之情，莫不恶死而乐生，告之以其败，语之以其善，导之以其所便，开之以其所苦，虽有无道之人，恶有不听者乎？"说理开导的方法要针对患者不同的症结，做到有的放矢、动之以情、晓之以理、喻之以理、明之以法，从而达到改变患者身心状态的目的。

2．释疑解惑 释疑解惑是指根据患者存在的心理疑虑，通过一定的方法，解除患者对事物的误解、疑惑，去掉思想包袱，恢复健康。心存疑惑是患者较普遍的心理现象，特别是性格抑郁、沉默寡言的患者更为突出，"杯弓蛇影"便是典型的案例。对于此类患者，护理人员应向患者介绍与其病情相关的医学知识，为其阐明真相，剖析本质，从根本上解除患者的心理负担，使患者从迷惑中解脱出来。

3．移情易性 移情易性即转移患者对疾病的注意力，从而达到减轻乃至消除不良情绪的目的。患者在住院期间，他们看、听、接触到的都是与疾病有关的不良刺激，过度的忧虑、悲观、恐惧等不良情绪随时都会发生。住院期间医护人员可开展一些有益身心健康的活动来充实患者的空余时间；进行各种形式的保健科普宣教，宣传当今先进的医疗科技成果，以增强患者战胜疾病的信心。还可以因地制宜地组织一些文体活动，如音乐欣赏、适宜的运动（如散步、太极拳、八段锦）、阅读感兴趣的报刊或杂志等，以调节患者单调的住院生活，分散其注意力。

《素问·移精变气论》中指出，"古之治病，惟其移精变气，可祝由而已。""祝"是指告诉；"由"是指生病缘由；"祝由"即指告诉患者发病的缘由，转移患者的精神，以达到调整患者气机的目的，使精神内守以治病，又称为"移精变气"。祝由不仅要求医者有一定的医学知识，而且必须了解患者发病的原因，然后采用胜以制之的恰当方法进行治疗。这样才会改变患者的性情，调动机体正气，从而战胜疾病。

音乐养生、治病的功效已被中外许多学者公认，尤其是中国古典音乐，曲调温柔，音色平和，旋律优美动听，能使人忘却烦恼，开阔胸襟，有利于身心健康。

早在《黄帝内经》中就有"五音疗疾"的观点。中医认为，五音，即角、徵、宫、商、羽，对应五行（木、火、土、金、水），并与人的五脏和五种情志相连。如宫调式乐曲，悠扬沉静，淳厚庄重，有如"土"般宽厚结实，可入脾；商调式乐曲，高亢悲壮，铿锵雄伟，具有"金"之特性，可入肺；角调式乐曲，朝气蓬勃，生机盎然，具有"木"之特性，可入肝；徵调式乐曲，热烈欢快，活泼轻松，具有"火"之特性，可入心；羽调式音乐，凄切哀怨，苍凉柔润，如行云流水，具有"水"之特性，可入肾。中医的"五音疗疾"就是根据五种调式音乐的特性与五脏五行的关系来选择曲目，以调和情志，调理脏腑，平衡阴阳，达到保持机体气机动态平衡、维护人体健康的目的。

依据上述原理，肝癌患者可采用以下方法调畅情志：角调式乐曲悠扬，生机勃勃，象征春天万木皆绿，角音入肝，对诸如胁肋疼痛、胸闷、脘腹不适等肝郁不舒的诸种症状作用尤佳。愤怒在五行中属"木"，愤怒生气时，应多听角调式乐曲，疏肝理气，如《春风得意》《江南好》《江南丝竹乐》等。在愤怒至极，大动肝火时，应听商调式乐曲，如德沃夏克的《自新大陆》、艾尔加的《威风堂堂》、施特劳斯的《春之声圆舞曲》《蓝色多瑙河》等，以佐金平木，用肺金的肃降制约肝火的上亢。音乐治疗每日 2 ~ 3 次，每次以 30min 左右为宜。最好佩戴耳机，免受外界干扰。治疗中不宜重复一首乐曲，以免久听生厌。治疗的音量应掌握适度，一般以 70dB 以下疗效较好。

4．宣泄解郁　古人云"郁则发之"。宣泄解郁是一种让患者把抑郁于胸中的不良情绪宣达、发泄出去，从而尽快恢复正常情志活动，维系愉悦平和心境的方法。对抑郁的患者应适当地加以引导，通过谈心、疏导等方法，使其将心中的郁结宣泄出来，达到化郁为畅、疏泄情志的目的。中国常用的情绪宣泄方法有发怒、哭泣、太息、旅游、运动等。其中太息又名叹息、叹气，指情志抑郁、胸闷不畅时发出的长吁或短叹声的症状。太息之后自觉宽舒，是情志不遂、肝气郁结之象。

由于患者性格多种多样，病情也各有轻重，有时单凭说教，难以消除患者紧张不安的情绪，因此疏导工作显得尤为重要。医护人员或家属应主动并经常与患者谈心，鼓励患者讲出导致不良心情的原因，并耐心倾听，使他们充分得到发泄，以缓解不良情绪，使悲郁之情得以发泄舒展，使气机调畅。但患者哭泣不宜过久、过重，以免伤身。

5．以情胜情　以情胜情是指有意识地采用一种情志抑制另一种情志，达到淡化甚至消除不良情志，以保持良好精神状态的一种情志护理方法。以情胜情的疗法源于《黄帝内经》，《素问·阴阳应象大论》中指出"怒伤肝，悲胜怒""喜伤心，恐胜喜""思伤脾，怒胜思""忧伤肺，喜胜忧""恐伤肾，思胜恐"。以情胜情疗法主要包括采用悲哀、喜乐、惊恐、激怒、思虑等情志刺激，以纠正相应所胜的情志。

金代的《儒门事亲》一书中，记载了一位贵妇人患有严重的失眠，历经两年不愈，遍寻名医，还是没治好，后来找到张从正，张从正让患者的丈夫"以怒而激之"，整天花很多的钱，只顾买酒喝，自得自乐，而对患者不闻不问，不给她买药治病。结果这位妇人怒不可遏，一气之下，出了一身大汗，当天夜里便感到疲惫不堪而睡得很香。又过了八九天，食欲也好转了。

怒伤肝，是指过度愤怒，引起肝气上逆、肝阳上亢或肝火上炎，耗伤肝的阴血。《灵枢·邪气脏腑病形》曰："若有所大怒，气上而不下，积于胁下，则伤肝。"《医医偶录》曰："怒气泄，则肝血必大伤；怒气郁，则肝血又暗损。怒者，血之贼也。"肝癌患者大多肝病日久，常见肝郁气滞，长时间以后可能郁而化火，导致肝火上炎，继而影响到清窍，患者容易出现情绪波动、发怒，进一步加重肝损伤，形成恶性循环。因此，以情胜情纠正肝癌发怒情绪非常必要。

6．顺情从欲　顺情从欲是指顺从患者的意志、情绪，满足患者的身心需要。患者在患病过程中，情绪多有反常，对此，先顺其情，从其意，有助于身心健康。对于患者心理上的欲望，在护理中应注意分析对待。若是合理的，条件又允许，应尽力满足患者之所求或所恶，如创造条件以改变其环境，或对其想法表示同情、理解和支持等。但是对那些不切实际的想法、欲望，自然不能一味地迁就和纵容，而应当善意地、诚恳地采用说服教育等方法处理。

五、情志护理在肝癌伴有癌痛患者中的应用

中医认为，人体精气神与身体健康、疾病发展密切相关，许多疾病因情志不畅、情志不节等诱发、加重。心乃五脏六腑之主，而中医情志干预，能有效抒发患者的负性情绪，使愤懑得以宣泄，保持情志畅快，继而减少不良情绪的影响。患者因癌痛产生的不良情绪加重了疼痛感受度，负性情绪得到缓解后其疼痛程度亦会有所减轻。

1．**安神静坐**　在患者得知自身罹患疾病，不能保持平静之时，护理人员可指导患者保持平静，取坐位，具体体位可以依据患者习惯，保持规律节奏的呼吸，放慢呼吸节奏，平缓地感受气体吸入、呼出的过程，使其身心逐步得以放松。在呼吸过程中，嘱咐患者放空思想，不去想象疾病相关内容。

2．**自我暗示**　在患者基本能够接受肝癌事实后，指导患者应用自我暗示来缓解因肝癌造成的心理波动。护理人员以语言引导患者保持良好的心态，积极面对疾病；引导患者积极配合治疗，多采用对疾病发展、治疗有积极影响的话术帮助患者建立自我暗示。

3．**病友共情**　将患者添加至病友微信群，予以患者自由交流的环境；同时组织开展病友活动，让患者能在活动中交流病情、互相影响，以共情方式减少肝癌对患者的影响。

4．**情志相胜**　依据中医阴阳五行学说，指导患者利用积极情绪来限制、缓解肝癌导致的不良情绪，继而改善因不良情绪导致的病痛加重。积极情绪包括兴趣相关的内容，可让患者积极参与到自身感兴趣的活动中，增强积极情绪。

5．**消除心因**　如患者存在某种严重不良情绪，护理人员则采用面对面沟通方式了解患者不良情绪出现的原因。依据实际情况对患者进行语言干预，使其树立正确心态，从容面对疾病。

六、情志护理在肝癌围手术期患者中的应用

肝癌是一种常见的恶性肿瘤，患者生存期较短，发病率与死亡率较高，该病常使患者感到恐惧与绝望。相关研究表明，肝癌患者的负性情绪与其他恶性肿瘤相比是最严重的，生活质量也是最差的。随着临床手术的日益成熟，越来越多的肝癌患者选择手术治疗来延长生命。但由于患者缺乏相关知识，甚至存在误区，易在手术治疗中产生焦虑、抑郁等负性情绪，以至于无法获得较好的治疗效果。因此，对肝癌手术患者实施有效的护理干预对治疗结果是比较重要的。

（一）术前护理

1．对患者情志状态进行调整　通过望、闻、问、切的方式了解患者的经历、性格及对病情熟知程度等。重点讲解手术治疗的过程，耐心释疑解惑，安抚患者情绪。

2．移情解惑　主要是针对不同性格的患者进行针对性情志护理，改变其不良的心理状态。如指导恐慌过度患者通过唱歌、呻吟等方式，排除紧张情绪；指导情绪躁动者进行腹式呼吸，使其情绪平稳；开导劝慰，使其心胸开阔。

（二）术中护理

1．护理人员采取中医情志护理方法缓解患者的焦虑、恐惧，主要用语言和行动转移患者的注意力，调节患者情志。

2．认真核对患者信息，若患者有需求，可简明介绍手术室内有关医疗器械用途，取得患者信任。

3．麻醉过程中，协助患者保持正确的体位，与患者交谈天气、兴趣爱好等话题，转移麻醉的不适感。

（三）术后护理

1．术后监测患者生命体征，护理人员注意观察患者术后的不适和并发症，及时予以处理。

2．可采用释疑解惑、说理开导的方法，将患者术后可能会出现的并发症告知患者。当患者出现某些并发症并反复提出自己的疑惑时，护理人员应耐心诚恳地向患者解释，并以亲切的语言安慰患者。

3．缓解患者的心理应激反应。因"怒伤肝"，护理人员须提醒患者避免情绪波动，尤其是愤怒情绪。

4．保持环境安静，避免打扰；指导患者学习深呼吸和想象放松法的技巧，从而达到稳定情绪，增强患者的舒适感及战胜疾病的信心。

第二节　肝癌患者饮食调护

一、中医饮食调护的原则

世上食物无以数计，每一种食物都有其不同的性味，在维持人体健康过程中起着不同的作用，不仅可营养身体，还有治疗意义，能起到补益正气、促进健康的作用。《素问·上古天真论》中曾记载，"饮食有节，起居有常，不妄作劳，故能形与神俱，而尽终其天年，度百岁乃去。"饮食有节在预防疾病和延年益寿中至关重要。在饮食方面，应该多样化，因各种食物有各自的营养作用。《素问·脏气法时论》曰："毒药攻邪，五谷为养，五果为助，五畜为益，五菜为充，气味合而服之，以补精益气。"这段话提出了主要的主副食品结构。《素问·五常政大论》中"谷肉果菜，食养尽之，无使过之，伤其正也"及《素问·痹论》中"饮食自倍，肠胃乃伤"则告诫人们食物虽能提供营养，但亦不宜过饱，否则有损健康。

（一）饮食有节，适时定量

饮食养生的基本原则为"饮食有节"，"节"为节制、有度之意。"饮食有节"广义是指饮食有节制、有规律，饮食要适时、定量，不可过饥过饱，更不能暴饮暴食。饮食过饥则机体营养来源不足，气血无所化生，脏腑功能低下，日久正气亏虚，影响健康；饮食过饱则超过六腑运化负荷，打破脏腑平衡，脾胃受损，影响消化和吸收。食无定时或忍饥不食，会扰乱胃肠消化的正常节律，使脾胃功能失调，消化能力减弱，影响营养的吸收和输布。现代医学认为，人体对食物的消化、吸收和利用，主要靠脾胃的功能。若饮食过量，短时间内突然进食大量食物，势必加重胃肠负担，使食物不能及时消化，进一步影响营养物质的吸收和输布，从而产生一系列疾病。相反，进食过少，则脾胃气血化生乏源，人体生命活动缺乏物质基础，长时间会导致营养不良及相应病变的发生。因此，饮食有节、食量有度是保证身体健康的重要条件。

（二）合理膳食，不可偏嗜

合理膳食包括以下几个方面：①要种类齐全，"食不厌杂"；做到饮食卫生；饮食荤素搭配，以清淡为佳。②要寒热温凉阴阳平衡。寒凉之食可清热，但易伤阳，如过食久食阴性食物，则可导致阳虚，或生内寒。温热之食可去寒，但易伤阴，如过食久食阳性食物，则易导致阳充，或生内热。③要保持酸、苦、甘、辛、咸五味的平衡。五味都是人之所需，但是过偏就会损害健康。④要注意食物的合理配伍。食物之间也同药物一样，存在着相须、相使、相畏、相杀、相恶和相反的关系。食物摄取不均衡本身可能并不是致癌因素，但可能是影响肝细胞功能并促进肝癌发生的危险因素。合理的饮食搭配才能使五脏各得其味，保证脏腑组织器官功能的协调运行。

（三）重视脾胃，注意卫生

脾胃为后天之本，气血生化之源，是人体消化饮食及生化气血的重要器官。脾胃功能的健全与否直接影响饮食的消化、吸收、输布。在饮食调护过程中，要重视脾胃功能的调理，不能片面追求营养摄入，强进荤腥油腻之品，以免增加脾胃负担，导致病邪滞留，加重病势。在饮食调护过程中，还应注意食物宜新鲜，忌生冷、不洁食物，防止病从口入。进食的环境要整洁宁静，气氛要轻松愉快，以助食物的消化吸收。

（四）辨证施食，相因相宜

病症有寒、热、虚、实之分，食物有四性五味之别。在饮食调护中应根据患者的病症、病位、病性、年龄、体质及天时、地理诸因素，结合食物的性味归经选择食物；遵循"寒者热之、热者寒之、虚则补之、实则泻之"的调护原则，注意不同疾病的饮食宜忌，做到因证施食、因时施食、因地施食和因人施食。如体胖者多痰湿，饮食宜清淡，多食蔬菜、瓜果，忌食肥甘厚腻、助湿生痰之品；老年人脾胃功能虚弱，运化无力，宜食清淡、温热熟软之品，忌食生冷、黏硬、不易消化之品。

二、食物性味对肝癌康复的影响

食物同药物一样，具有四性五味、性味归经和升降浮沉的作用取向，只是其性能不如药物强烈。饮食必须根据患者的体质、疾病的性质，选择不同性味的食物进行调护，以促进疾病的康复。

（一）食物的性

食物的性是指食物具有的不同属性，包括寒、热、温、凉（平）等，习称"四气"。食物的性一般可以通过其功效来反映，如具清热作用的食物其性寒凉，具散寒作用的食物其性温热。反之，具寒凉特性的食物多有清热、润燥、生津等作用，具温热特性的食物多有温里、散寒、助阳等作用。平性的食物一般作用缓和，无明显副作用。

1. **寒性食物**　性寒，味苦、甘，具有清热、泻火或解毒的作用，适用于实热证。如小米、高粱、大麦、薏苡仁、赤小豆、绿豆、苦瓜、冬瓜、丝瓜、西瓜、萝卜、葫芦、莴笋、荸荠、茶叶等。寒性食物易损阳气，故阳气不足、脾胃虚弱者应慎用。

2. **热性食物**　性温热，味甘、辛，具有温中祛寒、益火通阳的作用，适用于实寒证。如狗肉、葱、韭、姜、蒜、辣椒、白酒等。热性食物辛香燥烈，容易助火伤津，凡热病、阴虚火旺者忌用。

3. **温性食物**　性温味甘，具有温中、散寒、通阳、补气的作用，适用于阳气虚弱的虚寒证或实寒证较轻者。如糯米、羊肉、鸡、鸽、鲤鱼、鲫鱼、桂圆肉、荔枝、花生、胡萝卜、红糖等。这类食物比热性食物平和，但仍有一定的助火、伤津、耗液的作用，因此，热证、阴虚火旺者应慎用或忌用。

4. **凉性食物**　性凉味甘，具有清热、养阴的作用，适用于热性病症的初期、疮疡、痢疾等。如小麦、鸭蛋、豆腐、莲子肉、海带、菠菜、白菜、李子、柠檬等。凉性食物比寒性食物平和，但久用也能损伤阳气，故阳虚、脾气虚损者应慎用。

5. **平性食物**　性平味甘，既没有寒凉之偏性，也没有温热之偏性，其性较平和，为日常生活的基本饮食，可以根据患者的具体情况灵活选用。如粳米、玉米、红薯、牛奶、猪肉、墨鱼、蚕蛹、蚕豆、扁豆、山药、香菇、黑木耳、黄花菜等。

（二）食物的味

《素问·六节藏象论》云："天食人以五气，地食人以五味。"饮食五味对于人体不可或缺。《黄帝内经》不仅强调了饮食五味的重要性，还明确提出饮食养生"谨和五味"的具体要求和实践方法。广义的"五味"泛指饮食的气味、性质和结构，即营养均衡的膳食模式要求饮食品种多样化，饮食营养搭配科学合理。狭义的"五味"即酸、苦、甘、辛、咸5种味道，各有不同的作用。

1. **酸味**　具有能收能涩的特点，即收敛固涩作用。如乌梅涩肠止泻。

2. **苦味**　具有能泻能燥的特点，即泻下、清热、通泄、燥湿作用。如苦瓜清热。

3. **甘味**　具有能补能缓的特点，即补虚和中、缓急止痛作用。如山药补气、大枣补血、甘蔗补阴、狗肉补阳。

4. **辛味**　具有能散能行的特点，即行气、行血、散风寒、散风热作用。如萝卜、洋葱行气；黑木耳行血；生姜散风寒；豆豉散风热。

5. **咸味**　具有能下能软的特点，即泻下、软坚作用。如海带软坚。

三、肝癌常见症状的饮食调护

1. **腹胀**
（1）要细嚼慢咽，防止吞气太多而腹胀。
（2）注意避免或少吃一些增加气体产生的新鲜食物，如某些豆类（如黄豆、扁豆、豌豆、荷兰豆等）、某些蔬菜（如各种辣椒、大葱、洋葱、大蒜、韭菜等）和某些水果（如新鲜苹果、西瓜、甜瓜等）。
（3）推荐的食物：白萝卜、山楂、西梅、橘子、米汤、莲藕。

2. **腹泻**
（1）急性期或水泻期患者须暂时禁食，使其胃肠道完全休息。
（2）慢性腹泻患者应使用清淡流质饮食，如平时饮用蛋白水、果汁、米汤、薄面汤等，以稍咸为主。早期还应禁食含牛奶、蔗糖等易产气的流质食物。
（3）如若排便次数逐渐减少，在症状得到缓解后，也可选择低脂半流质饮食，或选择低脂少渣饮食。如自制大米粥、藕粉、软烂的面条、面片等，注意少量多餐。
（4）在腹泻基本停止以后，可及时提供患者低脂少渣饮食、低脂半流质或低脂软食。

比如面条、粥、馒头、软烂的米饭、瘦肉糜等，注意少量多餐，以利于肠胃消化。应适当减少进食粗纤维多的各类蔬菜水果等，以后逐渐过渡。

（5）注意补充维生素，特别注意各种复合维生素 B 和维生素 C 的补充，如鲜榨柑橘汁、果汁、番茄汁、菜汤等。

3．恶心呕吐

（1）尽量避免太甜、太咸、太油腻、辛辣及气息浓郁的一些刺激性食物，可饮用清淡饮品，食用一些酸类食物，例如柠檬，这样可以帮助患者减轻恶心、呕吐。

（2）尝试清淡、柔软、易于肠胃快速消化的或非刺激性温热食物，如新鲜鸡肉片配面条，或清汤伴苏打饼干。与其他大餐相比，这类食物可在很大程度上让胃部更舒服。

（3）可以尝试吃些较干的食物，如咸饼干、吐司面包、干的饼或谷类奶油食物、椒盐味饼干，可抑制恶心、呕吐。

（4）注意全天少食多餐，每日 6 ~ 8 次。胃部空虚容易让恶心更严重，但也不要用勉强自己吃、喝的方法来压住恶心、呕吐。

（5）在恶心呕吐过后，清洁自己的口腔。30min 后，尝试喝开水或啜饮一些清澈的酸性液体，比如新鲜苹果汁；或呕吐时口含少量生姜片；呕吐频繁时，在 4 ~ 8h 内禁食，然后缓慢进流质饮食，如稀饭、清汤。

4．食欲不振

（1）少食多餐，提供足够的高能量、高蛋白质饮食或其他营养的补充品。

（2）可以尝试用各种温和的食物作为调味料，经常变化烹饪方式与菜肴的形态，以增加食欲。

（3）餐前可以做适量的全身有氧运动，或饭后适量食用一些有助开胃的酸性食物。

（4）建议用餐时先适量食用固体类食物，再适量饮用液体食物，如汤汁或软性饮料。

5．腹水

（1）保证休息；摄入低盐、高热量、高蛋白、低脂且易消化的食物。

（2）选择易消化、少渣的食物，少食多餐，以减轻消化道负担，避免毛细血管脆性增加、凝血因子减少等原因引起的上消化道出血，同时绝对禁酒。

（3）蛋白质的补充有利于腹水的消退和体质恢复，因此，饮食上要补充足够的蛋白质，指导患者选用乳制品、瘦肉末、蛋等优质蛋白。如有肾功能下降或肝性脑病先兆，应控制或禁食蛋白质。

（4）可食用一些含有利尿作用的蔬菜和水果，如玉米须、冬瓜、薏苡仁、黄瓜、番茄、莴笋、山楂、西瓜、苹果等。

（5）限制水钠的摄入。有腹水者应低盐或无盐饮食，钠限制在每日 500 ~ 800mg，进水量限制在每日 1 000ml 左右。

6．黄疸

（1）阳黄主要包括湿重于热及热重于湿两种。患者在患病初期临床表现主要有恶心呕吐、腹胀等，饮食应当以清淡易消化食物为主，过甜、油腻、辛辣食物及酒等均不可食用，日常饮食最好以粥配瓜果蔬菜为主。

（2）阴黄者，临床症状为脘闷腹胀、口淡不渴、大便不实、惧寒喜暖、舌苔白腻或白滑、脉沉迟等。故阴黄患者应忌食油腻、生冷之食，日常饮食以清淡为主，再配以核桃、山药、薏苡仁等健脾温肾的食物。

（3）急黄者乃是由温热毒邪深重，燔灼营血所致。其发病快，黄疸加重急骤，临床症状为高热烦渴、小便深黄、吐血、鼻衄等，故急黄患者日常饮食须补充维生素，以清淡饮食为主，食物不宜高脂、高蛋白，切忌油腻、辛辣、甜腻等食物。

7．肝性脑病

肝性脑病是肝硬化晚期较为严重的并发症之一。患者因长期肝功能损伤多存在严重的营养不良，在进食类别选择方面需要科学管理，以增强机体抗病能力。

（1）乙型肝炎肝硬化并发肝性脑病的患者认知障碍程度与血氨水平密切相关，监测血氨水平将有助于判断患者发生昏迷的风险。对于肝性脑病患者，为其安排乳制品蛋白和植物蛋白效果更好。这是由于植物蛋白中的膳食纤维能促进消化，加快氨排出体外。

（2）维生素的摄入对肝性脑病患者病情有重要影响，应让能进食的患者多吃蔬菜水果，并辅助口服维生素，以减缓肝性脑病病情进展。

（3）肝硬化晚期肝性脑病患者肝糖原合成受到严重影响，营养元素的利用受阻，患者会出现明显的饥饿感与营养不良状态。所以必须对肝硬化晚期肝性脑病患者补充能量进行消耗抵消。建议 BMI 为 $18\sim30kg/m^2$ 的患者单日摄入能量标准为 $147\sim167kJ/kg$，$BMI > 30kg/m^2$ 的患者单日能量摄入为 $105\sim126kJ/kg$。

（4）肝硬化晚期肝性脑病患者应该避免长时间空腹，少食多餐，每日安排 4~6 餐，每餐（包括夜间加餐）应确保摄入至少 50g 的碳水化合物。夜间加餐能减少蛋白质与脂肪消耗，对肝病患者更有益，建议患者夜间补充碳水化合物。

（5）Ⅲ~Ⅳ期肝性脑病患者应补充富含支链氨基酸的肠外营养制剂。肝硬化肝性脑病患者需要补充支链氨基酸，刺激肝脏合成白蛋白。同时，患者需要补充益生菌，减缓病情进展，提高生活质量，降低血氨含量。

第十章

肝癌的现代研究

第一节 癌毒理论及中医证候研究

一、癌毒理论及其在肝癌发生发展中的作用

现代中医学对于肝癌病因病机的认识提出了诸多的创新与补充。这些理论指导着肝癌的临床实践。早期提出的内虚学说认为，"内虚"是肿瘤发病的根本原因，肝癌的发病主要是由于正气亏虚、外感疫毒，引发机体阴阳失衡，气血不和，加之情志失调，肝失疏泄，气滞血瘀，积聚于胁下，最终发为癌毒。

近半个多世纪以来，在肿瘤病因病机研究方面，诸多学者从中医内科学的角度开展了一系列探讨，先后提出了阳虚学说、肝郁血瘀学说、肝火瘀血学说、痰浊学说、燥湿相混学说、寒热胶结学说、瘀毒学说、癌毒学说等各家观点。其中最能体现肿瘤是中医内科范畴的一类具有特异性、复杂性、时代性和系统性疾病特征的理论当属"癌毒学说"。

南京中医药大学周仲瑛教授认为癌毒属毒邪之一，又不同于一般毒邪，是导致肿瘤发生的一种特异性致病因子。癌毒是肿瘤发生发展的关键，是在肿瘤发病过程中，患者体内产生的一种特殊的复合病理因素。肝癌的形成虽然以正虚为基础，但癌毒侵袭为其必要条件。肝癌为有形结块聚于胁下，癌毒因素在于气滞湿热瘀毒互结，病位在肝，与脾、肾关系密切。海军军医大学第一附属医院凌昌全教授，结合中西医学对恶性肿瘤的认识与实践，对肝癌的病因病机进行了深入而大胆的探索，创造性地提出了"癌毒"的新观点。所谓毒，正如王冰注《素问·五常政大论》曰："夫毒者，皆五行标盛暴烈之气所为也。"又如《金匮要略心典》载："毒者，邪气蕴蓄不解之谓。"由此凌昌全教授指出，邪盛为毒。"毒邪"往往会导致机体严重的阴阳气血失调，是具有特殊证候的邪。毒邪为病，证候复杂多变，因邪性质不同而致病特点不一，但可以归纳为"烈""危""变""顽""兼"，即性质暴烈，发病急危，变证多见，顽症难愈，兼证百出的特性。癌毒才是恶性肿瘤（原发性肝癌）特有的、贯彻始终的、决定该类疾病发生发展进程及理法方药的核心病机。

（一）毒的概念

"毒"字，《说文解字》载："毒，厚也，害人之草，往往而生。""害人之草"是指对农作物有害的繁茂的杂草，而非指现在的有毒之草。毒，在中医学里含义极为广泛，概言之，主要有三个方面：一是泛指药物或药物的毒性和偏性等，《周礼·天官》记载的"医师掌医之政令，聚毒药以共医事"就是佐证。二是指病证，多见于外科，如丹毒、委中毒等。三是指病因，对人体有害的物质皆可称之为"毒"，来源于外界的寒热温凉或风雨雾瘴，为"外毒"；来源于体内淤积物，为"内毒"，如"热毒""湿毒""温毒""蛊毒"等，包括能够对机体产生毒害或毒性作用的各种致病物质。王冰注《素问·五常政大论》曰："夫毒者，皆五行标盛暴烈之气所为也。"可见邪气过盛，即可化毒；《金匮要略心典》曰："毒者，邪气蕴蓄不解之谓。"意指邪气长期蓄积于体内留而不走，久而不去，同样可以化毒。《诸病源候论》首次对毒邪进行了系统分类，记载有关"毒"的条文共有251条，包括风毒、寒毒、热毒、疫毒、湿毒等40种毒邪。该书从邪正盛衰、阴阳失调、气血失调、脏腑病机等4个方面全面论述了"毒"的病机。其中含"毒"字病名的条文共15条，病因范畴"毒"所致病证的常见症状共计27种。总之，涉及的"毒"包括病因之毒、病机之毒、病证之毒、病名之毒、药物之毒、治法之毒。

所谓毒邪，则专指病因之毒。古代医家通过长期的医疗实践观察到，有些致病因素很难以三因加以归纳，因而创立了毒邪致病学说。毒邪致病的临床表现不一、错综复杂，但其具有以下三个共同特点。①峻烈性：致病力强，危害严重，体质强健者，亦在劫难逃；②顽固性：毒邪凝结气血，胶着不化，缠绵难愈；③相兼性：毒邪往往相兼为病，如湿热毒、痰湿毒等。

毒邪可分为外毒和内毒，既可外客，亦可内生。经口鼻、皮毛而入，侵袭机体造成毒害的毒邪为外毒，如《灵枢·九针论》曰："四时八风之客于经络之中，为瘤病者也。"因脏腑功能失调、气血运行失常，体内代谢产物未能及时排出而蕴积，损害机体的毒邪为内毒，如《外科正宗》云："忧郁伤肝，思虑伤脾，积想在心，所愿不得志者，致经络痞涩，聚结成核。"

毒邪还可分为阳毒与阴毒，感而即发之毒与伏毒等。毒邪致病具有毒性暴戾，毒邪深留，内攻脏腑，多夹痰夹瘀，病情缠绵等特点。癌毒作为毒邪的一种，与中医基础理论中"毒邪"的概念既密切相关，又不完全相同。

"癌毒"是一种特殊的毒邪，是导致恶性肿瘤发生的原始动因。"癌毒"概念的提出是现代中医学者在长期临床辨治肿瘤类疾病的实践中，经长期思考，重新认识和探索的结果，是现代中医学者渴望寻求到能够更贴切阐释和概括肿瘤类疾病的因、机、证、治的中医学术语，也是中西医结合过程中对肿瘤类疾病的新认知，更意味着当代中医肿瘤学术流派的发展。

随着恶性肿瘤的发病率和死亡率越来越高，治疗手段也越来越多。中医药在现代抗肿瘤治疗中占有重要地位，现代医家不断学习前人经验，总结临床经验，不断完善癌毒理论，为中医药抗肿瘤治疗提供新的视角。

（二）"癌毒"理论的形成与应用

1. 癌毒的概念　"癌毒"二字首次出现在 1981 年出版的《张泽生医案医话集》中。1998 年，周仲瑛教授的弟子在《新中医》上发表了《略论周仲瑛教授的"癌毒"学说及其临床运用》一文，该文初步总结了以"癌毒"为核心辨治肿瘤的经验，并首次提出了"癌毒"学说。该学说认为癌毒是在脏腑功能失调、气血郁滞的基础上，受内外多种因素诱导而生成，是导致癌病的一类特异性致病因子。

周仲瑛教授认为"癌毒"是导致癌病的一类特异性致病因子。癌毒特指可衍生恶性肿瘤的特殊毒邪，其存在是恶性肿瘤形成的先决条件，也是恶性肿瘤不同于其他疾病的根本所在。癌毒是肿瘤所特有的，异于中医基础理论所述的其他病因病机。周仲瑛教授主要从中医理论角度归纳了癌毒的特性，以及癌毒致病的特点。周仲瑛教授认为癌毒与癌细胞是中西医学的两个概念，相互之间很难建立起对等的关系。

凌昌全教授以肝癌作为切入点，结合中西医理论及多年的临床实践，将有形癌毒定义为已经形成和不断新生的癌细胞，或以癌细胞为主体形成的积块，无形癌毒暂被定义为有形癌毒在形成过程中及其形成之后严重影响机体生理病理过程的尚未能够被人类检测和诠释的各类物质及其功能，机体脏腑功能失调为癌毒产生的基础。"癌毒"是建立在现代临床实践基础上的中医学概念，有明确的物质基础并能定量描述。因此，癌毒之多少和盛衰可以用单位体积内的癌细胞数量或癌细胞在身体局部形成肿块的大小来直接描述，也可以通过反映其多少和盛衰的某些生化指标，如 AFP、CEA 等间接描述。只有当体内有了癌毒，再加上六淫、七情、劳伤和其他因素的诱发，才会产生恶性肿瘤。

如此定义癌毒，不仅比较符合中西医两套基本理论与实践，而且也将会使癌毒成为中医学各种"毒"（火毒、风毒、痰毒等）中概念最明确、定义最准确的一种"毒"，是对中医"毒邪"概念的一种新的探索和发展。同时，将"癌细胞"定义为癌毒的主体，拓宽了"癌毒"的治法与方药选择范围，为中西医结合抗肿瘤相关治法、方药的选择提供科学依据。

2. 癌毒与肿瘤"三级病因论"　目前大部分中医学者认为正虚邪积是恶性肿瘤产生的主要原因，肿瘤多是在机体正气不足的基础上，气滞、血瘀、痰凝、湿聚日久凝聚而成。如李栋等认为，癌毒是因机体正气亏虚，体内毒邪亢盛而产生。癌毒并非独立存在，常与痰、瘀、湿、热毒等病理因素同时存在、互为因果，亦可兼夹转化、共同为病。

周仲瑛教授认为，癌毒是在脏腑功能失调、气血郁滞的基础上，受内外多种因素诱导而生成。它既是致病因素，也是病理产物。内外因素夹杂，导致脏腑功能的失调，最终体内平衡状态被打破，诱导癌毒产生。

凌昌全教授在长期临床实践中发现，75%以上的肝癌患者在疾病初期根本没有或很少有虚证的表现。结合中医基础理论和肝癌发生发展的特征，凌昌全教授提出正虚邪积是肿瘤发生后的病理变化和病理属性，并不是肿瘤产生的初始原因，恶性肿瘤患者并不是，起码不完全是因虚致病，相反，多数情况都是因病致虚。结合对"癌毒"的认识，以肝癌为例，凌昌全教授提出了恶性肿瘤的"三级病因"观，而癌毒作为第二级病因，在肿瘤的发生发展过程中发挥着关键的作用。

（1）癌毒产生的前提——阴阳不和（一级病因）：癌毒产生的前提是"阴阳不和"，即机体脏腑平衡失调才会导致癌毒发生。《诸病源候论》中说，"积聚者，由阴阳不和，腑脏虚弱，受于风邪，搏于腑脏之气所为也。"结合现代医学理论，从分子生物学角度分析，细胞癌变可能是由于基因调控的失调，破坏了正常细胞生长的平衡调节，使细胞生长失去正常控制。随着研究的不断进展，已显示恶性肿瘤常伴有能量代谢的异常和代谢酶的变化，这表明代谢紊乱参与了肿瘤的全过程，是肿瘤的一个重要特征。根据上述分析，可将细胞癌变理解为是由于体内基因平衡失调、代谢紊乱导致细胞内外阴阳失和，从而促进细胞分化的原动力不足而造成的细胞突变，这是形成癌瘤的基础。因此，癌毒产生的前提是"阴阳不和、平衡失调"。这是恶性肿瘤发生的一级病因。

最近有报道指出，某些参与炎症反应并促进伤口愈合的免疫细胞与肿瘤的恶化息息相关，它们会促进肿瘤生长，帮助癌细胞转移到其他组织。这些细胞在平时都是消灭肿瘤的"正义之师"，但当微环境处于炎症状态时，有可能"助纣为虐"。这很类似于我们提出的所谓平衡失调导致癌毒产生的观点，即只有在某些条件下，细胞的繁殖与死亡、生长与分化、机体免疫机制对肿瘤的抑制与肿瘤对宿主免疫功能的遏阻、癌基因与抑癌基因等相互平衡的因素失衡，才是癌毒产生的根本原因。"阴阳不和、平衡失调是恶性肿瘤的一级病因"的观点正在获得越来越多现代科学研究结果的支持。

（2）阴阳不和的结果——癌毒形成（二级病因）：平衡失调可使体内细胞出现异常增强的生长繁殖能力和减弱的分化和凋亡能力。这些异常增殖和分裂的恶性肿瘤细胞，我们称之为"癌毒"。癌毒一方面大量耗伤人体正气，另一方面又会导致脏腑、经络功能失调，诱生痰浊、瘀血、火热、湿浊等多种病理因素。因此，癌毒既是病理产物也是继发性病因，是恶性肿瘤病因病机区别于其他中医内科疾病的根本特征。正虚邪积是癌毒发生后的病理变化和病理属性，或者说是一种病机，并不是癌毒产生的初始原因。癌毒的盛衰进退才是恶性肿瘤发生发展过程中的主要矛盾或矛盾的主要方面。因此，癌毒既是恶性肿瘤的核心病机，又是其发展过程中的"二级病因"。

（3）癌毒发展的过程——夹邪为患（三级病因）：癌毒一旦形成，阻滞于体内，则病变乖戾，耗伤人体气血津液以自养。随着肿块增长，人体正气难以抵御制约之。癌毒一方面大量耗伤人体正气，另一方面又会导致脏腑、经络功能失调，诱生痰浊、瘀血、火热、湿浊等多种病理因素，从而出现各种复杂证候。这些证候是在一、二级病因的基础上形成的病理改变，同时又进一步引起机体相关系统和组织的生理功能紊乱，导致新的病理改变，故目前肿瘤临床所描述的各种证候可以被认为是恶性肿瘤的三级病因。

对肿瘤患者而言，形式多样、错综复杂的证候表现是在核心病机（二级病因）的基础上形成的病理改变。表现为各种形式的正虚邪积、正邪相斥、邪盛正衰的复杂证候，既属于恶性肿瘤发生发展的第三个阶段的表现，又是恶性肿瘤的三级病因，同时，其还可以进一步引起机体相关系统和组织的生理功能紊乱，导致新的复杂病理改变。

3．癌毒是恶性肿瘤的核心病机　"癌毒"学说最先由我国著名中医药专家周仲瑛教授提出，该学说认为癌毒是肿瘤发生发展的关键，是在肿瘤发病过程中体内产生的一种特殊的病理产物，是导致肿瘤发生的一种特异性致病因子，可能由多种物质、多种因素复合而成。"痰瘀郁毒"是肿瘤的主要核心病机病证，癌毒产生后，常依附于风、寒、热（火）、痰、瘀、湿等相关非特异性病理因素杂合而为病，即毒必附邪。癌毒与痰瘀互为搏结而凝聚，在至虚之处留着而滋生，与相关脏腑亲和而增长、转移。

凌昌全教授认为恶性肿瘤的病机变化可以这样来描述：癌毒是阴阳不和的产物，形成之后通过血液、淋巴液的循环扩散到全身，耗伤正气并与气、血、痰、热等纠结在一起，进一步产生一系列的病理变化。如癌毒内蕴，津液输布不畅，聚而为痰浊；癌毒盘踞，阻滞气机，血行不畅，停而为瘀（实瘀）；癌毒耗伤正气，气虚不能推动血液运行，血行迟缓，也能致瘀（虚瘀）；癌毒痰瘀纠结，常常郁而化热，形成热毒内壅；癌毒阻滞中焦，导致脾胃运化失健，不能运化水谷津液，可致湿浊内生；癌毒盘踞，不断掠夺人体气血津液以自养，导致五脏六腑失去气血津液濡润，以致正气亏虚；正气亏虚，又易致恶性肿瘤迅速生长、扩散及转移，从而形成恶性循环。

总之，癌毒不仅在恶性肿瘤病因中扮演了二级病因的角色，而且在恶性肿瘤的病机变化及转归过程中也始终发挥着极其重要的作用，被认为是恶性肿瘤的核心病机。

4．癌毒的特性　有医家认为，癌毒具有致癌的特性，如章永红等认为，癌症以正虚为基础，癌毒为重要病因，癌毒是促进人体组织细胞恶性异常增生的特异性致癌有毒因子，关键特点是其具有致癌性这一特殊毒性；王圆圆等认为，癌毒是客观存在的、不断生长的、具有破坏性的毒邪，具有物质性、动力性和破坏性等特点。也有医家认为，癌毒具有传舍性，如陈柯羽等认为，癌毒是对恶性肿瘤毒性和毒力的概括，具有"传舍性"，即在体内侵袭和转移的特性，类似于现代肿瘤学的"转移"特性。

周仲瑛教授认为，癌毒的致病特性包含猛烈性、顽固性、流窜性、隐匿性、损正性。凌昌全教授在此基础上，对癌毒的特性作了更进一步的归纳，他认为癌毒与一般的六淫邪气及脏腑功能失常所致的病理产物不同，其是由于人体阴阳不和而产生的一类特殊毒邪。癌毒除了具有"毒"的一般特性，还有其自身的特性，其毒力和破坏力远远强于一般之毒，故相对其他病因病机，癌毒是肿瘤所特有的。癌毒既是恶性肿瘤的"二级病因"，又是"核心病机"，具有其独特的致病特征。

（1）隐匿：癌毒未成或未发病时，浑然难察；而癌毒一旦发病，则致病暴决，易于扩散，预后极差，例如，肝癌的早期症状并不明显，难以发现，一经发现则多数已病达中晚期，故癌毒具有隐匿性。

（2）凶顽：癌毒的发生发展是"三级病因"相互作用的结果，虽经手术及放疗、化疗等综合治疗，大部分癌毒常不能够彻底根除，并且不可避免地最终复发和转移，使病情缠绵难愈，故癌毒具有凶顽性。

（3）多变：癌毒流窜走注，传变无常，或新发肿瘤形成原发病灶而再发；或常随血脉流窜至全身，从而出现各种转移病灶，故癌毒具有复发性、扩散性。

（4）损正：癌毒袭人，易耗正气。随着病情的进展，毒恋正虚，癌毒损伤脏腑，耗竭气血，使机体正气虚衰，因病成损，故癌毒具有损正性。

（5）难消：由于癌毒形成后，易与痰、瘀、热诸毒互结，成为有形的实质性肿块，根深蒂固，而且愈演愈烈，胶着难解，形成恶性循环，故癌毒具有难消性，自愈概率微乎其微。

（6）难治：癌毒一旦形成，则会不断增殖，侵犯周围组织和脏器，病情危重，且变化多端，与其他"毒邪"致病相比，治疗更加困难。尽管随着科学技术的进步，治疗手段越来越多，但仍难以控制其复发、转移，故癌毒具有难治性。

5. 癌毒与恶性肿瘤的治疗 周仲瑛教授认为痰瘀郁毒是肿瘤的核心病机，治疗则以消癌解毒、益气养阴为主。消癌解毒方正是在"癌毒"理论指导下，在辨证与辨病相结合的基础上而设计的中药复方，具有指导中医肿瘤临床辨治的普遍意义。基于癌毒病机理论，抗癌祛毒、扶正祛邪是肿瘤的基本治疗原则，结合临床实践，抗癌解毒当贯穿于肿瘤治疗的始终。癌毒多与痰瘀搏结，易伤阴耗气；痰瘀郁毒、气阴两虚又是临床常见证型，故解毒攻毒、化痰祛瘀、益气养阴是肿瘤治疗的主要治法。周仲瑛教授认为，采用复合多种治法的大方是治疗本病的有效途径，从多环节、多途径增效，能够达到最佳综合治疗的目的。复法大方所包含的治法一般在 3 种以上，处方药味数目在 15 味以上，常多达20～30 味。

目前在临床上，对肿瘤的辨证分型、治则治法和处方用药，更多的是针对三级病因，虽然也取得了一定成效，但中医药防治肿瘤仅仅着眼于三级病因是远远不够的，故应强调在对三级病因认识、研究和长期积累的基础上，更多地研究一、二级病因，尤其是要特别重视最能反映恶性肿瘤自身疾病特征的二级病因。

对于癌症的治疗，"癌毒"之盛衰始终是中医师制定治疗原则和处方用药的主要依据。首先，由于癌毒具有隐匿性，起病之初，隐而难察，此时完全可以发挥中医治未病的特色与优势，从而防患于未然。譬如，我国 80% 以上的肝癌患者源于乙肝、肝硬化，在癌毒形成之前的相当长时间窗里，若针对其常见证候（肝郁脾虚），以疏肝健脾为大法，研制相对应的可以长期服用的药食两用的食品或药物，旨在不同程度地阻止或减缓肝癌产生，从而达到"防毒于未然"之目的就是一种具有中国特色而又切实可行的科技创新思路。围绕这一思路创制的"甘枣宁颗粒""肝复健冲剂"等，均为肝癌在"治未病"领域的研究开拓了新的方向。

其次，癌毒既成，如不及时治疗，则会走注弥散，从而导致病情的发展、恶化，故应及时采取以毒攻毒的手段，最大限度地消灭癌毒，采用包括手术、放疗、化疗和 TACE 等局部治疗方法，或联合抗癌中药内服、外敷、局部注射等中医特色治疗，以最大限度地遏制癌毒发展。同时，已经采用过手术或放化疗等以毒攻毒方法治疗的患者，大多会出现神疲、乏力、脉细等气阴两虚的临床证候，对这类患者则应及时合理地配合健脾益气、养阴柔肝等大法以减轻以毒攻毒法对人体造成的损伤，使其达到最佳的治疗效果。

再者，由于许多肿瘤患者，一经发现则已病达中晚期，此时癌毒深重，气血耗伤严重，正虚成为矛盾的主要方面。在此阶段当坚定不移地以中医药为主导，采用以扶正为主的综合疗法，适当佐以抗癌之品和 / 或对症处理，以缓致命之毒，从而尽可能提高患者的生活质量，并延长患者生存期。

6. 癌毒与恶性肿瘤的转归　凌昌全教授认为，癌毒的轻重程度决定了肿瘤进展的早、中、晚期，并且贯穿肿瘤发生发展的始终。同时，癌毒的种类、所侵犯的部位及时间长短，也决定着肿瘤演变的全过程。在恶性肿瘤发生发展的整个过程中，癌毒作为核心病机，在病机变化及转归过程中发挥着极其重要的作用，故在确立恶性肿瘤治则及方药时，必须在调节机体平衡基础上始终重视祛除或控制癌毒之邪。

对于早期肝癌患者，在切除以癌细胞为主体形成的积块——早期肝癌病灶之后，使用中药调整阴阳平衡，能够使新的癌毒不再产生，并使已产生的癌毒彻底清除，从而防止复发，在最大程度延长患者生存期或者达到临床治愈。

对于中期肝癌患者，可借助 B 超、MRI 等现代手段监测肿瘤大小，病灶进展情况，AFP、CEA 等肿瘤标志物变化趋势及评价患者生存期；同时，结合四诊，如舌象、脉象等的变化，可以对恶性肿瘤的整体发展作出更加准确的综合判断，从而有效指导临床制订更加系统的、有利于遏制恶性肿瘤的综合诊治方案。使用 TACE、靶向、免疫、放化疗及中药等中西医综合手段控制癌毒，能够控制肿瘤生长，延长患者的生存期。

对于晚期肝癌患者，癌毒及其病理性代谢产物通过血液、淋巴液的循环扩散到全身。现代医学认为，癌的转移分为淋巴转移、血行转移和种植性转移，而淋巴管、血管本身就是人体正常的通道系统，只有在病理状态下才成为癌细胞的转移通道。中医学认为，经络、气街、四海、三焦等都是人体的生理通道，在病理状态下，这些通道也会成为癌毒转移的通道。循环扩散到全身的癌毒，可使机体整体功能失调，继而耗伤正气，并与气、血、痰、热等纠结在一起，进一步产生一系列的病理变化。晚期肝癌的治疗以扶正为主，兼以控制癌毒以及祛邪，调整阴阳平衡，以期提高患者的生活质量，延长生存期。

7. 典型病例　患者陈某某，男，41 岁。2016 年 7 月 5 日初诊。

主诉：肝癌术后 4 月余，发现复发伴肺转移 2 个月。

现病史：患者 2016 年 1 月 26 日因右上腹胀痛不适，于当地医院行腹部 B 超提示肝右叶占位，大小约 5.5cm×6.7cm。2016 年 2 月 18 日于某医院行肝脏肿瘤切除术，术后病理示肝细胞癌。2016 年 4 月 12 日行 TACE 治疗。2016 年 5 月查 PET-CT 见肝脏多发转移，肺转移瘤；AFP 162.55ng/ml，CA199 12.4kU/L。

刻下见：胁痛，伴有肝区胀闷不适，唇面红，目赤，口苦，纳差，寐可，大便偏干，舌质淡紫，苔厚黄腻，脉弦滑。

西医诊断：肝癌术后复发伴肺转移。

中医诊断：肝癌（湿热内阻，癌毒内窜证）。

治则：清热祛湿，解毒抗癌。

处方：藿香 15g，砂仁 6g，白术 15g，泽泻 12g，茯苓皮 15g，陈皮 12g，山药 12g，茵陈 30g，桃仁 15g，赤芍 15g，牡丹皮 15g，苦参 9g，猫人参 30g，麦芽 12g，山楂炭 12g，神曲 12g，鸡内金 12g，鳖甲 15g，薏苡仁 30g。水煎服，每日 1 剂，早、晚服用，连服 1 个月。同时予以解毒颗粒（组成为猫人参、石见穿、山慈菇、鸡内金，4g/ 包）口服，早、晚各服用 1 包，连服 1 个月。

2016 年 8 月 3 日二诊，复查 AFP: 14.78ng/ml。患者诉服药后自觉肝区胀痛好转，口苦较前减轻，唇面微红，目赤，小便黄，舌质暗红，苔薄白腻，脉细弦。肝脏 MRI 示：左叶病灶少许活性，余肝内多枚活性灶。胸部 CT 示：肺部散发结节灶，较前相仿。

中医诊断：肝癌（湿热内阻，癌毒内窜证）。

治则：清热祛湿，解毒抗癌。

处方：藿香 15g，砂仁 6g，白术 15g，泽泻 12g，茯苓皮 15g，陈皮 12g，山药 12g，佩兰 15g，玉米须 30g，麦芽 12g，山楂炭 12g，神曲 12g，鸡内金 12g，鳖甲 15g，薏苡仁 30g，木香 9g。水煎服，每日 1 剂，早、晚服用，连服 3 个月。同时予以解毒颗粒口服治疗，早、晚各服用 1 包，连服 3 个月。

2016 年 11 月 16 日三诊，复查 AFP: 3.53ng/ml。服药后，患者诸症改善，唇面微红，目赤，舌质暗红，苔薄白，脉细弦。

中医诊断：肝癌（阴虚血瘀，癌毒内窜证）。

治则：清热凉血，解毒抗癌。

处方：生地黄 15g，玄参 15g，麦冬 15g，五味子 9g，桃仁 15g，赤芍 15g，牡丹皮 15g，苦参 9g，马齿苋 30g，栀子 9g，麦芽 12g，山楂炭 12g，神曲 12g，鸡内金 12g，鳖甲 15g。水煎服，每日 1 剂，早、晚服用，连服 3 个月。同时予以解毒颗粒口服治疗，早、晚各服用 1 包，连服 3 个月。

此后患者定期复诊，随症加减用药。

2018年11月28日复查，肝脏MRI提示：左叶病灶未见明显活性，余肝内多枚活性灶，较2016年8月3日部分病灶缩小。

2019年2月26日复查，AFP：1.81ng/ml；肝脏MRI示：肝内多枚活性灶；胸部CT提示：肺部结节灶较2016年8月减少。评估患者病情稳定。

讨论：凌教授在肝癌临证过程中，重视辨识癌毒，他认为癌毒是肝癌作为"癌病"发生发展的根本原因。因此，祛除或控制癌毒之邪应该贯穿于肝癌治疗之始终。

在本案中，患者发病初始只有右上腹胀痛不适的症状，与一般的消化不良、胃炎、胃溃疡，或者胆囊炎等良性疾病的症状类似，不具有特异性，就诊于当地医院，即诊断为肝癌，可见癌毒具有隐匿性，早期症状不易识别。4个月后查PET-CT示肝脏多发转移，肺转移瘤，可见癌毒具有凶顽性、多变性，短期内变化、进展迅速。患者经肝脏肿瘤切除手术治疗后，AFP水平仍较高，此时应重点考虑到癌毒虽然大势已去，但并非彻底被消灭，治疗时必须顾及"余毒未尽"及"癌毒内窜"。四诊合参，辨证为"湿热内阻，癌毒内窜"，予藿香、砂仁、泽泻、茯苓皮、茵陈、苦参祛湿排毒，以达到清除体内剩余癌毒、减少复发转移之目的。本案例为针对二级病因癌毒及三级病因癌毒夹邪的治疗，辨证为"湿热内阻，癌毒内窜"，采用中西医综合治疗以减少复发转移，延长生存期。

在抗癌解毒过程中，凌教授的处方药味平和，鲜有药性峻烈如全蝎、蜈蚣等之品，注意"勿伐天和"。临床上，其善用薏苡仁、解毒颗粒进行抗肿瘤，"无毒去大病"，抗癌祛邪而不伤正，且可长期服用。同时，凌教授认为癌毒入血，气滞血瘀，癌毒有所依附而无制，故常常重视活血解毒，兼以扶助正气，临床上常用桃仁、赤芍、牡丹皮疏通调和气血，使肝癌患者机体内部失去癌毒细胞赖以增生和继续存活的内环境，达到治疗的目的。脾气健运，则气血得以滋生运行全身，正气充盛，方能奋起抗邪。凌教授认为癌毒易消耗气血，手术、介入等治疗手段对患者脾胃功能也会造成损伤，故其临证尤重中焦健运，方中每每伍用鸡内金、焦三仙等消食开胃药物，以固护脾胃，使得脾运得健，纳食得化，正气得以滋养陪护，癌毒易祛。

在本案中，AFP水平逐渐降低，2018年11月28日复查肝脏MRI提示左叶病灶未见明显活性，余肝内多枚活性灶，较2016年8月3日部分病灶缩小，舌苔由厚腻苔逐渐转为薄白苔，脉弦滑转为细弦。由此可判断该患者体内的癌毒控制较为平稳，对该患者的整体发展也有了更加准确的综合判断。可见，通过重新定义癌毒的概念，结合现代医学手段对癌毒进行量化和评价，不仅有效避免了临床辨证的机械、僵化，拓宽了辨证的范围和评价指标，同时也对判断恶性肿瘤的整体预后及临床工作者制订最合适的诊治方案有一定的指导意义。

"癌毒是恶性肿瘤之本"的观点是我们在中医药治疗恶性肿瘤的临床实践中，以中医基本理论为指导，紧密结合现代医学对恶性肿瘤的认识，在观察、分析、研究大量临床病例的基础上，不断总结、逐步提炼而成，目的是在中医药防治恶性肿瘤领域内，从不同角度对"扶正抗癌"学术思想提出一些新的思考，以期能从不同角度推动中医药防治恶性肿瘤的临床和理论研究工作的发展。

二、肝癌的证候研究

在恶性肿瘤的三级病因中提到，癌毒夹邪为患，出现各种复杂证候。这些证候是在一、二级病因的基础上形成的病理改变，同时又进一步引起机体相关系统和组织的生理功能紊乱，导致新的病理改变。目前，肿瘤临床所描述的各种证候可以被认为是恶性肿瘤的三级病因。"证候"即证的外候，是指特定证所表现的具有内在联系的症状、体征等全部证据，是辨证论治的主要依据。中医的特点之一是辨证论治，根据证候类型来确定治疗方案。原发性肝癌的辨证分型是中医治疗的基础，目前肝癌证候尚无全国统一标准。积极探索肝癌的证候特点，有利于动态把握肝癌病机转化规律，指导临床辨证论治，更好地发挥中医药治疗的特色和优势。全面分析探讨原发性肝癌的病因病机、发生发展变化特征、病变部位、病理因素、证候演变规律、预后转归等，以审症求因，精准辨证，确立正确的基本治则治法要领，从而提高临床疗效。

（一）肝癌中医证候分布特点

肝癌的中医证候，名称多样，中医证名也不统一。首先，不同的专家，不同的专业书籍，描述的肝癌证候名称不尽相同；涉及肝癌证候的临床研究，也较难有统一的证候名称。这些在一定程度上影响了肝癌的辨证论治。如在不同的权威教材中，肝癌证候就有4种或5种的不同分类；在侯风刚等学者整理的26篇文献中，就出现了36种不同的证名。其次，临床应用中，处于不同分期的肝癌、不同手段治疗前后的肝癌，证候都有所变化。如果没有统一的证候名称规范，在临床研究中，难免会出现研究结果难以互认的情况，影响结果的客观性、权威性。所以，了解肝癌中医证候分布特点，形成统一规范的辨证分型，对于肝癌中医诊治非常必要。

1. 权威书籍的肝癌证候描述 权威书籍对肝癌证候分类也不尽相同，如《中医内科学》将其分为气滞血瘀证、肝胆热毒证、肝肾阴虚证；《中药新药临床研究指导原则》将其分为气滞证、血瘀证、脾虚证、湿热证（或热毒证）、阴虚证；《肿瘤科专病中医临床诊治》将其分为湿热蕴结、湿瘀互结、肝郁脾虚、气滞血瘀、肝肾阴虚5个证型；《中西医结合内科学》（李佃贵主编）则将其分为肝郁脾虚、气滞血瘀、肝胆湿热、肝肾阴虚共4种固定证型；《上海市中医病证诊疗常规（第2版）》将其分为肝气郁结、气血瘀滞、热毒瘀肝、脾胃气虚、肝肾阴虚共5种固定证型。目前，原发性肝癌证候分型标准可参考《原发性肝癌常见中医基本证候定性诊断规范的研究》，将原发性肝癌分为实证与虚证两部分，实证包括气滞证、血瘀证、热证、湿证，虚证包括气虚证、血虚证、阴虚证、阳虚证。

2. 现代文献中肝癌证候描述　为提高肝癌辨证论治水平、规范肝癌证候标准，许多学者采用文献研究和流行病学等手段，对肝癌证候进行了深入研究。如钱丽丽等提出，肝郁脾虚证、气滞血瘀证、肝肾阴虚证是原发性肝癌患者的常见证型。侯风刚等也将肝癌证候归结为血瘀、脾气虚、肝胆湿热、肝气郁结、肝阴虚、肾阴虚这 6 类。司富春等分析近30 年临床肝癌的中医证型，统计结果显示，肝肾阴虚证、肝郁脾虚证、气滞血瘀证、肝胆湿热证为肝癌常见证型。杨小兵等探讨了原发性肝癌中医证型分布及各证型生存期差异，结果表明，肝郁脾虚证及湿瘀互结证是原发性肝癌最常见的证型；肝郁脾虚证与湿瘀互结证、湿热蕴结证及肝肾阴虚证的生存期有差异，湿瘀互结证与肝肾阴虚证亦有差异；肝郁脾虚证是预后最好的证型，而肝肾阴虚证预后最差。

3. 肝癌不同分期证候描述　在肝癌的基本证候中，证候分布与肝癌分期相关，不同分期的证候分布有其相应的特点。王昌俊等发现Ⅰ期患者以单证为主，脾虚证最多见，其次是气滞证、血瘀证、湿热证；Ⅱ期患者以二证相兼为主，其中脾虚气滞证、气滞血瘀证、脾虚湿热证最为常见；在三证相兼中肝虚＋肾虚＋阴虚证最为多见，且多分布在Ⅲ期患者中。林志杰等的发现与之类似，Ⅰ期患者以肝郁脾虚证为主；随着病情进展，湿热聚毒证、脾虚湿困证逐渐增多，而肝郁脾虚证逐渐减少；肝肾阴虚证主要在Ⅲ期患者中出现。刘建丽等分析了 105 例肝癌病例，其结果也表明，Ⅲ期患者最常见的为肝肾阴虚证。2005 年，侯风刚等为探讨原发性肝癌中医基本证候分布状况的内在规律，对 267 例原发性肝癌患者的中医证候特征进行了临床分析。结果表明，Ⅰ期患者血瘀、脾气虚 2 种基本证候出现率较高，Ⅱ期患者血瘀、脾气虚、肝胆湿热、肝气郁结 4 种证候出现率较高，Ⅲ期患者血瘀、脾气虚、肝胆湿热、湿阻、肝气郁结、肝阴虚、肾阴虚证候出现率较高。因此得出结论，血瘀、脾气虚、肝胆湿热、肝气郁结、肝阴虚、肾阴虚这 6 种证候可能是原发性肝癌常见的中医基本证候。

脾虚证与血瘀证是原发性肝癌的两大基本证候。从Ⅰ期到Ⅲ期，证候呈现出从单纯气滞→气滞与血瘀相兼→以血瘀为主，或从脾虚→湿热蕴结的演变趋势；Ⅲ期（晚期）表现为虚实夹杂，实证以血瘀证、湿热证为主，虚证则特异性地出现肝肾阴虚证、脾肾阳虚证；毒邪内蕴作为兼证，贯穿始终。原发性肝癌病机复杂，其常见证候为脾气虚、血瘀、肝胆湿热、肝气郁结、肝阴虚、肾阴虚等；随着肝癌的加重，中医证型呈现出一定的变化规律。

4. 肝癌切除术前后证候描述　肝癌切除术是肝癌最有效的治疗手段，所以了解肝癌切除术前后证候的变化，对于肝癌术后辨证论治具有重要意义。张院辉等通过观察原发性肝癌患者肝癌切除术前后中医复合证候分布与转变情况，初步揭示了肝癌患者手术前后的中医复合证候变化特点，为手术后肝癌患者的辨证论治提供了科学依据。其结果表明，肝癌患者手术前后均呈现肝血瘀阻证和脾气虚弱证的症状，但术后肝血瘀阻证有所减少，脾气虚弱证增多，肝癌术后中医辨证论治更应重视健脾益气。肝癌患者手术前后湿热内蕴证均较多，手术前后变化无差异，故肝癌患者手术前后均应重视清热利湿。

5. 肝癌介入术前后证候描述　TACE被认为是中晚期肝癌患者的首选治疗方法。化疗栓塞术对肝癌证候具有较大影响，介入术后证候呈现特定的变化。斯韬等对312例肝癌介入术治疗的患者进行回顾性调查，发现介入术后肝郁气滞证、湿热证较介入术前明显增多，脾虚证、阴虚证较介入术前显著减少。

（二）肝癌单证证候研究

目前，肝癌的中医证候研究已从对古代医家论述的整理、个案总结及经验辨证发展为对规律与机制的探讨，并取得了一些进展，为进一步研究提供了一些思路，但尚缺少与肝癌预后相关的证候研究。究其原因，一是至今没有基于循证医学证据的基本证候分类研究方法，致使有关中医证候研究一直没有坚实可靠的标准作支撑；二是构成中医证候的因素复杂，且夹杂主观因素，很难制定统一的中医辨证分型标准。

不管证型如何变化，总归不离阴阳虚实。如单从虚实辨证，有的患者表现为虚实夹杂，有的只表现为实证；有的只有一种虚证，有的两种虚证相兼，比如气虚、阴虚均有；有的只有一种实证，有的两种或多种实证相兼，比如气滞、血瘀、热毒均有。肝癌的证候特点可以总结为三点：第一，肝癌的真实证型各不相同，差异性大，主要缘于不同肝癌患者个体之间的差异显著和同一患者在诊治的不同阶段病机具有差异性；第二，用4种或5种固定证型来概括肝癌，不能真实全面地反映肝癌病机；第三，肝癌的真实证型与目前肝癌证型分类差异很大，无论采用何种肝癌证型分类标准，临床实用性均不强。因此，肝癌不适用于传统的辨证分型，必须遵从肝癌病机差异化显著这一客观事实，需要创建肝癌个体化证型模式，进而制订规范化治法。基于此，凌昌全教授团队创新性地提出肝癌8大基本证候定性诊断规范，抓住主要矛盾，先从肝癌基于虚实属性的最常见的8个单证开始研究，逐步过渡到三级病因层面的复合证候研究。

单证证候又称基本证候或核心证候，是复合证候的构成单位，属于证素范畴。单证证候不仅能克服复合证候名称纷繁杂乱、不能统一的弊端，而且具有易于量化等优势，故越来越受到研究者的重视和研究。基于前期单证的研究，凌昌全教授团队初步建立了肝癌8大基本证候定性诊断规范，即气滞、血瘀、（实）热、水湿、气虚、血虚、阴虚、阳虚8个单证，并且进一步构建了肝癌常见基本证候轻重程度量化评价模型，在此基础上再逐级形成综合证候，可为临床提供参考。

1. 肝癌单证证候的形成过程　2002年，凌昌全团队对以前20年里关于肝癌中医辨证的文献进行了统计分析，文献资料为中国生物医学文献数据库（China Biology Medicine disc，CBMdisc）中1981年1月至2000年12月的文献，通过关键词索引，检索式为"肝癌和辨证"，符合分析标准（针对人的临床研究而不是动物实验，各辨证分型中有确切的数据）的文献共 36 篇。从文献采用的证型模式特征来看，20 世纪 80 年代以前的文献以基础证型为主，嗣后文献则以复合证型为主。基础证型的文献分布：基础证型主要涉及血瘀、气滞、湿热、阴虚、脾虚 5 类。气滞类证出现频次最高，占文献总数的 38.9%；其次为湿热和阴虚类证（25.0%、16.7%）；最少的为血瘀类证。复合证型的文献分布：复合证型主要涉及 10 个相关证型。各证型的出现频次和病例数排序较为一致。虚证中肝肾阴虚最多，占文献总数的 30.6%；其次为气阴两虚证。实证气血阴阳辨证中气滞血瘀证占文献总数的 52.8%；脏腑辨证中以肝胆湿热证最多，占文献总数的 36.1%。虚实夹杂证中以肝郁脾虚证最多，占文献总数的 19.4%。

由于证型模式随时受到证候动态性影响，随着肝癌病程的进展，在各临床阶段会表现出不同的证候特征。因此，要对肝癌证型有全面的了解，不仅要对疾病分期进行分析，而且还应结合黄疸、腹水、出血、肝性脑病等不同病理过程加以理解。只有将现代医学认识与辨证过程相联系，才能更好地实现病与证的科学结合。

2003 年，课题组整理原发性肝癌辨证分型文献中的专家观点，分析原发性肝癌各中医单证证型在专家观点中的出现情况，初步明确了主要的单证证型。对中华人民共和国成立以来，国内公开报道的有关原发性肝癌中医辨证分型的文献进行整理分析，得出的结论是，原发性肝癌常见的中医单证证型依次为：①气滞（肝气郁结）型；②血瘀型；③脾气虚型；④肝阴虚型；⑤肾阴虚型；⑥肝胆湿热型。

目前，原发性肝癌尚无统一的中医辨证分型标准，其制订工作中的最大困难之一就是中医证型辨证的基础与方法的规范，仁者见仁，智者见智。在文献整理中，我们发现各医家的辨证分型几乎很少是完全一致的，分析其原因，主要是当前原发性肝癌中医辨证分型普遍采用了复证模式，而单证是复证的基本组成成分，众医家对其歧义不大，采用这种模式进行辨证分型标准研究则可以弥补复证模式的种种缺陷。因而，有必要分析各中医单证证型在专家观点中的出现状况，并初步明确原发性肝癌主要的中医单证证型。这是建立统一的原发性肝癌中医辨证标准的、初步的基础性工作。

根据对文献资料中专家观点进行统计分析的结果，可以初步认为上述气滞、血瘀、脾气虚、肝阴虚、肾阴虚、肝胆湿热 6 种证型是原发性肝癌的主要中医单证证型。然而，仅仅据此即确定原发性肝癌的中医单证证型还嫌不足，还须结合临床流行病学进行深入研究，以求印证与完善。

2004 年，在以往研究的基础上，凌昌全教授提出，中医证候学研究，虽然证候的传统定义是基本清楚的，但证候的宏观（定性）标准不十分规范，证候的宏观（定性）标准量化研究方法有待统一。这在很大程度上阻碍了整个中医药现代化的进程，因此，证候的现代研究思路值得进一步探讨。在证候研究过程中，凌昌全教授建议：①以现代疾病为切入点，从基本证候（单证）着手，逐步向复证研究过渡；②以人为研究对象，取得相当成果后再进行动物实验才有意义；③不仅要与生命科学接轨，更要与整个的自然科学接轨。

根据以上思路，课题组通过机检中文科技期刊和 CBMdisc，以及手检 1949—2002 年间的原发性肝癌中医文献，对 1 344 例原发性肝癌患者的中医证型进行研究，从结果中可以看出，临床上原发性肝癌常见证型为气滞血瘀型、肝郁脾虚型、肝肾阴虚型、肝胆湿热型、肝气郁结型。其中气滞血瘀型最为常见，与其他组比较差异均有统计学意义，表明气滞血瘀是原发性肝癌的基本病理机制，这与古代文献的记载也是相符的。同时，这也提示在原发性肝癌的治疗中应将理气活血的方法贯穿始终。

2.《原发性肝癌常见中医基本证候定性诊断规范》 2005 年，课题组通过查阅 CBMdisc、《医学论文累积索引 肿瘤学分册（1949—1979）》和《中文科技资料目录（医药卫生）》等检出文献题录 1 005 条；通过网络数据库及图书馆藏书，检出符合原发性肝癌中医药辨证治疗的中文论文全文 685 篇；检出具有代表性的古籍著作 50 本、书名中含有"肝癌"或"肿瘤"的中医现代著作 83 本、书名中含有"肝癌"或"肿瘤"的西医现代著作 192 本。参考的规范有《中医虚证辨证参考标准》和《血瘀证诊断参考标准》。

本研究团队将中医证候规范为 65 个基本证候，形成基本证候列表；将症状和体征规范为 297 个基本症状，形成基本症状列表。此外，按照钱学森院士提出的解决复杂问题的"综合集成研讨厅"方法，课题组组织专家就前两步所获得的结果进行研讨。研讨的主要内容包括：①原发性肝癌的主要辨证模式；②原发性肝癌的临床常见基本证候；③原发性肝癌的每个基本证候的特异性症状与非特异性症状；④满足原发性肝癌基本证候诊断的条件。在 20 多次小型研讨会的基础上，进行了 3 轮问卷调查，将文献资料分析及临床调研结果和每一轮问卷调查结果进行汇总整理，及时反馈给各位专家，供专家分析判断，专家在下一轮问卷调查中再提出新的论证意见。通过 3 轮问卷调查后，以专家意见集中（第 3 轮满分频率 ≥ 70%）的项目作为确定项目。经过 20 多次小型研讨和 3 轮书面咨询，获得一致的结果如下：《原发性肝癌常见中医基本证候定性诊断规范》将肝癌分为实证与虚证两部分，实证包括气滞证、血瘀证、热证、湿证，虚证包括气虚证、血虚证、阴虚证、阳虚证，共 8 种基本证候；确立了各证候中特异性症状与非特异性症状，并设定了满足诊断的条件。最终形成《原发性肝癌常见中医基本证候定性诊断规范》，详见第三章第四节。

在研究原发性肝癌这一具体疾病的证候诊断过程中，课题组以复杂性科学理论作为基本指导思想，重点采用了钱学森院士为处理开放性系统而提出来的从定性到定量的综合集成方法，将专家意见、文献数据、患者信息等与计算机技术有机结合起来，研究属于复杂巨系统的中医证候问题。通过文献整理归纳、临床资料汇总分析、同行专家研讨、临床验证等过程，课题组较好地将传统中医理论、专家经验与临床实际结合起来，初步建立了《原发性肝癌常见中医基本证候定性诊断规范》，为我们进一步半定量乃至定量研究肝癌的临床复合证候奠定了很好的基础。

3. 肝癌单证辨证的优势 将肝癌的 8 个基本单证运用到临床中，可以根据实际情况，对单证进行合并和权重赋值，这样更有利于指导论治。多个单证的基本辨证模式，可以避免将肝癌分成有限的固定证型。这种不固定的证型模式，可覆盖几乎所有肝癌患者，具有以下特点：①可更加真实全面地反映病机。②可动态变化。疾病的发展、西医治疗的干预，都可以使病机发生变化，这种灵活的证型模式，可随时调整，使证型与病机及时相适应。③有利于制订治法。以"扶正祛邪"为治则，根据具体证名制订具体治法，一目了然。比如"（肝肾）阴虚、气滞血瘀"，其治法为"滋肝阴、补肾阴、行气活血"。④有利于治法的研究。尽管不同病例的证型证名个体化、多样化，但中医基本治法是有限的、固定的。任何病例的复杂治法都可以分解成若干个简单的基本治法，比如补气、养血、滋阴、健脾、理气、活血、祛湿、清热、化痰、软坚，对这些基本治法分别进行用药规律研究，临证时再进行组合即可。⑤可大致确定正虚邪实的比例。如正虚 2 成，邪实 8 成，则扶正与祛邪的比例为 2∶8；正虚和邪实各 5 成，则扶正与祛邪的比例为 1∶1。

将肝癌的 8 个基本单证应用于临床研究，也能做到删繁就简，利于辨证论治的统一和规范研究。如翟笑枫等探讨了原发性肝癌的中医证候分布规律，对 559 例原发性肝癌患者使用《中医肝癌证候调查表》采集四诊信息，将患者分为气滞证、血瘀证、实热证、水湿证、气虚证、血虚证、阴虚证、阳虚证 8 种基本证型，比较了各证型患者在不同临床分期（Ⅰ、Ⅱ、Ⅲ期）的分布及证候量化积分，并结合聚类分析初步探讨了其证候组合规律。得出结论，原发性肝癌的基本证候以血瘀证和气虚证最为常见，随着分期进展，气滞证减少，而水湿证、阴虚证和阳虚证明显增多。陆检英等应用 8 个单证，评估华蟾素注射液肝动脉给药联合碘油栓塞对中晚期原发性肝癌患者中医证候特点的影响，结果表明，华蟾素注射液肝动脉给药联合碘油栓塞治疗方案可改善中晚期原发性肝癌患者中医单证证候。辨清原发性肝癌的中医证候分布规律为中医临床遣方用药思路奠定了科学基础。

（三）肝癌证候与客观指标关系研究

证候是中医治疗的前提和基础，证候的规范、准确是提高中医药治疗原发性肝癌疗效的关键。我们从证候规范、证候分布特点、证候与客观指标关系研究三个方面概括目前肝癌中医证候研究，发现肝癌证候分类标准主要为单证证候和复证证候；证候在不同阶段有不同的分布特点；证候与临床指标具有一定的相关性。因此，提出肝癌证候研究，不但需要规范化，而且急需客观化，只有这样才能突破证候研究发展的瓶颈，进一步发挥证候对临床和实验研究的指导作用。

寻找对证候有诊断意义的客观化指标，有助于辨证规范化和客观化研究的发展。为了使证型客观化及标准化，近几十年来，国内许多学者进行了有关证型与客观指标相关性的研究，但其关系仍不明确。越来越多的研究发现原发性肝癌的中医证型与临床中各种类型的客观指标均存在一定的相关性，包括证型与肝功能指标、肿瘤标志物、凝血功能、影像学、基因免疫方面等客观指标的关系，为更好地推进原发性肝癌辨证分型积累了极为实用的初步数据，对肝癌辨证分型的深入研究具有十分重要的参考意义。

1．**肝癌证候与凝血功能的关系**　凝血功能是反映肝癌患者疾病进展程度和预后的重要指标，与肝癌证候具有相关性。张艳玲等回顾性分析了 163 例中晚期肝癌患者的证候分型，发现凝血功能最好的为肝郁脾虚型，较好的为气滞血瘀型，较差的是湿热蕴结型，最差的是肝肾阴虚型。林志杰等对 99 例肝癌患者进行了回顾性分析，结果发现，脾虚湿困证与湿热聚毒证凝血功能较差，肝郁脾虚证凝血功能较好。凝血功能与证候呈一定的相关关系，其中肝郁脾虚证指标最好，肝肾阴虚证最差，这些可作为肝癌辨证分型的客观参考指标。

2．**肝癌证候与肝功能的关系**　肝癌证候与肝功能具有相关性。欧杰等将 175 例肝癌患者分为肝气郁结、气滞血瘀、湿热聚毒、肝肾阴虚 4 个证型进行研究，发现患者血清白蛋白（albumin，ALB）水平与中医证型存在一定相关性，并提出 ALB < 35g/L 时肝肾阴虚证可能性最大，可作为肝肾阴虚证辅助辨证的客观指标。苏小康等回顾分析了 125 例肝癌患者的证型与临床理化指标之间的关系，发现肝癌的中医证型与肝功能 Child-Pugh 分级密切相关，其中肝肾阴虚型患者基本上都是中晚期，肝脏储备功能较差。以上研究表明，肝功能与证候关系密切，能辅助肝癌客观辨证诊断，具有一定的临床参考价值。

3．**肝癌证候与免疫功能的关系**　机体的免疫功能与肿瘤的发生发展密切相关。MDSCs 在肿瘤以及一些自身免疫病等病理状态下会大量产生和累积，从而对机体的免疫系统起到抑制作用。张巍等的研究表明，MDSCs 通过调节 Th2、IL-4 参与肿瘤增殖、侵袭、转移，与中医辨证分型密切相关。气滞血瘀证 MDSCs 明显高于肝郁脾虚证；肝癌进展期湿瘀互结证 MDSCs 表达高于肝肾阴虚证，差异具有统计学差异。王晗笑等的研究表明，HBV 相关原发性肝癌患者中医证型与 T 细胞密切相关，肝郁脾虚证患者细胞免疫功能更好，肝脏功能更好，预后较好；肝肾阴虚证患者细胞免疫功能更低，肝脏功能更差，病情和预后较差。

4．**肝癌证候与肿瘤指标的关系**　相关研究表明，肝癌证候与肿瘤标志物具有一定的相关性。如张红等发现 AFP 与湿热证，CA19-9 与肝郁脾虚证，血清铁蛋白（serum ferritin，SF）与气滞证、血瘀证，AFU 与肝肾阴虚证、湿热证相关性较高；CEA 与各证型无明显相关性。因此，其认为肝癌证型与肿瘤标志物之间具有一定的相关性。乔丽娟等的研究表明，原发性肝癌常见证型与血清 AFP 之间存在显著相关性，可考虑用来指导中医辨证分型。

5．**肝癌证候与影像学指标的关系**　运用 MRI 影像学技术对细微病灶进行观察，能够为原发性肝癌的临床中医辨证提供客观依据，有助于提高中医辨证正确率。冯贻正等通过观察肝癌患者的 CT 灌注成像与证型的关系，发现肝癌患者肝动脉灌注量（hepatic arterial perfusion，HAP）、门静脉灌注量（portal venous perfusion，PVP）、肝脏灌注指数（hepatic perfusion index，HPI）水平在各证型之间存在明显差异，其认为 CT 灌注成像可为中医辨证分型提供一定参考依据。王嵩等研究发现，在磁共振图像上肝癌患者肿瘤结节的形态、大小、肿瘤 DWI 信号改变、血管受侵改变、占位征象及周围器官侵犯转移与中医证型有一定的相关性，并认为磁共振扩散加权成像作为一种新的微观辨证手段，有助于宏观证候的确立。肝癌证候与一些临床理化指标呈相关关系，有助于客观化、微观化辨证，但是这些研究结果有待临床进一步深入验证。

6. 肝癌证候与放射治疗的关系　斯韬等探索了肝癌放疗期间中医证候变化的规律，在放疗期间，肝癌的中医分型以肝郁气滞证、血瘀证、湿热蕴结证、脾虚证、阴虚证 5 型为主。放疗不同阶段常见基本证候整体分布差异具有统计学意义。在放疗前，肝癌患者以脾虚和肝郁气滞两型最为多见；放疗 30Gy 时以湿热蕴结证和肝郁气滞证为主；放疗后以脾虚和湿热蕴结两型为主。

原发性肝癌中晚期的治疗方法有限，病情进展快，预后差，而运用中医药治疗能够取得肯定的疗效，提高患者的生活质量。中医精准的辨证对于原发性肝癌中晚期的治疗尤为重要，有关肝癌中医证型与客观指标关系的研究很多，厘清证候分布与客观指标之间的关系，能够为证候客观化研究奠定一定的基础，对于临床中医辨证论治、指导用药均具有一定的临床意义。但是，目前肝癌中医证型与客观指标关系的研究仍存在许多问题，如肝癌证候相关性客观化指标的敏感性和特异性较低，临床上未能形成肝癌辨证分型的统一标准；现今的研究多采用回顾性研究分析方法，注重各证型间的对比分析，没有明确的指标数值区间区分证型，所以在临床诊治中应用价值不大；另外，可用于辅助诊断证型的指标多且杂，怎样选择有价值的客观指标值得深入研究，以期进一步提高研究的可重复性和可比性。

基于此，关于肝癌证候的研究，还有许多需要提升的地方。首先，应当开展更大样本、多中心、多学科参与的临床调查研究，制定统一、规范的肝癌证候诊断标准，并且运用循证医学的研究方法对标准进行系统评价和完善；其次，应从证候构成的四诊信息的客观化入手，而不是过分依赖医生的主观判断，量化中医各种症状、体征，构建科学的、客观的证候量化标准；最后，只有运用先进的现代化科学技术，综合多学科知识，从生命整体层面寻找肝癌证候客观化物质基础，揭示肝癌证候本质规律，才能在肝癌证候研究领域取得新突破、新进展。

近年来，肝癌证候研究主要围绕证候规范化、动态分布、客观化等方面展开，取得了一定的研究成果，为肝癌的未来研究指明了方向。取得的主要成果有：①在肝癌证候规范化研究中，制定了常见肝癌单证、复证证候诊断规范；②探讨了肝癌不同阶段的证候分布特点，对肝癌不同阶段的证候规律有了一定的认识；③明确了一些与肝癌证候比较密切相关的临床客观化指标。但是，肝癌证候研究仍然未获得突破性进展，还存在着不少问题，如统一、规范、权威的肝癌证候分类标准仍未形成，课题组前期归纳出的肝癌证候标准，其临床科学性和实用性还有待进一步完善和验证。

（四）肝癌证候客观化量表的研制

课题组收集国内有关原发性肝癌症状与证候相关研究文献，以"综合集成研讨厅"专家研讨的方法，应用 100mm 刻度法结合症状轻重分级赋分法建立症状体征量化规范。以综合评价层次分析法（analytic hierarchy process，AHP）作为证候量化评价的数学工具，组织专家对基本证候的各层次评价指标进行权重估计，构建两种基本证候轻重程度量化评价层次分析模型，即相加模型与相加相乘模型。通过对 459 例次原发性肝癌患者的临床验证，这两种模型的量化计算结果与专家模糊判断结果进行比较，结果表明，相加模型运算结果与专家模糊判断符合率为 84.53%，相加相乘模型符合率为 62.75%，确定相加模型作为今后原发性肝癌中医常见基本证候轻重程度量化评价研究的基本模型。据此，得到的 8 种原发性肝癌中医常见基本证候轻重程度量化计算公式如下。

GI 气滞 = $0.471\,89 \times$ S 胸胁脘腹胀满 + $0.205\,99 \times$ S 痛无定处 + $0.205\,99 \times$ S 情志抑郁 + $0.073\,343 \times$（$0.5 \times$ S 嗳气 + $0.5 \times$ S 呃逆）+ $0.042\,671 \times$ S 脉弦；

GI 血瘀 = $0.123\,04 \times$ S 胁下积块 + $0.053\,72 \times$ S 疼痛固定不移 + $0.259\,41 \times$（$0.324\,67 \times$ S 面色晦暗 + $0.675\,33 \times$ S 或唇甲青紫）+ $0.053\,72 \times$（$0.333\,33 \times$ S 肝掌 + $0.166\,67 \times$ S 蜘蛛痣 + $0.5 \times$ S 青筋暴露）+ $0.510\,11 \times$ S 舌质紫或见瘀斑瘀点或舌下络脉曲张；

GI（实）热证 = $0.477\,1 \times$ S 发热 + $0.259\,5 \times$（$0.142\,86 \times$ S 口渴 + $0.428\,57 \times$ S 口苦 + $0.428\,57 \times$ S 口臭）+ $0.078\,3 \times$（$0.5 \times$ S 大便干结 + $0.5 \times$ S 小便黄赤）+ $0.142\,5 \times$（$0.675\,33 \times$ S 舌红 + $0.324\,67 \times$ S 苔黄）+ $0.042\,6 \times$ S 脉数；

GI 水湿 = $0.436\,02 \times$（$0.6 \times$ S 腹水 + $0.2 \times$ S 胸腔积液 + $0.2 \times$ S 下肢水肿）+ $0.265\,25 \times$ S 身目黄染 + $0.089\,79 \times$ S 头身困重 + $0.154\,23 \times$ S 苔腻或滑 + $0.054\,623 \times$ S 脉滑；

GI 气虚 = $0.491\,74 \times$ S 神疲乏力 + $0.254\,37 \times$（$0.5 \times$ S 纳呆 + $0.5 \times$ S 或食后脘腹胀满）+ $0.097\,24 \times$ S 大便溏薄 + $0.124\,9 \times$ S 舌淡且胖或舌淡伴齿痕舌 + $0.031\,74 \times$ S 脉弱；

GI 血虚 = $0.465\,67 \times$ S 面白无华或萎黄或唇甲色淡 + $0.128\,3 \times$ S 头晕眼花 + $0.315\,54 \times$（$0.613\,54 \times$ S 心悸 + $0.386\,46 \times$ S 少寐）+ $0.052\,16 \times$ S 舌淡白 + $0.038\,33 \times$ S 脉细；

GI 阴虚 = $0.074\,7 \times$ S 口干 + $0.364\,01 \times$ S 盗汗 + $0.364\,01 \times$（$0.5 \times$ S 潮热 + $0.5 \times$ S 手足心热）+ $0.156\,94 \times$ S 舌嫩红或少苔或裂纹或剥苔或无苔 + $0.038\,337 \times$ S 脉细且数；

GI 阳虚 = $0.486\,95 \times$ S 畏寒肢冷 + $0.239\,15 \times$ S 小便清长 + $0.154\,43 \times$ S 夜尿频数 + $0.154\,43 \times$ S 舌淡 + $0.063\,01 \times$ S 脉迟。

（五）原发性肝癌中医证候诊断量表建立

海军军医大学第一附属医院中医科尝试建立原发性肝癌（PLC）中医证候诊断量表，

依据 PLC 患者中医证型而确定治疗方案。检索 PLC 中医证候学和症状学特征的相关文献、著作，以及患者访谈，确定 PLC 中医证候诊断量表条目池，由专家、患者对各条目的重要性进行评价。选取海军军医大学第一附属医院、广西医科大学附属肿瘤医院正在接受治疗的 PLC 患者进行正式调查，经条目分析后，评价该量表的信效度。结果通过对条目池筛选及专家、患者的评价，初步确定了 22 个条目的 PLC 中医证候诊断量表。PLC 中医证候诊断量表 Cronbach's α 系数为 0.933，分半信度系数为 0.902。根据本研究目的，提取因子分析的前 3 个公因子，特征值分别为 10.619、2.181、1.860，累积解释方差贡献率 48.864%。本研究建立的 PLC 中医证候诊断量表具有良好的信效度，通过该量表确定了 PLC 患者存在气阴两虚证型、湿郁互结证型两大证候，为治疗方案和指导临床用药提供了依据。

（六）原发性肝癌包含证候的临床疗效评价体系

原发性肝癌的临床疗效评价也应该考虑"证候"这个因素，但现在临床上以证候为内容的综合疗效评价指标体系研究尚属空白。为了解决这个问题，自 2004 年 6 月开始，我们以 100mm 刻度法及综合评价层次分析法（AHP）为数学工具，以"综合集成研讨厅"为研讨方式，共取 57 个中医症状为底层指标，以 8 个基本证候及实证、虚证为第二层次、第三层次指标，以证候总评价为顶层指标，初步构建了以证候为内容的原发性肝癌综合疗效评价方法及指标体系，并自 2005 年 1 月起，在临床上与西医的肿瘤轻重程度评分、卡氏评分、肿瘤分期、Child-Pugh 分级及生存质量等进行了相关性对比研究，对模型的可靠性进行了验证，成功地构建了以证候为内容的原发性肝癌中医疗效评价体系。通过与西医指标的对比研究，课题组发现证候总评分能够反映肿瘤进展情况、患者肝功能变化及以卡氏评分表达的患者体质状况；证候总评分与患者生存质量有较强的相关性。这些结果表明，课题组构建的以证候为内容的原发性肝癌中医疗效评价体系，能够反映疾病轻重程度，并能体现中医治疗目标与结果的相关性。

第二节 肝癌的舌诊研究

中医学认为，肝脏与舌有着密切的联系。在生理上，如《灵枢·经脉》云："肝者筋之合也，筋者聚于阴气，而脉络于舌本也。"《形色外诊简摩·舌质舌苔辨》谓："夫舌为心窍，其伸缩展转，则筋之所为，肝之用也。"在病理上，肝的病变亦可以反映于舌。《笔花医镜》曰："凡病俱见于舌，……舌尖主心，舌中主脾胃，舌边主肝胆，舌根主肾。"临床研究发现，在肝癌的疾病演变过程中，舌质、舌苔及舌下络脉等均会呈现许多特征性的改变。

一、肝癌常见舌象

（一）舌质异常

1. 肝瘿线 早在 20 世纪 60 年代，童国瑔等发现多数原发性肝癌患者舌的一侧边缘呈现着紫色或青色，条纹状或不规则形状的斑块、黑点，境界分明，易于辨认，偶尔也可以见于左右两侧，这种舌象称为"肝瘿线"，也有人称之为"肝积舌"（图10-2-1）。肝瘿线为肝癌舌质颜色的异常改变，对肝癌的辅助诊断有一定参考价值。

2. 淡白舌 淡白舌（图10-2-2），舌色浅淡，白多红少，甚至血色全无，主虚寒或气血双亏。原发性肝癌患者，临床单纯淡白舌较为少见，多与紫舌相兼，见于中晚期患者。肝癌病位在肝，病机中心在脾，病程晚期，木郁克土，脾气脾阳衰败，气血生化无权，甚则阳虚及肾，均可致虚寒内生或气血两亏而见舌色淡白。如果舌体湿润胖大，则是阳虚水停的表现；舌色淡白无光莹、舌体瘦薄，是气血两虚的表现；苔白而燥，为湿邪内壅，津液不能上承，或湿将化热的表现；如见全舌明净无苔（或透明苔）、淡白湿亮，多为年老体弱患者，伴胃气受损。此外，肝癌患者的手术等治疗耗伤气血，或并发上消化道大出血，或由于长期慢性失血，当出现亡血夺气，病情比较危重时，患者舌体失养，则会出现舌枯白无华，又称为"枯白舌"。

3. 红舌 红舌，舌色鲜红，较淡红色为深，故称为红舌（图10-2-3）。因血得热则循行加速，热盛致气血沸涌，舌体脉络充盈，则舌色鲜红，故红舌总属热证。若舌鲜红而起芒刺，或兼黄厚苔，多属实热证。若舌鲜红而少苔，或有裂纹，或红光无苔，为虚热证。红舌为原发性肝癌患者常见舌色之一，但常兼夹有紫色，多出现于肝癌进展期，或肝癌出现复发、转移时，或患者接受 TACE、PEI 等针对肿瘤的局部治疗后。舌尖红，伴有点刺，为

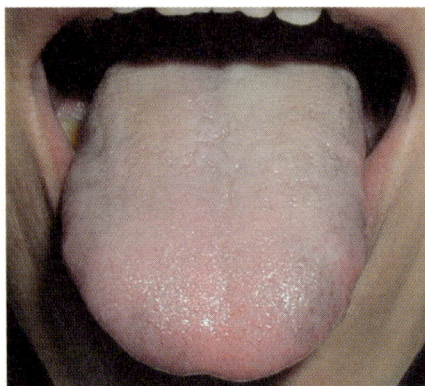

图 10-2-1 肝瘿线

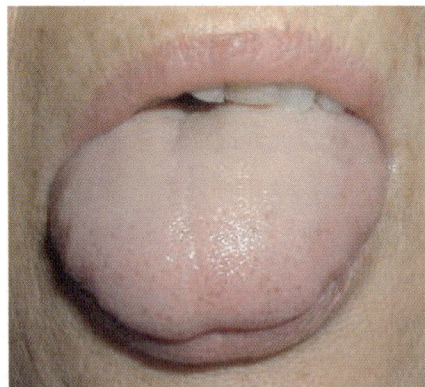

图 10-2-2 淡白舌薄白苔

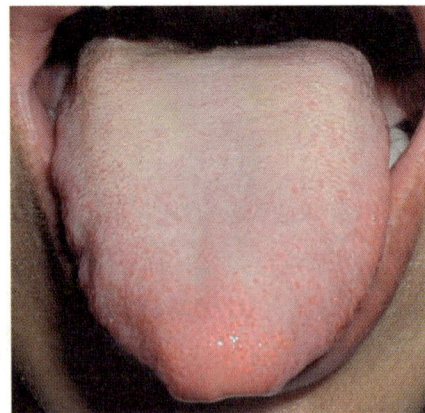

图 10-2-3 红舌薄黄苔

母病及子，心经有热，多见于肝癌伴失眠者；舌边红为肝经有热，多为肝郁日久化火；舌红而紫为瘀热内结，或癌毒炽盛，见于肝癌进展期或各种有创治疗之后。

4. **绛舌**　绛为红之甚，因热入营血，气血沸涌，耗伤营阴，故舌色发绛亦属热证（图 10-2-4）。舌红绛而干，苔或白或黄，甚则焦燥起刺，或苔干而少，为热入营血；嫩绛无苔，为精血枯涸。前者可见于肝癌进展期，或为肿瘤进展迅速，或肝细胞大量坏死并发严重黄疸；后者多见于肝癌晚期，机体严重消耗，或伴有电解质紊乱。

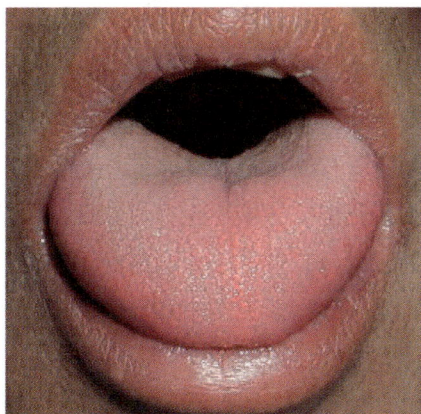

图 10-2-4　绛舌白干苔

5. **紫舌**　紫舌，分淡紫、青紫，或红绛中泛青紫色（紫红），或全舌均匀之紫色，多由"气滞""血瘀""寒凝""热盛"导致，是原发性肝癌患者临床最常见的舌象。肝癌患者紫舌除肿瘤本身因素外，多与其伴有的肝硬化密切相关。淡紫者瘀血较轻，青紫者瘀血较重。紫舌兼红，多为瘀热。

淡紫舌（图 10-2-5）见于肝癌早期，舌形、舌苔无明显异常，虽然也提示气虚血瘀，但是病情比较稳定；淡紫舌伴舌苔光莹，则为气血两亏，可见于上消化道出血后；舌质淡紫而舌体胖大，苔白滑，为阳虚瘀阻水停，常伴有腹水或肢体水肿。青紫舌伴白润苔，舌体拘挛，为寒凝血瘀；如伴舌体胖大，苔水滑，多为瘀水搏结，即《金匮要略》所言"血不利则为水"是也，临床常伴有门静脉高压。舌质绛紫（图 10-2-6），伴瘀点瘀斑，多为瘀血夹热，多有口渴不欲饮水、发热恶寒等表现；伴舌苔黄而干，甚则焦躁起刺，为热毒瘀热内炽，常见于肝癌进展期；绛紫无苔，为肝肾枯涸，胃津将绝，常为危候，见于肝癌

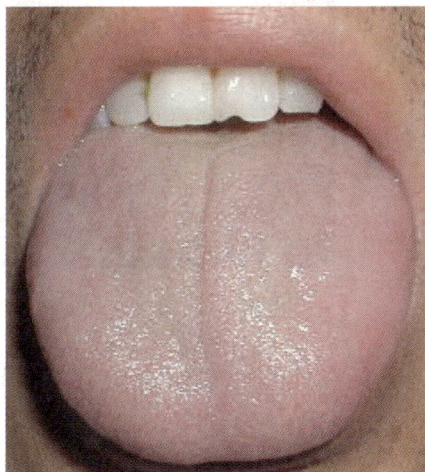

图 10-2-5　淡紫舌薄白苔

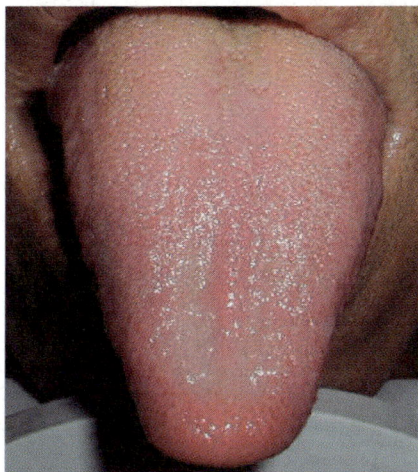

图 10-2-6　紫红舌薄黄苔

后期并发电解质紊乱、肝肾综合征之时。

6. **胖大舌** 胖大舌（图 10-2-7），指舌体较正常舌体为大，甚则伸舌满口，舌边多伴有齿痕。胖大舌又有胖嫩与肿胀之分。若舌体胖嫩色淡，多由脾肾阳虚，津液不化，水饮痰湿阻滞所致；如舌体肿胀满口，色深红，则为心脾热盛；若舌肿胖，色青紫而暗，多见于中毒。肝癌胖大舌的形成多与水湿壅盛，浸渍于舌有关。舌质淡嫩而胖大，多为脾虚湿盛，土不制水；舌质紫而胖大，多为络脉瘀滞，水湿结聚；舌质红而胖大，为湿蕴化热，或湿热内盛；舌质红绛兼紫，多为瘀毒水热互结。

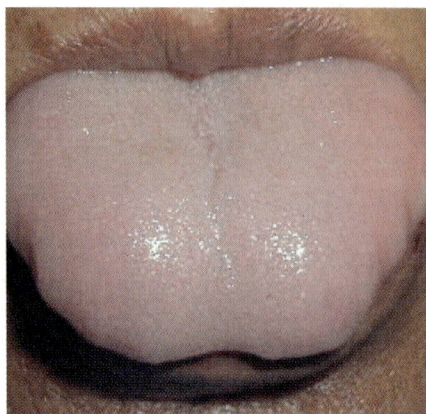

图 10-2-7　胖大舌（淡白舌白滑苔）

肝癌早期，若肝气不疏，横逆犯脾，致脾气受损，或气虚固摄无权，或气虚运化无力，其舌可见胖大齿痕，色淡而无华。部分患者舌体胖大而色赤，苔黄或黄厚，多为癌毒炽盛所致，常伴高热烦躁、口苦口臭、便秘溲赤等，脉数而有力。西医检查常见 AFP 及转氨酶异常增高等。肝癌中晚期患者，气结不行，脉络阻滞，血瘀日甚，加之脾土长期受困，运化无力，则气血生化无源，同时水液不能正常敷布全身，形成痰饮水湿等病症，表现于舌象，即舌体淡胖而紫，舌苔白腻或水滑。同时，患者多有肢困体倦、少气懒言、纳呆，或有肢肿、腹水、胸腔积液等，脉濡或滑。西医检查常有血清白蛋白减少、水电解质失衡等。中晚期肝癌患者的胖大舌多与青紫舌同时出现。

7. **齿痕舌** 舌体边缘见牙齿痕迹，称为齿痕舌（图 10-2-8），多由舌体胖大而受齿缘压迫所致，常与胖大舌并见。但舌边见齿痕，总属脾虚不运，气虚不收，或水浸或痰饮或湿热上蕴，令舌体胖大，印痕于齿所致。舌苔薄者，以气虚为主；苔厚腻者，则伴水湿痰饮上溢。

8. **裂纹舌** 舌面上有明显的裂沟，称裂纹舌（图 10-2-9），多由阴液亏损不能上荣于舌所致。若舌质红绛而有裂纹，多属热盛阴伤；舌色淡白而有裂纹，多为血虚不润；舌色淡，舌体胖大而有裂纹，则多为脾虚湿浸。此外，正常人亦可见裂纹

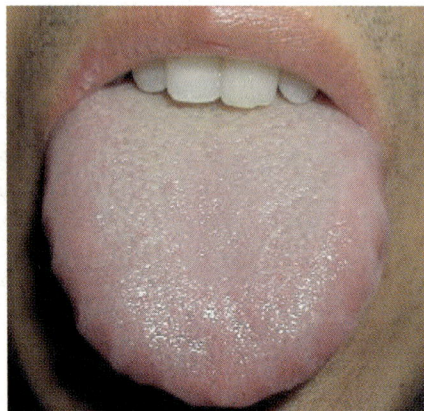

图 10-2-8　齿痕舌（紫舌白腻苔）

舌，在临床上无诊断意义。其与病理性裂纹舌的主要鉴别点在于裂纹之中是否有苔，若裂纹中可见舌苔，则多为先天生成；反之则多为病理性舌苔。

9. **异常舌下络脉** 舌下络脉，是指位于舌下舌系带两侧的大络脉，简称舌下脉。舌下络脉，由舌根往舌尖是由粗到细直行，少有迂曲，呈淡紫色。舌下络脉的形态可反映气

血的运行情况。望舌下络脉主要指通过观察其静脉主干长度、充盈度、形状、色泽、外带管周形状等来诊察疾病的方法。在原发性肝癌临床诊断中，如果舌下络脉出现主干迂曲增粗、分支增多、周边出血囊泡或瘀血丝，曲张如紫色珠子大小不等的结节改变或呈青紫、绛、绛紫、紫黑色，则提示血瘀，可因气滞、寒凝、热郁、痰湿、气虚、阳虚等所致，须结合其他症状进行分析（图 10-2-10）。其中舌下络脉青紫而暗，脉形直而紧束者，多提示寒凝血瘀，或阳虚血行不畅；舌下络脉青紫怒张，甚或颜色紫赤，常为瘀甚或瘀热所致。另外，舌下络脉短而细，周围小络脉不明显，舌色偏淡者，多属气血不足，特别是患者并发上消化道大出血后，舌下络脉短时期内可出现色青而浅，脉形变细。舌下静脉的曲张程度还往往与门静脉高压引起的食管-胃底静脉曲张高度相关，对诊断门静脉高压及预防上消化道出血有较重要的临床意义。

（二）舌苔异常

1. 白苔　白苔主表证、寒证。健康人见薄白润苔，为生理之象。就五行而论，白色主肺。由于肺主皮毛，主宣发卫气，外邪侵袭，肺则首当其冲。外邪袭表，尚未入里化热，舌苔可无明显变化，多表现为薄白苔（图 10-2-11）。在内伤病中，白苔常提示寒证，薄者多虚，厚者则多夹有实邪。在肝癌过程中，若患者舌苔薄白而润滑，舌质正常，可见于肝癌初期，病邪较轻，或小肝癌术后，癌毒不深。舌苔白而厚，则提示邪气较盛。若苔白厚而腻，提示水湿内蕴；若苔白厚而干，多为胃燥津伤；若苔白厚而弥漫全舌，则多提示癌毒炽盛。

2. 黄苔　黄苔主里证、热证。苔现黄色，总由热邪熏灼所致。在肝癌患者中，以黄腻苔最为常见，多提示肝癌过程中，由于木郁克土，影响水谷运化，聚而为湿；气郁、湿郁日久，或癌毒

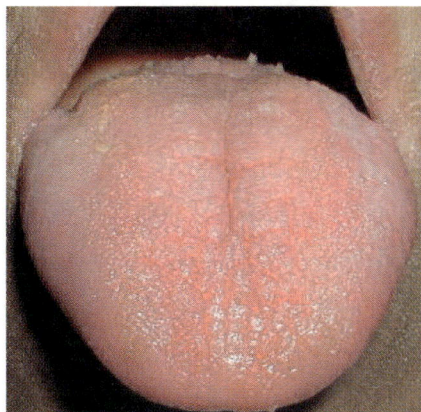

图 10-2-9　裂纹舌（嫩红舌白干剥苔）

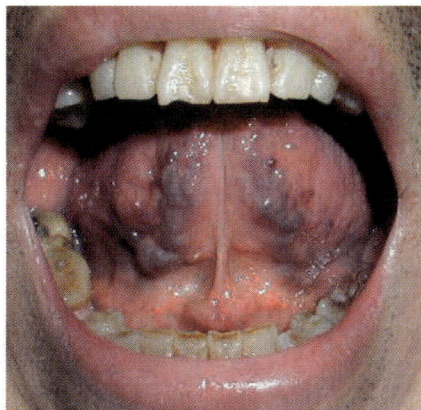

图 10-2-10　舌下静脉充盈迂曲

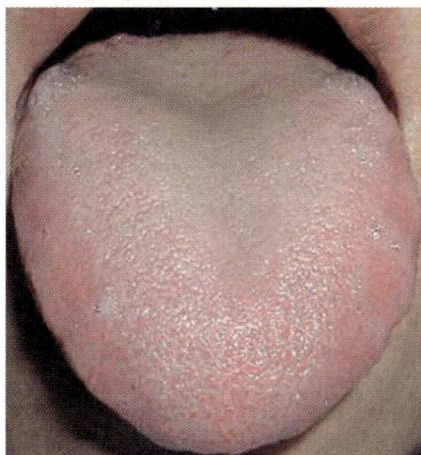

图 10-2-11　淡红舌薄白腻苔

炽盛，化火生热，遂酿生湿热之邪。舌苔薄黄而腻，提示湿热尚轻；厚黄而腻，提示湿热较重（图 10-2-12）；部分患者舌苔由腻转燥，提示湿热化燥，热盛伤阴。

3．**灰黑苔**　灰苔即浅黑色苔，常由白苔晦暗转化而来，或与黄苔同时并见。黑苔较灰苔色深，多由灰苔或焦黄苔发展而来，常见于疾病的严重阶段。但吸烟者见之，另当别论。在肝癌临床中，灰黑苔可散见于一些终末期的患者，而且往往提示病情预后不良。肝昏迷出现阳明腑实证者，大便干结，神昏谵语，舌苔可见焦灰而干燥（图 10-2-13）；

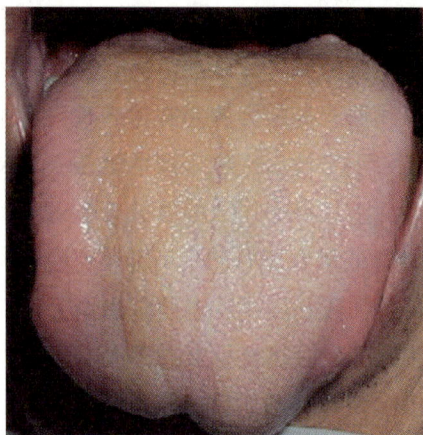

图 10-2-12　紫红舌黄厚腻苔

又有秽浊壅盛，寒湿内滞者，则可见舌苔灰黑而腻浊。总之，舌苔灰黑，若舌绛红，苔干燥裂纹者，为内热伤津；若苔质不燥，为阴液尚存。

4．**厚苔**　舌苔之厚薄以"见底"和"不见底"为标准，即透过舌苔能隐隐见到舌体者为薄苔，不能见到舌体者则为厚苔。查舌苔之厚薄，可测病邪之深浅。肝癌见薄苔，多为病邪轻浅，如亚临床肝癌、小肝癌术后恢复期等。肝癌为脏病，多属里证，故肝癌患者多见厚苔，或白厚，或黄厚，或厚腻（图 10-2-14）。

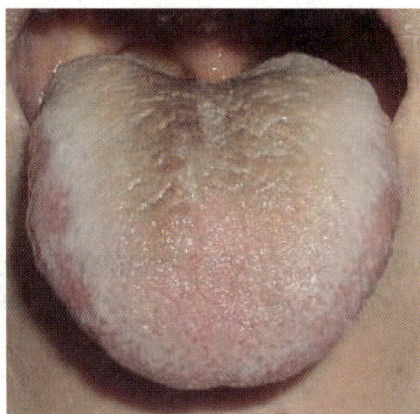

图 10-2-13　青紫舌灰黑燥苔

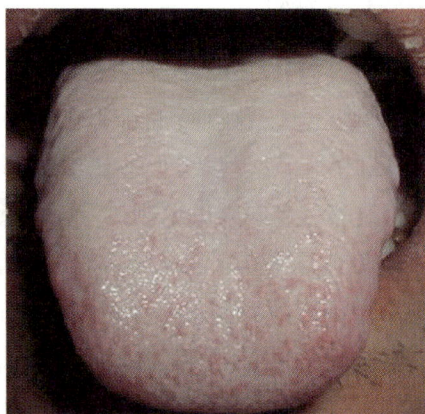

图 10-2-14　紫舌白厚腻苔

5．**燥苔**　舌面干枯，扪之无津，此为燥苔（图 10-2-15）。舌苔干燥是由津不上承所致，或由于热盛伤津，或由于阴液亏耗，也有因阳虚气化不行而津不上承及燥气伤肺者。肝癌早期见燥苔，多属热盛津伤；中晚期肝癌患者见燥苔，或为肝肾阴虚，或为阳虚水盛，但气化不利，津液不能上承，故并发腹水的肝癌患者亦可见燥苔。

6．**腻苔**　苔质颗粒细腻致密，融合成片，中间厚，周边薄，紧贴舌面，揩之不去，刮之不脱，上面罩一层油腻状黏液，称为腻苔（图 10-2-16）。腻苔多是由湿浊内蕴，阳气被遏所致，其主病为湿浊、痰饮、食积、湿热、顽痰等。在肝癌过程中，腻苔的出现率非常之高，为肝癌患者最具特色的舌苔之一。肝癌病位在肝，但临床常以中焦脾胃为病机中心，正如《金匮要略》所言，"见肝之病，知肝传脾，当先实脾。"肝之疏泄失常，常常影响及脾，导致脾胃运化失调而变证丛生。肝癌早期，脾运不及，不能实四肢而常见肢倦乏力；中期脾胃受困，运化升降无权，可出现纳呆、腹胀、便溏等表现；迨至后期，脾胃已坏，黄疸、腹水、出血等变证蜂起，常导致患者临床死亡。中医认为，腻苔主要是由于各种原因造成脾运无力，食物积于胃肠不能及时消化，形成馊腐之气，上冲于舌而形成。因此，无论在肝癌的哪一个阶段，都有可能因脾胃功能失调、水液输布障碍而出现不同形式的腻苔。

临床结合审查苔色之不同，还可分辨病邪之寒热。白腻苔一般主寒，黄腻苔则多为湿热或痰热。辨腻苔之厚薄，又可判断痰饮水湿之轻重，进而推断脾胃的功能状态。

7. **全苔**　舌苔布满全舌称为"全苔"（图 10-2-17）。全苔主邪气弥漫，多为湿痰阻滞中焦之征。我们在肝癌临床中发现，半数以上的中晚期患者均可兼有不同程度的全苔，或薄或厚，或干或腻，提示癌毒弥漫难消，水湿留滞不去。

8. **双苔**　舌正中线两侧出现纵行的舌苔，称为双苔（图 10-2-18）。按五脏划分舌面，肝胆主舌的两侧。肝经有热，湿热上蒸，热邪熏灼，故可见双白苔、双黄苔、双灰苔等。若兼有阴虚，可见双侧有苔而舌中剥脱的现象（图 10-2-19）。

9. **剥苔**　舌苔全部或部分剥落的苔质称为剥苔。舌苔全部褪去，以致舌面光洁如镜，称为光剥苔，又称镜面舌，主阴津枯竭，胃气将绝。若舌苔剥落不全，剥脱处光滑无苔，余处斑斑驳驳地残存

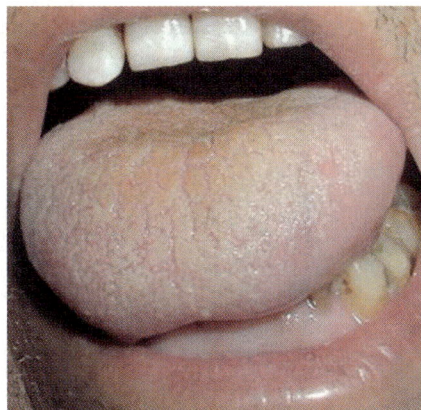
图 10-2-15　淡白舌黄燥苔

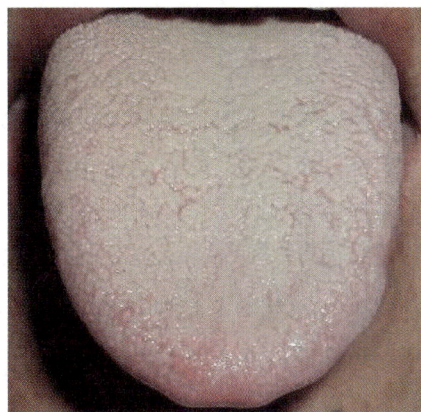
图 10-2-16　紫舌厚白腻苔

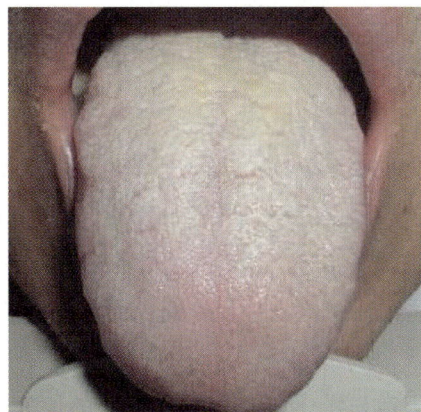
图 10-2-17　紫舌厚白全苔

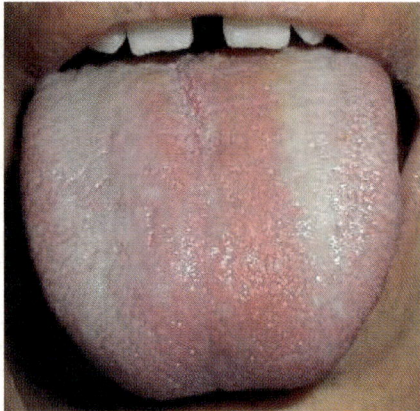

图 10-2-18　暗红舌双白苔

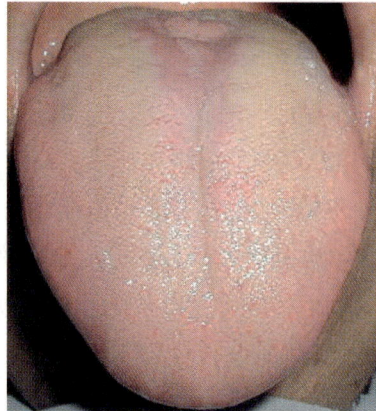

图 10-2-19　紫红舌双黄剥苔

舌苔，界限明显，称为花剥苔，是胃之气阴两伤。若花剥兼腻苔者，多为痰浊未化，正气已伤，病情更为复杂。若舌苔不规则地大片脱落，边缘舌苔界限清楚，形似地图，又称地图舌，以儿童多见，多与阴虚体质有关。若剥脱处并不光滑，似有新生颗粒为类剥苔，为久病气血两虚。肝癌后期，癌毒无制，耗伤气血，加之放疗、化疗、介入等各种治疗戕伤正气，患者可出现剥苔。若舌质红而苔光剥，多提示肝肾阴虚；舌质淡红或淡白而舌苔剥脱，提示脾胃虚弱，气血不荣（图 10-2-20）；若舌苔腻中剥，又多为兼夹湿滞。

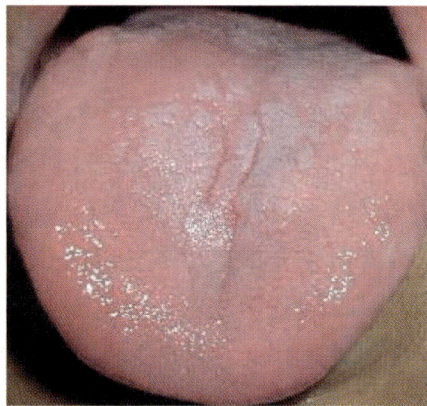

图 10-2-20　淡红舌薄白剥苔

二、舌诊在肝癌诊疗中的作用

（一）辅助肝癌诊断

原发性肝癌起病隐匿，肿瘤恶性程度高，临床进展迅速，且极易发生浸润转移，一旦出现临床症状，多已进入中晚期，失去手术切除的机会，故早期诊断是改善肝癌预后的最关键因素之一。肝癌患者是否表现出具有诊断价值的特异性舌象，一直是一个备受中医和中西医结合工作者关注的问题。早在 20 世纪 60 年代，童国瑝等发现多数原发性肝癌患者舌的一侧边缘呈现着紫色或青色，条纹状或不规则形状的斑块、黑点，境界分明，易于辨认，偶尔也可以同时见于左右两侧，这种舌象称为"肝瘿线"，也有人称之为"肝积舌"。报道显示，77.63%（59/76）的原发性肝癌患者有出现"肝瘿线"征象，而其他疾病的患者"肝瘿线"出现率仅为 5.4%（11/203），说明肝瘿线可以作为中医诊断原发性肝癌的重要指征。其后，国内很多研究单位及学者进行了进一步观察，发现虽然肝瘿线尚可见于其他肿瘤性疾病，且其在肝癌临床出现阳性率的报道也不尽一致，但对中、晚期肝癌的临床辅助诊断仍然有一定的参考价值。

值得一提的是，AFP 阴性的原发性肝癌患者，其临床诊断常常缺乏特异性的肿瘤标志物，易出现误诊、漏诊，而研究证实，此类患者肝瘿线的发生率却高达 40%。由此提示，肝瘿线对 AFP 阴性肝癌患者诊断的确立有更重要的参考价值。而且，肝瘿线的显著程度似与肝脏肿块的大小程度相一致。紫舌作为肝癌临床舌象的另一重要特点，在疾病过程中出现的比例更高，且对预测疾病的发展及转归有重要意义。虽然其在肝癌辅助诊断中缺乏特异性，但一般可作为肝癌普查中的筛查指标之一。

我们通过对 737 例肝癌患者的临床资料进行回归分析发现，患者出现紫舌、舌体胖大、舌下络脉增粗及伴有临床分期进展等均为其并发上消化道出血的危险因素。同时，我们基于彩色多普勒的研究发现，肝癌患者舌下络脉宽度变化与其门静脉内径和脾静脉内径明显相关，而舌下络脉宽度增大是临床预测和计算门静脉高压的重要指标。这个发现提示观察舌下络脉变化有望成为一种简便易行的筛查和预测肝癌并发门静脉高压的方法，值得进一步深入研究。我们还曾对肝癌患者和健康人的"正常舌象（淡红舌、薄白苔）"运用舌尖微循环检查及舌苔脱落细胞染色进行了微观比较，发现肝癌患者"正常舌象"的舌尖微循环总积分和舌苔脱落细胞成熟指数均明显高于健康人，提示虽然肝癌患者可见"正常舌象"，但其舌象在微观上却与健康人常存在明显差异，折射出中医学"有诸内必形诸外"理论具有其客观物质基础。这也启发我们，在舌诊已有知识的基础上，充分利用现代科技成果，如近年来兴起的高光谱成像等技术，积极寻求肝癌临床早期诊断的特异性舌象指标，或致力于揭示其更多、更深刻的临床发展规律，将有助于深化中西医对肝癌的认识，并把肝癌的综合诊治提高到一个新的水平。

（二）指导临床辨证

舌诊是中医辨证不可缺少的客观依据，无论八纲、病因、脏腑、六经、卫气营血和三焦等辨证方法，都以舌象为重要的辨证指标。正如杨云峰《临症验舌法》中所云，"凡内外杂症，亦无一不呈其形，著其色于舌……据舌以分虚实，而虚实不爽焉；据舌以分阴阳，而阴阳不谬焉；据舌以分脏腑、配主方，而脏腑不瘥，主方不误焉。"吴贞《伤寒指掌》也说，"病之经络、脏腑、营卫、气血、表里、阴阳、寒热、虚实，毕形于舌。故辨证以舌为主，而以脉症兼参之，此要法也。"中医认为，肝、心、肺、脾、肾五脏与舌都有着密切的联系。原发性肝癌的病机早期多以肝、脾为中心，后期可以波及五脏，其病情发展过程中内脏的病理改变都会在舌象上有所反映，如紫舌常提示瘀血实证的存在，舌体胖大而嫩常为脾虚湿侵，苔黄提示有热，白苔而润则多为兼寒。故通过查舌，可以审查病邪性质、辨别五脏虚实，协助肝癌不同时期的证候诊断，并指导临床用药。

我们借鉴流行病学中诊断性试验的方法，以海军军医大学第一附属医院中医科《原发性肝癌常见基本证候定性诊断规范》为"金标准"，对舌质颜色在原发性肝癌中医基本证候诊断中的地位与作用进行了初步评价。结果显示，紫舌、红舌对血瘀证和火热证两个基本证候的诊断具有较高的敏感度、特异度和准确度；而淡白舌作为气虚证、血虚证和阳虚证的共同诊断指标之一，敏感度不高，常需要联合其他项目才能构成证候诊断，但却具有较高的特异度；嫩红舌对血虚证的诊断也不敏感，但特异度非常高，准确度也较高。这些结果提示舌象是中医证候诊断中不可或缺的重要指标之一，它对相应的证候诊断具有重要的参考价值。

我们通过临床观察发现，原发性肝癌在舌苔颜色、厚薄等方面与其他肿瘤患者比较差异无统计学意义，但肝癌出现腻苔的比例（49.40%）明显高于其他肿瘤组（29.58%）和正常组（12.04%）；而就肝癌的临床分期来看，Ⅰ、Ⅱ期肝癌患者腻苔的比例相当，约为50%，但Ⅲ期患者腻苔比例则明显降低（31.08%），这可能与肝癌晚期脾气极度衰弱，无力运化以至胃不受纳，胃肠往往无可腐之食有关。在肝癌疾病演变过程中，通过审查腻苔之有无与厚薄，可判断患者痰饮水湿之轻重，进而推断脾胃之功能状态；通过辨别腻苔之颜色，也可推测疾病之寒热。因此，正确审查腻苔之颜色与质地，可为肝癌临床防治中辨别邪气深浅及准确扶正祛邪提供重要的客观依据。

舌下络脉异常在肝癌患者中常常与青紫舌并见，为血瘀证的重要体征之一。尤其是舌下"瘀血丝"似乎较舌色青紫、舌面瘀点瘀斑先出现，故可认为其对早期诊断血瘀证有一定的临床参考价值。有人通过观察舌下络脉变化以诊断门静脉高压性血瘀证、肝血瘀证，认为舌下络脉诊断血瘀证与中医传统方法基本一致，同时认为其比传统"标准诊断"有更强的实用性。舌下络脉的改善与甲皱微循环的改善、凝血因子Ⅶ相关抗原水平的降低具有大致相平行的关系，提示舌下络脉可作为血瘀证诊断和判断活血化瘀药疗效的主要依据之一。

（三）判断病势与预后

观察舌象对于判断病势、预测肝癌预后具有重要意义。在肝癌的疾病发展过程中，其舌质颜色大致存在正常→边尖红→全舌红→绛舌→紫暗→瘀斑的规律性变化。我们在临床观察中发现，肝癌患者舌质正常者常生存期较长，预后较好；而舌质变红、变紫，尤其是紫红兼夹者则常相反。患者舌质由淡变红、变绛、变紫，说明病变由轻转重，由单纯变复杂，病程进展。反之，则病势渐减，疾病向愈。当然，在部分中晚期肝癌患者中，由于瘀、水、痰、湿互结，其舌象可以表现为淡白胖大而紫，也同样提示预后不佳。对于手术患者，术后舌质迅速恢复正常或接近正常者预后多好，复发出现也多相对较晚；而术后舌质颜色不变或加重者则易早期复发，预后多差。在肝癌复发早期，舌质颜色常呈现紫红或绛紫等特征性改变，且其颜色的变化对临床判断疗效有一定意义。李乃民也曾报道，肝癌患者以舌边青紫和绛紫居多，这常提示患者肝脏肿瘤直径大于 5cm，且易在肝内播散，手术切除率和切除后的 AFP 转阴率相对较低，易在短期内复发或导致死亡；舌色淡红或舌边红赤的患者则正好与之相反。此外，随肝癌病程的演变，舌下络脉常出现渐进性的变化，表现为舌下络脉的形态、颜色等多方面的异常；晚期肝癌患者的舌下络脉常明显增宽、迂曲，呈青紫或绛紫色，分级多为Ⅲ级以上。更为有价值的是，利用舌下络脉的变化常与门静脉高压、门静脉高压性胃病、食管 - 胃底静脉曲张、脾大严重程度相一致的特点，舌下络脉改变还可作为临床预测及预防上消化道出血的重要指征之一。试图将舌下络脉作为判断门静脉高压和预测上消化道出血指征之一的研究也方兴未艾，不久的将来若能真正用于临床，则对肝癌病势及预后的判断将具有十分重要的意义。

第三节 肝癌的脉诊研究

脉诊是中医四诊之一，它通过对局部脉动的切诊了解气血循行情况和全身脏腑、气血的盛衰，为肝癌的诊疗提供依据，是中西医结合诊治肝癌的重要特色之一。脉诊的客观化，也将为临床中医病证的客观化诊断提供必要的依据。

一、肝癌常见脉象

古代没有肝癌这一病名，但根据其典型临床表现，当归属于"肝积""胁痛""肥气"等病证范畴。《诸病源候论》云："诊得肝积，脉弦而细。两胁下痛，邪走心下，足胫寒，胁痛引小腹。"书中认为肝积一病，脉弦细，两胁疼痛，痛引少腹部。《难经本义》言，"胁痛脉弦，肝也"，认为胁痛这种肝病以弦脉居多。《本草易读》谓"胁痛脉紧"，即胁痛的脉象以紧脉居多。《鸡峰普济方》载，"治腹中成形作块，按之不移，推之不动，行辄微喘，令人寒热，腹中时痛，渐渐羸瘦，久不治之，或成水肿虚劳，其始得之，亦由思忧惊怒，或寒热结聚，阴阳痞滞，荣卫结涩而成其形，脉当结涩，谓之积气"，即腹中积块，按之不移，推之不动，腹部时时作痛，身体渐渐羸弱，脉结涩。又载"治右胁下如覆杯，有头足，久不已，令人发疟，寒热痞闷也。始得之，因肺病传肝，肝得传脾，脾乘旺而不受邪，其气留于肝，故结而为积，谓之积气，其脉弦涩时结"，即右胁下积块的主要脉象为脉弦涩时结。《古今医统大全》谓"胁痛脉沉涩是郁"，即胁痛、脉沉涩主要是由肝郁导致的。《医学原理》载"脉双弦者，乃肝气有余，而作胁痛"，即双手弦脉，是肝气盛的表现，从而导致胁痛。《杂病源流犀烛》指出"肝之积，曰肥气，在左胁下，状如覆杯，有足，似龟形，久则发咳呕逆，脉必弦而细"，即肝积又名肥气，位于左胁肋下，久则容易咳嗽、呃逆，脉弦细。《丹溪手镜》载"脉弦而细，两胁下痛，邪走心下，足肿寒重，名肝积"，即肝积主要表现为脉弦细、两胁疼痛、足部水肿等。《濒湖脉学》载"弦脉主饮，病属肝胆"，即弦脉主水饮，病位在肝、胆。《医学入门》言"色青肝病，胁痛干呕便血等症，其脉当弦而急"，即肝病多见颜面色青，有胁痛、干呕、便血等症状，脉弦而急。《疡医大全》载"肝脉沉，主怒气伤肝，胁痛肥气，眼目昏痛，肚腹胀满"，即肝脉沉多提示怒气伤肝，可出现胁痛、眼睛昏花疼痛及腹部胀满等症状。《奇效良方》谓"肺积脉浮而毛，按之辟易；心积脉沉而芤，上下无常处；肝积脉弦而细；肾积脉沉而急"，即肝积之脉多见弦细。

现代以来，韩晗等对湖南省 1 869 例原发性肝癌患者的中医信息进行挖掘，发现患者脉象以弦、细、弦细为主，出现频数分别为 1 429 次（76.46%）、1 013 次（54.20%）、721 次（38.58%）。吴洪梅等应用 ZM-Ⅲb 型脉象仪对原发性肝癌患者进行脉象检测，在 147 例肝癌患者中，弦脉、滑脉、弦滑脉患者占 90% 以上，提示中晚期原发性肝癌患者的脉象以弦脉、滑脉、弦滑脉为主。李凤珠等利用的 TL-MZ-XM-Ⅱ 型中医脉诊系统对 20 例原发性肝癌患者的脉图进行分析，发现与正常人相比，原发性肝癌患者的脉象具有明显的特征性表现（$P < 0.05$），其脉象主要为弦脉、涩脉，并有数脉相兼表现。张治霞等选取 30 例原发性肝癌患者以及 30 例健康人，应用四诊合参辅助诊疗仪采集受试者数字化四诊信息。结果显示，正常组脉率稍高于肝癌组，脉力、流利度低于肝癌组，但差异无统计学意义；正常组与肝癌组在弦紧度、脉压、变异系数、脉搏波传导速度方面存在显著性差异，均有统计学意义（$P < 0.05$）。综合古今文献，肝癌患者脉象以弦为主，可兼滑、兼数、兼细。

（一）弦脉

弦脉为端直以长，如按琴弦的脉象，是肝癌临床最常见的脉象。中医学认为，情志不遂、疼痛、瘀血等因素均可导致肝失疏泄，气机失常，以致血脉收敛，气血壅迫，经脉拘束劲急，故切脉时有挺直、绷紧的指感，表现为弦脉。现代研究显示，弦脉是由多种因素引起脉搏形体改变的脉象。如动脉血管弹性降低，血管壁紧张度增高，或血管发生退行性变化，而呈现出平直搏动的征象。其机制多与血管壁弹性下降或硬化，动脉壁的顺应性降低，外周阻力增加，周围血管紧张度增加，或局部血管收缩，血压增高，循环血量增多等因素有关。

在肝癌疾病发展过程中，癌细胞的生长及转移导致血液黏滞性增高和微循环障碍，从而导致外周血管阻力增加；进行性的肝功能减退、门静脉高压、低蛋白血症、腹水、周围静脉曲张等因素引起有效循环血量不足，从而导致心输出量下降，心率加快，血管收缩，外周阻力增加；疼痛、紧张或肝脏的灭活功能降低，使体内缩血管介质增加。上述因素的综合影响，使肝癌患者心输出量下降，外周阻力增加，心率加快，从而使脉象表现为以弦为主。从脉图来看，相对于平脉（图 10-3-1）而言，弦脉脉波振幅较大，升支陡峭；主波角增宽，最大幅度高，高峰期的时间延长；主波峰顶较平坦，可呈平顶，切迹弓背状或斜切形；重波形的幅度相对较高，重搏波抬高出现的时间也相对较早，接近于主波峰，降支的快速下降时间出现较迟，降支可呈凸弧形；潮波明显，呈宽大主波，波谷较高（图 10-3-2）。

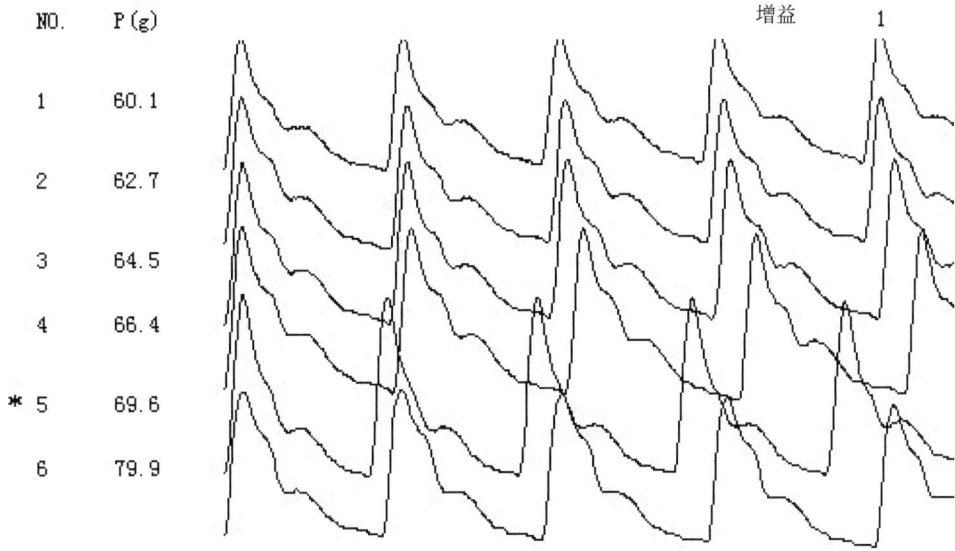

图 10-3-1 平脉脉图（ZM-Ⅲc脉象仪采集）

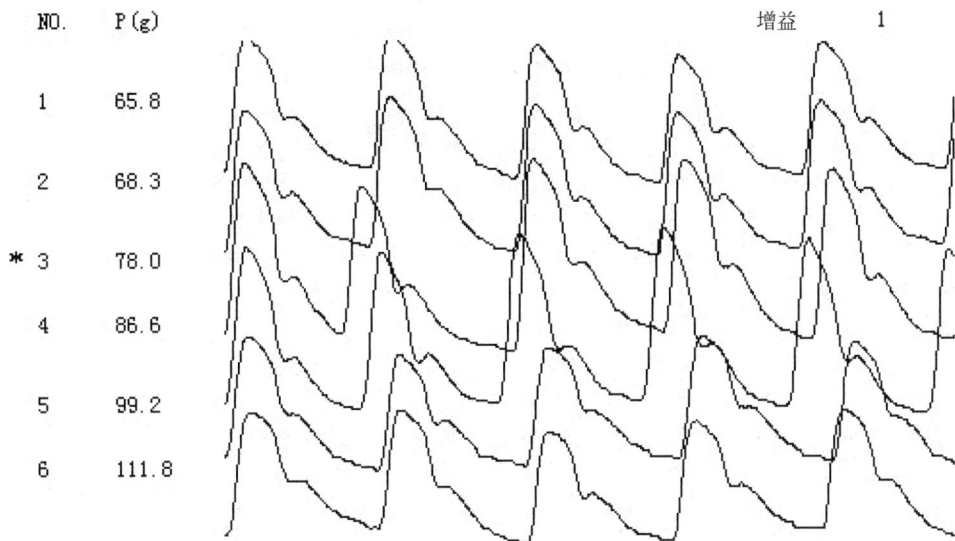

图 10-3-2 弦脉脉图（ZM-Ⅲc脉象仪采集）

（二）滑脉

滑脉为往来流利，应指圆滑，如盘走珠的脉象。主病为邪正交争、气血壅盛，或痰饮、食滞等实邪停聚。脉滑而和缓者，可见青壮年和妇人的孕脉。滑脉为临床常见脉象，且常与其他脉象同时出现，故应注意对滑脉及其常见兼脉进行辨证。如脉滑数，滑为实，数为热，故滑数脉多主邪热内盛、咳嗽、宿食、痈证等；脉浮滑，浮主表，滑主痰，故浮滑脉主风痰之证；脉沉滑，沉主里，滑主痰，故沉滑脉主食痰、伏痰、留饮等；脉弦滑，弦应东方肝胆之经，滑主痰湿，故弦滑主肝病夹湿兼痰，或痰饮胁痛等。叶艳等应用 SMART MX-1 型脉象仪采集 48 例原发性肝癌患者围手术期的脉象，得出弦滑脉贯穿肝癌患者整个围手术期。弦滑脉脉图呈现双峰波，升支和降支斜率大，脉波起落流利圆滑（图 10-3-3）。

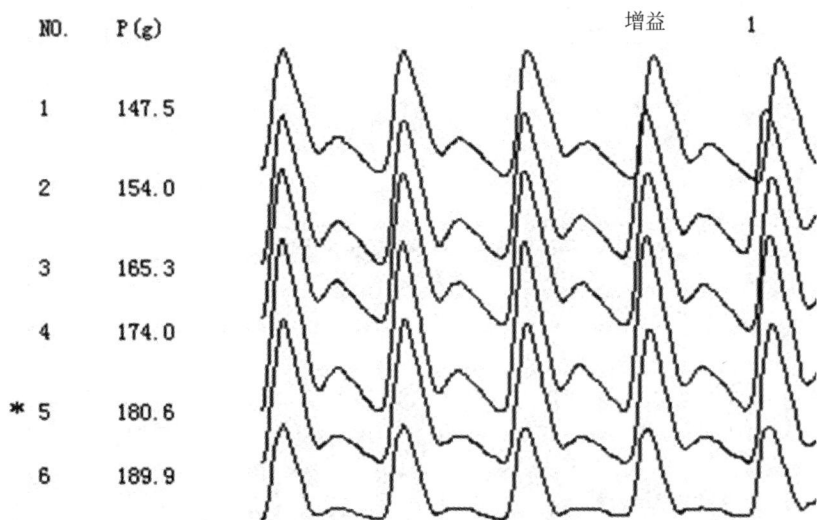

图 10-3-3　弦滑脉脉图（ZM-Ⅲc 脉象仪采集）

（三）数脉

数脉为脉动频率快于正常，一息六至，来去急促的脉象。数脉多因邪热鼓动，心气不宁，血液运行加速而致。在肝癌过程中，由于癌痛、焦虑紧张、晚期气阴大伤，或者行 TACE 治疗后，或并发感染后等，均可见弦而兼数的脉象。弦数脉脉图形态大小不拘，特征为相同时间内脉搏波增多，一息中有 5～6 个脉动周期（图 10-3-4）。

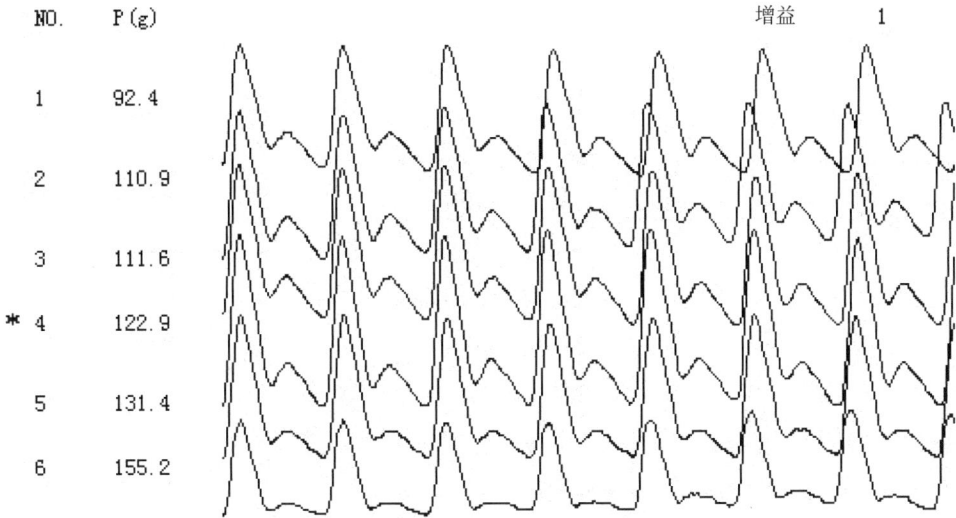

<table>
<tr><td>NO.</td><td>P(g)</td></tr>
<tr><td>1</td><td>92.4</td></tr>
<tr><td>2</td><td>110.9</td></tr>
<tr><td>3</td><td>111.6</td></tr>
<tr><td>＊ 4</td><td>122.9</td></tr>
<tr><td>5</td><td>131.4</td></tr>
<tr><td>6</td><td>155.2</td></tr>
</table>

图 10-3-4　弦数脉脉图（ZM-Ⅲc 脉象仪采集）

（四）细脉

细脉指切脉时指感脉体如线，小于正常的脉象。《濒湖脉学》说"细直而软，若丝线之应指"，《诊家正眼》则谓"细直而软，累累萦萦，状如丝线，较显于微"，提示细脉尚有一定脉力，与微弱脉不能混淆。临床通常认为，细脉属阴，多由伤阴脱液、气血衰少所致，为虚证的常见脉象之一，在晚期肝癌中较为常见。但在肝癌临床上，还可常见脉细而弦紧或脉细却久按不衰的脉象，这种脉象或主痛症，或提示病机虚中夹实，虚实错杂。细脉为脉宽小于正常，其脉图形态不拘一格，没有定式。

二、脉图分析在肝癌中的作用

有研究使用 ZM-Ⅲc 脉象仪采集 174 例原发性肝癌患者、102 例肝硬化患者和 106 例正常人的脉图，分析发现，肝癌组脉图与肝硬化组、正常对照组脉图比较，在脉图类型分布上基本相同，均以 abc 型为主。脉图指标中的降中峡幅度（h4）、降中峡幅度与主波幅度的比值（h4/h1）、舒张期对应的脉图下面积（ηad）在正常对照组、肝硬化组及肝癌组依次呈下降趋势。有研究对原发性肝癌患者不同肿瘤分期的脉图变化特点进行探究，使用 ZM-Ⅲc 脉象仪对 264 例原发性肝癌患者进行脉图描记，发现原发性肝癌患者各分期脉图在整体类型上基本相同，均以 abc 型为主，而脉图指标 h1、t1、h4/h1、H、t5、h3、h4、h5、As、Ad、A、t、h3/h1、A1 均呈逐步下降趋势（图 10-3-5）。这一结果提示原发性肝癌患者随着肿瘤分期的不断增加，脉图指标亦存在规律性变化，与患者外周血管阻力随着病情进展逐步下降，同时心脏收缩功能减弱，收缩期时间缩短，对应的每搏输出量减少，而脉率代偿性增快等因素有关。

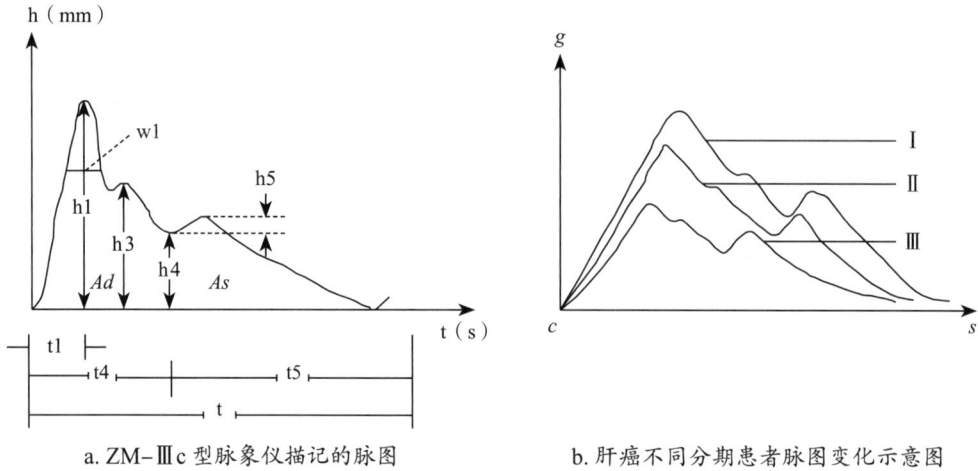

a. ZM-Ⅲc 型脉象仪描记的脉图　　b. 肝癌不同分期患者脉图变化示意图

图 10-3-5　原发性肝癌不同分期脉图（ZM-Ⅲc 脉象仪采集）

　　也有学者对肝癌患者治疗前后和不同分期的脉象进行观察。有研究利用 SMART MX-1 型脉象仪对原发性肝癌患者术前 1 天及术后第 1、3、5 天上午 6:30—8:00 手关部脉图参数进行记录分析，发现弦滑脉贯穿 HCC 患者围手术期，术后脉搏频率增加，向数脉转变。对于 TACE 术治疗前后的脉象，有学者应用 ZM-Ⅲc 脉象仪对 65 例原发性肝癌患者在 TACE 术前 1 天及术后第 1、3、5 天分别进行脉图描记，发现介入前多以弦脉为主，介入后脉象由弦脉向弦数脉，或滑数脉，或数脉转变，尤以第 3 天为甚。王宇立等利用 PDA-1 型单部脉诊仪采集 99 例原发性肝癌患者 HIFU 治疗前后的脉图，发现经 1 个周期治疗后，患者脉象参数 h4、h4/h1 较治疗前显著下降，w/t 较治疗前显著上升（$P < 0.05$）。

　　脉诊作为中医最具特色的诊法之一，自古在临床诊断中处于不可或缺的重要地位。但由于诊脉主观性强，"心中易了，指下难明"，且需要长期的专业训练，"脉理精微，其体难辨"，故现代中医临床中能准确掌握、娴熟运用者越来越少。近年来，脉诊仪的出现为中医脉诊逐步走向定量化、标准化提供了一种潜在可行的手段，并用以指导临床。虽然目前诸多脉诊仪研究成果还没有形成规范化、标准化的脉象语言，其结果与临床应用方面的结合也还有很长的路要走，但毕竟为中医脉诊的现代化发展进行了有益的开创性探索。本部分列举了肝癌患者的部分数字脉图及与临床的相关性研究，希望能抛砖引玉，将肝癌的脉诊研究逐步引向深入。相信随着现代医学、物理学、材料学、生物工程技术等与中医学的不断融合，数字化脉诊仪会变得越来越精准、好用，也必将更好地推动肝癌脉象研究的发展。

第四节　肝癌临床诊疗方案研究

近些年来，诸多国家和地区按照循证医学的方法，筛选出可靠并具有一定的临床运用价值的研究成果，更新发表了各种专家共识或临床指南，指导世界各地医师的诊疗。由于指南在临床工作中的核心地位，其制定和更新也一直是医学界瞩目和探讨的焦点。肝癌的诊治作为全球性的难题，在不断改进和完善的世界大环境下也取得了长足的发展。NCCN 每年根据肝癌的诊疗进展更新《NCCN 肝胆肿瘤诊治指南》；EASL 于 2024 年再次更新了《肝细胞癌诊疗指南》。国家卫生健康委员会医政医管局委托中华医学会肿瘤学分会联合中国抗癌协会肝癌专业委员会、中华医学会超声医学分会、中国医师协会外科医师分会和中国医师协会介入医师分会等组织全国肝癌领域的多学科专家，结合肝癌临床诊治和研究的最新实践，修订并更新形成《原发性肝癌诊疗指南（2024 年版）》。这些规范或指南对肝癌的诊疗起到了巨大的规范、引领和推动作用。

中医中药作为我国医疗卫生的独特优势，在改善症状、提高机体抵抗力、减轻放化疗不良反应、提高生活质量方面具有重要作用，越来越受到规范或指南的青睐。现根据肝癌早、中、晚期的中西医结合进展，详述其临床诊疗方案研究情况。

一、早期肝癌：术后中西医结合防治复发研究

外科治疗是肝癌患者获得长期生存最重要的手段。新版指南在肝切除术前评估中指出，精确地评价门静脉高压的程度有助于筛选适合手术切除的患者。对吲哚菁绿 15min 滞留率（ICG-R15）的适用范围进行明确，实施手术切除的必要条件由之前的肝功能 Child-Pugh A 级、ICG-R15 <（20%～30%）修订为肝功能 Child-Pugh A 级、ICG-R15 < 30%，明确了肝脏储备功能的下限。对肝切除术的术后判断标准进行修订，术后影像学检查时间由 2 个月缩短为 1～2 个月，并指出血清 AFP 下降速度可早期预测手术切除的彻底性。这些都为早期肝癌手术切除前后的更为精准的评估指明了方向。

尽管外科治疗是早期肝癌患者的首选治疗手段。但是，实施了外科手术并非就进入"保险箱"。20 世纪 80 年代，小肝癌切除后都被认为是"根治"完成，亦无须再进一步治疗。但是，以吴孟超、汤钊猷等学者为代表的肝胆外科专家通过统计发现，有很大一部分小肝癌患者在术后都先后出现了复发、转移。复旦大学肝癌研究所通过对 9 919 例肝癌切除资料进行分析发现：肝癌患者 5 年生存率在 1958—1967 年为 13.5%，1968—1977 年为 21.3%，1978—1987 年为 39.6%，1988—1997 年为 43.0%，1998—2009 年为 44.5%。文献报道亦提示，肝癌各种疗法的 5 年生存率（肝移植 60%～80%，小肝癌切除 50%～60%，大肝癌切除 30%～40%，小肝癌消融疗法 30%～40%，TACE 20%～30%）都已接近其高

限，其瓶颈主要是转移复发。20年前，吴孟超曾经常跟笔者一起探讨这个问题，并受笔者邀请专门撰文指出："在肝癌根治性手术之后如何减少复发和转移的研究领域，就目前而言，中医与西医又处在几乎平等的位置，谁先发现有效的药物或建立有效的方法谁就领先。"

时至今日，肝癌切除术后高复发转移率依然是影响手术治疗及肝癌防治整体疗效进一步提高的"瓶颈"问题。众多的方法、药物被运用于术后复发的预防治疗中，但都各有其缺陷，疗效不甚理想。譬如，TACE、化学消融、MWA、RFA、冷冻消融、放射性粒子内照射等。其中，中医药是我国预防肝癌术后复发的重要特色手段，经过多年来同道们的一起努力，已经有多项研究显示了中医药在这个领域的疗效优势，形成了多项可以应用于防治早期肝癌术后复发的成果。

小肝癌根治性切除术后机体残留的癌细胞尽管数量较少，但患者免疫功能紊乱也是导致肝癌复发的危险因素之一，而此阶段正是发挥中医"扶正抗癌"优势的关键时期，选择中医药综合预防方案可望有效降低小肝癌切除术后复发率。国内诸多学者先后报道过中药预防肝癌术后复发转移的经验，海军军医大学第一附属医院报道的120例肝癌根治术后患者前瞻性队列研究结果表明，中药组的无进展生存期达到18.07个月，远优于TACE治疗的效果（$P < 0.01$）。著名肝脏病学家陈孝平院士及其团队证实槐耳颗粒能有效降低HCC的术后复发率，并延长患者的总生存期。Zhao GS等也临床验证了TACE联合槐耳颗粒治疗原发性肝癌的安全性和有效性。何津等将196例接受肝癌切除术的原发性肝癌患者随机分为研究组和对照组，对照组术后进行预防性TACE，研究组在对照组的基础上加用复方苦参注射液，结果发现，复方苦参注射液可降低肝癌切除术后2年内的复发率。

中医药着眼于患者整体，在预防肝癌术后复发转移方面具有独特优势。槐耳颗粒、华蟾素注射液、解毒颗粒等已长期用于肝癌术后治疗，但高级别的循证医学证据极为有限、亟待建立。海军军医大学第一附属医院基于数十年的临床经验和中医"扶正抗癌"理论，根据小肝癌切除术后的临床特点和病机特征，在中华人民共和国科学技术部"十一五"支撑计划资助下，牵头组织了多中心前瞻性随机对照研究（临床试验注册号：ChiCTR-TRC-07000033），从国内收治肝癌较多的5家三级甲等医院（海军军医大学第一附属医院、上海东方肝胆外科医院、复旦大学附属中山医院、广西医科大学第一附属医院、广西医科大学附属肿瘤医院）招募筛选早期肝癌术后患者1 125例，最终纳入379例，对中医预防小肝癌术后复发方案的疗效开展多中心随机对照研究，随访10年。结果发现，该方案与国内常用的TACE治疗方案相比，术后复发风险降低30.5%；术后1、3、5年复发率为17.7%、43.5%、54.4%，显著低于对照组的28.8%、54.0%、69.6%；最新随访10年的结果显示，复发率分别为64.51%和78.54%，该方案降低了14.03%的复发率（表10-4-1）。

表 10-4-1　早期肝癌（小肝癌）术后复发率比较

单位或作者	复发率 /%			出处
	1 年	3 年	5 年	
凌昌全（中国）	17.7	43.5	54.4	*J Integ Med*, 2013, 11（2）: 90-100.
Roayaie（美国）	17	/	68	*Hepatology*, 2013, 57（4）: 1426-1435.
Tabrizian（美国）	35	/	70	*Ann surg*, 2015, 261（5）: 947-955.
Imamura（日本）	30	62	79	*J Hepatol*, 2003, 38（2）: 200-207.

附：中西医结合预防早期肝癌术后方案于本节后。

二、中期肝癌：经导管肝动脉中药栓塞技术的创新与抗肝癌临床应用概况

1978 年，日本大阪市立大学医学部的 Yamada 教授总结其十余年的肝癌血管造影和化疗灌注实践后发现，在对肝癌患者进行选择性血管造影和动脉化疗灌注的插管过程中，有时会造成肝动脉的意外栓塞。然而，由于肝癌的血供几乎 100% 都来源于肝动脉，这种"意外栓塞"会导致肿瘤血供减少乃至中断，进而使得肿瘤发生坏死、缩小。正是这种"意外栓塞"催生了 TACE，并被广泛应用于中晚期肝癌的临床实践。TACE 主要通过栓塞肝癌的供血动脉，阻断其血供，使其缺血、缺氧，达到抑制肝癌生长，促进肝癌细胞坏死、凋亡之目的。然而，任何一种治疗方案有其优势的同时，亦会有其劣势。

一方面，TACE 因其良好的疗效而成为 BCLC B 期肝癌的标准治疗方法。国内外文献 Meta 分析显示，TACE 不仅能有效地控制肝癌局部的生长，而且能显著地提高患者的 2 年生存率。

然而，另一方面，TACE 的实际疗效在很大程度上取决于患者的肝功能。Alvarez R 等认为，TACE 治疗对肝功能 Child-Pugh A 和 B 级的患者较 Child-Pugh C 级患者更为有效。并且，有随机对照研究显示，分别接受单纯栓塞和 TACE 治疗术的肝癌患者相比，生存期无明显差异。这表明，大部分患者并未从化疗药物中获益。

我国约 85% 的肝癌患者合并肝硬化，TACE 治疗受肝功能制约使得其在我国的应用面临难题。我们在临床上应用 TACE 过程中发现经 TACE 治疗后，患者常常出现肝功能 Child-Pugh 降级等情况。陈晓明等报道 TACE 术后，原无肝硬化的肝癌患者，71.2% 出现肝硬化；原有肝硬化的患者，69.2% 肝硬化加重。国内外学者都呼吁，在控制药物毒性的同时，开发有效用于肝癌化疗栓塞的药物并提高其药物敏感性是重中之重。鉴于此，研制高效低毒的中药介入制剂，将中药有效成分或复方应用于肝癌介入治疗的研究愈加受到业内的重视。

事实上，中药的肝脏介入治疗起步很早。早在 20 世纪 80 年代，冯敢生等在国内首次发现中药白及具有良好的血管栓塞作用，并将其用于肝动脉介入治疗肝癌。此后，中药介入治疗肝癌的研究逐渐引起了学术界的关注。20 年来，中药经肝动脉介入治疗肝癌取得了较大的成就，笔者及团队将中药提取物华蟾素注射液、三氧化二砷等经肝动脉介入治疗肝癌，取得了极好的临床疗效。为便于国际交流和推广应用，笔者在国内外多场学术活动中将其称为经导管肝动脉中药栓塞术，对应的英文命名为 transarterial herb embolization（TAHE）。TAHE 主要有单纯中药灌注和与化疗药物联合灌注两种方式，可以在克服全身给药在局部难以达到有效浓度的缺陷的同时，降低毒副作用，提高临床治疗效果。

（一）中药注射液经肝动脉介入治疗肝癌的研究

彭正顺等对 20 例插管化疗后病情恶化的晚期肝癌患者，用复方丹参注射液肝动脉灌注，同时配合中药口服治疗，总有效率为 65%。0.5 年、1 年、2 年生存率分别为 85%、35%、10%，优于单纯中药口服组。范忠泽等运用通关藤注射液经肝动脉灌注治疗晚期肝癌，取得了较好的疗效，且无明显的肝功能损害。周建芳等用华蟾素加化疗药物经肝动脉灌注治疗原发性肝癌 38 例，与单纯化疗药物灌注对照，结果显示，治疗组在症状改善、肝功能恢复等方面明显优于单纯化疗组。邓有峰等采用复方丹参注射液和化疗药物行肝动脉灌注治疗恶性肿瘤 47 例，肝癌总缓解率为 73.8%。因此，可以认为中药联合化疗药物灌注优于单纯化疗药物灌注。任生等报道采用中药"鸡尾酒疗法"介入治疗肝癌患者 26 例，即先用几种化疗药物混合灌注，再灌注中药"癌灵 1 号"和"青龙衣"，最后加莪术油和白及粉栓塞治疗。与常规化疗栓塞比较，该疗法在缩小瘤体、调整患者免疫力等方面明显优于化疗栓塞组。储真真等将 55 例中晚期原发性肝癌患者分为治疗组 25 例、对照组 30 例，莲龙消积方联合榄香烯介入治疗的实体瘤疗效与单纯介入治疗相比疗效相似；但在恢复肝功能、改善临床症状及体力状况方面较有优势，并且具有较好的安全性。

中药肝动脉灌注对肝功能较差、不适宜化疗栓塞的患者，不失为一种有效的治疗方法，若与化疗药物配合灌注则有明显的减毒增效作用。

（二）白及经肝动脉栓塞治疗肝癌的研究

20 世纪 80 年代，冯敢生在国内首次通过动物实验证实中药白及有良好的血管栓塞作用。90 年代中期，有研究将白及粉用于肝动脉栓塞治疗肝癌，并与吸收性明胶海绵对比，结果显示，白及粉具有较强的栓塞作用，侧支循环形成均在 6 个月以上，介入治疗间隔时间长，肿瘤坏死率、缩小率以及 1、2、3 年生存率均优于吸收性明胶海绵。李宝杰等用白及粉与吸收性明胶海绵比较，经肝动脉栓塞治疗原发性肝癌，也得出了同样的结论。其后，冯敢生又从白及中提取白及胶，并证实白及胶是一种理想的中效外周血管栓塞剂，能栓塞 200～400μm 的血管，副作用较白及粉明显减轻；栓塞作用优于碘油，且较碘油有更好的缓释作用，副反应轻。其栓塞机制为白及胶系黏滞性胶状物，机械性阻塞小血管，损伤血管内膜；促进局部红细胞凝集，缩短凝血时间，促使继发性血栓形成。

（三）油性中药经肝动脉介入治疗肝癌的研究

近年来，部分油性中药被认为具有抗癌、栓塞双重作用，应用于肝癌的介入治疗，其中以莪术油的应用最为广泛。曾晓华将中药鸦胆子油制剂与碘油混合后乳化，通过股动脉插管至肝总动脉，注入 15 只犬肝内。病理结果显示，鸦胆子油对正常犬肝组织有一定的损伤作用，外周血白细胞总数升高，骨髓增生活跃，无其他组织器官结构破坏和功能损害。曾晓华等对 13 例原发性肝癌患者进行 1~4 次肝动脉灌注治疗，结果显示，鸦胆子油对肝肿瘤有强烈的杀灭作用，用药后所有患者临床症状在短时间内即明显缓解或消失，未见全身毒副反应。杨明镇等将 50 例老年中晚期原发性肝癌患者随机分为治疗组 26 例与对照组 24 例，治疗组给予鸦胆子油乳/碘油混合液灌注栓塞治疗，对照组给予传统化疗药物/碘油混合液灌注栓塞治疗。结果显示，治疗组比对照组毒副作用发生率低，两组患者的中位生存期分别为 8.9 个月及 6.7 个月。这项研究表明，鸦胆子油乳介入治疗中晚期原发性肝癌有效，且毒副作用少，尤其适合老年患者。朱良志等采用鸦胆子乳乳化碘油与单纯碘油分别作为化疗药物载体，对 38 例原发性肝癌患者进行 80 多次的临床对照研究。结果显示，治疗组患者 3 年总生存率为 12%。这项研究表明，鸦胆子油乳是一种良好的多功能介入药物载体，具有使用方便、经济、副作用少等优点。肖立森等报道用中药莪术的主要成分榄香烯经肝动脉治疗 71 例原发性肝癌患者，近期有效率为56.3%，与单用多柔比星、丝裂霉素、顺铂介入化疗栓塞比较，疗效优且毒副作用少。韩铭均等用莪术油、鸦胆子油、碘油制成复方莪术油，经肝动脉栓塞治疗 84 例原发性肝癌患者，无一例出现肝功能恶化和骨髓抑制，部分患者治疗后肝功能明显改善，肿瘤平均缩小率为 39.2%，1、2、3 年生存率分别为 80%、43.4% 和 24%，超过或接近国内外报道的最高水平。油性中药抗癌剂如鸦胆子油、莪术油等的特点是，同时具有载药、滞留、栓塞、抗癌和免疫增强作用。

（四）中药微球经肝动脉介入治疗肝癌的研究

药物微球是近年来研制的一种新剂型，系将药物包埋在基质中，这种基质选择性进入肝癌的末梢血管后，在发挥栓塞作用的同时又持续地释放药物，继续起到靶向抗癌作用。药物微球能显著降低系统毒性，具有控释、末梢栓塞、靶向的多重功效。20 世纪 80 年代初，有医生首次应用丝裂霉素微球治疗肝癌，取得良好的栓塞化疗效果。目前，抗癌药物微球在部分国家已广泛应用于临床。传统的 TACE 使用吸收性明胶海绵仅能栓塞至肝动脉的 2~3 级分支，侧支循环容易形成。微球能栓塞至肝窦前小动脉水平，侧支循环不易形成。郝楠馨等通过对 63 例原发性肝癌患者的介入治疗，证实药物微球具有抗癌效果好、使用方便、用量小、末梢栓塞作用强等优点，栓塞后对抑制肿瘤血管侧支循环的建立优于吸收性明胶海绵和碘油。抗癌中药微球在具有化疗药物微球特征的基础上，还具有毒性较小的优势。黎维勇等在白及胶研究的基础上首次制备出白及微球，体内外实验证实其具有血液相容性好、选择性栓塞作用强、栓塞时间长等优点。董生等对大鼠移植性肝癌进行经肝动脉注入羟基喜树碱微球（Hydroxycamptothecin microspheres，OPT-ms）治疗，结果显示，药物微球组与单纯羟基喜树碱组、空白微球组比较，肿瘤坏死更彻底、更广泛，且大鼠生存期明显延长。董生等在动物实验的基础上，又观察了 OPT-ms 经肝动脉灌注治疗 26 例原发性肝癌患者的疗效，平均治疗 2.6 次，瘤体缩小 50% 以上者占 46.6%，93.3% 的患者 AFP 下降在 50% 以上，生活质量提高，生存期明显延长，副作用仅为一过性。这两项研究结果提示，OPT-ms 是一种良好的末梢栓塞剂。李琦等将 89 只肝癌大鼠随机分组后，分别经肝动脉注入生理盐水、去甲斑蝥素、空白微球、去甲斑蝥素加碘油、去甲斑蝥素微球。结果发现，去甲斑蝥素微球介入治疗能够延长肝癌大鼠的生存期。吴万垠等也报道经肝动脉灌注莪术油微球的疗效优于经肝动脉灌注莪术油及空白微球。抗癌中药微球的研究尚处于探索阶段，未见正式应用于临床的报道，其疗效有待进一步证实。

（五）存在的问题

中药介入治疗肝癌的研究，经过十余年的探索，取得了一些成绩，但尚处于起步阶段，还存在以下几个方面的问题。

1. 治疗方案缺乏规范 如前所述，目前用于经肝动脉介入治疗肝癌的药物较多，方法也不少，但无论是复方或单体，在治疗剂量、治疗次数、治疗间隔时间及剂型等方面，各自报道的都不相同，经验成分较多，统一规范较少，随意性较强。这些问题在一定程度上限制了中药介入治疗肝癌的疗效发挥。

2. 药物选择缺乏依据 不同的抗癌药物其抗癌机制并不完全一致，不同病理类型的肝癌细胞对药物的敏感性也不一样。但目前经肝动脉介入治疗肝癌选用中药时很少考虑肿瘤细胞的增殖动力学、药代动力学和药物敏感性等问题，缺乏科学性。这也是影响中药介入治疗肝癌疗效的一个重要方面。

3. 疗效评价缺乏标准 疗效分析既没有按西医的病理分型、肿瘤大小和临床分期进行分级统计，也没有按中医的证型进行归纳；实验研究的内容、标准因地因人而异；临床研究回顾性多，前瞻性少，病例数也少，观察指标多为近期疗效，远期生存率观察得较少等。由于缺乏统一的疗效评价标准，这些研究很难反映出我国中药介入治疗肝癌的实际水平。

4. 机制研究缺乏深度 有关中药介入治疗肝癌的研究报道已经不少，有单体，有复方，有单独中药灌注，有用栓塞剂，亦有不用栓塞剂的，但对于治疗的具体作用机制研究较少，如中药灌注后在肝内停留时间、局部药物浓度、对肝癌细胞的主要作用环节等，尚未明确；中药灌注与化疗药物灌注相比是否有优越性？中药与栓塞剂同时应用时，其抗肿瘤作用是来自中药本身，还是栓塞剂？诸如此类问题，尚未认真研究过。

5. 抗癌中药微球的研究有待进一步深化 中药微球虽具有多重功效，有望解决部分中药栓塞效果不理想、局部浓度低的问题，但尚未正式应用于临床。因此，如何建立一个兼有缓释、栓塞效果，并能用于临床的中药靶向给药系统，是中药介入治疗肝癌领域内一个具有挑战性的研究方向。

（六）前景

综上所述，中药应用于肝癌的介入治疗已取得了较好的疗效，并显示出低毒、无耐药性、能提高机体免疫力等优点，具有广阔的发展前景。但目前存在的诸多问题也限制了抗癌中药的应用和发展，进一步研究可考虑从以下几个方面着手。

1. 加强中药抗癌机制的研究 中药抗癌机制不是很明确，因此，限制了中药的使用范围。只有明确中药的治疗机制，才能扩大其使用范围，更好地服务于临床。中药的抗癌作用与现有药物存在很多不同，有可能开发出新的高效抗癌药物。

2. 加强综合治疗和序贯疗法，寻找更合理的治疗方案 目前的介入药物，无论是中药间的联合，还是中药与化疗药物、栓塞剂间的联合，以及用药的剂量等都没有成熟的方案，目前只是停留在一些探索性研究方面，如任生等报道采用中药"鸡尾酒疗法"介入治疗肝癌患者26例。笔者认为，今后应加强中药介入治疗方面的基础研究，逐步阐明中药抗癌的机制。临床方面也应进行大量的随机、双盲、多中心的研究，以期确定合理的治疗方案，推动中药介入治疗走向规范化。

3. 用药应结合中医辨证 在笔者所分析的文献中，只有徐凯等的1篇文献在介入时结合了中医辨证，其他文献在介入治疗时均未结合辨证。笔者认为，中药经肝动脉介入治疗肿瘤，也是中药的局部运用，也应该结合中医辨证。只有这样，才能提高疗效，减少（轻）介入副反应，提高患者生存质量及延长生存期。如以气滞血瘀为主者，选用榄香烯（莪术油）、复方丹参注射液治疗；辨证属湿热蕴结为主者，可选通关藤注射液（乌骨藤碱）、苦参碱注射液；脾虚湿盛为主者，选用康莱特注射液等。同时，应根据肝癌证型，研制具有多重功效的复方制剂，发挥复方优势，以期进一步提高疗效。

4. 进一步深化抗癌中药微球的研究 中药微球具有栓塞、缓释、靶向等多重功效，是一种很有前途的中药新剂型，但大多尚处于动物实验阶段，临床报道较少。中药微球用于介入治疗的报道虽不多，但作为中药的一种新剂型，显示出了很好的应用前景，值得进一步研究。中药微球具有多重功效，有望解决部分中药栓塞效果不理想、局部浓度低的问题，是中药介入治疗肝癌领域内一个很有发展前途的研究方向。

5. 开展中药药代动力学研究 中药的药代动力学研究目前还很少，中药的给药剂量、方式、途径、间隔时间等均是凭经验选择，缺乏有力的参考依据。所以，研究者应加强此方面的研究，为中药的应用提供有力的实验依据，以达到减毒增效的目的。

6. 建立适合中药的疗效评价体系 目前中药介入治疗肝癌的疗效评价方法较混乱，很难反映出我国中药介入治疗肝癌的实际水平。中药疗效具有其自身的特点，如症状改善明显、可长期带瘤生存等，故今后应加强有关疗效评价标准化的工作，建立客观、合理、可操作性强的适合中药介入的疗效评价体系。尽管中药经肝动脉介入治疗肝癌的应用还不是很广，但已经显示出很好的应用前景，相信随着中药介入研究的不断深入，一定会取得更好的疗效。

虽然中药经肝动脉介入治疗肝癌，在药物选择、研究方案、疗效判断等环节仍存在一定的盲目性，但却代表着肝癌介入治疗领域的一个新方向。我们认为，今后在针对以上不足方面进行深入研究的同时，以下几个方面也应是该领域研究的重要趋势。中药经肝动脉介入治疗肝癌是中医局部治疗的一种手段，也应以辨证论治为依据。国内已有的研究证实肝癌的病理、分期与中医的证型存在一定的相关性，如能在辨证论治及辨病论治的指导下，根据个体的差异选用不同功效的中药，其疗效有望进一步提高。根据肝脏和肝癌的血供特点，可否在经肝动脉灌注具有抗癌、栓塞中药的同时，经门静脉灌注扶正保肝中药；或先将扶正保肝中药经肝动脉灌注，再将栓塞类中药载入抗癌中药或化疗药物，同时配以远端栓塞剂经肝动脉注入，这样或许能创造出新的肝癌介入治疗方法。

中药介入治疗肝癌需要中医、中药、影像、介入等多学科人员的共同协作，有必要在全国范围内组建一支专业队伍，有组织地开展大规模的研究，规范科研设计，系统观察，使中药介入治疗肝癌的研究进一步深入。

（七）TAHE 抗肝癌的临床应用范例——以华蟾素注射液为例

目前常用于肝癌治疗的 TACE 是将导管选择性或超选择性插入肿瘤供血靶动脉后，以适当的速度注入适量的栓塞剂，使靶动脉闭塞，从而引起肿瘤组织的缺血坏死。如使用化疗药物表柔比星联合碘油栓塞，可起到化疗性栓塞的作用。然而，这种治疗在临床中面临两大瓶颈：①受化疗药物的影响，患者残存不多的正常肝组织受到破坏，致使其肝功能出现异常；②已有研究证实，真正发挥抗肿瘤作用的是栓塞剂，而非化疗药物。

在长期临床实践的基础上，海军军医大学第一附属医院凌昌全教授牵头组织了以华蟾素注射液代替表柔比星建立中期肝癌 TAHE 治疗新方案临床疗效的多中心、前瞻性、随机对照研究（临床试验注册号：ChiCTR-TRC-10001057）。在上海市卫生健康委员会中医药发展"三年行动计划"立项资助下，从海军军医大学第一附属医院、上海东方肝胆外科医院和复旦大学附属中山医院招募筛选中期肝癌患者 618 例，最终纳入 556 例。结果显示，TAHE 的疾病控制率为 80.6%，TACE 为 60.4%，两者差异无统计学意义；但对于肿瘤直径＞10cm 的巨块型肝癌患者，TAHE 的客观应答率明显优于 TACE（48.4% vs.

20.0%）；TAHE 术后肝功能异常发生率明显低于 TACE。这项研究中，中期肝癌动脉灌注栓塞治疗的疾病控制效果与其他相关研究比较结果见表 10-4-2。

表 10-4-2　中期肝癌动脉灌注栓塞治疗的疾病控制效果比较

单位或作者	疾病控制率 /%	中位进展时间 / 月	出处
凌昌全（中国）	80.6	10.6	*Evid Based Complement Alternat Med*, 2016, 2016: 2754542.
陆骊工（中国）	72.85	2.7	*J Cancer Res Clin Oncol*, 2015，141(6): 1103-1108.
孙珏（中国）	70.97	/	上海中医药杂志，2000, 34(1): 14-17.
Wolfgang Sieghart（奥地利）	80.0	10.6	*Eur Radiol*, 2012, 22; 1214-1223.

华蟾素是经国家批准用于肝癌治疗的中成药，剂型有注射液、胶囊、口服液，其不仅具有抗肿瘤作用，对肝功能亦有一定的保护作用。其药物组成、功能主治、用法用量、注意事项与禁忌如下所示。

药物组成：干蟾皮提取物。

功能主治：解毒，消肿，止痛。用于治疗邪毒壅聚所致的中、晚期肿瘤，慢性乙型肝炎等病症。

用法用量：①华蟾素注射液，肌内注射，每次 2～4ml，每日 2 次；静脉滴注，每次 10～20ml，用 5% 葡萄糖注射液 500ml 稀释后缓缓滴注，每日 1 次，用药 7 天，休息 1～2 天，4 周为 1 个疗程，或遵医嘱。②华蟾素胶囊，口服，每次 2 粒，每日 3～4 次。③华蟾素口服液，口服，每次 10～20ml，每日 3 次，或遵医嘱。

注意事项与禁忌：避免与剧烈兴奋心脏药物配伍；孕妇禁用；过敏体质者或对本品过敏者慎用。华蟾素注射液用药应注意间隔时间，个别患者如用量过大或两次用药间隔不足 6～8h，用药后 30min 左右可能出现发冷发热现象；少数患者长期静脉滴注后有局部刺激感或静脉炎，致使滴速减慢，极个别患者还可能出现荨麻疹、皮炎等。华蟾素胶囊 / 口服液在口服初期偶有腹痛、腹泻等胃肠道刺激反应，如无其他严重情况，无须停药，继续使用，症状会减轻或消失。

三、晚期肝癌：纯中药制剂延长生存期、提高生活质量

原发性肝癌起病隐匿，多数患者确诊时已属晚期。最新指南整合分子靶向药物、细

胞毒性药物、免疫治疗药物等，提出一线和二线治疗方案。一线治疗方案包括索拉非尼、仑伐替尼、FOLFOX4 化疗方案、三氧化二砷等；二线治疗方案包括瑞戈非尼、单克隆抗体、糖皮质激素、阿帕替尼等。晚期肝癌的一线及二线治疗方案适应证主要为：①合并有血管侵犯或肝外转移的 CNLC Ⅲa、Ⅲb 期肝癌患者；②虽为局部病变，但不适合手术切除或 TACE 治疗的 CNLC Ⅱb 期肝癌患者；③合并门静脉主干或下腔静脉癌栓者；④多次 TACE 治疗后肝血管阻塞和 / 或 TACE 治疗后进展的患者。晚期肝癌的一线及二线治疗方案相对禁忌证主要为：①东部肿瘤学协作组体力状态评估（Eastern Cooperative Oncology Group Performance Status，ECOG-PS）评分 > 2 分，肝功能 Child-Pugh 评分 > 7 分；②中重度骨髓功能障碍；③肝、肾功能明显异常，如 AST 或 ALT > 5ULN 和 / 或胆红素显著升高 > 2ULN、血清白蛋白 < 28g/L 或肌酐清除率 < 50ml/min；④有感染、发热、活动性出血或肝性脑病。

国际多中心研究证实，索拉非尼组中位生存期仅比对照组延长 2.8 个月，对多数患者无效，且有手足综合征、腹泻等诸多副作用，价格非常昂贵，远远超过我国绝大部分患者的经济承受能力。时至今日，索拉非尼、仑伐替尼及免疫治疗相关制剂等正被广泛运用于晚期肝癌的综合治疗。但是，考虑其临床疗效、副作用和患者经济负担，这些治疗方案依然有很大的优化空间。

鉴于此，为发挥中医药特色，在提升患者临床疗效和生活质量的同时，降低药物毒副作用、减轻患者的经济负担一直是我们努力的方向。笔者带领研究团队自"九五"期间开始，针对晚期肝癌癌毒炽盛与正气亏虚并存的特点，经过不断实践、总结、改进，形成专用方剂"解毒颗粒"（海军军医大学第一附属医院院内制剂；批准号：南 Z2015Z273）。在上海市卫生健康委员会中医药发展"三年行动计划"立项资助下，海军军医大学第一附属医院、上海市中医医院、江西省肿瘤医院、南昌大学第五附属医院共计 177 例晚期肝癌患者的回顾性研究，结果显示，长期使用纯中药制剂解毒颗粒相比最佳支持治疗，能将晚期肝癌患者的中位生存期由 4 个月延长至 6.2 个月，疗效与索拉非尼无差异，但解毒颗粒的不良反应发生率远低于索拉非尼，且费用仅为索拉非尼的 1/50。这项研究中，晚期肝癌的疗效与其他相关研究比较结果见表 10-4-3。我们希望在后期临床和研究工作中，与各位同道进一步把这一重点做深、做透，造福更多肝癌患者。

表 10-4-3　晚期肝癌治疗的疗效比较

单位或作者	中位无进展生存期 / 月	中位生存期 / 月	出处
凌昌全 （中国）	3.22	6.2	*Oncotarget*, 2017, 8(18): 30471-30476.
Thomas Yau （中国香港）	3	5	*Cancer*, 2009, 115(2): 428-436.

续表

单位或作者	中位无进展生存期 / 月	中位生存期 / 月	出处
Cheng AL（中国台湾）	2.8	6.5	*Lancet Oncology*, 2009, 10(1): 25-34.
秦叔逵（中国）	2.8	7.1	中国新药杂志, 2013, (17): 2053-2059.

第五节　中医药防治肝癌的基础研究

中医学作为我国的传统医学，拥有独特的辨证论治体系，在肝癌的防治过程中发挥着确切的临床疗效，在预防肝癌发生、抑制肝癌生长、防止复发和转移等方面都具有独特的优势。近二十多年来，借助于现代科学研究手段，有诸多学者及研究者对中医药在肝癌的防治、复发和转移等方面的作用进行了一系列的基础研究，为应用微观研究手段验证传统中医药的临床疗效提供了有力的实验依据。

一、抗肝癌中药制剂学研究

随着越来越多的抗肝癌中药新药的发现，对中药制剂的研究也日益深入与广泛。利用药物制剂新技术、新辅料开发中药新剂型已成为中药现代化的一个重要内容。抗肝癌中药制剂学的研究也不例外，近半个世纪，尤其是进入21世纪以来，该领域的研究进展十分迅猛。

（一）抗肝癌中药 - 泊洛沙姆 407 缓释剂的研究

因全身化疗毒性大、疗效差，故其很少被用于肝癌的临床治疗。因此，肝癌局部治疗的相关研究有其重要意义。应用 PEI 治疗肝癌简单、安全、经济且副作用少，对小肝癌疗效极佳，但对大肝癌及多结节型肝癌效果一般。肝肿瘤内直接注射化疗药物亦早有人尝试，但由于肝脏血流丰富，药物很难在局部停留较长时间，难以充分发挥抗癌效果。

泊洛沙姆 407（P407）是一种高分子、非离子型表面活性剂，是新型的药物辅助材料，具有低温时为流动液体、体温下呈凝胶状的特性。1984 年，Miyazaki 等首次将其用作抗癌药物的载体进行体外释放特征研究，随后又给荷 S180 腹水瘤小鼠腹腔内注射丝裂霉素 -P407 凝胶，结果证明 P407 凝胶能延缓药物的释放，起到增效减毒的作用。毒性研究表明，P407 毒性低，对黏膜、肌肉刺激性小，生物相容性好，是一个理想的药物控释载体。早在 1998 年，凌昌全团队的李柏教授就提出设想：将抗肝癌中药溶解于 P407 中，直接注射入肝癌内，使其缓慢逐步释放，在局部保持较高浓度，延长药物对肿瘤细胞的作用时间，从而达到减毒增效的目的。庆幸的是该设想得到上海市科学技术委员会的认可及资助，并开展了多年的攻关研究。

首先，该团队应用超声技术对 P407 在兔肝脏内注射后的动态变化进行了观察。结果发现，注射含磷酸盐缓冲液的 P407 溶液后，针尖周围可形成直径为 2cm 的强回声光团；30min 后，药液逐渐向四周弥散，光团范围略增大，回声稍减弱；2~4h 后，光团渐被血流冲刷，变小、变淡至消失。此结果表明，P407 溶液注射后，由于在肝组织内遇热形成了凝胶，黏度较大，不易被血流冲走，能停留在注射部位数小时以上，而普通水溶液则不能停留。

此后，该团队对 P407 的急性毒性进行了实验研究。实验过程中，于小鼠腹腔注射不同浓度的 P407，观察小鼠的死亡情况及其对肝、肾功能和血脂的影响。结果显示，25% 的 P407 的半数致死量（median lethal dose，LD_{50}）为 5g/kg，在 2.5g/kg 或更低时小鼠无死亡，证明其毒性较低；注射 25% 的 P407 溶液 0.1~0.2ml/ 只后 3~14 天，血 ALT 和血尿素氮（blood urea nitrogen，BUN）均在正常范围内，提示使用中、小剂量的 P407 对肝、肾功能无明显影响；小鼠腹腔分别注射 25% 的 P407 0.2ml、0.1ml 后 3 天，小鼠血胆固醇（cholesterol，CH）和甘油三酯（triglyceride，TG）明显高于对照组，但用药后 7 天，CH、TG 降至正常，提示 P407 注射后仅引起 CH、TG 一过性升高，对机体无明显不良影响。

在确认 P407 安全有效的基础上，团队还选用了中药去甲斑蝥素（norcantharidin，NCTD）制成 NCTD-P407 缓释剂进行研究。NCTD 是由中药斑蝥的有效抗癌成分斑蝥素改进合成而得，其毒性降低而抗癌作用不减，但是急性大剂量使用时毒性较大，与其血药浓度峰值有关。NCTD 是一种有潜力的抗肝癌中药，可用于肝癌内注射。

实验使用半数致死量的 NCTD 与 NCTD-P407 缓释剂给小鼠腹腔注射，结果发现，注射后 3 周，NCTD 组小鼠死亡率高达 80%，而注射 NCTD-P407 缓释剂组小鼠死亡率仅为 20%，且时间滞后。同时，对肝肾组织病理切片观察发现，NCTD 组小鼠肝肾病理变化明显，而 NCTD-P407 缓释剂组小鼠除部分肝细胞变性外未见明显的病理变化。结果说明，将 NCTD 溶于 P407 中体内应用，可能由于释放缓慢，避免了峰值血药浓度的出现，从而使 NCTD 的毒性大大降低。该团队又用 NCTD-P407 缓释剂对皮下荷 W256 肿瘤大鼠以及皮下荷 H22 肿瘤小鼠进行瘤内注射，观察其抗肿瘤作用。结果发现，NCTD-P407 缓释剂组的肿瘤抑制率、治疗后生存期均优于普通剂型组，表明 NCTD 的缓慢释放延长了其对肿瘤细胞的作用时间，增强了抗肿瘤效应，体现出明显的增效作用。以上动物实验证实了 NCTD-P407 缓释剂较单纯 NCTD 具有明显的减毒增效作用，将其应用于临床既是安全的，也是可行的。

除 NCTD 外，该团队还尝试了将蜂毒肽溶于 P407 中制成缓释剂，以降低蜂毒肽的溶血毒性，增强其抗肝癌作用，动物实验同样取得了较好的结果。

（二）抗肝癌中药 - 纳米制剂的研究

近年来，纳米技术发展迅速，推动了信息技术、自动化技术、医学、环境科学及能源科学的迅速发展。将纳米技术应用到中药制剂中，同传统中药相比，纳米中药可具有许多新的特点：提高中药的溶解度和生物有效性；增强靶向性；延长药物的半衰期；改变传统给药途径；延长药物的作用时间等。纳米制剂是目前靶向给药系统中最具开发前景的剂型之一，控制纳米颗粒粒径的大小和表面特性，可使其具有良好的缓释性、肝靶向性等特点。纳米技术运用于生物医学工程后，已成功地将生物兼容物质的开发、分析与检测技术的优化、药物靶向性与基因治疗等研究引入一个全新的微型、微观的领域，取得了许多重大进展；纳米技术为现代给药系统的研究提供了新途径，纳米药物作为一类崭新的制剂，为治疗一些难治性疾病提供了一个崭新的思路，给医药界带来了观念性变革。实验证实，纳米颗粒粒径在 50～100nm 之间时，纳米药物载体能进入肝实质细胞；纳米颗粒粒径在 100～200nm 之间时，纳米药物载体能被网状内皮巨噬细胞从血液中摄取，最终到达肝脏库普弗细胞的溶酶体中。因此，若能将抗肝癌中药有效成分制备成粒径在 50～250nm 之间的纳米制剂，使其具有良好的缓释性、肝靶向性等特点，将有利于中药发挥对肝癌治疗的作用，且会显著降低其毒副作用。

凌昌全教授团队用牛血清白蛋白作为载体材料，将从中药蟾酥中提取的抗肝癌有效成分华蟾酥毒基，通过改良的去溶剂化法制备成华蟾酥毒基的白蛋白纳米级微粒，在其进入体内后，利用肝、脾等处丰富的网状内皮系统的巨噬细胞的吞噬作用，可将载药的白蛋白纳米粒被动靶向运输至肝脏等处。本团队对纳米粒外观形态、粒径大小和分布、Zeta 电位、载药量和包封率、体外释药等性质的考察发现，华蟾酥毒基纳米粒在进入体内的最初 3h 内有明显的突释效应，随后表现为缓慢释药。纳米药物体外释放初期快速、后期缓慢的特点正符合临床需要，可以早期使靶部位达到治疗浓度，其后药物缓慢释放可以长期维持血药浓度。小鼠的急性毒性实验结果表明，华蟾酥毒基纳米粒较华蟾酥毒基原药毒性明显降低。该团队采用裸鼠肝癌原位移植模型对华蟾酥毒基纳米粒的抗肝癌效果进行了体内实验研究，结果显示，华蟾酥毒基纳米粒抗肿瘤效果明显，表现为瘤体缩小及带瘤生存期延长。

磁性纳米颗粒由于其独特的性质，开始被广泛应用于生物医学与临床研究，尤其在肿瘤的靶向治疗方面具有一定的优势。该团队的另一项研究是将蜂毒肽制成磁性纳米微球，采用小鼠 H22 肝癌皮下瘤模型，观察其抗肿瘤作用和机制。结果发现，蜂毒肽磁性纳米制剂组与对照组相比，瘤体积缩小而小鼠体重变化不大，平均生存期与生命延长率均有增加，精神与饮食状态也更好。这些结果说明，蜂毒肽磁性纳米制剂可有效地抑制种植性肿瘤的生长，提高实验动物的生存质量，延长荷瘤动物生存期。分析其作用机制，可能与药物磁性颗粒在外加磁场的作用下，主动富集于肿瘤区，使药物得到持续释放，使肿瘤组织处于较恒定的高浓度药物环境中，从而对癌细胞产生更直接的杀伤力有关。另外，外加磁场可增加局部细胞的通透性，从而增加药物进入肿瘤细胞的数量，这也是增加蜂毒肽抗癌效应的重要环节之一。由于药物在短时间内主动富集于肿瘤部位，而非随机弥散于全身，这也使得蜂毒肽对机体其他部位的毒副作用明显减轻。

除将单一的中药单体制成纳米制剂外，该团队还探讨了纳米方剂体系的构建。方剂是中医学理法方药中的重要组成部分，是中医辨证论治理论精髓的具体表现形式，而配伍又是方剂发挥药效的关键，中医的辨证论治正是通过方剂的配伍变化来实现的。方剂的组方中含有丰富的辩证法思想，通过寒热并用、动静结合、升降配伍、攻补兼施、散收并用、阴阳并补等组方原则，将药物有机组合，从而达到较好的治疗效果和较小的毒副作用的目的。方剂学的配伍规律对于指导临床遣方用药有着重要的意义。方剂的组成复杂，按层次大致分为复方、单味药、药用部位、药用成分、单体成分，而单体成分是其基本构成物质。尽管方剂成分复杂，而且各成分还受药物产地、采集季节、炮制加工及煎煮或提取方法等诸多因素的影响，但各个药物的单体成分或组分一般都是比较稳定的。因此，可从单个药物的单体入手，研究单体与单体之间的配伍规律，慢慢延伸至多个单体之间的配伍规律，进而研究多个药物之间的配伍规律，一而二，二而三，三而四，逐步由下而上进行研究，由两点逐渐延伸成一个庞大的网络结构，也许可以为目前的由上而下的研究方法提供补充。2020年凌昌全教授在《构建纳米方剂体系的可能性和必要性》一文中率先提出了"纳米方剂"的概念，倡导选择有代表性且易突破的典型方剂中有效药物的代表性单体，结合纳米技术，开展单体组分还原中药方剂的研究，并率领团队开展了一系列有意义的探索。目前，采用多层、多功能或多个微球共同组成新型纳米体系的技术，在君臣佐使配伍原则指导下，建立可以包含多味中药有效成分，并且具有控释、缓释、靶向、示踪作用的新型纳米方剂体系的工作已经在全国很多研究机构顺利开展。

二、抗肝癌中药及其提取物的研究

过去人们习惯认为，中医药在肿瘤治疗中的作用只是在西医没有办法时进行调理，仅仅是一种辅助措施。事实上中医药在肿瘤防治的全过程中均可发挥积极的作用，譬如许多中药是药食两用的天然品，具有健脾益气、提高免疫力的功效，肿瘤高危人群长期服用可望不同程度地预防肿瘤的发生；在放、化疗时，服用中药可减轻毒副反应，提高临床疗效；对不能耐受放、化疗的患者，服用中药在起到一定抑癌作用的同时，对一些并发症也有一定的疗效，尤其在提高患者生存质量、延长生存期方面具有独到之处。肿瘤术后复发是影响其治疗效果的重要原因，也是全世界肿瘤防治工作者所面临的最棘手的问题之一。

目前所采用的术后放化疗等预防措施，大多具有明显的毒副作用。如何利用中药扶正祛邪的特点，在增强人体免疫力的同时清除体内少量的癌细胞，达到预防术后复发的目的更是一个十分值得研究的领域。因此，针对肿瘤防治不同阶段进行中药开发是一件有意义的工作。本节主要介绍常见抗肝癌中草药的研究。

（一）抗肝癌中草药及其提取物

1. 抗肝癌中草药

（1）猫人参

1）植物来源与药用部位：猫人参是猕猴桃科植物对萼猕猴桃（镊合猕猴桃）（*Actinidia valvata* Dunn）或大籽猕猴桃（*Actinidia macrosperma* C.F. Liang）的干燥根及粗茎（图 10-5-1）。其中对萼猕猴桃产于安徽、浙江、江西、湖北、湖南等省，福建省建宁、屏南等地亦有分布；大籽猕猴桃产于广东、湖北、江西、浙江、江苏、安徽等省。民间传统将猫人参用于治疗深部脓肿、骨髓炎、风湿痹痛、疮疡肿毒等；现代临床主要用于治疗肺癌、原发性肝癌及消化道肿瘤。猫人参因具有抗肿瘤作用而得到各方面的重视，其植物来源、

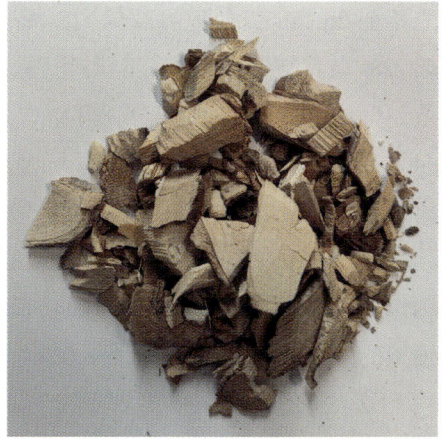

图 10-5-1　猫人参形态图

药用部位、有效成分、抗癌机制、组织培养等方面的研究都取得了一系列进展。

在市售商品中，有多种猕猴桃属（*Actinidia*）植物作为猫人参使用，包括大籽猕猴桃、对萼猕猴桃、中华猕猴桃（*Actinidia chinensis* Planch.）、葛枣猕猴桃（*Actinidia polygama*）、黑蕊猕猴桃（*Actinidia melanandra* Franch.）、小叶猕猴桃（*Actinidia lanceolata* Dunn）等。其中民间最早作为猫人参使用的原植物为大籽猕猴桃，俗称"红货"，被认为是最正宗的，现数量稀少；对萼猕猴桃为商品主流，俗称"白货"，临床效果较前种差，需加倍使用。本属其他各种均为混淆品。

猫人参最早以根皮入药，后来扩大到全根，随着野生资源急剧减少，市场上流通的多为根和茎的混合品。辛海量等对萼猕猴桃的根与茎进行比较研究，结果发现，两者都呈生物碱、皂苷阳性反应；紫外 - 可见吸收光谱都存在 280nm 吸收峰；水浸出物得率分别为 5.35%、5.68%；dihydrodehy-drodiconiferyl alcohol 含量分别为 0.005 01%、0.006 41%；对 HL60 肿瘤细胞株的半抑制浓度（half maximal inhibitory concentration，IC_{50}）分别为 62.39mg/ml 和 75.51mg/ml，对 K562 白血病细胞株的 IC_{50} 分别为 70.47mg/ml 和 77.46mg/ml，对小鼠皮下移植性 H22 肿瘤的抑制率分别为 50.09% 和 44.52%；两者的自由基清除能力和还原作用相近。除性状差异显著外，在理化性质、有效成分含量、药理作用等方面，茎

与根的总体情况相近，茎代替根入药具有较高的可行性。这项研究为扩大对萼猕猴桃的用药部位提供实验依据。

2）有效成分：丁丽丽等从大籽猕猴桃根乙醇提取物的醋酸乙酯萃取部分分离鉴定了8个化合物，分别为2α, 3α, 24-三羟基-12-烯-齐墩果烷、异它乔糖甙、积雪草酸、儿茶素、表儿茶素、熊果酸、胡萝卜苷、β-谷甾醇。袁珂等从对萼猕猴桃根乙醇提取物的醋酸乙酯萃取部分分离鉴定了10个化合物，分别为2α, 3α, 24-三羟基-12-烯-28-乌苏酸、2β, 3β, 23-三羟基-12-烯-28-乌苏酸（毛花猕猴桃酸B）、2α, 3β, 19α, 23-四羟基-12-烯-28-乌苏酸、2α, 3β, 24-三羟基-12-烯-28-乌苏酸、积雪草酸、3β-（反式-P-香豆素酰基）-2α, 24-二羟基-12-烯-28-乌苏酸、3β-（反式-P-香豆素酰基）-2α, 23-二羟基-12-烯-28-乌苏酸、熊果酸、β-谷甾醇、胡萝卜苷。辛海量等发现对萼猕猴桃低极性组分复杂，确认了其中31种成分，其中含量较高的有22, 23-二溴豆甾醇乙酯（15.20%）、三环［4.1.1.0（2，5）］辛烷（8.58%）、正十六烷酸（6.10%）等。梁洁等从正丁醇萃取物中分离了6个三萜类化合物，其中熊果酸、毛花猕猴桃酸B、2α, 3β, 24-三羟基-12-烯-28-乌苏酸及2α, 3α, 24-三羟基-12-烯-28-乌苏酸对包括肝癌细胞在内的4种瘤株有明显的抑制作用。楼丽君等用猕猴桃根氯仿提取物有效地抑制小鼠肝癌模型和人肝癌裸小鼠移植瘤模型的生长，抑制率大概为38.0%。

（2）雷公藤

1）植物来源与药用部位：雷公藤（*Tripterygium wilfrdii* Hook. f.）系卫矛科雷公藤属植物（图10-5-2），又名黄藤木、断肠草、红药等，主产于福建、浙江、安徽等地，味苦、辛，性凉，大毒，归肝、肾经。雷公藤入药部位为根木质部，皮部毒性大，常刮去之，亦有带皮入药者。现代临床及药理学研究表明，雷公藤具有抗炎、抗肿瘤、免疫调节及抗生育等作用。

2）有效成分：雷公藤化学成分多样，经过众多学者近30年来的提取分离，对雷公藤物质基础的研究逐渐完善，其化学成分主要有生物碱

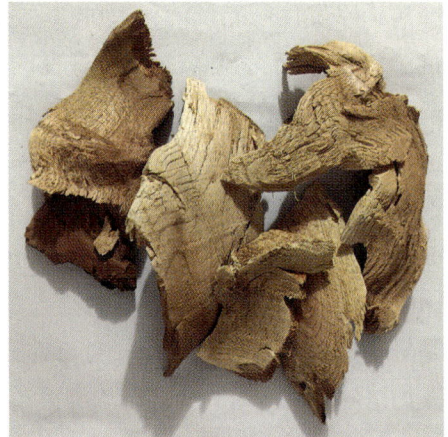

图10-5-2　雷公藤形态图

类、二萜类、三萜类、倍半萜类，以及其他成分如有机酸、木质素、多糖等，其中萜类成分约占90%。苗抗立等在雷公藤的根中分离得到雷公藤吉碱、雷公藤次碱、雷公藤春碱、雷公藤碱戊、雷公藤定碱、1-去乙酰基雷公藤定碱及呋喃南蛇碱；舒孝顺等提取出雷公藤康碱、雷公藤明碱、雷公藤特碱、雷公藤新碱、异雷公藤春碱等。二萜类是雷公藤最为主要的成分，分为甲基松香烷型和Y-内酯松香烷型。其中具有抗肿瘤活性的成分有雷公藤甲素、雷公藤乙素、雷公藤内酯酮，以及姚智等通过色谱分离纯化得到的雷酚萜、雷酚萜E、

雷酚萜酸、雷酚萜酸甲醚。有学者已从雷公藤植物中分离出多种三萜类化合物，主要包括雷公藤红素、雷公藤内酯甲、雷公藤内酯乙、去甲泽拉木醛及萨拉子酸等。雷公藤的多种化合物均具有抗肿瘤的作用，而雷公藤甲素和雷公藤红素抗肿瘤作用最显著。

（3）山慈菇

1）植物来源与药用部位：山慈菇为兰科植物杜鹃兰（*Cremastra appendiculata*）、独蒜兰（*Pleione bulbocodioides*）、云南独蒜兰（*Pleione yunnanensis*）的干燥假鳞茎（图 10-5-3），前者习称"毛慈姑"，后两者习称"冰球子"。山慈菇归肝、脾经，具有清热解毒、化痰散结、善消燥痰的功效。

2）有效成分：对山慈菇化学成分的研究，主要针对的是独蒜兰和杜鹃兰这两种植物的化学成分。有学者对独蒜兰的化学成分进行了系统研究，从其假鳞茎中分离鉴定得到了 31 个化合

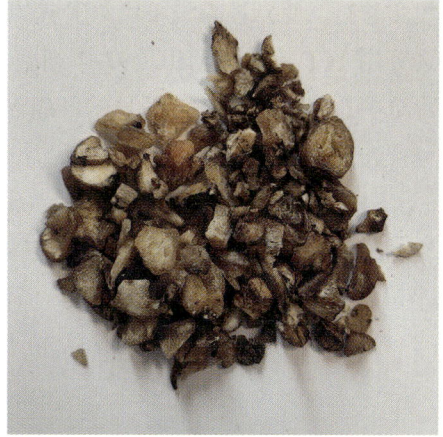

图 10-5-3 山慈菇形态图

物，其中有 13 个二氢菲类化合物，12 个联苄类化合物，2 个木脂类化合物，3 个黄烷类化合物，1 个可归联苄类也可归二氢菲类的化合物。日本和韩国学者通过活性筛选从杜鹃兰中分离得到了 4 个化合物，其中二氢异黄酮类化合物 5, 7-dihydroxy-3-（3-hydroxy-4-methoxybenzyl）-6-methoxychroman-4-one 具有较强的抗血管生成活性。国内学者从杜鹃兰假鳞茎中分离鉴定出了 47 个化合物，包括菲类、联苄类、简单芳香化合物及其苷类、糖及糖苷类、萜类及甾体类化合物等。其中糖苷类化合物 cirrhopetalanthin 对结肠癌、肺癌、胃癌、肝癌、乳腺癌和卵巢癌细胞表现出非选择性中等强度的细胞毒活性。

（4）白花蛇舌草

1）植物来源与药用部位：白花蛇舌草系茜草科植物白花蛇舌草（*Scleromitrion diffusum*）的干燥全草（图 10-5-4），始载于《广西中药志》，又名蛇舌草、蛇舌癀、甲猛草、蛇针草、白花十字草、尖刀草等，主产于我国长江以南的福建、广东、广西、江西、浙江等省。白花蛇舌草味苦、甘，性寒，归心、肝、脾经，具有清热解毒、消肿止痛的功效，可用于治疗各种癌症及炎症。

2）有效成分：目前从白花蛇舌草中发现了 35 个化合物，主要包含蒽醌类、萜类、黄酮类、甾醇类、烷烃类、有机酸类、多糖类等成分。萜

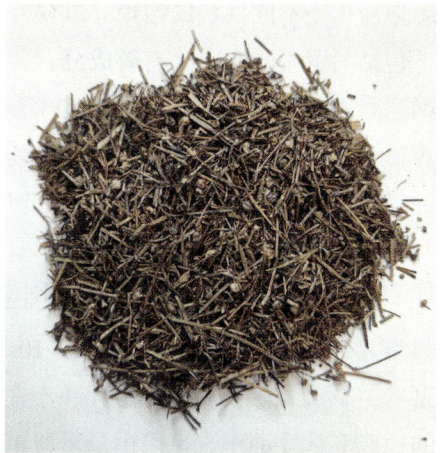

图 10-5-4 白花蛇舌草形态图

类化合物为白花蛇舌草的主要成分，包括三萜类和环烯醚萜类。三萜类化合物包括山柑子酮、异山柑子萜醇、熊果酸和齐墩果酸等。环烯醚萜类主要是以苷的形式存在，包括去乙酰车叶草苷、去乙酰车叶草酸甲酯车叶草苷等。白花蛇舌草注射液中的抗肿瘤活性成分齐墩果酸通过抑制 CYP3A4 酶的活性，从而抑制了异环磷酰胺主要由 CYP3A4 催化的一条代谢通路，使异环磷酰胺代谢生成的毒性产物氯乙醛的比例降低，起到减毒的作用。张彦兵等用 TGF-β 诱导 MHCC97-H 细胞建立上皮 - 间充质转化（EMT）模型，证实了白花蛇舌草中总黄酮对 TGF-β 诱导的肝癌 MHCC97-H 细胞 EMT 的逆转作用及其作用机制。

2．抗肝癌中药提取物

（1）科罗索酸：科罗索酸（Corosolic acid，CRA），又名 2α- 羟基熊果酸，是一种天然的五环三萜酸，存在于对萼猕猴桃、大叶紫薇、枇杷等植物中，其分子式为 $C_{30}H_{48}O_4$（图 10-5-5）。

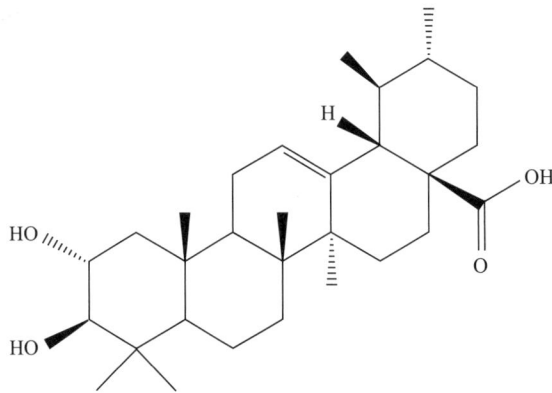

图 10-5-5　科罗索酸

科罗索酸因其存在于具有传统药效的植物中而被研究发现，这些植物在某一地区被传统地应用于不同疾病的治疗并取得疗效，从而引起科学家们的重视。研究人员从中提取到了包括科罗索酸在内的有效成分，并进一步研究了其作用机制，寻找其发挥药效的微观证据。科罗索酸作为防治肥胖症和 2 型糖尿病的新药，已进入美国 FDA 的Ⅲ期临床药效学评价。近年来，有报道从中草药猫人参中提取到了科罗索酸，因猫人参为中国江浙一带抗肿瘤经验用药，且已有研究表明科罗索酸具有细胞毒性，能够抑制肿瘤细胞存活率、诱导肿瘤细胞凋亡，所以研究者开始了对科罗索酸诱导肿瘤细胞凋亡途径的研究。

（2）积雪草酸：积雪草酸（Asiatic acid，AA），又名亚细亚酸，为五环三萜类化合物，具有乌苏烷型骨架，其结构如图 10-5-6 所示。其化学名称为 2α，3β，23- 三羟基 - 乌苏烷型 -12- 烯 -28- 酸。积雪草酸存在于龙脑香科植物龙脑香（*Dipterocarpus turbinatus* Gaertn.f.）的树脂和挥发油中，也可由伞形科植物积雪草［*Centella asiatica* (L.) Urb.］中的积雪草苷水解而得。积雪草原产于中国、马来西亚、印度尼西亚、斯里兰卡、越南等国，南非、印度、马达加斯加、澳大利亚等国亦产。积雪草在我国主要分布于华东、华南、中南及西南等地。

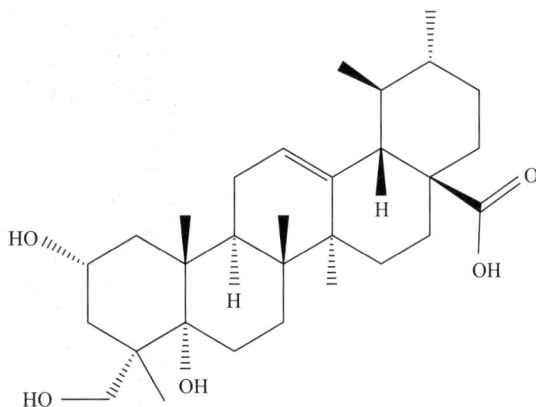

图 10-5-6　积雪草酸

许多研究表明，积雪草酸具有广泛的药理活性，如治疗皮肤创伤和慢性溃疡、调血脂及保肝护肝、抗抑郁、防治心脑血管疾病、抗帕金森和抗恶性肿瘤等。近年来，积雪草酸被陆续报道具有强烈的抑制各种肿瘤细胞增殖的活性，包括肝癌、乳腺癌、黑色素瘤、恶性胶质瘤和胃肠道肿瘤。但是积雪草酸也存在溶解度小、生物利用度低、难透过血脑屏障等问题。因此人们对积雪草酸不断进行结构修饰和活性筛选，以期寻找到活性更好、副作用更低、生物利用度更高的衍生物。从结构上看，积雪草酸有三种功能相关结构，分别是C-2，C-3，C-23 位的 3 个羟基、C-11 位的连有不饱和双键的亚甲基和 C-28 位的 1 个羧基。对积雪草酸的结构修饰分别集中在这三种功能相关结构上，大致可分为对 A 环的修饰、对 C-2，C-3，C-23 位 3 个羟基的修饰、对 C-11 位亚甲基的修饰、对 C-28 位羧基的修饰及形成配合物。改造后所得到的衍生物较母核积雪草酸在抗肿瘤活性方面均体现出不同程度的增强。

（3）天花粉蛋白：天花粉蛋白（trichosanthin，TCS）是 20 世纪 70 年代由中国科学院上海细胞研究所科研人员从葫芦科植物瓜蒌块根中提取出来的一种单链核糖体失活蛋白，分子量为 27kDa，由 247 个氨基酸残基组成，其基因序列及三级结构均已被阐明。

Collins 等于 1990 年报道了 TCS 的一级结构，序列分析表明该基因是一个连续表达的核苷酸序列，中间没有内含子及其他任何插入序列。它编码 289 个氨基酸，其中 N 端23 个氨基酸的信号肽和 C 端 19 个氨基酸在天然的 TCS 中是不存在的。天然 TCS 的成熟肽有 247 个氨基酸，在起始密码子上游有数个 TATA 盒。潘克祯等通过重建 TCS 分子模型，并在 2.6Å 分辨率下进行晶体学修正，发现 TCS 分子的二级结构由 8 段 α 螺旋和 13 条 β 链组成。α 螺旋长短不一，其中 α4、α5 及 α6 为三段连续的 α 螺旋，且 α5 与活性中心有关。13 条 β 链共组成 4 个 β 折叠层，最大的 β 折叠层由 6 条 β 链组成。从整个分子来看，螺旋相对集中在蛋白质分子内部，而 β 链构成的 β 折叠层则分布在分子表面，这是天花粉蛋白分子三维结构的显著特点（图 10-5-7）。

天花粉在临床上被用于治疗异位妊娠、绒毛膜上皮癌、侵蚀性葡萄胎等。体外研究表明，天花粉能抑制 HIV 病毒、单纯疱疹病毒、麻疹病毒等多种病毒的复制，对宫颈癌、白血病等肿瘤也有不同程度的抑制作用，表明天花粉具有多种药理活性。但天花粉蛋白是一种植物蛋白，可引起一系列过敏或类过敏反应。因此，明确天花粉蛋白的活性中心及过敏原性区域十分重要。

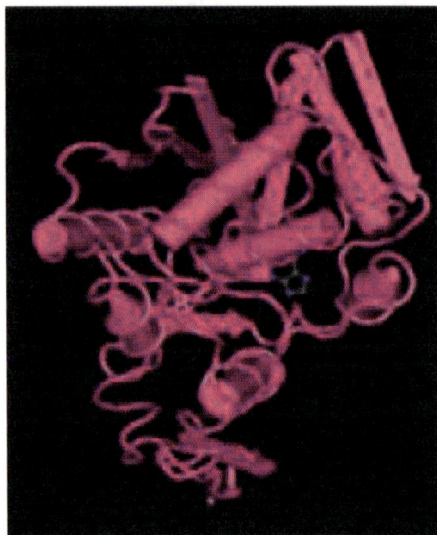

图 10-5-7　天花粉蛋白

（4）雷公藤甲素：雷公藤甲素是一种环氧二萜内酯化合物，又称雷公藤内酯醇（图 10-5-8），其存在于卫矛科雷公藤属植物中，该属植物有雷公藤、昆明山海棠［*Tripterygium hypoglaucum* (Levl.) Hutch.］、东北雷公藤（*Tripterygium regelii* Sprague et Takeda）3 个物种，该成分为雷公藤属植物药效学的主要物质基础，也是其主要毒性成分，有效剂量与中毒剂量极为接近。

雷公藤甲素在雷公藤中含量最高，昆明山海棠次之，东北雷公藤中含量极少或几乎不含有。任江剑等检测了不同产地药材中雷公藤甲素的含

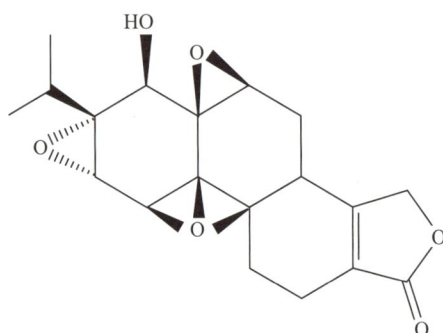

图 10-5-8　雷公藤甲素

量，发现以产于浙江者最高，达 160.35μg/g；产于西南地区的雷公藤、昆明山海棠中雷公藤甲素含量相对较低，产于湖南、安徽者相对较高。

王贤英等对雷公藤、昆明山海棠不同部位中雷公藤甲素含量进行测定，发现根皮部＞全根＞根去皮木质部＞地上茎枝＞全叶；3 年生雷公藤全根中雷公藤甲素含量最高，1 年生最低，并且 12 月份含量最高，4 月份含量最低，符合根茎类药材采收的规律；全根对人体的副作用比根去皮木质部更大。

雷公藤甲素是雷公藤药效的物质基础，也是主要有效成分之一，具有显著的免疫抑制、抗炎镇痛、抗肿瘤等作用，又被称为"中药皮质激素"，临床上主要用于治疗类风湿关节炎、红斑狼疮、皮肤病、肾炎、器官排斥反应等 50 多种疾病。自 1972 年 Kupchan 等报道雷公藤甲素有明显抗肿瘤活性后，相关研究越来越多，该成分可多方向、多靶点、交叉发挥抗肿瘤作用，抗肿瘤谱广。另外，相关中药制剂还可用于治疗结缔组织病、肾病、皮肤病、溃疡性结肠炎、甲状腺疾病、哮喘、眼科疾病、妇科疾病、肿瘤等。

（5）黄芩苷：黄芩是唇形科黄芩属（*Scutellaria* L.）植物黄芩（*Scutellaria baicalensis* Georgi）的干燥根，具有解热、保肝的作用，在肝脏疾病、细菌及病毒感染、炎症等疾病的治疗领域应用广泛。黄芩的主要成分是黄酮、萜类、甾醇、有机酸和微量元素，其中黄酮被认为是黄芩的主要药效活性成分，包括黄芩苷、汉黄芩素和黄芩素（图10-5-9）。黄芩苷在体内可以被代谢成为黄芩素。

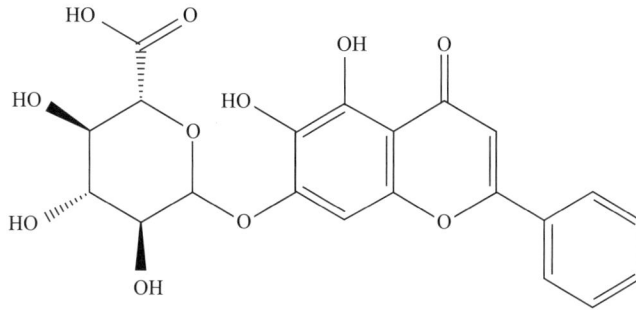

图 10-5-9　黄芩苷

黄芩苷治疗 HCC 的报道可以追溯到 20 世纪 90 年代初，日本学者陆续从小柴胡汤抑制 HCC 细胞增殖的实验中发现了黄芩苷的抑癌作用。后来国内外学者发现黄芩中所含的黄酮能够有效抑制 HCC 细胞生长，其中黄芩苷、黄芩素和汉黄芩素等均显著有效。郭昱等经过一系列体外研究，评价了黄芩苷对人源 HCC 细胞 Bel-7402 活性的影响及其作用机制。其研究结果显示，黄芩苷在体外对 HCC 细胞的抑制作用表现出较好的量效关系，并随着作用时间延长，抑制作用也愈加明显。黄芩苷在体外对 HCC 细胞的抑制作用表现为剂量依赖性，其对 HepG2 和 SMMC-7221 细胞的 IC_{50} 均不超过 40μmol/L。有关黄芩苷和黄芩素在对抗 HCC 的作用方面孰优孰劣尚存争议。Khanal 等研究发现黄芩苷对 HepG2 细胞的抑制作用更强，然而 Chiu 等通过比较两种单体在抑制 HA22T/VGH 和 SK-Hep1 细胞活性和侵袭能力的作用后，发现黄芩苷的效果并不优于黄芩素，从其在体内的动力学角度看，黄芩苷在胃肠被吸收后，经肠道菌群和肝脏转化为黄芩素，入血后又重新转化为黄芩苷Ⅱ。因为肿瘤治疗的效果最终还需整体实验来证明，两者在体内最终应主要以黄芩苷的形式发挥作用，所以目前治疗 HCC 的报道主要还是以黄芩苷为主。以黄芩苷为主要成分的方剂，如黄连解毒汤，对 HCC 的治疗作用也有报道，黄芩苷是多组分中抑制癌症的重要成分之一。

（二）动物来源的抗肝癌中药及其提取物

1. 蟾酥　中药蟾酥为蟾蜍科动物中华大蟾蜍或黑眶蟾蜍等的耳后腺及皮肤腺分泌的白色浆液。蟾酥作为一种传统中药，其入药始见于《名医别录》。中医认为，蟾酥味辛、性温，有毒，归心经，具有解毒止痛、开窍醒神的功效。目前临床应用研究发现，蟾酥可用于临床治疗恶性肿瘤、各种感染性疾病、心脏疾病、顽固性呃逆、慢性肝炎、骨髓炎、周围性面神经麻痹、硬皮病、皮肤病、小儿疳积等多种病症，并有止痛麻醉的作用。蟾酥注射液作为一种蟾酥的直接提取物，曾用于临床治疗肝癌、肺癌等多种肿瘤。民间老百姓患肝癌、胃癌等肿瘤之后，会使用干蟾皮煎水服用。华蟾素注射液是以蟾酥为主要原料制成的水溶性制剂，为我国自行研发的二类新药，对原发性肝癌、肺癌、食管癌、结肠癌、乳腺癌等恶性肿瘤具有非常好的疗效。

蟾酥是一种动物毒素，其化学成分分为小分子和大分子化合物。目前关于小分子化合物的研究较多，包括蟾蜍内酯类、吲哚类生物碱、甾醇类及其他类化合物；大分子化合物主要为蛋白质。蟾酥中抗肿瘤的主要成分为蟾蜍内酯类化合物中的蟾毒配基类化合物。蟾毒配基类化合物是蟾蜍毒素在干燥加工过程中的分解产物，如蟾毒灵、脂蟾毒配基和华蟾酥毒基。临床上常用于肝癌治疗的华蟾素注射液、华蟾素片的主要成分也为蟾毒灵、华蟾酥毒基。本研究团队研究较为深入的中药蟾酥来源抗肝癌作用单体主要为蟾毒灵、华蟾酥毒基。

蟾毒灵（图 10-5-10）属于蟾毒配基类化合物，为多羟基的甾体化合物，属强心苷类物质，其分子式为 $C_{24}H_{34}O_4$，分子量为 386.5 Da。除肝癌之外，临床试验及体内外药理作用研究证实，蟾毒灵对胃癌、肠癌、肺癌、乳腺癌、白血病等均有一定的抑制作用，可用于该类疾病的辅助治疗中。除了抗肿瘤活性，蟾毒灵具有广泛的药理活性，如镇痛强心、升压、兴奋呼吸、镇咳平喘、利尿、兴奋平滑肌、抗血小板聚集、抗炎、增强免疫力及局部麻醉等。蟾毒灵是本研究团队研究较多的抗肝癌中药单体之一，先后从细胞增殖、凋亡、侵袭、迁移等多个角度对其进行了机

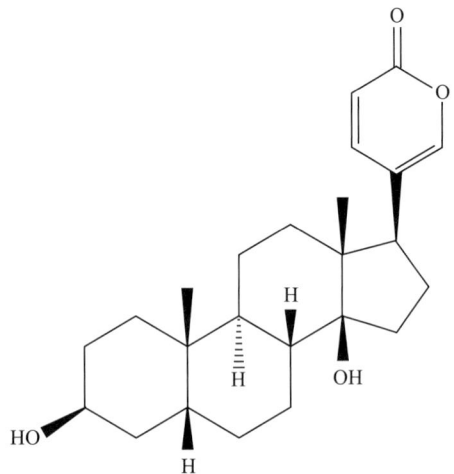

图 10-5-10　蟾毒灵

制分析，且最新的临床数据显示，内源性蟾毒灵类物质含量的降低与肝癌密切相关。除此之外，由于蟾毒灵存在强心作用、水溶性较差、代谢快、半衰期短等因素，其距离实际临床应用于抗肿瘤治疗还存在一定差距，故本研究团队采用白蛋白纳米载体、抗肿瘤靶向微粒载药系统来实现靶向的功能，进一步提高其功效，降低毒副作用。

华蟾酥毒基（图 10-5-11）又名华蟾毒精，也属于蟾毒配基类化合物，为多羟基的甾体化合物，属强心苷类物质，其分子式为 $C_{26}H_{34}O_6$，分子量为 442.55。与蟾毒灵相类似，华蟾酥毒基具有止痛、强心、抗菌、局部麻醉和抗肿瘤作用。从抗肿瘤作用来看，目前研究已经证实：华蟾酥毒基对肝癌、乳腺癌、肺癌、胰腺癌、结肠癌、白血病等多

种肿瘤有效。

2．**蜂毒**　蜂毒疗法是中医学的一个分支，用蜂毒疗法治病的历史可以追溯到远古时代。早期古人类在猎取野生蜂蜜和蜂蛹时，难免遭到野蜂蜇刺，从而出现局部和全身反应。偶然间，他们发现在被蜇后某些疾病如关节炎和神经痛等竟然得到缓解，于是他们便逐渐开始有意识地用蜜蜂蜇刺相应疼痛的部位，从而治疗相应的疾病。蜂毒疗法作为一种流传甚久的民间疗法，由此便发展起来。《中华本

图 10-5-11　华蟾酥毒基

草》记载："蜂毒为蜜蜂科昆虫中华蜜蜂等之工蜂尾部螫刺腺内的有毒液体，其味辛、苦，性平，有毒，入肝、肺经，具有活血化瘀、消肿止痛、通经活络、祛风散寒的功效，可有效治疗风湿性关节炎、类风湿关节炎、神经性疼痛、单纯疱疹等多种疾病。"除了以上功效，蜂毒的抗肿瘤作用也受到人们的关注。20 世纪德国柏林癌症研究所的研究人员追踪了 19 026 名养蜂人，发现其中患癌症者只占 0.036%，远低于农民、酿造工人、建筑工人、食品工人等其他行业者；且法国著名农学家凯拉斯调查了欧洲 1 000 名已故养蜂人，发现仅 1 人死于癌症。正是由于养蜂人中罹患癌症的比例显著低于其他工种的从业人员，故不少学者推测蜂毒可能具有抗癌作用。

蜂毒是一种混合物，其组成成分主要包含两类，分别是活性胺、活性肽。活性胺包括组胺、多巴胺、5- 羟色胺及去甲肾上腺素等；活性肽包括蜂毒肽、蜂毒明肽、肥大细胞脱粒肽等。蜂毒肽（图 10-5-12），又名蜂毒素、溶血肽，分子式为 $C_{131}H_{229}N_{39}O_{31}$，分子量为 2 846.45 Da，其由 26 个氨基酸残基组成，占蜂毒干重的 50%，是蜂毒中的重要活性成分。在众多的蜂毒成分中，蜂毒肽是目前在蜂毒提取物中研究最多、最广的抗肿瘤活性成分。大量细胞及动物实验证实，蜂毒肽具有广谱抗肿瘤活性，尤其对肝癌、骨肉瘤疗效明显。药理研究证实，蜂毒肽可以通过多种途径发挥抗肝癌的作用，如直接杀伤肿瘤细胞、诱导肝癌细胞凋亡和细胞周期阻滞、抑制转移和肿瘤血管生成。此外，蜂毒肽还具有免疫调节作用，如蜂毒肽参与了抗肿瘤 T 细胞的免疫应答，激活 NK 细胞，上调 IL-2，下调 IL-4，从而导致 Th1 细胞功能的增强，对机体细胞免疫功能起正向调节的作用。除了抗肿瘤作用，蜂毒肽还具有抗病毒、抗细菌、抗真菌、抗炎镇痛、抗辐射、调节血压等多种功效。此外，蜂毒肽具有广泛的生理功能，可以与生物膜相互作用，引起生物膜性能的一系列生物、物理变化。

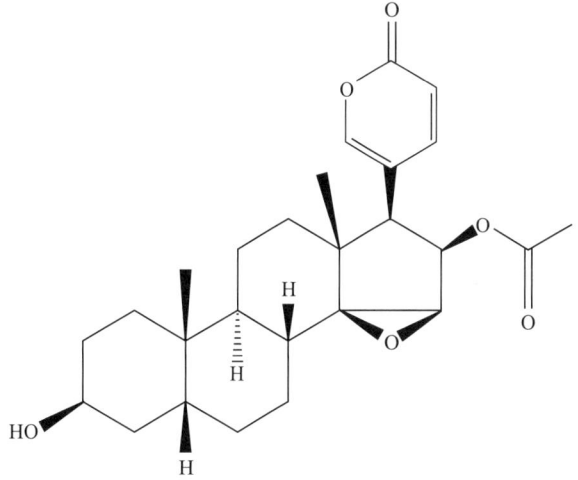

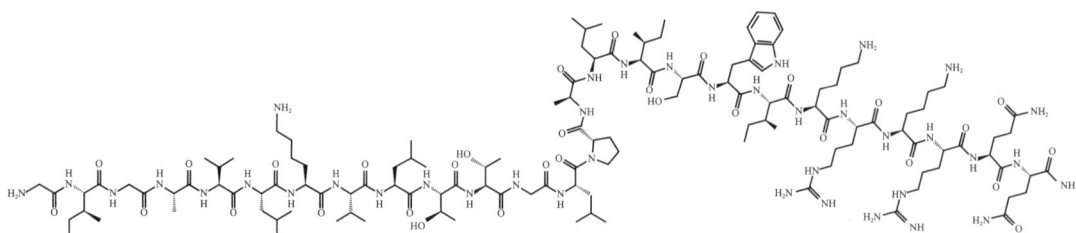

图 10-5-12　蜂毒肽

蜂毒肽的良好抗肝癌作用也引起了本研究团队的浓厚兴趣。本研究团队既往紧密围绕蜂毒肽的抗肝癌作用与机制，进行了系统、深入的研究，主要研究工作与成果为：①优化蜂毒肽的提取工艺。首先采用 Sephadex G-25、Sephadex G-50、Sephadex G-75 三步层析法从粗蜂毒中分离纯化蜂毒肽，以 SDS- 聚丙烯酰胺凝胶电泳定性、HPLC 含量测定，制得高纯度的蜂毒肽，平均回收率为 95.97%。②探索蜂毒肽的抗肿瘤作用机制。以人肝癌细胞系、肝癌动物荷瘤模型为研究对象，通过体内外实验发现蜂毒肽的抗肝癌作用机制与抑制细胞增殖、促进细胞凋亡、改变细胞周期、增加细胞自噬、逆转缺氧环境诱导的肿瘤血管新生、减少上皮 - 间充质转化等多种机制有关。③改进蜂毒肽的给药方式。有毒中药疗效明显，但对人体正常细胞也有较大的副作用，借助基因转染技术，使蜂毒肽的基因选择性地进入病灶细胞，可以避免一些副作用的发生。本团队首创将蜂毒肽用于肝癌基因治疗中，通过将蜂毒肽基因与 AFP 基因启动子共同转染入复制缺陷型腺病毒中，构建了携蜂毒肽基因的重组腺病毒，观察到其能特异性杀伤 AFP 阳性肝癌细胞。随后，在证明携蜂毒肽基因的复制缺陷型腺病毒治疗肿瘤技术可行、疗效明确的基础上，进一步将蜂毒肽基因引入条件复制型腺病毒中，能够收到更佳的治疗效果。④调整蜂毒肽的结构和剂型。蜂毒肽的溶血副作用制约了其向临床转化的步伐，为达到减毒增效的目的，团队对其进行了结构改造研究和剂型改革探索。采用 Fmoc 固相逐步化学合成，以 Wang 树脂为固相载体，HOBt/DCC 为缩合剂的合成工艺，顺利合成了 26 肽蜂毒肽，收率达 32%。在剂型方面，团队先后探索了蜂毒肽 - 聚乳酸 / 羟乙酸微球、蜂毒肽磁性纳米制剂、蜂毒肽微球缓释制剂的制备与质控，同时将新剂型用于动物体内实验，如经肝动脉介入或瘤内注射等，收到了良好效果。

3. 斑蝥　斑蝥为芫菁科昆虫南方大斑蝥或黄黑小斑蝥的干燥体，其入药最早见于《神农本草经》。中医认为，斑蝥味辛，性热，有大毒，具有破血逐瘀、散结消肿、攻毒蚀疮的作用。斑蝥对皮肤有强烈的刺激作用，能引起皮肤发赤，继则起水泡，对肌肤有腐蚀作用；配以芳香走窜类中药如丁香、肉桂等，选用膻中、大椎、定喘、肺俞等穴位进行穴位贴敷可治疗支气管哮喘。此外，斑蝥外用还可治疗疣、癣、疥疮等疾病。除了外用，斑蝥内服主要用于肿瘤治疗，且斑蝥的抗肿瘤作用越来越受到研究者的关注和重视。目前临床上常用的斑蝥胶囊、复方斑蝥胶囊均为纯中药制剂，其主要成分为斑蝥，并含有人参、黄芪、三棱、半枝莲、莪术等药物。目前以上两种中成药已经作为治疗肝癌、肺癌、胃癌、结直肠癌、多发性骨髓瘤、卵巢癌等多种肿瘤的辅助用药。

斑蝥的主要有效成分为斑蝥素和微量物质。微量物质包含脂肪、蜡质、蚁酸、色素和锰、镁等17种微量元素。除此之外，斑蝥中还含有结合斑蝥素，如斑蝥酸镁、斑蝥酸钙、斑蝥酸钾、斑蝥酸钠等。这些斑蝥酸的结合物在酸性环境中能够游离出斑蝥酸或者斑蝥素，同时这些碱性离子的存在，能够降低斑蝥素的毒性或刺激性。斑蝥的药理作用主要为抗肿瘤、增强免疫、升高白细胞，除此之外，还有抗炎、抗病毒、抗菌、促雌激素样作用。

斑蝥的抗肿瘤活性成分主要为斑蝥素。斑蝥素（图10-5-13），又名芫青素，为无色无味发亮结晶，是斑蝥酸的内酯，分子式为$C_{10}H_{12}O_4$，分子量为196。斑蝥素对肝癌、肺癌、前列腺癌等多种肿瘤均具有明确的抗肿瘤作用，且与其他抗肿瘤药物相比，斑蝥素降低白细胞的副作用不明显，因此备受关注。然而，临床上应用斑蝥素治疗肝癌等肿瘤时，其毒性较大的特点也限制了它的广泛应用。其毒性作用的发生与外用面积过大、蓄积毒性等有关，特点是起病急、病情重、发展快，抢救不及时即可使人死亡。因此，如何对斑蝥素进行减毒增效十分重要。

NCTD、斑蝥酸钠是目前研究较多，且已经应用于临床的斑蝥素相关抗肿瘤衍生物。NCTD（图10-5-14）是通过去除斑蝥素1，2位上的两个甲基后人工合成得到的，分子式为$C_8H_8O_4$，分子量为168，是我国首先研发的唯一可以升高白细胞的人工合成抗癌药物，且基本消除了斑蝥素的副作用，其不仅具有抗肿瘤作用，还具有免疫调节等功能。斑蝥酸钠由斑蝥素与氢氧化钠共热时水解生成，不仅保持了斑蝥素特有的抗癌活性，且毒副作用比斑蝥素小，其分子式为$C_{10}H_{12}Na_2O_5$，分子量为258。目前，NCTD已经被制作成注射液、片剂，斑蝥酸钠被制作成注射液且已经用于临床治疗肝癌、胃癌、食管癌等。

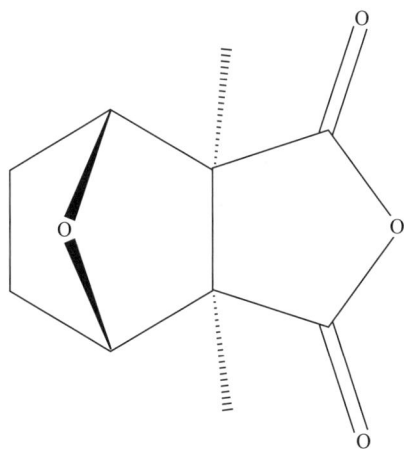

图10-5-13 斑蝥素　　　　　　　　　　图10-5-14 去甲斑蝥素

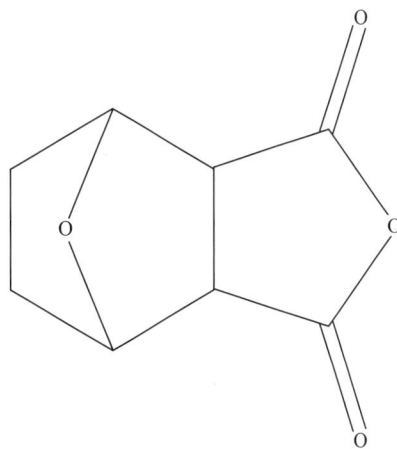

4. 全蝎 全蝎为钳蝎科动物东亚钳蝎的干燥体，入药始载于《蜀本草》，别名钳蝎、蝎子，为传统名贵中药材。2015 年版《中华人民共和国药典》记载："全蝎味辛，性平，有毒，归肝经，具有息风镇痉、攻毒散结、通络止痛的功效，常用于治疗肝风内动、痉挛抽搐、小儿惊风、中风口歪、半身不遂、破伤风、风湿顽痹、偏正头痛、疮疡、瘰疬等疾病。"民间常用其泡酒治疗风湿痹症。尽管全蝎在中药中属于传统的平肝息风药物，但是临床常借助其攻毒通络作用，将其与其他中药配伍联合化学治疗药物治疗消化系统及血液系统肿瘤。

全蝎的化学成分主要为蝎毒素及甾体衍生物、生物碱等小分子成分。因其所含成分或者结构特殊，或者为全蝎所特有，故我们推测这类成分是其药理活性的重要物质基础。此外，全蝎中气味成分、营养成分（氨基酸、脂质、钙、镁、微量元素、核苷及其类似物）也对其药理活性有重要贡献。现代药理研究表明，全蝎具有显著的抗肿瘤、抗癫痫、抗惊厥、抗凝、抗菌等药理作用，另外，其还具有镇痛抗炎、促生长、提高免疫力等多种活性。

全蝎的抗肿瘤活性主要与其有效成分蝎毒素有关。蝎毒素类似蛇毒，是一类具有神经毒特性的物质，其组成十分复杂。研究表明，蝎毒素由蛋白质和非蛋白质两部分组成，蛋白质为其主要活性成分。活性蛋白又分为酶、肽两类。目前报道最多、抗肝癌等肿瘤效应最为确切的蝎毒素活性蛋白为东亚钳蝎镇痛抗肿瘤多肽。该多肽是从蝎毒多肽中分离出来的一种毒素，同时具有镇痛及抗肿瘤的作用，故此命名。东亚钳蝎镇痛抗肿瘤多肽由 4 个二硫桥（Cys12-Cys63、Cysl6-Cys36、Cys22-Cys46 和 Cys26-Cys48）交联的 66 个氨基酸组成。

5. 熊胆粉 熊胆粉为熊科动物黑熊经胆囊手术引流胆汁而得的干燥品，现已作为天然熊胆的替代品入药并审批上市，属于国家卫生健康委员会批准的一类新药。熊胆入药首见于汉末陶弘景编写的《名医别录》。唐代《药性论》最先指出熊胆配伍禁忌。孙思邈在《备急千金要方》中记载使用熊胆可用于治疗"痔疮""痔漏"，这是关于熊胆最早的临床应用记载。传统中医认为，熊胆味苦，性寒，入肝、胆、脾、胃经，具有清热解毒、息风止痉、清肝明目等功效，可用于治疗湿热黄疸、暑湿泻痢、热病惊痫、目赤翳障等多种病症。

熊胆粉是传统中药熊胆的现代化制剂，化学成分比较复杂，主要含结合型熊脱氧胆酸、鹅脱氧胆酸、胆酸、脱氧胆酸、TUDCA、牛磺鹅脱氧胆酸（taurochenodeoxycholic acid，TCDCA）及胆固醇类、胆色素类、氨基酸类、蛋白质、肽、脂肪酸、微量元素等。药理学研究证实，熊胆粉具有保肝、利胆、溶石、抑制血栓形成、抗癌、抗炎、抗菌、抗病毒、镇咳、祛痰、解热等多种药理作用，目前临床上常单药或者配合其他药物治疗胆结石、脂肪肝、胆囊炎、病毒性肝炎、慢性乙型肝炎等肝胆疾病，中风、冠心病、心绞痛等心脑血管疾病，结肠癌、肝癌等肿瘤，结膜炎、干眼症、眼部带状疱疹等眼科疾病，痔疮、肛瘘、肛周湿疹等肛肠疾病，以及支气管肺炎等呼吸系统疾病。

UDCA（图 10-5-15）是熊胆粉的主要化学成分，也是特征性药理活性物质，化学名称为 3α, 7β- 二羟基 -5β- 胆甾烷 -24- 酸，分子式为 $C_{24}H_{40}O_4$，分子量为 392.56。UDCA 是从熊胆汁中分离出来的天然胆汁酸，是鹅脱氧胆酸的差向立体异构体，其溶石作用、疗效与鹅脱氧胆酸相似，但疗程短、剂量小，目前已经被制成熊去氧胆酸胶囊，用于治疗胆固醇性胆囊结石、胆汁淤积性肝病及胆汁反流性胃炎。除此之外，UDCA 也是目前熊胆粉中研究最多的抗肿瘤活性成分。

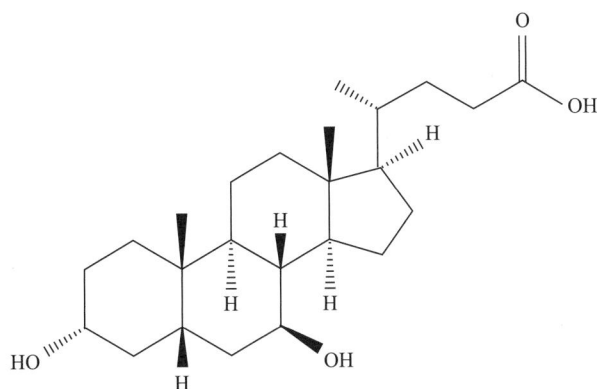

图 10-5-15　熊脱氧胆酸

6. 土鳖虫　土鳖虫别称土元、地鳖虫等，为鳖蠊科昆虫地鳖或冀地鳖的雌虫干燥体。中药土鳖虫性寒，味咸，归肝经，有小毒，具有破血逐瘀、续筋接骨之功效，用于治疗跌打损伤、筋伤骨折、癥瘕痞块、血瘀经闭、产后瘀阻腹痛。现代研究表明，土鳖虫中含有蛋白质、氨基酸、核苷类、脂肪酸、生物碱、微量元素、脂溶性维生素等多种化学成分，其中蛋白质含量高达 60%。土鳖虫具有溶解血栓、抗凝血、抗肿瘤、促进骨折愈合、调节血脂、耐缺氧等十分广泛的药理作用。土鳖虫的毒性可能与其所含的生物碱相关。

土鳖虫醇提物对体外培养的 HepG2 和 SGC-7901 细胞增殖及凋亡作用研究显示，土鳖虫醇提物具有诱导 HepG2 肿瘤细胞凋亡并抑制 HepG2 和 SGC-7901 肿瘤细胞增殖的作用，表明土鳖虫醇提物体外抗肿瘤作用较强。土鳖虫水提物可抑制 H22 肿瘤的生长，并且土鳖虫水提物与环磷酰胺（cyclophosphamide，CTX）联合应用的抑瘤率高于单用 CTX；采用土鳖虫水提物联合 CTX 的抗 H22 肿瘤小鼠的胸腺指数、脾脏指数与单用 CTX 相比均显著升高，表明土鳖虫水提物对 H22 肿瘤具有抑制作用，对化疗药物 CTX 具有增效减毒作用。

（三）抗肝癌中成药

中成药服用及携带方便，在肝癌临床治疗中使用广泛。其功能主治和适应证主要集中在扶正、抑瘤、改善症状和保护脏器功能等。

1. **槐耳颗粒**　槐栓菌（*Tramets tobiniophila* Murr.），又称槐耳，为生长在衰老的洋槐、槐树、青檀等树上的药用真菌。槐耳含有多种有机成分和十余种矿物质，主要成分为槐耳菌质，槐耳菌质含有多糖、蛋白质、酮体、生物碱等。槐耳的活性成分为多糖蛋白，多糖蛋白是由 6 个杂多糖和 18 个氨基酸组成的蛋白质。槐耳颗粒的抗肿瘤作用主要包括抑制肿瘤细胞的增殖、迁移与侵袭，诱导其凋亡，逆转肿瘤细胞的耐药性，抑制血管生成，增强机体免疫功能，阻断乙肝发展成肝癌及增加肿瘤细胞对化疗药物的敏感性等。

王海瑞等采用前瞻性队列研究观察了槐耳颗粒联合 TACE 治疗不能手术切除的 HCC 的有效性和安全性，并探讨联合治疗效果的影响因素。随访截至 2019 年 6 月，采用槐耳颗粒联合 TACE 治疗的 342 例患者死亡 71 例（20.76%），采用 TACE 联合其他治疗方法的对照组 240 例患者死亡 93 例（38.75%），差异有统计学意义；两组的中位疾病进展时间（median time to progression，mTTP）分别为 382 天和 217 天，提示槐耳颗粒联合 TACE 治疗不能手术切除的 HCC 具有良好的有效性及安全性，尽早联合使用槐耳颗粒可提高 HCC 介入手术疗效，延长肿瘤进展时间。Zhao GS 等对槐耳颗粒联合 TACE 和明胶海绵颗粒（GSPs-TACE）治疗原发性肝癌的安全性和有效性进行评价，发现 GSPs-TACE 与传统的槐耳颗粒联合，可促进肝细胞损伤修复及肝功能的恢复，提高免疫功能，改善肝癌患者的治疗反应，提高患者的中长期生存率。华向东等采用 TACE 联合槐耳颗粒治疗原发性肝癌伴微血管侵犯的患者，结果表明槐耳颗粒联合 TACE 治疗组术后 3、6 和 12 个月时患者 $CD4^+/CD8^+$ 比值和 IL-2 水平均明显升高，1~3 年的复发率明显降低。针对 TACE 联合槐耳颗粒治疗原发性肝癌的 Meta 分析显示，在 TACE 基础上联合槐耳颗粒治疗，客观应答率、疾病控制率、6 个月和 12 个月生存率及 $CD4^+/CD8^+$ 比值均明显高于单纯 TACE 组。此外，槐耳颗粒还能显著缓解 TACE 术后栓塞后综合征、提高生活质量评分。上述研究表明，TACE 联合槐耳颗粒治疗原发性肝癌能够减轻 TACE 副反应、减轻肝损伤、增强机体免疫力、增加化疗药物的敏感性、提高对化疗药物的耐受性。

目前，肝癌的系统治疗包括静脉化疗和靶向、免疫治疗（如索拉非尼、仑伐替尼、瑞戈非尼、ICI 等）。体外研究显示，槐耳颗粒联合顺铂对 HepG2 肝癌细胞的抑制作用较单用顺铂更强，作用呈时间和剂量依赖性，槐耳颗粒能抑制 PI3K-Akt 信号通路，激活肝癌细胞自噬。槐耳颗粒还能抑制索拉非尼耐药肝癌细胞 Bel-7402/S 的活性，部分逆转其对索拉非尼的耐药，下调细胞中 $HIF-1\alpha$ 的 mRNA 水平，最终降低 $HIF-1\alpha$ 和 VEGF 的蛋白表达水平。晚期肝癌患者口服索拉非尼联合槐耳颗粒与单独服用索拉非尼相比，临床有效率、临床控制率和 1 年生存率显著增加，且治疗期间不良反应发生率低于单独服用索拉非尼对照组，提示槐耳颗粒联合索拉非尼对晚期肝癌具有显著的临床疗效。除了联合 TACE 及系统治疗，槐耳颗粒在联合其他疗法治疗肝癌时也显示出了显著的疗效。体部伽马刀联合槐耳颗粒能显著升高原发性肝癌患者的 T 细胞和 NK 细胞水平。RFA 微创方法联合槐耳颗粒治疗原发性肝癌时，治疗组患者生存质量提高率和瘤体完全坏死率较单独微创治疗组显著升高，表明槐耳颗粒联合 RFA 能够提高患者的生存质量，并增加瘤体坏死程度。

目前，槐耳颗粒治疗原发性肝癌的临床疗效在医学界也已被证实。我国著名肝脏病学家陈孝平院士团队发表文章证实槐耳制剂能有效降低 HCC 的术后复发率，并延长患者的总生存期。

2. 金龙胶囊 金龙胶囊由鲜守宫、鲜金钱白花蛇和鲜蕲蛇组成。方中鲜守宫味咸，性寒，为君药，入血分，具有透筋达络、破瘀解毒散结、通经活络而止痛之功效，且能补肺肾、益精血。鲜金钱白花蛇味咸，性温，为臣药，具有搜风通络、破瘀散结、降痰解毒、活血止痛的作用，辅助君药可加强破瘀散结、解郁通络之功，同时能协同蕲蛇共同引药入肝经。鲜蕲蛇味甘、咸，性温，入肝经，为佐使药，其性善走窜，内走脏腑，外切皮毛，具有搜风定痛、通经达络的作用，既可加强君药滋阴破瘀散结功效，又可加强臣药的通络解郁散结力量。全方配伍精当，药性平和，用二蛇之温制守宫之寒而不滞，用守宫之寒制二蛇之温而不燥，可用于治疗肿瘤实证。

手术仍是肝癌患者最佳的治疗方式，但研究表明，肝癌切除术后 5 年复发转移率仍高达 40%~70%。谢斌等对肝癌切除术后分别使用金龙胶囊或常规化疗的患者进行观察，结果发现，金龙胶囊治疗组患者 $CD4^+/CD8^+$ 和 NK 细胞水平均高于化疗组；治疗组 MMP-9 水平明显低于化疗组；治疗组术后半年复发率为 37.7%，明显低于化疗组；治疗组平均生存期、中位生存期较化疗组明显延长，生活质量评分明显优于化疗组。肝癌切除术后金龙胶囊治疗能明显降低 MMP-9 的水平，有效抑制术后残肝内转移的发生，有利于患者术后免疫功能的恢复，提高临床疗效，改善患者术后生活质量，延长生存期，对于 HCC 的预后具有重要的临床价值。

局部消融治疗具有创伤小、疗效确切等特点，使一些不适合手术切除的肝癌患者获得根治机会，主要包括 RFA、MWA、PEI、冷冻消融、HIFU、激光消融、IRE 等。RFA 术后患者存在恶心、呕吐、发热、肿瘤溶解综合征等不良反应，严重影响生活质量。研究表明，行 RFA 术的原发性肝癌患者从术后第 1 天开始口服金龙胶囊，能减少 RFA 术对肝脏的损伤，减少不良反应的发生，提高 RFA 术后患者近期生活质量，且经 RFA 术治疗后服用金龙胶囊的患者生存期也有明显的延长。这些研究结果表明，金龙胶囊具有稳定瘤体、抑制肿瘤发展、提高生存质量、改善症状、增强患者免疫力、减轻 RFA 术后的肝脏损伤等作用，是 RFA 技术的有益补充。

TACE 联合金龙胶囊治疗原发性肝癌能显著提高患者的临床受益率，明显改善患者的临床症状，提高临床疗效和患者的生活质量。有研究显示，治疗组原发性肝癌患者行 TACE 联合金龙胶囊治疗后，$CD3^+$、$CD4^+$、$CD4^+/CD8^+$ 水平较对照组显著上升，$CD8^+$ 水平较对照组显著降低。这项研究的结果表明，金龙胶囊能有效改善原发性肝癌患者 TACE 术后 T 细胞水平，有利于保护患者的细胞免疫功能，减少药物不良反应，降低患者的死亡率，在原发性肝癌患者介入治疗中具有重要价值。苑天文等的研究表明，金龙胶囊对肝癌等多种肿瘤患者具有提高其生活质量和延长生存期的作用，进而能够有效降低患者的死亡率。同时，加服金龙胶囊对 TACE 治疗后引起的白细胞下降有明显改善作用。此外，金龙胶囊对鸡胚尿囊膜血管生成具有显著的抑制作用，提示金龙胶囊联合 TACE 能抑制肿瘤血管生成，从而起到有效降低肿瘤复发转移率的作用。

3D-CRT 联合金龙胶囊治疗原发性肝癌优于单纯 3D-CRT 治疗，可提高患者近期疗效与临床受益率，改善患者的生存质量，且不增加放疗的毒性反应。研究发现，金龙胶囊联合全身伽马刀组的治疗有效率为 79.2%，单纯伽马刀组的有效率为 54.2%，两组疗效具有显著性差异，提示金龙胶囊可增强原发性肝癌的放疗疗效。全身伽马刀与金龙胶囊联合治疗肝癌可提高患者的临床受益率，提高中晚期肝癌患者的生活质量，且不增加放疗的毒性反应，两者联合治疗安全可靠。金龙胶囊对放疗增效的药理机制可能与下列因素有关：①经激光共聚焦扫描及显微镜图像系统分析发现，金龙胶囊对肿瘤细胞有直接破坏杀伤作用；②金龙胶囊具有抑瘤作用，其对小鼠肉瘤 S180、肝癌 H22、大鼠 W256 肉瘤的抑瘤率分别为 36.8%、44.9%、39.1%。

阿帕替尼联合金龙胶囊治疗能够提高中晚期肝癌患者的生存率及生活质量，改善肝功能；在肿瘤缩小或大小维持不变的情况下，能使患者腹水减轻、AFP 降低，胃肠道不良反应、疲劳和肝功能障碍等副作用较少。金龙胶囊联合吉西他滨 / 奥沙利铂化疗与单纯吉西他滨 / 奥沙利铂方案化疗治疗肝癌肺转移比较，治疗组患者的近期临床受益率为 92.9%，明显优于对照组的 77.0%；AFP 下降比率明显高于对照组；而白细胞下降发生率明显低于对照组。这项研究的结果表明，金龙胶囊联合化疗具有增效减毒的作用，对化疗药物所致的骨髓抑制尤其是粒系抑制具有明显的保护作用，可以减少或避免白细胞下降引起的感染、疲乏等症状；与化疗有较好的协同作用，能明显提高患者的生活质量，减轻症状，增强体质，抑制肿瘤的发展。

金龙胶囊由现代低温冷冻生化分离提取工艺制备，提取了所用原料的全部有效成分，保持了各有效成分的最大生物活性及它们之间的最佳天然配比，具有高含量、高活性的特点。全方配伍精当，药力峻猛，可在肝癌多学科治疗领域中联合应用。

3．华蟾素注射液　华蟾素注射液是中华大蟾蜍干蟾皮经特殊工艺制成的水溶性注射液，具有清热解毒、利水消肿、消痰软坚、化瘀止痛的功效，是我国应用较为广泛的一类抗肿瘤中药制剂。临床研究表明，华蟾素注射液可有效抑制肝癌的生长、转移、复发，提高机体免疫力，改善肝功能。

在我国，原发性肝癌主要发生在乙肝肝硬化的基础上，患者 HBV 阳性率高达 86.9%。因此对 HBV 的防治成为降低肝癌发病率的重要措施之一。系统评价分析显示，华蟾素注射液联合常规治疗可提高患者 HBV-DNA 和 HBeAg 转阴率，且无严重不良反应。对于中晚期原发性肝癌且 HBV-DNA 高表达的患者，华蟾素注射液联合中药治疗可有效稳定瘤体，改善患者的肝功能，提高其生存质量。

华蟾素注射液静脉滴注是常用的治疗肝癌的方式，此外还能采用联合 TACE 治疗、华蟾素肝动脉给药等方式。华蟾素注射液静脉滴注治疗中晚期肝癌与苦参碱相比，患者的 1 年生存率显著提高。TACE 联合华蟾素注射液治疗能够有效提高原发性肝癌患者的客观应答率。华蟾素注射液联合小剂量化疗药动脉灌注治疗能够显著提高晚期肝癌患者的疾病控制率。研究还发现，华蟾素注射液静脉滴注联合 TACE 治疗与单纯 TACE 治疗相比，在稳定瘤体的基础上，联合用药在提高患者的生活质量、提高机体免疫功能、改善肝功能方面明显优于对照组。通过 Meta 分析发现，华蟾素注射液联合 TACE 治疗可有效提高中晚期肝癌患者的客观应答率，患者 2 年生存率明显高于对照组。TACE 联合华蟾素肝动脉灌注与表柔比星灌注相比，可明显提高中晚期肝癌患者的生存质量。

华蟾素注射液是最常用的治疗肝癌的中药制剂。华蟾素注射液具有抑制肝癌细胞增殖、诱导细胞凋亡、稳定瘤体、提高生存率、提高生活质量、改善免疫状态、改善肝功能等作用。同时，华蟾素注射液可以有效抑制 HBV，预防乙肝向肝硬化、肝癌转变，对于中晚期肝癌患者的治疗具有独特优势。

4. 榄香烯注射液　榄香烯作为传统中药莪术（温郁金）的有效成分之一，具有非常显著的抗肝癌作用。榄香烯可诱导肝癌细胞凋亡、阻断肝癌细胞周期、抑制肝癌细胞的增殖和侵袭转移，还可抑制肝癌细胞血管生成，并可调节免疫功能。榄香烯注射液是国家批准的二类抗肿瘤新药，临床已广泛应用于肝癌的治疗。

对不可切除肝癌患者，肝动脉灌注榄香烯联合 TACE 治疗可明显减轻 TACE 术后发热、恶心、呕吐、骨髓抑制等不良反应，延长患者的无进展生存期，提高其生活质量。Meta 分析显示，榄香烯联合 TACE 治疗原发性肝癌，能够显著提高患者的疾病控制率及 12、24 个月生存率，近期有效率和缓解率均明显高于单纯 TACE 治疗组，但两组在胃肠道反应及骨髓抑制方面差异无统计学意义。

对于晚期肝癌患者，榄香烯联合索拉非尼治疗与单药索拉非尼相比，联合治疗组患者血清瘦素水平较高，CRP、AFP、CEA、CA199、AST、ALT、总胆红素（TBil）及凝血酶原时间（PT）水平较低，提示榄香烯能够改善患者肝功能，升高血清瘦素水平，降低 CRP、肿瘤标志物水平，并提高患者的生活质量。此外，榄香烯注射液还能够提高患者治疗后 CD4[+]、CD4[+]/CD8[+] 水平，提示榄香烯注射液对原发性肝癌患者的免疫力起到了正向调节作用。

三、中药抗肝癌的机制研究

肝癌的发生发展是一个多步骤、涉及多种调控因素的复杂过程，包括肿瘤与机体免疫的平衡，癌细胞的增殖、凋亡，癌细胞与细胞间质之间的相互作用，细胞的黏附能力，局部血管生成能力及细胞内部基因、蛋白质等一系列生物学的改变。中医药以其整体观念和辨证论治的优势在肝癌的治疗中发挥着重要的作用，临床实践业已证明中药既可以抑制肝癌的生长，同时还能改善患者的临床症状并提高其生存质量。然而，由于肝癌发生发展的复杂性，现代医学对于肝癌复杂的发病机制的研究尚不清晰，仍然存在许多短板并面临着巨大的挑战。中药，尤其是中药复方，以其复杂的有效成分、繁多的作用靶点及庞大的调控网络，制约着其具体机制的研究及临床用药的开发。

近年来，在临床实践指导下，本研究团队提出了"癌毒"理论，认为"癌毒"是恶性肿瘤发生的根本原因，也是决定其治法、用药、疗效的根本。"癌毒"指的是已经形成和不断新生的癌细胞或以癌细胞为主体形成的积块。恶性肿瘤的发生有着三级病因，首先是体内基因平衡失调、代谢紊乱导致细胞内外阴阳失和的一级病因；其次是在此基础上产生癌毒这一病理产物的二级病因，最后是这些因素进一步损伤人体正气、导致正虚邪实的三级病因。这一理论与现代肿瘤研究的热点——肿瘤微环境学说，有着不谋而合之处。

肿瘤微环境学说源于 1889 年 Stephen Paget 提出的肿瘤"种子与土壤"学说，即肿瘤细胞为种子，而肿瘤发生发展的微环境为土壤。由于肿瘤的发生发展是一个多步骤、由许多信号通路及分子等共同调节的复杂过程，因此，近年来的研究越来越趋向于对肿瘤的"土壤"——肿瘤微环境进行研究，以此达到抑制"种子"形成和发展的目的。肿瘤微环境是一个复杂的综合系统，主要由非肿瘤细胞、细胞因子、化学因子及细胞外基质等构成。其中，非肿瘤细胞主要包括构成血管和淋巴管的内皮细胞、先天性免疫细胞（巨噬细胞、中性粒细胞、肥大细胞、树突状细胞和 NK 细胞等）和后天免疫细胞（T 和 B 淋巴细胞）、平滑肌细胞和纤维细胞等多种基质细胞，以及间充质干细胞等。其中，内皮细胞能被血管或淋巴管生成因子激活并促进新生血管的形成，从而为不断增殖生长的肿瘤提供能量；生成淋巴管，从而为肿瘤细胞的远处转移提供通道。巨噬细胞能在多种因素诱导下出现表型和功能的分化，越来越多的证据表明巨噬细胞能够影响肿瘤的发生发展。肿瘤相关巨噬细胞（TAMs）主要包括两个亚型，分别是经典活化巨噬细胞（M_1）和选择性活化巨噬细胞（M_2）。其中，多数肿瘤内浸润 M_2 型 TAMs，这类巨噬细胞能够分泌多种趋化因子、细胞因子及蛋白酶，对肿瘤的增殖、血管生成、迁移侵袭等均起到促进作用。

诱导一种免疫抑制的微环境，是肿瘤发展和预后差的重要因素。在肿瘤微环境中，树突状细胞抗原提呈功能、NK 细胞的免疫监视及免疫杀伤功能受到抑制，可导致免疫逃逸的发生，而在后天免疫中，Treg 细胞是肿瘤躲避机体免疫的重要机制之一。我国的肝癌患者以乙肝背景居多，因此，肝癌的发生发展与炎症和免疫细胞密切相关。与此对应的，清热解毒法和诸多清热解毒药的抗癌效果已被众多学者所公认。作为清热解毒治法的物质基础，清热解毒中药除了具有能够通过直接抑制肿瘤细胞增殖、诱导肿瘤细胞凋亡等直接的抗肿瘤作用，还具有清除内毒素、抗炎、提高机体免疫功能的作用，并能够调节肿瘤相关基因转录。

近年来，本研究团队聚焦于肿瘤炎性微环境，选取临床有良效的中药复方（如解毒方）、单药（如熊胆粉）及单体（如大黄素），或研究其对肝癌炎性微环境的调节作用，或研究其对肝癌细胞的直接杀伤作用。在抑制肝癌细胞增殖、阻滞细胞周期和诱导细胞凋亡与自噬、抑制肝癌细胞侵袭和转移、调节免疫功能、增效减毒和逆转耐药性等方面均有所进展。

此外，针对"癌毒"的特征，借鉴中医药以毒攻毒的理论，研究团队还对多种动物毒素类药物（如蜂毒肽、蟾毒灵、全蝎等）的抗肿瘤作用进行了深入的研究。

（一）预防肝癌发生

我国的肝硬化发病率居高不下，而 30% 的肝硬化患者可并发肝癌，因而针对慢性肝病、肝硬化发展及恶性变的预防和治疗显得十分重要。如何逆转或延缓肝纤维化进展，已成为肝硬化及肝癌防治的关键问题。本团队在早期研制了肝复健冲剂，并通过动物实验初步证实了肝复健冲剂对肝癌发生的预防作用。本团队首先观察了肝复健冲剂对二乙基亚硝胺（DEN）致大鼠肝纤维化形成的预防作用，结果发现，肝复健冲剂能明显降低 DEN致大鼠肝纤维化胶原沉积程度，延缓 DEN 致大鼠肝硬化的形成。进一步研究发现，肝复健冲剂可延缓 DEN 诱导大鼠肝癌的发生发展，降低实验大鼠肝癌发生率，延长大鼠生存期，其作用机制与抑制 C-myc、IGF-2 及细胞周期正性调节因子 CDK4、Cyclin D1 等的表达及影响细胞周期进程有关。这项研究提示肝复健冲剂能够阻断肝细胞失控增殖及癌变，减少和延缓肝癌变的发生。

（二）预防肝癌复发

肝癌术后复发是一个涉及癌细胞本身、癌细胞与周围肝组织免疫炎性微环境的相互作用及宿主免疫状态的复杂过程。根据复发时间可分为早期复发（术后 2 年内）和晚期复发（2 年后）。两者的原因和危险因素有所不同，一般认为早期复发主要源于原发肿瘤的肝内播散，与癌细胞的侵袭转移有关；而晚期复发主要来自肝脏新发肿瘤，与慢性肝病背景下肿瘤发生有关。

早期复发与原发（已切除）肿瘤的侵袭性特征密切相关，如肿瘤大小、分化程度、微血管浸润等，这些研究结果提示早期复发可能源于原发肿瘤肝内转移。肝癌根治性切除术后，残余肝脏存在的少量癌细胞和 / 或以循环肿瘤细胞（circulating tumor cell，CTC）等形式存在的癌细胞作为"种子"，最终通过自我更新增殖分化及诱导血管生成形成新的病灶。此外，随着研究的深入，越来越多的证据表明肝癌干细胞（LCSCs）与肝癌术后复发密切相关。LCSCs 具有较强的转移能力和致瘤性，肝癌组织中 LCSCs 的存在是肝癌术后复发的危险因素，其能够使复发率明显增高。肝癌根治性切除术后，LCSCs 相关分子标志物阳性的 CTC 数量越多，患者术后的早期复发率也越高。

本团队前期通过基因芯片分析，构建基因共表达网络，以确定哪些基因在 HBV 相关肝癌复发中起关键作用。结果发现，肿瘤相关蛋白 Cyclin B1、Sec62 和 Birc3 在复发性肝癌中高表达，Cyclin B1、Sec62 和 Birc3 阳性率分别为 80%、65.7% 和 54.2%。Kaplan-Meier 分析显示，这些蛋白的高表达水平与显著降低无复发生存率有关。Cox 比例危险模型分析显示，Cyclin B1 和 Sec62 是肝癌复发的独立预测因子，可能是 HBV 相关肝癌术后复发的候选生物标志物和潜在治疗靶点。进一步研究发现，Sec62 的高表达与肝癌患者的术后复发呈正相关。Sec62 在体外促进了肝癌细胞的迁移和侵袭，并在体内促进了术后复发。整合素 α/CAV1 信号是 Sec62 在细胞运动中的靶点之一。整合素 α 的过表达部分拮抗 Sec62 基因敲除诱导的细胞迁移抑制，提示 Sec62 通过整合素 α/CAV1 信号促进肝癌转移，Sec62 可能是治疗肝癌术后复发的一个有吸引力的药物靶点。

肝癌术后残肝是复发转移的主要靶器官，残肝组织炎症免疫状态是肝癌术后复发转移的重要因素，可能成为防治肝癌术后复发转移的新方向。研究发现，伴有与不伴转移的癌周肝组织基因表达谱差异明显，伴转移的癌周肝组织促炎 Th1 样细胞因子显著下调（如 TNF-α、IFN-γ、IL-1），而抗炎 Th2 样细胞因子显著上调（如 IL-4、IL-8、IL-10）。这项研究的结果提示，微环境炎症免疫状态失衡（Th1/Th2 偏移）在促进肝癌转移中发挥重要作用，其中巨噬细胞集落刺激因子（macrophage colony stimulating factor，M-CSF）是诱发 Th1/Th2 偏移的根源。M-CSF 能诱导单核细胞产生更多的 Th2 样细胞因子和更少的 Th1 样细胞因子，在肝切除术后肿瘤周围肝组织高密度的巨噬细胞和 M-CSF 不仅提示肿瘤直径更大、肝内转移率更高，而且患者容易出现早期复发。

在肝癌微环境中，肿瘤相关成纤维细胞（CAFT）分泌的肝细胞生长因子（HGF）和 IL-6 通过磷酸化 STAT3 信号通路促进肝癌细胞 CD24$^+$ 干性特征的产生。TAMs、活化的肝星状细胞（HSC）等分泌的细胞因子，如 TGF-β、TNF-α 等，通过诱导 EMT 促进肝癌细胞干性特征的产生，参与 LCSCs 的形成，促进 LCSCs 增殖，进而促进肿瘤的迁移、浸润和转移，影响患者肝切除术后的预后。另外，在术后，TAMs 在伤口和组织损伤处释放的 TGF-β、表皮生长因子（epidermal growth factor，EGF）、碱性成纤维细胞生长因子（basic fibroblast growth factor，BFGF）等多种细胞因子可以促使肿瘤的发生和生长。此外，肝切除术本身也能够通过激活 IL-11-STAT3 信号促进肝癌复发。因此，改善肝癌术后残肝免疫炎性微环境，不仅有利于改善肝癌术后复发的"土壤"，还有利于减少"种子"的形成和增殖分化，从而抑制肝癌术后早期复发。我们在临床研究中发现，解毒方能够显著抑制小肝癌术后复发，在实验研究中也得到了相同的结论。进一步研究发现，解毒方能够显著降低复发大鼠癌旁组织中 M$_2$ 型巨噬细胞的浸润，提示解毒方可能通过调控癌旁组织中的炎性微环境达到抗复发的作用。为了进一步明确解毒方调控炎性微环境的作用机制，我们对大鼠肝癌切除术后复发模型的正常肝组织、癌旁组织及癌组织，利用基因芯片技术，对其相关炎症基因进行初步筛选。结果显示，CCL9、Met、TIE-2、Fas、Smad4、CXCL14、MMP-7 等在癌旁组织中呈高表达，而解毒方能够显著抑制其表达。因此，初步推断解毒方可能通过调控癌旁组织中系列炎症因子的表达，抑制 M_2 型巨噬细胞的浸润，从而起到预防复发的作用。

　　肝癌术后残余的肿瘤细胞进入血液循环后，绝大多数被宿主免疫细胞所破坏，仅有微量细胞得以形成新的转移复发灶，而对于肝癌患者来说，机体的免疫能力往往偏低，给肿瘤细胞逃避免疫系统的监控创造了条件，造成了肿瘤的术后复发转移。本团队在研究中还发现，四君子汤可以提高小鼠血清中 IL-2 的表达，从而提高机体的免疫功能，可以使机体体液免疫增强，促进吞噬细胞杀伤肿瘤，从而抑制 H22 小鼠肝癌细胞的实验性肺转移。

（三）抗肝癌作用

1．对肝癌细胞的直接作用

（1）抑制肝癌细胞增殖及诱导细胞周期阻滞

　　1）蜂毒肽：本团队研究发现，蜂毒肽在较低浓度下（0.5～5.0μg/ml）即对多种肝癌细胞（HepG2、Hep3B、SMMC-7721）有生长抑制作用，诱导人肝癌细胞 S 期阻滞；当药物浓度达到 5.0μg/ml、作用时间为 48h 时，这三种细胞 S 期比例均上升 10% 以上，且未观察到明显的细胞凋亡。进一步研究显示，蜂毒肽能够显著降低肝癌细胞 Cyclin A、Cyclin D1 表达，促进 p27 表达。已知 Cyclin A 和 Cyclin D1 是细胞周期进展的正向调控因子，尤其前者是细胞顺利通过 S 期所必需的周期蛋白，在该期其表达水平达到峰值。同时，p27 因能够与 Cyclin-CDK 复合物结合而降低其活性，对细胞周期进展具有负向调控作用。这些研究结果提示，蜂毒肽的细胞周期阻滞作用可能是通过降低 Cyclin A、Cyclin D1 表达，同时增加 p27 表达来实现的。Wu 等的研究表明，蜂毒肽能够通过调控 Shh 信号通路，下调 MeCP2，进而抑制肝癌细胞增殖。Zhang 等发现，蜂毒肽能够通过抑制 HDAC2，上调 PTEN，抑制 PI3K-Akt 信号通路，进而下调 Cyclin D1 和 CDK4，抑制肝癌细胞增殖。

　　2）蟾毒灵：现代研究显示，蟾毒灵在体外对人白血病、胃癌及肝癌细胞生长均有一定的抑制作用。本团队的研究还发现，蟾毒灵是蟾蜍体外抗肝癌药理活性最强的单体之一，能够抑制多种肝癌细胞（SMMC-7721、Bel-7402、HepG2）的增殖，在体内对肝癌裸鼠移植瘤同样具有显著的抑制作用。蟾毒灵能够诱导 HepG2 细胞周期阻滞于 G_2/M 期，其对 HepG2 细胞周期的阻滞作用可能与 Cyclin B1、CDK1 的表达下调有关。

　　3）猫人参及其有效成分：在前期的研究中，本团队经逐步筛选和工艺比较，确定了以乙醇提取法及大孔树脂吸附等工艺提取猫人参中的 2 种抗肿瘤有效成分，即主要含蒽醌类的 MA 与主要含皂苷类的 MB。我们在体外抗瘤谱的实验观察中发现，MA、MB 对体外 8 种不同组织来源的肿瘤细胞株都有一定的抑制作用。流式细胞术实验结果显示，MA、MB 能够使 G_0/G_1 期、S 期细胞比例下降而 G_2/M 期大大上升，同时凋亡细胞比例也有上升，此作用随剂量的增加而加强，这说明 MA、MB 通过影响细胞周期及诱导细胞凋亡来发挥其杀伤细胞的作用。动物实验结果发现，MA、MB 在动物体内同样具有抑制肿瘤的作用，而从对动物体重变化、一般情况的观察及肝脏病理切片结果来看，其毒副反应较小，动物的生存质量较高。TUNEL 染色结果显示，高、中浓度 MA 有明显的诱导细胞凋亡作用。

猫人参总皂苷对小鼠肝癌皮下移植瘤具有显著的抑制作用，能够使肿瘤细胞阻滞于 G_0/G_1 期，而 S 期细胞减少。体外研究显示，猫人参总皂苷浓度在 0.75～3mg/ml 时对人肝癌细胞 Bel-7402 和小鼠肝癌细胞 H22 具有细胞毒性作用。流式细胞术实验结果显示，猫人参总皂苷浓度在 0.1～0.4mg/ml 时明显增加了人肝癌细胞 Bel-7402 在 S 期的比例，其他两期的比例减少，这一效应呈剂量依赖性；对于小鼠肝癌细胞 H22，猫人参总皂苷浓度在 0.1～0.4mg/ml 时，小鼠肝癌细胞 H22 在 G_0/G_1 期和 G_2/M 期的比例明显随浓度的增加而增加，S 期比例减少，其作用机制可能与上调 Cyclin A 有关。

4）大黄素：古代中医关于肝癌的论述散见于"积聚""癥瘕"等病症的论述中。在《金匮要略》中，治疗"癥瘕""积聚"的方药应首推鳖甲煎丸和大黄䗪虫丸。在两方中具有活血化瘀、清热解毒功效的大黄是主药。另外，据统计，中国古代最大方书《普济方》中，用于治疗"癥瘕""积聚"的药物，应用频次最高的也是大黄。

大黄素是大黄发挥作用的主要有效成分之一。大黄素是一种酪氨酸激酶抑制剂（TKI），化学名称为 1，3，8- 三羟基 -6- 甲基蒽醌，分子式为 $C_{15}H_{10}O_5$，分子量为 270.23。大黄素抗肿瘤作用及其机制的研究是近年来研究的热点。实验研究发现，大黄素对肺癌、胃癌、肝癌、胰腺癌、前列腺癌、乳腺癌等多种肿瘤具有抑制作用。

在抗肝癌的研究中，本团队发现不同浓度的大黄素（10～200μmol/L）均能有效抑制人肝癌细胞 SMMC-7721 的增殖，并且呈现剂量和时间依赖性。进一步研究发现，大黄素能明显促进 SMMC-7721 细胞 p-ERK 和 p-p38 的表达并对 p-JNK 产生轻微的抑制，而总的 ERK、p38 和 JNK 则几乎没有变化，提示大黄素抑制 SMMC-7721 细胞增殖与激活 MAPK 信号通路有关。此外，在同等条件下，大黄素能明显抑制 p-Akt 的表达，因此，大黄素抑制肝癌细胞增殖的作用还可能与抑制 Akt 信号通路相关。

在体内实验中，本团队发现大黄素能有效抑制肝癌细胞 SMMC-7721 裸鼠移植瘤的生长，并呈剂量依赖性。免疫组化实验结果亦提示，大黄素能有效抑制增殖细胞核抗原（PCNA）及核蛋白 Ki-67 的表达。另外，通过对具有高侵袭转移潜能的人肝癌细胞系 MHCC97-H 的研究发现，不同浓度的大黄素亦能抑制 MHCC97-H 细胞的增殖，并且呈现剂量和时间依赖性。从这个角度来说，大黄素抑制肝癌迁移侵袭的功效还可能与抑制具有高侵袭转移潜能肝癌细胞的增殖相关。

5）解毒方：解毒方亦能有效抑制肝癌的增殖。MTT 结果显示，不同浓度的解毒方（0.4～2.0mg/ml）作用于肝癌 Huh7 细胞 24、48h 后，Huh7 细胞的增殖受到抑制，并且呈现一定的剂量依赖性。当解毒方作用 24h 时，细胞的抑制率最高为 42%，且浓度 ≥ 1.2mg/ml 时其抑制效应具有统计学意义；而当解毒方作用 48h 时，细胞的抑制率最高为 63%，且浓度 ≥ 0.8mg/ml 时其抑制效应具有统计学意义。

6）积雪草酸：积雪草酸是一种五环三萜类化合物，也是解毒方的有效成分之一。CCK-8 实验结果提示，积雪草酸能有效抑制肝癌细胞的增殖，而对于正常肝细胞 LO2 则无明显的抑制作用。积雪草酸以剂量依赖性方式诱导 G_1 期细胞的积聚并降低 G_2/M 期的细胞比例，提示积雪草酸通过抑制细胞从 G_1 向 G_2/M 期的转化来阻断细胞增殖。进一步研究发现，积雪草酸作用 24h 后，p-Akt 的水平在积雪草酸浓度为 100μmol/L 时显著降低，随着浓度的增加，p-ERK1/2 水平以剂量依赖性方式显著降低。同时，p-p38 的表达在积雪草酸浓度为 10μmol/L 以上时显著增加，而总 Akt、ERK1/2 和 p38 水平保持不变。这项研究的结果表明，积雪草酸抑制人肝癌细胞增殖可能与调控 MAPK 和 Akt 信号通路有关。上述结果在体内实验中同样得到了验证。

7）东亚钳蝎镇痛抗肿瘤多肽：东亚钳蝎（*Buthus martensii* Karsch，BmK）作为一种传统的中药，已有 2000 多年的应用历史，广泛用于治疗中风、癫痫、偏头痛、破伤风、面瘫、风湿痛及肿瘤等多种疾病。其活性成分主要来自蝎子的尾部毒素，这是一种对压敏和门控通道等离子通道有明显影响的神经毒性多肽。东亚钳蝎镇痛抗肿瘤多肽（BmK AGAP）是从蝎毒多肽中分离出来的一种毒素。重组东亚钳蝎镇痛抗肿瘤多肽（rAGAP）可以对肝癌、肺癌、淋巴腺瘤和胶质瘤等多种恶性肿瘤细胞株的增殖和迁移起到抑制作用。在本团队的研究中，用不同浓度的 rAGAP（0～200nmol/L）分别作用于 HepG2、MHCC97-L、MHCC97-H、Bel-7402、SMMC-7721 五种人肝癌细胞株，结果显示，rAGAP 对多种人肝癌细胞的生长均有抑制作用，并且均呈剂量依赖性。流式细胞术实验结果显示，rAGAP 能够诱导 HepG2 细胞周期阻滞，表现为 rAGAP 刺激后 G_1 期细胞比例显著增加，S 期和 G_2 期细胞比例显著下降。

细胞周期依赖性蛋白激酶抑制因子 1A（p21）是 *p53* 基因下游最重要的蛋白之一，几乎可以和所有的细胞 CDK、Cyclin 复合物相结合，而 p21 和 CDK2、Cyclin D1 结合后，可以降低 CDK2、Cyclin D1 蛋白的活性，使 DNA 复制受到抑制，细胞周期阻滞在 G_1 期。rAGAP 能够上调 p53 mRNA 水平，而下调 CDK2、Cyclin D1 的 mRNA 水平。Western blot 结果亦显示，随着 rAGAP 药物浓度增加，p21 蛋白逐步上升，CDK2 蛋白逐渐下降，而 Cyclin D1 无明显变化。

在体内实验中，rAGAP 显著抑制肝癌裸鼠皮下肿瘤生长，并且在发挥相同抗肿瘤效果时，rAGAP 较 5-FU 组具有剂量和毒性小的优势。

8）槐耳清膏：槐耳清膏在体外对肝癌细胞 SMMC-7721 细胞株的增殖有明显的抑制作

用，且随浓度增加而上升，呈剂量 - 效应关系。在体内实验中，槐耳清膏同样具有显著的抑制 H22 小鼠肝癌皮下瘤生长的作用，与 5-FU 联合用药时可提高 5-FU 抑制肿瘤的效果。

（2）诱导肝癌细胞凋亡及自噬

1）蟾毒灵：通过建立小鼠原位移植性肝癌及裸鼠人原位移植性肝癌两种模型，并给予不同剂量的蟾毒灵（1.5mg/kg、1mg/kg 和 0.5mg/kg）治疗，结果提示，蟾毒灵对两种模型均具有显著的抗肿瘤作用，模型的平均生存期延长；蟾毒灵对荷瘤鼠的体重、肝肾功能及心、肝、肺、肾、脑等重要脏器形态学上未造成明显改变。通过组织学观察发现，蟾毒灵组肿瘤组织出现明显的坏死及凋亡征象。免疫组化结果显示，瘤组织内 Bcl-2 阳性表达率均较低，表达强度较弱；Bax 阳性表达率较高，且多呈中等以上强度表达。

体外研究显示，蟾毒灵处理 Bel-7402 细胞后，显微镜下见细胞皱缩变圆，体积缩小；随着药物浓度增大和作用时间的延长，细胞表面逐渐凸起小膜泡（即凋亡小体）并不断地脱落悬浮于培养液中。活细胞数量明显减少，死亡细胞增多。透射电镜结果显示，蟾毒灵处理后细胞皱缩，微绒毛结构减少，甚至消失，胞质空泡形成，核固缩，染色质浓集于核膜内侧而呈团块或新月状，可见胞质起泡和凋亡小体及凋亡的细胞被肿瘤细胞吞噬现象。同时，可见少量坏死细胞，细胞轮廓不清，细胞核溶解消失，细胞器消失。

DNA 凝胶电泳结果显示，蟾毒灵处理 24h 后，Bel-7402 细胞的 DNA 电泳出现"梯状"条带。免疫组化结果显示，Bcl-2 在人肝癌细胞 Bel-7402 中低表达，而 Bax 蛋白阳性表达率为 50%；蟾毒灵对 Bcl-2 蛋白表达无明显影响，而 Bax 蛋白阳性表达率随着蟾毒灵浓度升高而升高。RT-PCR 结果提示，不同浓度蟾毒灵均能显著上调 Bax mRNA 的表达，且作用呈一定的浓度依赖性。EMSA 结果显示，不同浓度的蟾毒灵处理 24/48h，NF-κB 随蟾毒灵浓度增加和作用时间的延长而活性升高，提示蟾毒灵诱导细胞凋亡过程中存在 NF-κB 蛋白的活化现象。

Western blot 结果显示，1μmol/L 的蟾毒灵作用 24h 能显著诱导 p38 MAPK 磷酸化。这提示，在一定浓度下，蟾毒灵在诱导肝癌细胞凋亡的同时，伴随着 p38 MAPK 明显活化，表明 p38 MAPK 的活化可能与诱导细胞凋亡有关。

2）蜂毒肽：分别选用不同浓度（0～10μg/ml）的蜂毒肽作用于 HepG2 细胞，作用不同时间（0～48h），结果显示，蜂毒肽能够诱导 HepG2 细胞凋亡，且呈明显的时间和浓度依赖性，凋亡现象伴随线粒体电势差的降低。在其他人肝癌细胞系中（Hep3B、Bel-7402 及 SMMC-7721）也得到了类似的结果。蜂毒肽作用后，HepG2 细胞中 caspase-9、caspase-3、多腺苷二磷酸核糖聚合酶［poly-（ADP-ribose）polymerase，PARP］均有活化，细胞色素（cytochrome）c 及 Smac/DIABLO 的释放增多。使用相应的 caspase 抑制剂、钙通道阻滞剂 BAPTA、ROS 抑制剂 NAC 预处理细胞后，细胞凋亡有明显逆转。此外，BAPTA 及 NAC 预处理能够抑制 caspase-9、caspase-3、PARP 的活化及 cytochrome c 和 Smac/DIABLO 的释放。蜂毒肽作用 0～60min 后，能够活化 CaMKⅡ-TAK1-MKK-JNK/

p38 信号通路，相应的抑制剂作用后，能够部分逆转蜂毒肽诱导的细胞凋亡。蜂毒肽作用后还能够抑制 IKKβ 的激酶活性及 TAK1 介导的 NF-κB 的活化。

此外，蜂毒肽能够协同肿瘤坏死因子相关凋亡诱导配体（TNF-related apoptosis-inducing ligand，TRAIL）诱导肝癌细胞凋亡。蜂毒肽和 TRAIL 共同作用后，细胞凋亡明显增加，作用效果显著高于蜂毒肽单独处理组及 TRAIL 单独处理组。在其他对 TRAIL 不敏感的人肝癌细胞系 Hep3B、Bel-7402 及 SMMC-7721 中也得到了类似的结果。在 TRAIL 敏感的肿瘤细胞系 Hela 和 Jurkat 中，在 TRAIL 剂量较低时（5 ~ 10ng/ml），较之单独的 TRAIL 作用，蜂毒肽和 TRAIL 共同作用后细胞凋亡明显增加，当 TRAIL 剂量较高时则差异不明显。此外，蜂毒肽和 TRAIL 协同诱导的细胞凋亡呈现明显的时间依赖性。蜂毒肽和 TRAIL 共同作用后，p38 和 JNK 的磷酸化程度显著升高，使用相应的抑制剂预处理后，细胞凋亡有部分逆转。同时，蜂毒肽（5μg/ml）和 TRAIL（10ng/ml、50ng/ml）共同作用能够促进 TAK1 的磷酸化，并增强 TAK1 的激酶活性。在 HepG2 细胞中转染 TAK1 的显性负突变体（dominant negative mutant）TAK1K63W 后，蜂毒肽和 TRAIL 协同诱导的细胞凋亡有显著的逆转，p38 和 JNK 的活化也受到明显的抑制。此外，相比于 TRAIL 单独作用引起的 NF-κB 的活化，蜂毒肽和 TRAIL 共同作用能够明显抑制 IκBα 的磷酸化、IKKβ 的激酶活性及 NF-κB 的活化，相应的，NF-κB 依赖的抗凋亡分子 Bcl-xl 及 c-IAP1 的表达也受到抑制。

在动物体内，蜂毒肽能够协同 TRAIL 抑制裸鼠荷瘤模型肿瘤的生长，显著活化 caspase-3，这提示蜂毒肽和 TRAIL 协同给药在体内有显著的抗肿瘤作用。

3）大黄素：大黄素抗肝癌的效应既表现在抑制肝癌细胞增殖上，同时还表现在诱导肝癌细胞的凋亡上。不同浓度的大黄素（0 ~ 100μmol/L）刺激 24h 后，SMMC-7721 细胞的凋亡率随浓度逐渐上升，说明大黄素能有效诱导肝癌细胞 SMMC-7721 的凋亡，并且呈剂量依赖性。鉴于 caspase 的激活是细胞凋亡的标志性事件之一，本团队还发现，100μmol/L 的大黄素刺激 SMMC-7721 细胞 30 ~ 240min 后能有效激活 cleaved caspase-3 和 cleaved caspase-9 蛋白的表达，而对于 pro caspase-3 和 pro caspase-9，则在刺激 120min 后其表达水平才有轻微下降，提示大黄素诱导肝癌细胞 SMMC-7721 的凋亡与激活 caspase-3 和 caspase-9 的表达相关。上述研究结果亦在体内实验中通过 TUNEL 实验等得到证实。

4）东亚钳蝎镇痛抗肿瘤多肽：不同浓度的 rAGAP（0 ~ 100nmol/L）作用于人肝癌 HepG2 细胞 24h 后，HepG2 细胞早期凋亡的数量明显增多，而晚期凋亡或死亡的细胞并未明显增加，而且 rAGAP 对细胞凋亡的诱导呈浓度依赖性。Hoechst 33258 实验同样显示 rAGAP 作用 24h 后，细胞核聚缩及破裂，核染色不均，出现细胞凋亡现象。

Bcl 家族是细胞凋亡中最重要的基因家族，包含 Bcl-2、Bcl-xl 及 Bax。Bcl-2 是一种线粒体跨膜分子，作为生存蛋白可以阻滞线粒体内含物 cytochrome c 等促凋亡因子的释放，通过调节线粒体的结构及功能稳定，发挥凋亡开关的作用。Bcl-xl 与 Bcl-2 同源，可以不通过 Bcl-2 而发挥抗凋亡作用。Bax 可以拮抗 Bcl-2 或 Bcl-xl,形成二聚体,促进细胞凋亡。PARP 是一种 DNA 修复酶,可以与特异的 DNA 片段相连接,同时也是细胞凋亡核心成员 caspase 的切割底物,与细胞凋亡有着密切的联系。生存素(survivin)是凋亡抑制蛋白(inhibitor of apoptosis protein,IAP)家族成员,它能够促进细胞转化,与细胞的有丝分裂有关,是现今最强的凋亡抑制蛋白之一。Survivin 不仅与细胞凋亡密切相关,还参与细胞周期的过程,可以促进丝分裂,使细胞异常增殖;ERK1/2 可以通过磷酸化刺激 Bcl-2、Bcl-xl 等抗凋亡蛋白,抑制肿瘤细胞的凋亡;STAT3 是 JAKs 信号转导通路中的重要成员,参与肿瘤发生发展的各个过程,对抗凋亡基因 *Bcl-2*、*Bcl-xl* 等具有调控作用。Bcl-2、Bcl-xl、Bax、PARP、survivin 与细胞凋亡都密切相关,而通过 Western blot 实验发现,Bcl-2 蛋白表达随药物浓度变化下降,而 Bax 逐渐增高,但是对 Bcl-xl 的蛋白水平没有影响;rAGAP 诱导了 HepG2 细胞中 PARP 切割,将 PARP 切割为 116kDa 和 89kDa 的两个条带。药物对 survivin 的蛋白表达具有抑制作用,并且可以抑制 ERK1/2 和 STAT3 的磷酸化水平,说明 rAGAP 可能通过调节 Bcl-2、Bax、PARP、survivin、ERK1/2 和 STAT3 对肿瘤细胞的凋亡发挥抑制作用。不同浓度的 rAGAP 作用于人肝癌 HepG2 细胞 24h 后,Fas 相关死亡结构域蛋白(Fas-associated protein with death domain,FADD)、CASP2/RIPK1 结构域死亡功能区(CRADD)随着药物浓度的增加而升高,而 STAT3 的 mRNA 水平逐渐下降。这些结果表明,rAGAP 可能通过调节 FADD、CRADD 和 STAT3 对肿瘤细胞的凋亡发挥抑制作用。

5)解毒方:在前期的研究中,解毒方诱导肝癌细胞凋亡的效应是明确的。因此,本团队进一步分析了解毒方诱导肝癌细胞凋亡效应的具体成分,筛选出了效应明显的积雪草酸。研究中,选择不同浓度的积雪草酸(0~100μmol/L)处理人肝癌细胞系 Huh7。结果显示,随着浓度增加,细胞凋亡率逐渐上升,当浓度大于 50μmol/L 时,诱导凋亡效应明显,且具有浓度依赖性。

在分子机制研究中,通过 Western blot 实验发现,cleaved caspase-3 和 cleaved caspase-9 的水平随着积雪草酸的浓度增加而增加,而 cleaved caspase-9 水平在积雪草酸的浓度为 50μmol/L 后没有增加。随着积雪草酸浓度的增加而 pro caspase-3 和 pro caspase-9 的水平几乎没有变化。此外,Bax 的表达水平以剂量依赖性方式增加,而 Bcl-2 表达减少,提示积雪草酸诱导人肝癌细胞 Huh7 凋亡与激活 caspase-3、caspase-9、Bax 蛋白表达有关,并且抑制 Bcl-2 的蛋白表达。

6)槐耳清膏:给 H22 小鼠肝癌模型槐耳清膏后,TUNEL 法检测肿瘤组织细胞凋亡率的结果显示,槐耳清膏联合 5-FU 组、槐耳清膏组、5-FU 组凋亡率显著上升;免疫组化结果显示,5-FU 组、槐耳清膏组、槐耳清膏联合 5-FU 组的 Bcl-2 阳性表达率显著下降,Bax 阳性表达率显著上升。这些结果提示,槐耳清膏诱导凋亡的作用与调节 Bcl-2/Bax 蛋白的表达有关。

（3）抑制肝癌细胞侵袭及转移

1）蟾毒灵：蟾毒灵具有抑制 MHCC97-H 细胞侵袭和迁移的作用。Cdc42 蛋白在 MHCC97-H 细胞中高表达，蟾毒灵（200nmol/L）处理后 2h 内 Cdc42 蛋白表达明显下调，Cdc42 siRNA 干扰后，能够增强蟾毒灵抑制肝癌细胞 MHCC97-H 侵袭的作用，和蟾毒灵发挥协同的作用。蟾毒灵对 MAPK 家族的影响包括抑制 ERK 信号通路，活化 JNK、p38 信号通路。ERK 通路抑制剂（PD98059）能够增强蟾毒灵抑制肝癌细胞 MHCC97-H 侵袭的作用，而 JNK 抑制剂（SP600125）、p38 抑制剂（SB203580）能够部分逆转蟾毒灵抑制肝癌细胞 MHCC97-H 侵袭的作用。蟾毒灵能够使 $p53$ 基因及下游靶分子 Bax、p27 表达上调，抑制 COX-2 蛋白表达，抑制 NF-κB p65 蛋白核转位，减少 MMP-2 的分泌，而对 MMP-3、MMP-9 的分泌未见明显影响。

在体内研究中，本团队发现蟾毒灵对原位移植 HCC 肿瘤的生长具有明显的抑制作用，蟾毒灵处理组肺转移率明显低于对照组，Cdc42 表达降低，提示在体内 Cdc42 和 HCC 转移相关，并可被蟾毒灵抑制。

2）蜂毒肽：本团队的研究发现，蜂毒肽通过抑制 Rac1 依赖性通路预防肝癌细胞转移。在高侵袭性的肝癌细胞系中，Rac1 呈现高表达，其活性与细胞运动和细胞骨架聚合相关。蜂毒肽在体外能够抑制肝癌细胞的活力和运动性，这与其抑制 Rac1 依赖性的细胞活性、细胞运动性和微丝解聚有关。此外，蜂毒肽在裸鼠模型中抑制 HCC 转移具有 Rac1 依赖性。此外，本团队还发现，蜂毒肽还能抑制缺氧诱导的肝癌细胞迁移和侵袭，抑制缺氧诱导肝癌细胞上皮 - 间充质转化和血管生成拟态，其作用与抑制 HIF-1α/Akt 信号通路有关。

3）猫人参总皂苷：猫人参总皂苷不仅具有抑制肝癌细胞增殖、诱导其凋亡的效应，同时还能抑制肝癌细胞的迁移和侵袭。一方面，猫人参总皂苷处理 Bel-7402 和 MHCC97-H 肝癌细胞 24h 后，划痕实验显示猫人参总皂苷对其迁移均有一定的抑制作用，其抑制效果随着药物浓度的增加而增强。另一方面，猫人参总皂苷在浓度为 200μg/ml 时对 Bel-7402 和 MHCC97-H 肝癌细胞黏附作用的抑制率分别为 49.85%±5.25%、48.50%±4.86%；在浓度低于 200μg/ml 时，抑制率随着药物浓度下降而递减。Transwell 小室实验显示猫人参总皂苷对肝癌细胞的侵袭能力具有显著的抑制作用。此外，猫人参总皂苷对肝癌细胞的趋化作用也有显著的抑制作用，呈浓度依赖性。

体内实验发现，猫人参总皂苷具有抑制肝癌体内生长和转移的作用，给药后微血管密度（MVD）、VEGF、BFGF 阳性表达率均显著降低。

4）大黄素：在证明大黄素可抑制肝癌细胞增殖及诱导其凋亡的基础上，选择大黄素对 MHCC97-H 细胞增殖和凋亡影响较小的作用浓度及时间以减轻对大黄素抑制细胞迁移和侵袭作用的干扰，采用 Transwell 小室实验进行大黄素抗肝癌细胞迁移、侵袭效应的研究。结果发现，当大黄素作用浓度为 0～50μmol/L 时，能有效抑制 MHCC97-H 细胞的迁移和侵袭，并且呈浓度依赖性。在机制研究中，通过 Western blot 实验发现，大黄素作用浓度为 50μmol/L 时，能有效抑制 ERK1/2 和 Akt 的磷酸化，同时能有效抑制 MMP-2 及 MMP-9 的表达，且呈时间依赖性，说明大黄素抑制肝癌细胞的迁移和侵袭与下调 MMP-2 与 MMP-9 的表达相关。积雪草酸亦能抑制肝癌细胞的迁移及侵袭，其作用机制与调节 MMP-2、MMP-9 的表达，以及调节 MAPK 信号通路相关。

5）解毒方：解毒方能有效抑制肝癌细胞的迁移及侵袭。在前期研究中，通过 TGF-β（10ng/ml）诱导肝癌细胞迁移，同时加以不同浓度的解毒方进行干预，结果显示，TGF-β 能够显著促进 SMMC-7721 划痕的"愈合"，而不同浓度的解毒方组均能够显著抑制 TGF-β 诱导的 SMMC-7721 细胞划痕的愈合，提示解毒方可能能够抑制 TGF-β 诱导肝癌细胞迁移。Western blot 实验提示，TGF-β 刺激能够显著增加肝癌细胞神经钙黏素（N-cadherin）、MMP-2 和 MMP-9 表达，而使用不同浓度的解毒方能够显著抑制 TGF-β 诱导的 N-cadherin 表达，降低 MMP-2 和 MMP-9 的表达水平，其作用具有剂量依赖性。

（4）抑制血管新生：TACE 临床应用广泛，是不能手术切除或术后复发、转移的肝癌患者的主要治疗方法之一。肝脏肿瘤主要由肝动脉供血，而正常肝实质血供主要是由门静脉提供的。TACE 利用肝癌这种独特的供血特点，经股动脉穿刺插入导管，经由肝动脉向肿瘤主要供血动脉注入栓塞材料和化疗药物，抑制和减少动脉血液流入，从而达到使肿瘤组织缺氧、缺血，进而坏死及局部高浓度化疗药物聚集以抗肿瘤的目的。TACE 通常耐受性良好，常见并发症为以发热、腹痛、恶心、肝功能异常等为主要表现的 TACE 术后栓塞后综合征，严重的并发症主要包括肝破裂出血、急性肝衰竭、肝脓肿、脓毒症及消化道出血等，发生率为 5.6%。肝癌患者与 TACE 直接相关的死亡率低于 4%，30 天死亡率为 1%。相对于外科手术切除肿瘤和全身化学药物治疗，TACE 具有创伤小、超选择药物灌注、局部药物浓度高等独特的优点。

IL-8、TNF-α 与肝癌的进展、血管生成和转移密切相关。TACE 术后局部为缺氧环境，可引起 HIF-1α 表达上调，进一步可通过诱导 VEGF 升高而促进肿瘤血管生长，进而促进肿瘤复发、转移。VEGF 和 HIF-1α 是缺氧环境中调控血管生成的关键因子，VEGF 的高表达可以促进肿瘤生长，增加转移概率。抑制 VEGF 表达水平是降低肝癌 TACE 术后复发转移率的重要手段，可阻止肿瘤新生血管的形成。在缺氧环境下，VEGF 除受 HIF-1α 调控外，炎症因子亦可以促进 VEGF 表达。VEGF 作为内皮细胞增生的强效刺激因子之一，可促进血管生成；作为肿瘤组织内部唯一的能刺激肿瘤血管内皮细胞分裂增殖的因子，VEGF 能够直接诱导并参与肿瘤血管的形成。VEGF 表达水平可以作为肿瘤血管内皮细胞增殖、迁移及血管生成的直接反映指标。HIF-1α 能够调控下游靶基因进而诱导 VEGF 的表达，可以促进肿瘤血管的生成。原发性肝癌组织中微血管密度及 VEGF 表达水平，可以提示肿瘤分化程度和转移倾向。血管生成为肿瘤细胞血行转移提供了条件，血管密度与进入血液循环的肿瘤细胞数量成正比。VEGF 是强效的血管渗透剂，可破坏新生血管的基底膜，阻碍血管正常构建，可增加血管的通透性，能够使肿瘤细胞通过不完整的新生血管基底膜进入血液循环系统，进而发生血行转移。VEGF 既可促进肿瘤血管生成，又为肿瘤细胞外渗创造条件，故要避免或减少 TACE 术后肿瘤复发、转移，抑制肿瘤血管生成，VEGF 是一个重要的治疗靶点。

熊胆是我国传统中药，其味苦，性寒，入肝、胆、脾、胃经，具有清热解毒、息风止痉、清肝明目之功效。熊胆粉作为天然熊胆的替代品已经获得国家卫生健康委员会批准入药。胆汁酸是熊胆粉的主要有效成分，以牛磺结合型胆汁酸为主，主要为牛磺熊去氧胆酸（TUDCA）和牛磺鹅脱氧胆酸（TCDCA），其中 TUDCA 含量最高。经医学、药学研究证明，熊胆粉是安全、有效、质量可控的一类新药。研究发现，氯化钴（$CoCl_2$）能显著诱导肝癌细胞 SMMC-7721 中 IL-8、HIF-1α、VEGF mRNA 表达，而熊胆粉能够明显抑制 $CoCl_2$ 诱导的肝癌细胞 SMMC-7721 中 IL-8、HIF-1α、VEGF mRNA 的表达。进一步采用 ELISA 法检测肝癌细胞培养基上清液中 IL-8 水平，结果与 mRNA 结果一致。Western blot 结果显示，熊胆粉可抑制 HIF-1α、VEGF 蛋白表达，提示熊胆粉具有抑制缺氧条件下 IL-8、HIF-1α、VEGF 表达的作用。此外，熊胆粉在体外对 IL-8 诱导的血管生成具有显著的抑制作用，并且呈一定的剂量依赖性。在体内，HE 染色观察发现，在 IL-8 刺激下基质胶团块血管生成明显增加，而熊胆粉能有效抑制该效应；免疫组化检测体内基质胶 CD31、VEGF 表达的结果发现，IL-8 组 CD31、VEGF 表达明显高于对照组，而熊胆粉 + IL-8 组 CD31、VEGF 表达均较 IL-8 组明显减少。在 IL-8 诱导下，IL-8 组基质胶内 Hb 浓度明显升高，而熊胆粉能显著抑制基质胶内 Hb 浓度。以上研究结果均提示，熊胆粉可以抑制 IL-8 诱导的血管生成。

（5）拮抗耐药：HCC 内在的多药耐药性及化疗过程中产生的获得性多药耐药性是肝癌化疗失败的主要原因之一。索拉非尼作为中晚期肝癌患者的分子靶向一线治疗药物，仅能延长肝癌患者约 3 个月的中位生存期（7.9 个月 vs. 10.7 个月），而肝癌细胞的耐药是疗效不令人满意的重要因素。因此，解决索拉非尼耐药的问题成为提高 HCC 临床疗效的重要切入点。

1）蟾毒灵诱导人肝癌多药耐药细胞株凋亡的作用及机制研究：蟾毒灵具有很强的抗肝癌作用，有可能成为克服肝癌多药耐药性、治疗中晚期肝癌的有效药物。蟾毒灵对人肝癌 Bel-7402/5-FU 细胞株的增殖抑制作用呈明显的浓度依赖性。从形态学来看，蟾毒灵处理细胞 24h 后可见部分细胞变圆、脱落悬浮于培养液中，细胞体积大小不一，肿胀、固缩的细胞均可见到，细胞内颗粒增多、光密度增强，细胞凋亡率增加。蟾毒灵作用后细胞 caspase-3、caspase-9 活性增强。

进一步体内研究显示，多药耐药裸鼠原位移植瘤模型瘤组织的耐药蛋白胸苷酸合成酶（thymidylate synthase，TS）呈高表达，蟾毒灵能显著抑制 TS 的表达。TUNEL 法对肿瘤组织细胞凋亡率的检测结果显示，蟾毒灵能显著诱导耐药细胞凋亡，且蟾毒灵对裸鼠肝肾功能、生化指标无明显影响。

2）负载蜂毒肽和蟾毒灵的复方免疫脂质体逆转肝癌索拉非尼（Sorafenib）耐药协同效应机制研究：本团队通过建立索拉非尼耐药的人肝癌细胞株 SMMC-7721-R，通过 CCK-8 细胞增殖实验发现，蟾毒灵和蜂毒肽均能有效抑制 SMMC-7721-R 的增殖，其中，蟾毒灵在 24h、48h 和 72h 的 IC_{50} 分别为 $1.52 \pm 0.23\mu mol/L$、$0.38 \pm 0.13\mu mol/L$、$0.20 \pm 0.02\mu mol/L$，而蜂毒肽在上述条件下 IC_{50} 分别为 $5.32 \pm 0.23\mu mol/L$、$1.64 \pm 0.54\mu mol/L$、$1.13 \pm 0.20\mu mol/L$。为了进一步研究蟾毒灵和蜂毒肽的联合效应，将不同浓度的蟾毒灵（0.1μmol/L、0.2μmol/L、0.4μmol/L、0.8μmol/L、1.6μmol/L）与不同浓度的蜂毒肽（0.5μmol/L、1.0μmol/L、2.0μmol/L、4.0μmol/L、8.0μmol/L）两两组合成 25 组，通过 CCK-8 实验最终筛选出的最优协同药效配比为 1.0μmol/L 蜂毒肽 +0.2μmol/L 蟾毒灵。流式细胞术实验检测耐药人肝癌细胞株 SMMC-7721-R 凋亡的结果提示，联合用药组凋亡率为 $50.33\% \pm 3.13\%$，远高于单独使用蜂毒肽（2.0μmol/L，$30.48\% \pm 2.31\%$）或蟾毒灵（0.4μmol/L，$42.25\% \pm 2.64\%$）干预的效应，验证了蜂毒肽和蟾毒灵能协同诱导细胞凋亡的发生。

为了解决蜂毒肽强烈的溶血副作用及蟾毒灵的水溶性低的问题，促进其在临床上的应用，本团队选择了复方免疫脂质体技术，在实现蜂毒肽和蟾毒灵共负载的同时，进一步实现肝癌细胞的靶向性，发挥其逆转肝癌索拉非尼耐药的作用。在构建复方免疫脂质体中，本团队通过控制和优化处方及制备条件，将所负载的蜂毒肽∶蟾毒灵摩尔比控制为 5∶1。通过激光共聚焦检测验证了复方免疫脂质体在 SMMC-7721-R 细胞内的富集较正常肝癌细胞 LO2 更为明显。CCK-8 实验则证实了在 0.2μmol/L、0.4μmol/L、0.8μmol/L 浓度下，复方免疫脂质体对 SMMC-7721-R 细胞的杀伤作用强于蜂毒肽 / 蟾毒灵游离药物。流式细胞术实验亦验证了复方免疫脂质体对 SMMC-7721-R 细胞的诱导凋亡作用明显强于蜂毒肽 / 蟾毒灵游离药物。体内实验则证实，肝癌皮下瘤模型裸鼠干预 27 天后，生理盐水组和索拉非尼组的裸鼠肿瘤体积分别增加到了 22 倍和 16 倍左右，而复方免疫脂质体组的裸鼠肿瘤体积变化最小，仅约为给药前体积的 2 倍。从安全性角度来说，蜂毒肽组和蜂毒肽 / 蟾毒灵组的肝脏、肾脏、肺脏的 HE 染色显示的组织结构较之于对照组有所改变，提示可能有一定的毒性；索拉非尼组、蟾毒灵组、复方免疫脂质体组的肝脏和肾脏的 HE 染色显示的组织结构正常，说明复方免疫脂质体肝肾毒性不明显，具有一定的安全性。通过 Western blot 进一步研究发现，上述效应可能与激活 IRE1 和 PERK 通路，上调促凋亡 Chop 蛋白水平，激活 caspase-3 有关。

3）解毒方改善索拉非尼耐药的作用机制：采用索拉非尼作用于敏感肝癌细胞，筛选合适的加压浓度，经过 6 个月以上持续不断地加压，构建耐药株，并通过 MTT 检测细胞增殖、流式细胞术检测凋亡，验证了索拉非尼耐药细胞株建立成功。通过 Western blot 检测凋亡相关蛋白 PARP、caspase-9、caspase-8、caspase-3 及 cleaved caspase-3，结果显示，在索拉非尼 5μmol/L、10μmol/L 作用下，HepG2 与 HepG2-R 相比，前者的 PARP、 caspase-8、caspase-3 激活更明显；在索拉非尼 10μmol/L、15μmol/L 作用下，Huh7 与 Huh7-R 相比，前者的 PARP、caspase-8、caspase-3 激活更明显，说明耐药肝癌细胞株部分凋亡激活受到抑制。

文献报道，索拉非尼作用于肿瘤细胞可以引起内质网应激（endoplasmic reticulum stress，ERS）。内质网（endoplasmic reticulum，ER）是细胞内的重要细胞器之一，ER 可以实现多种细胞功能：细胞利用 ATP 酶向 ER 腔内转运 Ca^{2+}，所以 ER 腔内含有较高浓度的 Ca^{2+}；ER 腔内可为分泌蛋白或细胞表面蛋白形成二硫键和正常折叠提供氧化场所；ER 中还有许多 Ca^{2+} 依赖性分子伴侣参与蛋白质折叠和转运，比如 GRP78、GRP94 及钙网蛋白，其作用是稳定蛋白质折叠中间体。已知诸多不利条件均可以影响细胞稳态平衡，包括缺氧、糖剥夺、营养缺乏及药物干预等刺激，都可以导致错误折叠的蛋白质在 ER 内积累，使细胞发生 ERS。同时，细胞也会激活一系列相应机制以应对内环境破坏，恢复稳态。相应的机制主要包括未折叠蛋白反应（unfolded protein response，UPR）和 ER 相关降解。一方面，如果细胞不能适应环境压力，长期过度的 ERS 会引起细胞凋亡。另一方面，ER 可以通过相应机制来减轻损害，使细胞适应环境压力。ERS 激活后主要有以下 3 条信号通路，由 3 种效应蛋白参与调控，即 IRE1α、PERK 及 ATF6。通常情况下，它们均能与处于未激活状态免疫球蛋白重链结合蛋白质（immunoglobulin heavy chain binding protein，BiP）相结合。BiP 在未激活状态时与 PERK 和 IRE1α 结合，通过阻止它们形成二聚体磷酸化后激活下游通路；BiP 与 ATF6 结合可阻止其进入高尔基体而激活下游通路。当细胞处于应激状态时，ER 内积累大量的错误折叠蛋白，这时 ERS 的 UPR 激活，BiP 从上述 3 种调控蛋白上解离，下游通路活化。PERK 形成二聚体进而自身磷酸化，通过抑制下游真核起始因子（eukaryotic initiation factor，eIF）2α，抑制转录翻译，从源头上减少错误折叠蛋白继续产生，并且针对性地上调 ATF4、Chop 的表达水平。ATF4 可以调节氧化应激、氨基酸合成、分化等基因的表达。IRE1α 形成二聚体后可以自身磷酸化，此时二聚体获得核酸内切酶活性，通过内切酶的剪切，产生具有转录活性的 XBP1 转录因子，上调下游有关基因的表达，通过转录翻译，提高用于蛋白折叠、质量控制等方面的蛋白水平。ATF6 脱离 BiP 的抑制后，转移到高尔基体内，经过进一步的剪切，释放的 N 端部分蛋白上调 XBP1 表达水平。通过 Western blot 实验，结果发现，HepG2-R 与 HepG2 相比，IRE1、PERK 信号通路激活更明显，与索拉非尼浓度呈正相关；且 PERK、IRE1 信号通路持续激活，Chop 水平上调时间较长。Huh7-R 与 Huh7 相比，PERK、IRE1 信号通路明显激活，BiP、Ero1-Lα 表达水平上调，BiP、calnexin、Ero1-Lα 持续高表达。

采用 ERS 抑制剂 4-PBA 进行进一步实验，结果显示，HepG2-R 细胞，加 4-PBA 时各组细胞活力为 77.98%、54.92%、40.33%、22.42%，未加 4-PBA 时各组细胞活力为 98.25%、99.01%、65.43%、51.02%；Huh7-R 细胞，加 4-PBA 时各组细胞活力为 63.81%、46.87%、32.53%、19.37%，未加 4-PBA 时各组细胞活力为 93.24%、102.42%、71.07%、

58.41%。研究结果提示，4-PBA 能显著降低耐药细胞活力，即抑制 ERS 能增强索拉非尼的抑制作用。Western blot 实验亦表明，索拉非尼联合 4-PBA 能够降低 PERK、BiP 的表达，上调促凋亡蛋白 Chop 水平。另外，索拉非尼处理 Huh7-R 后，caspase-8、caspase-9、caspase-3 激活不明显；而采用 ERS 抑制剂 4-PBA 处理后，再加入索拉非尼，凋亡蛋白caspase-8、caspase-9、caspase-3、PARP 激活。

另外，许多研究表明，ERS 可以引起自噬激活。文献报道，自噬在发育、分化、稳态，以及营养缺乏条件下细胞生存过程中发挥关键作用，自噬是溶酶体依赖的可以将细胞内大分子和细胞器进行分解重复利用的过程。自噬的特点是存在双层膜的囊泡，里面包裹着需要降解的细胞器或生物大分子，最终运输到溶酶体进行降解。它是由 Atg 基因调控的，一个高度保守的过程。最初的成核及原始自噬膜的形成需要酶复合物，即 class Ⅲ 磷脂酰肌醇 3 激酶（PI3K）和 Beclin1。分离的膜逐渐延长闭合包裹内容物，这个过程是通过泛素样结合系统实现的，自噬可以将微管相关蛋白 1 轻链 3（LC3）由 LC3-Ⅰ 转化为 LC3-Ⅱ，因其随着 LC3-Ⅱ 积累，并定位在囊泡表面上，故可以作为自噬的标志。目前认为，自噬在肝癌发生发展中发挥着双重作用，即自噬具有促进肿瘤发生和抑制肿瘤的作用。有研究者认为，自噬在肿瘤发生早期对机体具有一定保护作用，而晚期发生自噬则是肿瘤细胞的自我保护。另外，在肿瘤发展过程中，面对环境压力及在放疗和化疗时，自噬主要发挥了促肿瘤作用，所以抑制自噬进而促进凋亡，可以发挥抗肿瘤作用。

在研究中发现，Huh7 与 Huh7-R 相比，在索拉非尼作用下，Huh7-R 的 p62 水平较低，LC3-Ⅱ 表达增加明显，表明耐药细胞 Huh7-R 的自噬程度增强。而 4-PBA 联合索拉非尼能够使 p62 增加，使 LC3-Ⅰ 向 Ⅱ 转化减少。在电镜观察下，索拉非尼组自噬体数量较多，而联合 4-PBA 后自噬体减少，表明 4-PBA 抑制 ERS 可以降低索拉非尼引起的自噬反应。

凋亡通路有一些负性调控因子，其中 c-FLIP 是一个关键的 caspase-8 调节蛋白，能够影响肝细胞的死亡和再生。抗凋亡蛋白具有死亡效应结构域（death effector domain，DED），能够被招募到死亡诱导信号复合体（death-inducing signaling complex，DISC）上，调节 caspase-8 和 caspase-10 的活性。C-FLIP 的 mRNA 具有 13 个不用的剪切体，其中有 3 个可以翻译为蛋白质，它们是 26kDa 的亚型蛋白 c-FLIPS、24kDa 的亚型蛋白 c-FLIPR 及 55kDa 的亚型蛋白 c-FLIPL。C-FLIPS 与病毒的 viral-FLIP 结构相近，除了 c-FLIPS 的两个 DED 结构后面有 20 个氨基酸，这些氨基酸在泛素化和蛋白酶体降解过程中发挥作用。C-FLIPR 也有两个 DED 结构，但是缺乏 c-FLIPS 的 C 端氨基酸。C-FLIPL 的 C 端长于 c-FLIPS，且与 caspases-8 和 caspase-10 的结构更类似，但是 c-FLIPL 的 C 端并没有实际的 caspase 活性，这与氨基酸的组成有关，尤其是催化结构域中缺乏催化 caspase 所必需的半胱氨酸残基。另外，c-FLIPL 在 Asp-376 上有 caspase-8 的剪切位点，c-FLIPL 在这个位置剪切后，产生蛋白水解的剪切体 p43c-FLIP。C-FLIPS 和 c-FLIPR 的 C 端在泛素化、降解以及抗凋亡过程中发挥作用。C-FLIP 是 caspase-8 的同源分子,能够与 caspase-8 前体相结合,但是缺乏催化结构域,当被招募到 DISC 上时,能够抑制其激活。C-FLIP 在 caspase-8 激活的过程中也可以表现出负性调节及抑制作用。

在研究中发现,索拉非尼处理后,HepG2 与 HepG2-R 相比,c-FLIP 水平降低明显,Huh7、Huh7-R 也有类似结果。这提示,索拉非尼处理后,耐药细胞中 c-FLIP 降低不明显,而敏感细胞中降低明显。为进一步研究 c-FLIP 的效应,研究团队构建了 c-FLIP siRNA,MTT 实验结果显示,索拉非尼处理后,HepG2-R 的正常对照组的抑制率分别为 5.96%、18.19%、27.66%,c-FLIP siRNA 组的抑制率分别为 10.44%、23.72%、36.6%;Huh7-R 的正常对照组的抑制率分别为 10.74%、22.82%、50.51%,c-FLIP siRNA 组的抑制率分别为 15.13%、33.79%、54.07%。这些结果说明,干扰 c-FLIP 后,索拉非尼对 HepG2-R 及 Huh7-R 的增殖抑制作用增强。流式细胞术实验结果显示,索拉非尼处理后,HepG2-R 的正常对照组凋亡率分别为 25.73%、28.73%、30.04%,c-FLIP siRNA 组的凋亡率分别为 17.08%、25.46%、73.02%;Huh7-R 的正常对照组的凋亡率分别为 12.44%、15.29%、18.37%,c-FLIP siRNA 组的凋亡率分别为 10.43%、41.4%、44.5%,即干扰 c-FLIP 后,HepG2-R 和 Huh7-R 的凋亡率明显升高,说明干扰 c-FLIP 后,对于索拉非尼诱导凋亡作用更加敏感。Western blot 实验结果显示,采用 c-FLIP siRNA 干扰,经过索拉非尼处理,HepG2-R 的 PERK、BiP 水平降低,Chop 水平升高,caspase-8 剪切体明显增多,表明 c-FLIP 可以影响 ERS,其在 ERS 调节过程中发挥重要作用,并且干扰 c-FLIP 能促进 caspase-8 的活化。

那么,解毒方能否协同索拉非尼并发挥抗肝癌耐药的特性呢?研究团队通过 MTT 检测解毒方和索拉非尼单独或联合作用于 HepG2-R、Huh7-R 耐药细胞株的抑制作用,并筛选出了有效组合。同时,通过 Western blot 实验发现,解毒方和索拉非尼联合作用后,耐药细胞株的 c-FLIP 表达降低,且呈浓度依赖性;p-ERK 通路激活,Chop 水平上调。MTT 实验结果显示,c-FLIP 过表达后,解毒方和索拉非尼联合作用效果明显低于对照组,证实解毒方在体外可能通过降低 c-FLIP 来改善索拉非尼耐药。

在体内实验中,通过构建 Huh7-R 人肝癌细胞株裸鼠皮下移植瘤模型,发现索拉非尼联合解毒方能有效抑制皮下移植瘤生长,并且药物干预未发现肝肾毒性,所有动物未出现肺部转移。结果表明,解毒方联合索拉非尼能够激活 IRE1 和 p-ERK 通路,上调促凋亡 Chop 蛋白水平,同时抑制 c-FLIP 表达,激活 caspase-8,促进肿瘤细胞凋亡。这与体外研究结果一致。

2.对肝癌微环境的作用

(1)基于调控肝星状细胞、肝癌细胞的相互作用探讨解毒方抗肝癌作用的机制:肝星状细胞(HSC)是肝脏间质细胞的重要成员,占肝脏固有细胞总数的 8%~12%。当病毒等刺激因子对肝细胞造成损伤后,通常处于"静止状态"的 HSC 经过表型转化,被激活成为肌成纤维细胞（myofibroblast，MFB），从而大量合成细胞外基质（extracellular matrix，ECM）、α- 平滑肌肌动蛋白（alpha-smooth muscle actin，α-SMA）、Ⅰ型胶原（Ⅰ type collagenase）、MMP-2 等因子，进而促进肝纤维化和肝硬化的发生发展。继而，活化的 HSC 还能加快肝硬化的癌变速度，促进肝癌的发生。因此，HSC 在"肝炎—肝纤维化 / 肝硬化—肝癌"这一发生发展过程中充当了重要的介质。HSC 不仅在肝纤维化过程中发挥重要作用，还在肝癌肿瘤微环境中扮演了举足轻重的角色。近年的研究进一步提示，激活的 HSC 可以异常分泌一些细胞因子，如 IL-8、成纤维细胞生长因子 -12（fibroblast growth factor-12，FGF-12）、血小板衍生生长因子（platelet derived growth factor，PDGF）等，并通过激活 ERK 和 NF-κB 信号通路促进肝癌的增殖和侵袭。同时，微环境中的肝癌细胞又能够刺激活化的 HSC 表达 VEGF、血管生成素 -1（angiopoietin-1，Ang-1），促进肿瘤血管生成。HSC 通过分泌过量的 VEGF 及 MMP-2/9，营造了宽松的促血管形成的微环境，促进了肝癌的发展和转移。因此，在肝癌肿瘤微环境中，激活的 HSC 扮演着重要的角色。

本团队发现，解毒方对人肝星状细胞 LX-2 及大鼠原代 HSC 的增殖具有显著抑制作用，其抑制率随着浓度增加逐渐升高。进一步用 Western blot 技术检测 TGF-β 作用后 HSC 中 α-SMA 的表达发现，TGF-β 能够显著增加 LX-2 及大鼠原代培养的 HSC 中 α-SMA 的表达，而不同浓度的解毒方能够显著抑制 TGF-β 诱导的 α-SMA 表达。另外，TGF-β 能够显著升高 LX-2 细胞中 ERK、p38 及 JNK 的磷酸化水平，使用不同浓度的解毒方预处理后，ERK、p38 及 JNK 的磷酸化水平显著低于单独使用 TGF-β 刺激组。

为了进一步研究 HSC 与肝癌细胞的相互影响及解毒方的作用，本团队观察了肝癌细胞条件培养基对大鼠原代 HSC 活化的影响。免疫荧光和 Western blot 检测结果显示，肝癌细胞条件培养能够显著增加大鼠原代 HSC 中 α-SMA 的表达，给予不同浓度的解毒方预处理能显著减少 α-SMA 表达。为了明确解毒方是否能够通过抑制 HSC 进而影响肝癌细胞的迁移，本团队进一步采用 Transwell 小室观察了解毒方处理的肝星状细胞条件培养基（hepatic stellate cell conditioned medium，HSC-CM）对肝癌细胞的迁移作用。结果发现，在活化的 HSC-CM 处理的肝癌细胞中，其发生迁移的数目显著高于未活化的 HSC-CM 处理的肝癌细胞；不同浓度解毒方处理的 HSC-CM 诱导肝癌细胞迁移的作用显著低于未处理的活化的 HSC-CM。实验结果提示，解毒方可能通过抑制 HSC 的活化，进而抑制肝癌细胞的迁移。

（2）基于 IGFBP2 信号通路探讨解毒方对肝癌的增殖及迁移侵袭的抑制效应及作用机制：巨噬细胞能在多种因素诱导下出现表型和功能的分化，是肝癌微环境中的重要组成部分，越来越多的证据表明巨噬细胞能够影响肿瘤的发生发展。巨噬细胞主要包括两个亚型，即 M_1 和 M_2 型。其中，多数肿瘤表达极化的 M_2 表型，这类表型能够分泌多种趋化因子、细胞因子及蛋白酶，对肿瘤的增殖、血管生成、迁移侵袭等均起到促进作用，同时诱导一种免疫抑制的微环境，是肿瘤发展和预后差的重要因素。

研究通过诱导 THP-1 细胞分化为 M_2 型巨噬细胞并用解毒方予以干预，将对照组、活化组和解毒方干预组的细胞上清分别收集后通过 Human XL Cytokine Array Kit 试剂盒对 105 种细胞因子同时检测，通过计算灰度值发现，在活化的 M_2 型巨噬细胞分泌的细胞因子中，BAFF、IGFBP2 等表达上升，CXCL5/ENA-78、CXCL9/MIP-3β 表达下调，而解毒方能拮抗上述细胞因子的分泌。基于此研究的结果，结合文献报道 IGFBP2 在多种肿瘤细胞如胶质母细胞瘤、乳腺癌、前列腺癌等的发生发展中具有重要作用，研究团队选择了 IGFBP2 进行进一步研究。

IGF 轴在调节细胞增殖、分化和凋亡中发挥重要作用。IGF 系统包括三个方面，即两个配体 IGF-1 和 IGF-2，它们的受体 IGF-1R 和 IGF-2R，以及 6 个高亲和力的 IGF 结合蛋白（IGFBP1～IGFBP6）。IGFBP1～IGFBP6 可以竞争性地结合配体 IGF-1 和 IGF-2，并在循环中形成稳定的复合物，只留下少量的游离的具有生物活性的 IGF。这些游离的 IGF 与受体结合后启动了下游的级联信号并促进细胞增殖和生长。因此，IGFBP 是 IGF 活性的主要调控因子。IGFBP2 是 IGFBP 家族的主要成员之一，研究已经表明其在多种肿瘤的发生发展中发挥着重要作用。IGFBP2 由 328 个氨基酸残基组成，大小为 36kDa，主要包括 N 端及 C 端保守片段及连接两者的非保守域 L 域三部分。IGFBP2 和 IGF 在循环中形成二元复合物，可自由穿越内皮屏障到达局部组织，IGFBP2/IGF 以复合物形式存在于组织局部且可与整合素和细胞外基质的元件连接。因此，IGFBP2 的"IGF 储存器"功能是细胞外周 IGF 功能的重要调节机制。IGFBP2 过表达能促进胶质母细胞瘤、前列腺癌、乳腺癌等多种恶性肿瘤的发生和发展，其血浆水平具有疾病监测和判断预后等潜在效应。

IGFBP2 能促进肝癌细胞的增殖。当不同浓度的 IGFBP2（50ng/ml、100 ng/ml、200ng/ml）作用于 Huh7 细胞 24h 后，其平均增殖率分别为 111.49%、113.50%、122.37%；当作用时间为 48h 时，其平均增殖率分别为 107.40%、114.18%、125.85%；当作用时间为 72h 时，其平均增殖率分别为 109.57%、134.18%、146.20%。对 MHCC97-H 细胞，当作用时间为 24h 时，其平均增殖率分别为 99.05%、106.93%、111.92%；当作用时间为 48h 时，其平均增殖率分别为 99.07%、106.06%、110.27%；当作用时间为 72h 时，其平均增殖率分别为 103.93%、107.78%、117.15%。这些结果提示，IGFBP2 能促进 Huh7 细胞和 MHCC97-H 细胞增殖，且呈现一定的时间和剂量依赖性；对 Huh7 细胞增殖能力的促进作用明显强于 MHCC97-H 细胞，作用时间为 72h 时效应最为明显。不同浓度的解毒方均能有效抑制 IGFBP2 对肝癌细胞增殖的促进作用，且呈现一定的剂量依赖性。

平板集落形成实验及软琼脂集落形成实验结果显示，100ng/ml 的 IGFBP2 能促进 Huh7 细胞集落形成，尽管 IGFBP2 用药组较空白对照组增加的集落形成数量无统计学意义，但从集落形成的体积大小可以看出，IGFBP2 能显著促进 Huh7 细胞集落的形成。

IGFBP2 过表达的 Huh7 细胞的平板集落形成实验及软琼脂集落形成实验验证了该结果。此外，沉默 IGFBP2 的表达则使 MHCC97-H 细胞单集落形成的体积较空白对照组明显缩小，其形成的集落数目也较空白对照组少，提示沉默 IGFBP2 表达能抑制 MHCC97-H 细胞增殖。

一方面，通过 Transwell 小室迁移实验发现，不同浓度的 IGFBP2（50ng/ml 及 100ng/ml）作用于 Huh7 细胞 24h 后，均能促进细胞的迁移与侵袭。另一方面，通过分别将对照质粒和 IGFBP2 目的质粒的细胞转染至 Huh7 细胞中，然后将细胞铺于 Transwell 小室上层进行迁移和侵袭实验，结果亦提示，IGFBP2 过表达能有效促进细胞的迁移与侵袭。相反，通过沉默 MHCC97-H 细胞 IGFBP2 的表达，结果显示干扰 IGFBP2 的表达能抑制 MHCC97-H 细胞的迁移和侵袭，而解毒方能有效拮抗 IGFBP2 的该效应。

细胞上皮 - 间充质转化（EMT）是指上皮细胞转化为间充质细胞的过程，能使肿瘤细胞获取较高的增殖、抗凋亡、降解胞外基质、迁移及侵袭等能力的间充质表型，是肿瘤细胞无限制增殖、促进其迁移及侵袭的重要生物学过程。因此，为了进一步验证 IGFBP2 促进肝癌细胞增殖、迁移和侵袭的分子机制，研究团队采用 Western blot 实验对 EMT 相关的蛋白及信号通路进行了探索研究。

通过 PT-PCR 实验验证 IGFBP2 在不同条件下的表达情况。结果显示，在 Huh7 细胞中加入 100ng/ml 的 IGFBP2 时，其转录水平较空白对照细胞上升了 2.18 倍，而转染了 IGFBP2 质粒的 Huh7 细胞 IGFBP2 mRNA 的表达水平较空白对照组上调了 31.82 倍，而转染了对照质粒的表达水平与空白对照组则无明显差别。此外，在 MHCC97-H 细胞中，通过基因沉默 IGFBP2 mRNA 表达水平明显下调，为空白对照组的 0.29 倍，而转染了对照慢病毒的细胞其表达水平与母本细胞无明显差别。Western blot 实验亦得出相似的结果。

E-cadherin 表达的缺失及 N-cadherin 表达的上调被认为是 EMT 的关键步骤，而 Snail 可以和 E-cadherin 的启动子结合并抑制其表达。因此，本团队进一步研究了 IGFBP2 对 E-cadherin、N-cadherin 及 Snail 表达的影响。结果提示，不管加入 100ng/ml 的人重组细胞因子 IGFBP2 还是转染过表达 IGFBP2 质粒，其均能下调 E-cadherin 的表达，同时促进 N-cadherin 及 Snail 的表达；相反，当 IGFBP2 被沉默时，E-cadherin 表达上升而 N-cadherin 及 Snail 的表达下降，而转染对照质粒或对照慢病毒并不影响上述蛋白的表达水平。

另外，Twist 可以间接抑制 E-cadherin 的活性，而间充质标记蛋白 vimentin 是 EMT 的另一重要标志物。因此，本团队进一步研究了 IGFBP2 对 Twist 和 vimentin 表达的影响。结果显示，IGFBP2 能促进 Twist 和 vimentin 蛋白的表达，而沉默 IGFBP2 则提示了相反的结果。

与前面结果相一致，本实验结果提示，人重组细胞因子 IGFBP2 能下调 E-cadherin

与 N-cadherin 的比例，同时还能上调 vimentin、Snail、Twist 蛋白的表达，从而促进 EMT 的发生，而解毒方能有效拮抗上述蛋白表达的变化，提示解毒方能有效抑制 EMT 的过程。

为了进一步研究 IGFBP2 诱导肝癌细胞增殖、迁移及侵袭的作用机制，本团队采用人基因表达谱芯片（genechip primeview human）进行了检测。实验分为对照组及 IGFBP2 组，每组设 2 个副孔，IGFBP2 组加入 100ng/ml IGFBP2 刺激 24h。从火山图和散点图中可以看出两组间存在多种不同表达基因。在聚类分析中，本团队在相似性的基础上对数据进行分组、归类，并以样本的聚类结果检验所筛选的目标基因的合理性，在此基础上，本团队将聚类及富集到的信息进行 IPA（Ingenuity Pathway Analysis）分析。基于 IPA 的疾病和功能分析，结果提示两组间与肿瘤的相关性最密切，在基因与疾病或功能之间的激活与抑制关系中，处于关系网中心的是迁移失调功能，说明 IGFBP2 与细胞的迁移侵袭功能相关。差异基因在经典通路中的显著性富集分析显示氧化磷酸化被显著激活，而进一步的研究发现 ERK 和 Akt 信号通路在其中起着重要作用。

通过基因芯片结果及数据分析推测 IGFBP2 对肝癌细胞增殖、迁移与侵袭的效应可能与 Akt 和 ERK 信号通路相关。因此，通过 IGFBP2 刺激不同时间点检测其对 Huh7 细胞 p-Akt 及 p-ERK 表达的影响。结果提示，在刺激 5~60min 时间范围内，p-ERK 的表达随着 IGFBP2 刺激时间的延长而增加，而 p-Akt 则在刺激 30min 和 60min 时其上调较为明显，总的 Akt 及 ERK 蛋白没有明显变化。因此，IGFBP2 可能通过促进 Akt 及 ERK 的磷酸化表达而发挥效应。

为了进一步验证 IGFBP2 与 p-Akt 和 p-ERK 的关系，研究选取了对 p-Akt 和 p-ERK 作用最为明显的 60min 进行验证，同时联合应用 IGFBP2 和 PI3K 的抑制剂 LY294002、MEK 的抑制剂 U0126 处理 Huh7 细胞，观察 p-Akt 和 p-ERK 表达的变化。细胞处理前 2h 先用培养基稀释 LY294002（10μmol/L）和 U0126（10μmol/L），刺激细胞 1h 后，加入 100ng/ml 的 IGFBP2 继续刺激 1h，然后提取总蛋白并进行 Western blot 实验。结果提示，LY294002 能拮抗 IGFBP2 诱导的 p-Akt 的上调，U0126 能拮抗 IGFBP2 诱导的 p-ERK 的上调，而总的 Akt 和 ERK 表达不受影响。

为了进一步验证 IGFBP2 是否通过激活 Akt 和 ERK 的磷酸化进而促进 EMT 的发生，在贴壁的 Huh7 细胞中分别加入 LY294002（10μmol/L）或 U0126（10μmol/L），1h 后加入 IGFBP2（100ng/ml）并刺激 24h 后提取总蛋白进行电泳。结果提示，LY294002 和 U0126 均能有效拮抗 EMT 相关蛋白的表达。

体内实验主要通过人肝癌裸鼠皮下瘤模型、肝原位移植瘤模型及肝癌肺转移模型进行体内验证。通过 MHCC97-H 细胞建立的人肝癌裸鼠皮下瘤模型结果显示，解毒方治疗后裸鼠肿瘤大小及净重、血清中 IGFBP2 的含量均比空白对照组明显降低，转染了 IGFBP2 RNAi 的裸鼠相较于转染空载体的 MHCC97-H-luc-control 肿瘤大小及净重、血清中 IGFBP2 的含量亦明显降低，而 MHCC97-H-luc-control 与空白对照组的肿瘤大小及净重无明显差异。免疫组化结果显示，解毒方及 IGFBP2 RNAi 均能有效抑制增殖细胞核抗原（proliferating cell nuclear antigen，PCNA）的表达，同时能诱导 E-cadherin 的上调而抑制 N-cadherin、vimentin、Snail 及 MMP-2 和 MMP-9 的表达。裸鼠 Huh7 细胞建立的肝原位移植瘤模型结果显示，IGFBP2 过表达相较于空载体的对照组能使肿瘤的大小及净重明显增加，而解毒方能明显拮抗 IGFBP2 的这种效应，空载体的对照组与空白对照组相比肿瘤大小无明显差别。免疫组化结果显示，解毒方能有效抑制 PCNA 的表达，同时诱导 E-cadherin 的上调而抑制 N-cadherin、vimentin、Snail 及 MMP-2 和 MMP-9 的表达；IGFBP2 过表达则与解毒方的效应相反，其能有效促进 PCNA 的表达及 EMT，而在 IGFBP2 过表达的同时以解毒方干预则能部分拮抗这种效应。裸鼠 MHCC97-H 细胞建立的肝癌肺转移模型结果亦显示解毒方及沉默 IGFBP2 均能有效抑制肝癌的肺转移，免疫组化结果显示其效应与抑制 EMT 及 MMP-2 和 MMP-9 的表达相关。

（四）对肿瘤放化疗的减毒增效研究

四生汤是按照中医理论和有关专家临床经验而拟定的减轻放、化疗毒副反应的一个基本方。方中生黄芪补气健脾，生地黄滋阴补肾，配生白术、生薏苡仁健脾和中，且能防止黄芪、生地黄的滋腻。在临床研究中发现，四生汤具有抗放疗毒副反应、提高机体免疫功能的作用。在实验研究中，以 ^{60}Co 照射大鼠为实验对象，系统地观察了四生汤对模型动物神经内分泌免疫网络内各不同层次、不同环节的影响。四生汤对大鼠因 ^{60}Co 照射所致的免疫功能下降有明显的对抗作用；四生汤能显著降低 ^{60}Co 照射所致的大鼠下丘脑、垂体及血浆 β- 内啡肽的异常增高，提示四生汤抗放疗毒副反应、提高机体免疫功能的作用可能是通过调节 β- 内啡肽的含量而实现的。分别以 ^{137}Cs-γ 射线全身一次性照射造成小鼠急性辐射损伤模型及人骨髓细胞为研究对象，观察四生汤对模型动物和人骨髓细胞增殖的影响。结果显示，四生汤明显提高模型动物粒细胞集落形成单位（colony-forming unit-granulocyte，CFU-G）和脾集落生成单位（colony-forming unit-spleen，CFU-S）数量，对人骨髓 CFU-G 产率也有明显的促进作用，提示四生汤可以显著促进骨髓造血干细胞增殖和分化。TACE 术后患者的细胞免疫功能较 TACE 术前明显下降，四生汤组虽略有下降，但与术前相比无显著性差异，提示四生汤不仅具有升高白细胞作用，而且具有较好的增强细胞免疫功能的作用。

固真方是由何首乌、肉苁蓉等补肾益精中药组成的有效的抗衰方剂，在对其抗衰作用机制的系列研究中，发现该方对放、化疗大鼠及临床放、化疗肿瘤患者的 T 细胞免疫功能有显著的调节作用。固真方对 ^{60}Co-γ 模型动物和注射环磷酰胺大鼠模型动物的红细胞免疫功能都有较好的调节作用。固真方能够使放疗大鼠低下的 RBC-IC 花环率增高，而又可使化疗大鼠过高的 RBC-IC 花环率下降，使两者都尽可能地向正常水平靠近，提示固真方对机体多种生理功能活动具有双向调节作用；固真方对两种模型动物血清红细胞免疫黏附促进因子和抑制因子都有调节作用，提示固真方对红细胞免疫功能的调节作用主要是通过神经内分泌系统调节血清中的促进因子和抑制因子活性而发挥的，对继发性红细胞免疫功能下降具有很好的调节作用。固真方对化疗大鼠神经、内分泌系统功能紊乱具有较好的双向调节作用，表现为能使异常增高或降低的神经递质、内分泌激素等水平明显降低或升高，提示这种双向调节作用是固真方抗化疗毒副反应作用机制的一个重要特点。其保护机体免疫功能、抗化疗的免疫抑制作用可能是部分通过稳定血浆β-内啡肽水平而实现的。

第六节　西医肝癌个体化精准治疗的研究

当前，手术切除和肝移植仍是治疗肝癌的主要根治性手段，但是肝癌术后容易复发和转移，且 TACE 的效果不尽如人意，对常规放、化疗亦不敏感等问题阻碍了肝癌远期疗效的进一步提高。同时，肝癌具有高度的异质性，不同个体的肝癌患者具有不同的遗传背景、病理类型、分化状态和基因表达谱，即使是同一个体肝癌内部也存在不同生物学行为的细胞亚群。这种高度异质性决定了不同个体肝癌生物学行为和对同一治疗的反应性的差异，进一步造成了预后的不同。因而对所有临床分期相同的肝癌进行"一刀切"式的治疗和监测策略将难以收到令人满意的疗效，临床迫切需要将肝癌的生物学特征和临床病理特征进行有机的整合，对肝癌进行更加精准的分子分型、临床分期，从而指导个体化精准治疗和监测。

一、肝癌的分子分型

肝癌的生物学特性是决定肝癌预后的重要因素。因此，仅根据临床病理分期及患者的基线特征很难精确预测肝癌预后和指导合理选择治疗策略。随着人类基因组学研究的迅猛发展，对基因和蛋白质高通量分析技术已逐渐成熟，对不同肝癌患者的分子特征的认识逐渐深入，研究发现每一个肝癌患者在其肿瘤形成初期就似乎已建立起其特有的基因组学特征，其后的疾病发生发展几乎是一个既定的过程。这就需要我们充分理解和利用这些分子特征，对肝癌的诊断和治疗重新思考，根据其生物学特性来选择合理的治疗和监测策略。近十年来，随着新一代测序技术的应用，人们发现癌基因突变（*TERT* 启动子、*TP53*、*CTNNB1* 等）、染色体畸变（1q、8p、high-level gains of 11q13、6p21 等）和信号转导通路失调（Ras-MAPK、Wnt、mTOR、IGF-2）等与肝癌的发生和发展密切相关，肝癌的分子图谱也逐渐呈现。

相较于肺癌，肝癌的分子分型研究进展缓慢。科学家们一直致力于根据一些特异性分子标志物和肿瘤表型来识别肝癌亚群患者。为了获得精准的分子分型和潜在的治疗靶点，进行大数据挖掘是一种可行的尝试。在美国、欧洲和日本，科学家们进行了大规模的数据分析，以期获得肝癌分子分型。一项挖掘 TCGA 数据的研究提出了肝癌的 2 种分子分型，每种分子分型在临床特征和分子特征及预后上均具有不同程度的差异。例如，具有细胞增殖基因高表达和不良预后的一类，与以前报道的增殖组 icluster1 亚群高度类似；而在 icluster2 亚群，它的特征为 CTNNB1 突变，微血管侵犯较少。但是，这种分子分型尚不足以指导靶向药物的开发和个体化治疗。事实上，在肝癌中，已发现的大多数发生突变的基因（如 TERT、TP53、CTNNB1）仍然无法成为治疗的靶基因，而且这些基因突变只发生在小部分患者中（＜10%）。因此，远未达到临床应用的水平。另外一项研究发现，某些肝癌可能具有共同的祖细胞前体，而这些肝癌都具有祖样特征和预后较差的特点。这类肝癌是否是肝癌中的另一种亚群需要进一步研究。

二、肝癌的精准分期

肿瘤的分期系统和预后模型在癌症现代医疗诊疗中发挥巨大作用，它们对于临床医生确立治疗方案、评价疗效和预测预后具有重要的指导意义。首先，精准分期系统可以帮助临床医生基于肿瘤的累及范围及进展程度选择最佳的治疗方式。其次，精准分期系统可以帮助医生预测患者的生存概率，有助于临床医生和患者一起制订最有利的个体化治疗和监测方案。最后，在研究中，将患者分成预后相仿的亚组，有利于在临床试验时确保亚组内患者基线特征的均衡。和其他系统肿瘤相比，理想的肝癌分期还需要兼顾肿瘤特征和肝功能状态两个方面。原发性肝癌可根据病理细分为 HCC、ICC 和 CHC，后两者因肿瘤生物学特性和临床预后相似，在临床分期时归为一类。2010 年，美国癌症联合会（AJCC）提出独立的 ICC 分期系统，这本身就是精准科学的一种形式，即针对不同生物学特性的肿瘤设立独立的治疗推荐体系。

（一）临床分期

除肝功能对生存的影响之外，HCC 分期和预后评价系统集中在对肿瘤生物学特性的评估和最佳治疗策略的选择上。根据肿瘤的数量、大小和体积来评估其生物学特性。几个众所周知的临床分期试图将肝功能与肿瘤标志物结合起来，为治疗选择提供临床指导。HCC 最普遍认可的分期包括巴塞罗那临床肝癌（BCLC）分期系统和意大利肝癌分期（Cancer of the Liver Italian Program，CLIP）系统。CLIP 分期和 BCLC 分期最重要的区别是 CLIP 评分缺乏治疗建议。与 BCLC 类似，CLIP 评分由于不能准确地区分早期 HCC 患者的预后差异而受到批评。但是，对于晚期 HCC 的非手术患者，它通常是有优势的。需要着重强调的是，正因为这两个系统有这样那样的优势和劣势，十几个其他分期系统或改进系统相继建立。很多系统的一个弱点是在早期 HCC 中缺乏预后区分能力，这主要是由于构建这些分期系统纳入的中晚期肝癌患者较多。结合中国的具体国情及实践积累，依据患者的一般情况、肝肿瘤情况及肝功能情况，《原发性肝癌诊疗指南（2022 年版）》建立了中国肝癌分期方案（CNLC），提出更针对中国肝癌患者的规范化、系统化的治疗方案，使诊疗方案行之有效，也将更好地为肝癌患者提供优质规范的诊疗服务。

（二）病理分期

手术切除或肝移植仍然是 HCC 治疗的根治性手段。在手术患者中，推荐使用基于肿瘤的病理分期系统。HCC 有 2 个主要病理分期：AJCC/UICC 分期和日本综合分期（Japan Integrated Staging，JIS）评分系统。在通常情况下，对于接受肝切除或肝移植的患者，一般建议使用 AJCC/UICC 分期系统。AJCC/UICC 仅根据肝切除标本的病理特征提供预后信息。尽管 AJCC/UICC 分期系统缺乏临床指标和治疗建议，但 NCCN 等一些组织仍使用该系统作为临床指南的基础。同时，相关治疗推荐也被相继提出，包括基于切除肿瘤的技术能力和肝功能的早期手术评估，实际的治疗由当地多学科小组决定。但一般来说，只要条件允许，肝切除或肝移植是首选的治疗方案。

鉴于 HCC 的分期系统过多，以及随着更多的变量被纳入分期系统，有效使用分期系统的难度增加，一些小组已经倡议为全球建立统一精准的分期评分系统。例如，Farinati 等最近提出意大利肝癌（ITA.LI.CA）国际分期系统。ITA.LI.CA 分期系统纳入包括最大肿瘤直径、肿瘤数目、血管侵犯或肝外转移等因素，准确性也优于几个现代分期系统。

（三）列线图预测模型

列线图预测模型已经成为更好地预测患者长期生存的手段。列线图考虑到特定的疾病亚群，并可以为患者提供更准确的个性化预后预测信息。对于 HCC，已经提出了多个预后列线图。鉴于大多数 HCC 分期系统都集中在晚期肝癌患者身上，列线图可能对早期肝癌患者特别有用。因此，已经建立的几种列线图，其特定目标是对早期患者的临床结局进行分层。到目前为止，虽然患者一般状态和肝功能在许多分期系统中起主要作用，但这些因素似乎在许多列线图中的作用较小。相反，血清 AFP 水平，作为疾病生物学的替代指标，通常被纳入列线图中。此外，病理变量如肿瘤大小、肿瘤数目、血管侵犯通常被作为区分因素包含在许多 HCC 列线图中。迄今开发的分期和预后模型旨在了解 HCC 的生物学行为并帮助指导治疗。然而，推荐的治疗方法并不一致。正如患者的地理和遗传背景不同，其治疗选择和总体生存期也存在差异。

总之，目前还需要努力构建个性化的预后预测分期系统，以指导更加精准的临床治疗。

三、精准肝切除

肝切除术仍是原发性肝癌的一线治疗方式。精准肝切除术是以生物医学和信息科学技术的巨大进步为支撑，遵循最大化去除病灶、最优化保护肝脏、最小化创伤侵袭的原则，最终实现患者最大临床获益。精准肝切除术理念涵盖了以手术为核心内容的外科治疗全过程，包括病情评估、外科决策、手术规划、手术操作、麻醉及围术期管理等多个层面。精准肝切除术与传统肝切除术的不同和优势在于：①医生术前需要通过精确的影像学技术，充分理解肝脏内血管走行及变异，在大脑中构建病灶及和临近组织的三维空间结构等信息，从而规划肝脏手术方案。②术前精确测定肝脏储备功能，准确计算残余肝脏体积，通过对切除部位的切面血管分支、供血等情况进行精细的分析，保证在术中不阻断肝血流或选择性地阻断拟切除肝脏的部分血流，避免剩余肝脏的缺血或再灌注损伤。

（一）术前评估的精准化

拟行肝切除术的肝癌患者通常合并不同程度的基础肝脏疾病，也可合并影响外科决策的不良健康状况或全身疾病。外科医生术前应针对患者全身健康状况、肝脏肿瘤情况、基础肝脏疾病、肝脏储备功能进行精准评估。全面细致的病情评估是精准肝切除术临床实践的首要内容。

1. **肝功能评估的精准化** 患者肝功能的状态影响总体预后，这在原发性肝癌中是常见且相对独特的。基础肝功能对总体预后的影响一直是精准分期的焦点。最常用的是肝功能 Child-Pugh 分级，该分级最初用于预测食管静脉曲张患者行手术或介入治疗后的死亡风险。临床医生通常还使用另外两种模型评估基础肝功能：终末期肝病模型（MELD）评分和白蛋白 - 胆红素评分（Albumin-Bilirubin Score，ALBI）。MELD 评分最初是为了评估经颈静脉肝内门体分流术后的围手术期死亡率。MELD 评分从国际标准化比值、血清总胆红素和血清肌酐 3 个实验室指标计算得来的。MELD 评分已被验证和推广应用于肝硬化患者，包括肝移植和肝切除在内的多种治疗程序。最近，一些学者主张使用 ALBI 评分作为评估患者肝功能的手段。ALBI 评分是基于血清白蛋白和胆红素构建的。重要的是，与 Child-Pugh 和 MELD 分类相比，ALBI 模型可以用于伴或不伴肝硬化的患者。另外，一项多中心队列研究表明在肝功能较好（Child-Pugh A 级）的患者中，ALBI 模型的预后区分能力更强。

2. **肝脏肿瘤评估的精准化** 为达到根治性切除，降低死亡率和复发率的目的，手术需要去除全部病变。恶性肿瘤的手术则应包括去除肿瘤本身、一部分正常肝组织、局部侵犯的毗邻脏器组织。数字影像重建技术是指通过三维可视化技术可全景式立体"透视"肝脏、病灶及脉管系统的空间结构，清晰显示三维立体图像。借助肝脏透明化和局部放大技术，通过不同角度和方位旋转，数字影像重建技术可多维度展现肿瘤空间结构，并透视门静脉、肝动脉、胆管和肝静脉汇合方式、走行及变异情况，对病灶、涉及脉管流域、剩余肝脏区段进行精确的定量容积分析。

（二）手术规划系统辅助精准肝切除

一个精准肝切除手术规划系统，能够自动完成血管精细建模、供血分布和肝脏相关体积的计算等几个基础性工作，从而设计制订出最佳的手术方案。这样，在临床上将大大减少医生经验不足等原因带来的医源性事故，提高肝切除手术的成功率，最终达到降低肝癌死亡率的目的。虽然手术规划系统在肝切除手术中被证明很重要，但其准确性仍然有限，20%的患者在实行起来时比预期的要困难。

计算机科学的发展及其在肝脏外科手术领域的整合应用，为精准肝切除手术规划提供了新的机遇，能够帮助外科医生在开展复杂的肝脏手术时减少犯错的概率，增加安全性。已有几个研究小组报道了通过三维建模和虚拟规划系统在术前模拟肝切除的方法。更进一步地，导航系统可将术前的模拟结果引入手术全程，以指导外科医生进行手术。一项系统综述分析了术前模拟和导航系统对肝切除术结局的影响。小型队列研究报道集中在评估手术模拟系统的可行性和准确性，包括三维重建的质量、肝脏分段、虚拟肝切除术、肝脏体积测量等方面。目前手术导航主要依赖于术中超声影像，缺少 3D 模拟图像的直接转换。最主要的问题是这些研究没有与无手术模拟的患者的临床预后相比较，以至于手术规划系统对肝切除术后结果的影响无法评估。然而，手术模拟在肝脏体积测量和手术切缘预测方面似乎是准确的。因此，减少手术时间，降低并发症发生率，保存肝实质功能，达到阴性切缘是最重要的。肝脏手术要想在所有以上这些指标中达到最佳将是现阶段最大的挑战。外科医生必须及时了解肝内复杂多变的解剖结构，以便进行有效的切除，妥善保护肝实质的关键结构，避免可能的出血、胆管损伤。

展望未来，专注于开发模拟和虚拟导航系统并将其集成到外科实践的主要方面包括：①自动评估肝脏表面、肝内解剖和肝脏分段；②透明可视化结构的能力；③自动化、直观、实时的虚拟交互的模型，可以模拟各种可能的情景；④实时且有效的手术导航系统，准确地融合虚拟模型和术中图像两组图像显得必要。由于操作、气腹或暴露极端必要的位置等原因，在手术过程中，肝脏表面及肝内解剖是不断变化的。因此，为了提供准确的实时导航，将来的手术导航系统须适应肝脏形态在术中的变化。

四、肝癌个体化精准治疗的发展方向

（一）液态活检

分析肿瘤中的分子变化对于指导适当的靶向治疗非常重要。然而，在 HCC 患者中，获得肿瘤组织用于分子分析并不容易。对肿瘤细胞来源的循环细胞 DNA 进行分析，常常被称为液态活检，可以非侵入性诊断 HCC 分子变化。

在癌症患者中，肿瘤 DNA 通过细胞凋亡从肿瘤细胞释放到血浆中，这些 DNA 分子具有核小体 DNA 的特征。从理论上讲，液态活检的非侵入性将允许连续监测肿瘤细胞的分子变化。除了指导分子靶向药物治疗，液态活检可能有助于监测对治疗的反应，因为已经证实，血浆中的突变负荷可以反映癌症患者的肿瘤负荷，并且与患者临床状态息息相关。此外，液态活检可用于检测与耐药相关的基因突变。由于耐药突变的出现是靶向药物获得性耐药的重要机制，检测这种突变可用于预测初始反应患者出现耐药性的概率。在此之前，大部分现有的证据是基于对非小细胞肺癌（non-small cell lung cancer，NSCLC）的研究，在检测 HCC 中，这些耐药机制的适用性仍有待确定。除了上述潜在的临床应用，循环肿瘤细胞 DNA（circulating tumor DNA，ctDNA）还可以提供关于肿瘤异质性的有用信息，因为血液将接收来自肿瘤不同部分的 ctDNA。血浆中基因突变的浓度反映携带这种突变的肿瘤细胞的量。由于该策略不需要来自肿瘤组织的先前信息，因此可能用于筛选或监视癌症。

（二）检测点突变 / 插入

点突变和插入缺失的检测可以直接通过对血浆游离 DNA 的相关基因靶序列进行检测。在这种方法中，首先使用聚合酶链反应（polymerase chain reaction，PCR）扩增感兴趣的基因，然后使用下一代测序对 PCR 产物进行测序。从理论上讲，这种方法的准确性受限于测序错误（< 0.1%），因为如果来自肿瘤细胞的血浆 DNA 中存在小比例突变，则不易与测序错误区分。目前，已经开发了许多方法来解决这个问题。例如，可以在 PCR 之前将标签应用于每个血浆 DNA 分子，以使得来自同一分子的 PCR 产物携带相同的标签。然后可以从所有来自同一血浆 DNA 分子的测序读数中确定共有序列，从而可以消除在一小部分测序读数中发生的随机错误。这种方法被称为分子标记。另一种方法是从肿瘤组织中鉴定患者特异性癌症突变，然后用等位基因特异性 PCR 定量特定突变。这种检测方法比基于测序的检测方法便宜得多，并且能够检测到非常低浓度的突变。

（三）检测异常的 DNA 甲基化

HCC 中常见 DNA 异常甲基化，包括全基因组低甲基化和肿瘤抑制基因的高甲基化。使用亚硫酸氢盐测序可以在 HCC 患者的血浆中敏感地检测到这些变化。用亚硫酸氢盐处理后，未甲基化的胞嘧啶残基转化为尿嘧啶，而甲基化的胞嘧啶残基保持不变。因此，亚硫酸氢盐转化后，使用下一代测序可以区分甲基化和非甲基化序列。由于不同的器官具有不同的甲基化特征，全基因组亚硫酸氢盐测序可以进一步显示 ctDNA 的潜在组织起源。这种方法可能被用作检测不同类型癌症的一般癌症标志物，一旦检测到畸变，ctDNA 的潜在来源也可以被确定。在另一种方法中，使用甲基化特异性 PCR（methylationspecific PCR，MSP）或甲基化敏感性限制性内切酶（methylation-sensitive restriction endonuclease，MSRE）介导的 PCR 从血浆游离 DNA 中检测癌细胞的高甲基化抑癌基因（tumor suppressor gene，TSG）。由于 MSP 涉及 DNA 的亚硫酸氢盐转换，这可能导致显著的 DNA 降解。MSRE 介导的 PCR 被认为可以比 MSP 更灵敏地检测到血浆游离 DNA 中的低丰度甲基化 TSG。

（四）检测染色体畸变

染色体畸变，包括基因组重排和拷贝数改变，也可以通过液态活检检测。基因组重排可以通过对肿瘤组织进行基因组测序并通过 PCR 系统对血浆游离 DNA 断点进行靶向测序来检测。由于断点序列对于肿瘤是特异性的并且不存在于其他非恶性细胞中，所以与检测点突变的检测相比，该检测方法具有非常低的检测阈值。据报道，这种方法能够检测到含量低于 0.001% 的突变 DNA。通过第二代测序或 PCR 分析可以在患者的血浆中检测到 HCC 中的拷贝数改变，因为在肿瘤组织中扩增和缺失的染色体区域分别在血浆 DNA 中过表达和低表达。最近研究报道在 90 例 HCC 患者中有 84% 检测到 1 号和 8 号染色体的拷贝数畸变，但是 32 例健康对照没有发现。在 4.5% 的慢性 HBV 携带者和 22% 的肝硬化患者中也观察到了这些畸变。这些结果表明，拷贝数分析可能有助于监测肝癌手术切除术后的复发。

由于肝癌的异质性，以及在晚期肿瘤患者身上获取组织困难等，寻找有效的靶向药物治疗肝癌并不容易。在新型靶向药物一系列失败的临床试验之后，我们逐渐认识到采用分子预筛选方法来鉴定药物潜在应答亚群至关重要。然而，鉴于 HCC 的复杂性，单一生物标志物不太可能足以开发个性化治疗方式。未来的方向应旨在评估多个遗传图谱或测序特征作为治疗反应的预测因子。鉴于在晚期 HCC 患者中连续获取肿瘤组织的困难性，通过使用液态活检可以最好地实现这一点。在临床方面，研究者需要认真考虑采用新型设计的临床试验方案以适应预测性生物标志物在 HCC 患者中的低发生率。

五、肝癌个体化精准治疗的展望

在精准医学和大数据时代，中国 HCC 的防控之路任重而道远，机遇和挑战并存。实现 HCC 的精准医疗不可能一蹴而就，推动搭建广域、准确、规范、共享的大数据平台，建立大数量、高质量的 HCC 生物样本库需要国内同道们坚持不懈地努力和合作。如何将精准医学和大数据科学孕育出的研究成果转化为 HCC 的临床实践将是需要思考的长期命题。相信以精准医学为理念，以大数据为支撑，准确把握 HCC 的临床研究走向，将会使我们走出一条具有中国特色的 HCC 防控之路。精准医学目前在医疗领域迅速推广，大批精准医疗联盟在国内相继建立，相关研究项目的开展及基金支持，以及对肝癌本质认识和技术的进步为实现肝癌精准外科治疗奠定了良好的发展环境、坚实的理论基础和充分的技术支撑。我国肝癌患者众多、疾病负担重，如何利用好精准医学的理念和技术，进一步改善肝癌患者预后是当前亟待解决的问题。肝癌术前对患者肝功能和手术方案的精准评估，术中精细化、个体化操作，术后结合转移复发风险辅以分子靶向、免疫、介入等干预方式是实现肝癌精准外科治疗的关键步骤。未来，笔者希望将肝癌患者个体特征性的基因组信息和临床病理特征进行整合，对肝癌实现个性化解读，为患者提供量体裁衣式的外科服务，真正实现肝癌治疗的精准化。

肝癌常用药

中医药是我国治疗肝癌的特色手段和优势所在。在大量的临床应用中，中成药因其服用方便、制剂稳定、质量控制较好等，受到患者的极大欢迎。近年来，越来越多的中成药将治疗肝癌作为重点方向，大量的基础研究、临床试验陆续展开，为中药治疗肝癌提供越来越多的循证依据。

中医药治疗肝癌的临床疗效来自长期大量的临床经验积累。在这一方面，我国拥有值得骄傲和珍视的大量名老中医资源，尤其是近现代，全国各地名老中医在面对肝癌这一顽疾时，发皇古义，潜心研究，通过大量实践积累了丰富的经验，从不同角度提出了对肝癌诊疗的见解，形成了各具特色的经验方。这些都为我们认识肝癌、治疗肝癌提供了极为难得的理论基础和实践武器。

附录一　中　成　药

一、槐耳颗粒

【源流】槐耳入药早见于《肘后备急方》《唐本草》，味苦、辛，性平，无毒，功能治风、破血、益力，归肝、脾、大肠经。《药性论》中记载其有"治风、破血、益力"之功效。后由南京中医药大学的庄毅教授开始追踪并着手研究，经多年探索，最终通过生物发酵技术解决了大批量药用问题，将其用于治疗肝癌、肺癌、胃肠癌及乳腺癌等恶性肿瘤。

【组成】槐耳清膏。

【功效】清热解毒，活血化瘀，扶正培本。

【主证】适用于正气虚弱，瘀血阻滞型原发性肝癌不宜手术患者，或作为化疗者辅助治疗用药，有改善肝区疼痛、腹胀、乏力等症状的作用。在标准的化学药品抗癌治疗基础上，可用于肺癌、胃肠癌和乳腺癌所致的神疲乏力、少气懒言、脘腹疼痛或胀闷、纳谷少馨、大便干结或溏泄、气促、咳嗽、多痰、面色㿠白、胸痛、痰中带血、胸胁不适等症，能够改善患者的生活质量。

【方解】无。

【规格】20g/袋。

【用法用量】口服，一次20g，一日3次。用于肝癌的辅助治疗时，1个月为1个疗程，或遵医嘱。用于肺癌、胃肠癌和乳腺癌的辅助治疗时，6周为1个疗程。

【注意事项】重度糖尿病患者慎服。

【现代药理研究】

1. **逆转肿瘤干细胞** 日本东海大学田中真奈实进行的果蝇研究证实，槐耳能修复异常的Hippo信号通路，这意味着其对于神经退行性病变、免疫激活及干细胞稳定化和特化可能有作用。随后一系列的研究表明，槐耳不仅能杀死肿瘤细胞，还能使细胞间和细胞内分子被破坏的功能恢复正常，特别是与转录调控相关的功能。槐耳治疗能够恢复组织稳态平衡，对正常细胞能保持其正常增殖，对异形干细胞能恢复其干性，并使恢复干性的干细胞正常分化，对肿瘤干细胞则可直接杀灭。

2. **消除免疫性炎症，平衡人体免疫** 台湾大学临床医学研究所江伯伦教授完成了免疫性炎症控制及免疫调节启动因子的研究。实验结果表明，槐耳可促进小鼠炎症控制因子IL-10上升及IL-12-P70、IL-12-P40免疫调节启动因子上升。这说明槐耳有极佳的炎症控制及免疫调节作用。

【临床应用】

自槐耳颗粒上市近30年以来，已发表了相关临床研究文献290余篇，证实其能有效治疗肝癌、肺癌、胃肠癌、乳腺癌等恶性肿瘤，具有明确的术后防复发转移及抑制肿瘤生长等治疗效果，可以明显改善患者气阴两虚的症状，提高患者的生活质量，延长生存期。

以中华医学会外科学分会肝脏学组组长、武汉同济医院陈孝平院士为主要研究者，槐耳颗粒预防肝癌根治性切除术后复发转移的多中心、随机、空白平行对照临床研究，遍及25个省份共39个中心，入组观察了1 044例原发性肝癌行根治性切除术患者。研究结果显示，槐耳组与空白对照组的平均疾病无进展生存期分别为75.5周和68.5周，$HR=0.67$，95% CI 为 $0.55 \sim 0.81$，即服用槐耳能降低33%的复发风险；疾病无进展生存率分别为62.39%和49.05%，率差值的95% CI 为 $6.74\% \sim 19.94\%$（$P=0.000\,1$）；总生存率分别为95.19%和91.46%，率差值的95% CI 为 $0.26\% \sim 7.21\%$（$P=0.020\,7$）。COX分析$HR=0.553$，95% CI 为 $0.33 \sim 0.92$，即服用槐耳能降低44.7%的死亡风险；ERR（肝外复发率）分别为8.6%与13.61%，率差值的95% CI 为 $-12.59\% \sim -2.5\%$（$P=0.001\,8$）。因此，槐耳成为全球第一个肝癌术后防复发转移的中成药。

二、回生口服液

【源流】回生口服液源于《温病条辨》之"化癥回生丹"，其由温病医家吴瑭经《金匮要略》中的"鳖甲煎丸"和《万病回春》中的"回生丹"化裁而成，具有活血化瘀、破积消坚之功效，用于治疗癥瘕、血痹等。成都中医药大学将"化癥回生丹"经现代工艺精制而成回生口服液（比化癥回生丹少麝香一味），用于治疗肝癌、肺癌等属癥瘕痞块者。

【组成】益母草、红花、花椒（炭）、水蛭（制）、当归、苏木、三棱（醋炙）、两头尖、川芎、降香、香附（醋炙）、人参、高良姜、姜黄、没药（醋炙）、苦杏仁（炒）、大黄、紫苏子、小茴香（盐炒）、桃仁、五灵脂（醋炙）、虻虫、鳖甲、丁香、延胡索（醋炙）、白芍、蒲黄（炭）、乳香（醋炙）、干漆（煅）、吴茱萸（甘草水炙）、阿魏、肉桂、艾叶（炙）、熟地黄。

【功效】消癥化瘀。

【主证】用于癥瘕痞块，气滞血瘀型原发性肝癌、肺癌的治疗。原发性肝癌与肺癌，临床表现复杂，证型多样，本方以偏于血瘀气滞者为宜。其具体治法应当为活血行气，消癥散结，通络止痛，并辅以扶正、消痰、攻毒之品。

【方解】方中益母草，味辛微苦而性寒，主归肝经，活血化瘀兼能利湿解毒。《本草求真》谓其"消水行血，去瘀生新，调经解毒……味辛则于风可散，血可活；味苦则于瘀可消，结可除；加以气寒，则于热可疗"。其活血化瘀之功，可癌肿内生之湿浊与热毒。本品药性平和驯良，能化瘀生新，祛邪而不伤正，《本草汇言》谓其"行血而不伤新血，养血而不滞瘀血，诚为血家之圣药也"。鳖甲，血肉有情之品，性味咸寒，主归厥阴肝经，兼消积散结与滋阴除热之功于一身。《神农本草经》称其可"主心腹癥瘕坚积，寒热，去痞，息肉……恶肉"。《证类本草》引《药性论》谓其主治"癥块、冷瘕、劳瘦，下气，除骨热，骨节间劳热，结实壅塞"。朱丹溪强调其能"补阴气"。《本草新编》称其"善能攻坚，又不损气，阴阳上下，有痞滞不除者，皆宜用之"，故历代治疗癥瘕之方多以此物为主。以上二药在本方中用量尤重，共为君药。水蛭、虻虫、干漆、桃仁、红花、川芎、延胡索、三棱、乳香、没药、苏木、降香、大黄、蒲黄、五灵脂、姜黄，此十六味药，俱为活血化瘀之品，其中水蛭、虻虫、干漆、大黄尤长于破瘀消癥，共助君药消散癥积；红花、川芎、延胡索、桃仁、三棱、乳香、没药、姜黄、苏木、降香、蒲黄、五灵脂长于活血通经、散瘀止痛，可增强君药缓解癌肿瘀滞疼痛之功；其中川芎、三棱、姜黄兼能行气疏肝，还可治疗因气滞之腹胁胀痛；对于有出血者，蒲黄、五灵脂、大黄、降香还可化瘀止血。熟地黄补血养阴，益精填髓；当归补血活血，人参大补元气，白芍养血敛阴、柔肝止痛，此四药扶正固本，气血阴阳并调，既可用于癌肿患者邪气久羁之正虚，又可避免攻伐太过而伤正。以上二十味活血补虚之药，共为臣。香附、小茴香功专行气止痛，与川芎等血中气药同用，可调理气机，减轻或消除气滞诸症。两头尖配合大黄、益母草，解毒散结，兼治癌肿之热毒。紫苏子、苦杏仁配合桃仁、当归、川芎、益母草，化痰、除湿、止咳平喘，主要针对肝癌之痰浊凝聚，并可治疗肺癌之咳逆气急。阿魏助鳖甲消癥化积。肉桂、吴茱萸、丁香、艾叶、高良姜、花椒温经散寒，通络止痛，并可助活血化瘀药消散瘀血之力。上述十二味药，主要用以针对次要病邪及兼证，俱为佐使。综观全方，攻补兼施，标本同治，攻邪而不伤正，补虚而不助邪；辛温与寒凉滋阴之品配伍，既不燥热，又不寒凝滋腻，故可守方久用，以使癥积渐散缓消。

【规格】10ml/ 支。

【用法用量】口服，一次 10ml，一日 3 次；或遵医嘱。

【注意事项】孕妇禁用；过敏体质者慎服。

【现代药理研究】

1. **抑制肿瘤增殖**　回生口服液可作用于 Wnt 通路，有效抑制人肺腺癌细胞生长，并可明显降低癌细胞内 Cyclin D1 的阳性表达。

2. **改善肿瘤微环境，抗肿瘤复发和转移**　回生口服液可降低 PLT、FIB 计数，减少微血栓形成；可有效降低新生血管形成，减少肿瘤转移，减少血栓生成，降低 D- 二聚体、VEGF 计数，提高胸腺、脾系数；降低 TF、FIB、IL-6 计数，下调 VEGF、MMP-2、CD44 计数。

3. **增强机体免疫功能**　回生口服液可促进巨噬细胞功能；促进 IL-12、IL-18 分泌。

【临床应用】

回生口服液上市 20 余年，已发表了相关临床研究文献共计 120 余篇，证实其能有效治疗肺癌、肝癌等恶性肿瘤，具有明确的抗癌效果，可以明显改善患者的血液高凝状态，提高患者的生活质量，延长生存期。回生口服液现代临床应用报道情况见附表 1-1-1。

附表 1-1-1　回生口服液现代临床应用报道情况

病名	支持度 /%	病名	支持度 /%
肺癌	43.33	乳腺癌	4.67
食管癌	13.33	胃癌	3.33
肝癌	12.67	鼻咽癌	2.00
肠癌	6.00	淋巴瘤	2.00
卵巢癌	6.67		

1. **肝癌**　系统评价证实回生口服液联合 TACE、放疗等可提高肝癌患者客观应答率（ORR）、疾病控制率（DCR）、KPS 评分，减少患者不良反应发生率。回生口服液联合 TACE 治疗原发性肝癌疗效的研究显示，将 66 例原发性肝癌患者随机分为观察组和

对照组各 33 例，对照组行 TACE 治疗，观察组在此基础上加用回生口服液（10ml，1 日 3 次），疗程均为 2 个月。结果显示，观察组 ORR 为 54.5%，对照组为 45.5%；观察组 KPS 评分提高率为 51.5%，对照组为 27.3%；观察组 CD3$^+$、NK 细胞活性较治疗前升高；两组 ALT、AST、TBil 均较治疗前降低，且观察组中 ALT 降低更为明显；此外，观察组患者恶心呕吐、血液学毒性、肝功能异常发生率均低于对照组。

2．**肺癌** 多中心随机对照临床试验"回生口服液对原发性肺癌患者围手术期凝血状态的相关研究"（注册号：ChiCTR-TRC-13003325）发现，回生口服液联合手术治疗肺癌可明显改善患者高凝状态，从而减少患者血栓并发症的发生。系统评价研究显示，回生口服液联合铂类药物化疗可有效改善晚期肺癌患者近期疗效 ORR、DCR，以及远期疗效 1 年生存率，提高患者的生活质量及 KPS 评分，降低不良反应如白细胞降低、血小板降低及呕吐的发生率。

三、参一胶囊

【源流】 人参为五加科人参属植物，药用历史 5000 余年。《神农本草经》最早记载人参为上品，阐述其具有"主补五脏，安精神，定魂魄，止惊悸，除邪气，明目，开心益智，久服轻身延年"的功效。Rg3 是手性化合物，在人参中含量极微，仅为十万分之三，且有同分异构体手性化合物 4 种、结构相似同系物成分 60 余种，因而其分离、提纯及产业化技术的瓶颈，可以认为是世界有机化学领域最具挑战性的难题之一。

1．**Rg3 定向转化技术创新** 优化纤维素酶特定反应条件，将 20 多种结构相似的二醇型人参皂苷定向转成 20(R)-Rg3，由特制柱层析富集，使 Rg3 含量提高 270 倍。

2．**手性化合物拆分技术** 建立 Rg3 手性化合物拆分工业柱层析分离和富集新方法，由复合溶剂重结晶纯化，使 Rg3 得率提高 410 倍，Rg3 纯度达到 95% 以上。

【组成】 人参皂苷 Rg3。

【功效】 培元固本，补益气血。与化疗配合用药，有助于提高原发性肺癌、肝癌的疗效，可改善肿瘤患者的气虚症状，提高机体免疫功能。

【主证】 用于改善化疗患者或中晚期肿瘤患者出现的神疲气乏、少气懒言、呼吸气短、纳谷少馨、自汗等症状。

【方解】 人参皂苷 Rg3 是从人参根中提纯所得。1981 年，日本学者北川勋首先从人参中分离鉴定了人参皂苷 Rg3；1991 年，北川勋发现和证实 Rg3 具有选择性抑制肿瘤细胞浸润及转移的药理作用。人参皂苷 Rg3 是存在于天然药物人参中的一种四环三萜皂苷，属于人参二醇型，其分子式为 $C_{42}H_{72}O_{13}$，分子量为 785.03。

【规格】 每粒含人参皂苷 Rg3 10mg。

【用法用量】 饭前空腹口服，一次 2 粒，一日 2 次。8 周为 1 个疗程。

【注意事项】火热证或阴虚内热证者慎用；有出血倾向者忌用。

【现代药理研究】

主要药效学试验证实，人参皂苷 Rg3 口服，对多种动物移植性实体瘤具有抑制作用。与化疗合并用药，对小鼠 H22 腹水型肝癌有增强疗效的作用，并能调节免疫功能，防止白细胞下降、脱发等。该药尚可抑制肿瘤血管内皮细胞的增殖生长和新生血管的形成。

1. **抑瘤、抗转移、提高免疫、增效减毒** ①抗转移作用：人参皂苷 Rg3 对 B16 黑色素瘤、Lewis 肺癌自发肺转移及 LOVO 人体肠癌脾脏接种形成的肝转移模型等均显示较好疗效。人参皂苷 Rg3 抗转移疗效稳定，实验重现性好，且呈一定的剂量依赖性。②抑瘤作用：人参皂苷 Rg3 对 B16 黑色素瘤、Lewis 肺癌、S180 肉瘤皮下接种实体瘤显示了中等度的疗效，对人体胃癌原位接种模型延长生命率达到 70%。③提高免疫作用：人参皂苷 Rg3 口服给药较明显提高荷 Lewis 肺癌小鼠的 NK 活性、IL-2 活性及正常小鼠巨噬细胞吞噬功能。④增效及减毒作用：人参皂苷 Rg3 合并化疗药物环磷酰胺、甲氨蝶呤及丝裂霉素，具有协同增效作用，尤其对 H22 腹水型肝癌有明显抑瘤增效作用，且观察期间有动物存活，甚至超过单独化疗组，此结果对临床具有较重要的参考价值。人参皂苷 Rg3 合并化疗，能明显减轻化疗的毒副反应，对 8 天龄新生大鼠脱毛模型的脱毛拮抗率为 71.43%。

2. **对神经、呼吸、心血管三大系统的影响** 抑制增殖，作用于细胞周期 G_2 期；抑制肿瘤细胞黏附、浸润；抑制肿瘤细胞迁移；抑制新生血管形成；抑制肿瘤淋巴转移；诱导肿瘤细胞凋亡；逆转肿瘤细胞耐药；调控化疗增效的相关酶；抑制岩藻糖及其酶的合成；减轻癌因性疲乏。

3. **安全性** ①急性毒性试验：人参皂苷 Rg3 单次给药的最大耐受剂量为 15g/kg，未见死亡和明显毒性；仅有个别动物即时出现蜷缩，活动量稍减少，稍后即恢复，其他动物未见异常。②长期毒性试验：对照组试验动物行为、体征、外观、形态、血常规、血液生化、系统尸解、脏器系数、组织学检查各项观测与检测指标均未见异常。停药后第 4 周，各剂量组大鼠仍呈现健康活泼的体态，各剂量组血常规、血液生化、系统尸解、脏器系数、组织学检查各项观测与检测指标也无异常。结果表明，人参皂苷 Rg3 各剂量组对长期毒性试验大鼠无延迟性毒性反应。根据本实验结果，可以认为连续灌胃给药给予人参皂苷 Rg3 357.0mg/（kg·d）、178.5mg/（kg·d）、35.7mg/（kg·d）（按体表面积折算，约相当于临床日拟用剂量的 100、50、10 倍），对雄、雌性大鼠未发现有毒理学意义的血液学指标和组织学改变及延迟性毒性反应。Beagle 犬连续 3 个月口服人参皂苷 Rg3，高剂量 30mg/（kg·d）[600mg/（m^2·d）]、低剂量 3mg/（kg·d）[60mg/（m^2·d）] 分别相当于动物有效剂量 [9mg/（m^2·d）] 的 66.6 和 6.66 倍，Beagle 犬外观正常，行为活泼，体重增长，大小便正常；心电图、眼科检查、尿常规、血常规和血液生化检查均未见异常；尸解和病理组织学检查均未见异常。长期毒性试验结果表明，连续 3 个月重复给予人参皂苷 Rg3 对 Beagle 犬未引起明显毒副反应。③遗传毒性试验：人参皂苷 Rg3 致畸、致突变试验结果均为阴性，表明其无致畸、致突变性。④生殖毒性试验：人参皂苷 Rg3 给药剂量为高剂量 30mg/（kg·d）［180mg/（m²·d）］、中剂量 15mg/（kg·d）［90mg/（m²·d）］、低剂量 7.5mg/（kg·d）［45mg/（m²·d）］，分别相当于动物有效剂量［9mg/（m²·d）］的 20、10、5 倍。三个给药组对孕鼠体重增长、活胎仔数、活胎仔体重和性别均无明显影响；对胎仔各器官也无影响；胎仔外观正常、无畸形，其内脏和骨骼的生长发育正常，与阴性对照组无差异。这些结果表明，人参皂苷 Rg3 对大鼠无明显胚胎毒性和致畸性。

【临床应用】

1.参一胶囊在肝癌外科治疗中的应用　有研究选择肝癌患者 48 例，将其分成两组，即观察组和对照组各 24 例。所有患者术后平均 2 周开始化疗，化疗周期为 3~6 个循环。对照组采用 5-FU、丝裂霉素、多柔比星化疗方案（FAM 方案）治疗；观察组在对照组基础上加用参一胶囊，饭前空腹口服，每次 2 粒，每日 2 次。结果显示，对照组患者死亡 2 例，观察组死亡 1 例；两组完全缓解率、部分缓解率、总病情缓解率比较，差异无统计学意义（$P > 0.05$）；观察组稳定率高于对照组，进展率低于对照组，差异均有统计学意义（$P < 0.05$）；观察组部分毒副作用发生率低于对照组，差异有统计学意义（$P < 0.05$）。此研究指出，参一胶囊在肝癌术后化疗中，能增强抗肿瘤效果，减少毒副作用。有研究将 74 例老年原发性肝癌患者随机分为观察组和对照组，每组各 37 例，对照组给予腹腔镜解剖性肝段切除术治疗，同时给予安慰剂；观察组在腹腔镜解剖性肝段切除术的基础上另给予参一胶囊，疗程为 2 个月。研究结果显示，观察组与对照组患者术后并发症发生率分别为 14.7% 和 18.1%，差异无统计学意义。近期疗效结果显示，观察组总有效率为 85.3%，明显高于对照组的 66.7%（$P < 0.05$）。治疗后，观察组 CD3⁺、CD4⁺、IgG、IgA 及 IgM 等免疫功能指标含量分别为（50.58 ± 9.15）%、（36.23 ± 5.24）%、（15.56 ± 1.95）g/L、（2.45 ± 0.45）g/L 及（2.54 ± 0.51）g/L，均明显高于对照组（$P < 0.05$）。治疗后，观察组 AFP、CEA、CA125 及 AFU 含量分别为（20.12 ± 2.34）μg/L、（10.97 ± 1.36）μg/L、（24.56 ± 2.19）U/ml 及（23.45 ± 2.98）g/L，均明显低于对照组（$P < 0.05$）。这些结果表明，参一胶囊联合腹腔镜解剖性肝段切除术治疗老年原发性肝癌疗效确切，且能够有效改善患者免疫力。

2.参一胶囊联合 TACE 治疗肝癌　有研究将 228 例晚期肝癌患者随机分成两组，分别接受参一胶囊联合 TACE 治疗（n=152）和单独接受 TACE 治疗（n=76）。研究结果显示，试验组和对照组的中位总生存期分别为 13.2 个月和 10.1 个月（P=0.002）。两组的中位疾病进展时间分别为 4.3 个月和 3.2 个月（P=0.151），中位无法治疗进展时间分别为 8.3 个月和 7.3 个月（P=0.063）。Rg3 组的疾病控制率为 69.7%，对照组为 51.3%（P=0.012）；而 Rg3 组患者出现便秘和鼻出血更为常见（$P < 0.05$）。同时参一胶囊减轻了一些与 TACE 相关的不良综合征和血液异常。研究证明，在晚期肝癌患者中，TACE 和参一胶囊

联合治疗与单独 TACE 治疗相比，可延长患者总生存期。李威将 80 例原发性肝癌患者随机分为实验组及对照组，每组各 40 例，对照组只采用 TACE 治疗；实验组联合 TACE+参一胶囊治疗。治疗结束后，实验组 MVD 为 108.16 ± 52.34，而对照组为 165.3 ± 69.45，两者差异有统计学意义（$P < 0.05$）。实验组 1 年复发转移率为 20%，对照组为 32.5%（$P < 0.05$）。实验组 2 年复发转移率为 52.5%，对照组为 72.5%（$P < 0.05$）。研究证明，参一胶囊在肝癌 TACE 中对稳定疗效、控制转移复发有一定作用。还有研究将 66 例肝癌患者随机分为两组，介入组采用经导管肝动脉栓塞术治疗，栓塞剂选择碘油；联合组在介入组治疗的基础上加用参一胶囊，饭前空腹口服，每次 2 粒，每日 2 次。结果显示，介入治疗 1 周、1 个月后，联合组 VEGF、AFP 水平均明显低于介入组（$P < 0.05$）。结果说明参一胶囊可降低单纯肝动脉栓塞引起的癌组织 VEGF 高表达，减少肿瘤新生血管形成，加强其抑瘤作用。

3. 参一胶囊联合放疗治疗肝癌 祁学锋等选取肝癌患者 80 例，采用随机数字法将其分为观察组和对照组，每组各 40 例。对照组采用单纯 3D-CRT 进行治疗，观察组采用 3D-CRT 联合参一胶囊进行治疗。结果观察组患者在治疗后的临床受益率达到 77.5%，显著高于对照组的 62.5%（$P < 0.05$）；观察组患者的近期治疗有效率为 80.0%，显著高于对照组的 57.5%（$P < 0.05$）；观察组患者白细胞下降的发生率为 35.0%，对照组的发生率为 37.5%，差异无统计学意义（$P > 0.05$）；两组患者的胃肠道不良反应发生率的差异没有统计学意义（$P > 0.05$）。研究证明，采用 3D-CRT 联合参一胶囊能够有效提高肝癌患者的临床治疗效果，并且能够降低不良反应发生率，值得临床推广运用。

四、三氧化二砷注射液

【源流】三氧化二砷作为药物使用已有 2000 余年历史。传统中药砒霜的主要化学成分就是三氧化二砷。砒霜又名白砒，为传统的以毒攻毒中药。《本草纲目》记载"砒乃大热大毒之药，而砒霜之毒尤剧"，其药性峻猛，辛，大热，有大毒，归肺、肝经。传统认为，其有祛痰止哮、截疟、蚀腐、杀虫等作用，用于治疗寒痰哮喘、疟疾、休息痢、梅毒、痔疮、瘰疬、走马牙疳、癣疮、溃疡腐肉不脱等病症。20 世纪 70 年代，哈尔滨医科大学附属第一医院中医科和血液科的专家学者研制了以砷剂为主要成分的"癌灵 1 号"，并将其应用于急性早幼粒细胞白血病（acute promyelocytic leukemia，APL）及其他恶性肿瘤的治疗。至 20 世纪 90 年代，"癌灵 1 号"被精制成单方制剂三氧化二砷注射液，其临床副反应大大降低，对 APL 的疗效较好，并且能够获得较为满意的疾病控制率。此后，进一步实验证明砷剂具有诱导白血病细胞分化和凋亡的双重药理作用，这一发现引起了国内外学者的广泛兴趣，随后对于三氧化二砷治疗肿瘤的各种研究层出不穷。近年来，实践证明三氧化二砷除对 APL 疗效确切外，还对慢性粒细胞白血病、骨髓增生异常综合征等其他血液系统疾病有效，对多种恶性实体瘤也有很好的抗癌作用，例如肝癌、结肠癌等。

【组成】本品主要成分化学名称为三氧化二砷；分子式为 As_2O_3；分子量 197.82。辅料有甘露醇、甘油、碳酸氢钠。

【功效】清热解毒，益气生血。

【主证】主要用于治疗急性早幼粒细胞白血病，或伍用化疗药物治疗其他类型白血病及原发性肝癌。

【方解】《神农本草经疏》中认为，"砒霜，禀火之毒气，复兼煅炼，《本经》虽云味苦、酸，而其气则大热，性有大毒也。酸苦涌泄，故能吐诸疟风痰在胸膈间"。《本草衍义》中认为其性味辛、酸、热，有毒，归脾、肺、胃、大肠等经。《玉楸药解》中认为其"治寒痰冷癖、久疟积痢，疗痔漏瘰疬、心痛龋喘，蚀痈疽腐肉，平走马牙疳"。《医学折衷》中说，"疟丹多用砒霜大毒之药"等。由以上诸家经典可以看出，砒霜的主要特点有两个，一是其性大毒，二是其气大热。也许正是砒霜的这两点特性才使其成为了白血病的克星。白血病患者是素体阳虚偏寒，所以用热药才有效。

【规格】5mg/瓶；10mg/瓶。

【用法用量】

1. **治疗白血病的用法用量**　成人每日 1 次，每次 5～10mg（或按体表面积每次 7mg/m²），用 5% 葡萄糖注射液或 0.9% 氯化钠注射液 500ml 溶解稀释后静脉滴注 3～4h。4 周为 1 个疗程，间歇 1～2 周，也可连续用药。勿将本品与其他药物混合使用。注射后勿存留残余本品作后用。儿童每次 0.16mg/kg，用法同上。

2. **治疗肝癌的用法用量**　每日 1 次，每次 7～8mg/m²，用 5% 葡萄糖注射液或 0.9% 氯化钠注射液 500ml 溶解稀释后静脉滴注 3～4h。2 周为 1 个疗程，间歇 1～2 周后可进行下一疗程。

【注意事项】

1. 本品为医疗用毒性药品，必须在专科医生指导下使用。

2. 在用本品治疗前，须对患者进行 12-导联的心电图检查、血清电解质（钾、钙、镁）和肌酐的检查，纠正已存在的电解质异常。患者体内的电解质、血液及血凝数据至少每周检查 2 次，心电图检查至少每周 1 次。心电图严重异常者（包括 Q-T 间期延长、具有潜在致命性的尖端扭转型室性心动过速和 APL 分化综合征）慎用本品。

3. 使用本品期间，不宜同时使用能延长 Q-T 间期的药物（一些抗心律失常药，硫利达嗪）或导致电解质异常的药物（利尿剂或两性霉素 B）。

4. 用药期间出现外周血白细胞过高时，可酌情选用白细胞单采分离，或应用羟基脲、高三尖杉酯碱、阿糖胞苷等化疗药物。

5. 使用过程中如出现肝、肾功能异常，应及时进行针对性治疗，密切观察患者病情，必要时停药。

6. 如出现其他不良反应，可对症治疗，严重时须停药观察。

7. 遇未按规定用法用量用药而发生急性中毒者，可用二巯基丙醇等药物解救。

【现代药理研究】

三氧化二砷抗肿瘤的作用机制：①通过下调 VEGF 的表达，抑制基质金属蛋白酶的分泌，抑制肿瘤内血管生成；②通过阻滞细胞周期抑制肿瘤细胞增殖；③调控凋亡基因及诱导肿瘤细胞凋亡；④下调端粒酶活性；⑤逆转肿瘤多药耐药性；⑥诱导肿瘤细胞分化；⑦靶向作用于白血病干细胞和肿瘤干细胞。

【临床应用】

1. 急性早幼粒细胞白血病 NCCN 指南 2006 年开始推荐三氧化二砷用于治疗标准诱导失败的 APL，2007 年开始又再次将其作为不能耐受化疗的 APL 首选用药之一。《急性早幼粒细胞白血病中国诊疗指南（2011 年版）》推荐三氧化二砷用于初发 APL 的诱导治疗和维持治疗。Lengfeder 等总结了 15 年中近 14 个以三氧化二砷治疗复发 APL 的临床研究资料，认为单用三氧化二砷诱导复发 APL 患者获得二次缓解率（CR2）达 86%，而 2 年生存率可达到 50%～81%。王振义、陈竺报道了一项以亚砷酸（ATO）+ 全反式维甲酸（ATRA）联合用药诱导缓解继以 CT 巩固 / 维持的随机研究，研究组 4 年无病生存率和 4 年总生存率分别为 94.2% 和 98.1%。

2. 肝癌 2004 年国家食品药品监督管理局批准三氧化二砷用于治疗原发性肝癌。屈凤莲等报道了 ATO 治疗原发性肝癌的 II 期临床研究，试验选取了 111 例中晚期原发性肝癌患者接受 ATO 注射液单药治疗，完成治疗后评价疗效和不良反应。结果显示，客观应答率为 6.9%，临床获益率为 76.5%，患者生活质量提高率为 22.5%，镇痛有效率为 71.7%，中位疾病进展时间为 97 天，中位生存期为 195 天。王辉等应用三氧化二砷联合 TACE 术对比单纯 TACE 术进行研究，结果显示联合治疗能明显提高 HCC 患者的无病生存率及总生存率。

五、通关藤注射液

【源流】通关藤注射液源于明代兰茂所著的《滇南本草》之第三卷"奶浆藤"。通关藤又名通光散、通关散。其茎心有白奶浆流出，味苦、涩，性寒，功能通乳、利尿、祛痰、清火，具有清热解毒、散结止痛等作用。通关藤后被收载于 2015 年版《中华人民共和国药典》一部（296 页），经现代工艺"三维一体"质控体系，从药材源头和生产中间体精制而成通关藤注射液，其具有清热解毒、化痰软坚的功效，可用于治疗食管癌、胃癌、肺癌、肝癌等恶性肿瘤疾病。

【组成】通关藤浸膏，辅料为聚山梨酯 80。

【功效】清热解毒，化痰软坚。

【主证】用于食管癌、胃癌、肺癌、肝癌的治疗，并可作为放疗、化疗的辅助治疗。

【方解】通关藤，为萝藦科植物通关藤的干燥藤茎。秋、冬二季采收，干燥。通关藤性寒味苦，入肝、肺经，具有很好的清热解毒和止咳平喘等功效。明代兰茂所著的《滇南本草》之第三卷"奶浆藤"称其为通光散、通关散。其茎心有白奶浆流出，味苦、涩，性寒，功能通乳、利尿、祛痰、清火。《中华人民共和国药典》记载其功能与主治为止咳平喘，祛痰，通乳，清热解毒。该药用于治疗喘咳痰多、产后乳汁不通、风湿肿痛、疮痈等病症。

【规格】20ml/ 支。

【用法用量】静脉滴注，一次 20～100ml，用 5% 或 10% 葡萄糖注射液稀释后静脉滴注，一日 1 次；或遵医嘱。

【注意事项】孕妇禁用；对本品或含通关藤制剂及成分中所列辅料过敏或有严重不良反应病史者禁用。

【现代药理研究】

1. 机制研究　通关藤注射液具有阻滞肿瘤细胞周期、抑制肿瘤细胞生长、促进肿瘤细胞凋亡、抑制肿瘤血管生成的作用。通关藤注射液通过上调促凋亡基因和下调抑制基因来诱导肿瘤细胞凋亡。低浓度通关藤能阻滞 G_1 和 G_0 期细胞通过 G_1-S 限制点进入 S 期，使 G_0 和 G_1 期细胞增多，DNA 合成期的细胞比例数下降，从而抑制肿瘤细胞生长。研究发现，通关藤注射液可上调 Bax 表达，下调 Bcl-2 及活化 caspase-3，促进肝癌细胞 Bel-7402 凋亡，且呈时间和剂量依赖性。通关藤注射液可降低 CCR5 蛋白表达，提高 CCR9 和 CXCR4 蛋白表达，通过下调 CCR5-CCL5 生物轴、Rho C 和 FAK 来抑制肺癌细胞 A549 的迁移和侵袭。此外，通关藤注射液治疗荷 A20 鼠，其肿瘤组织微血管密度显著低于对照组（$P < 0.05$），表明通关藤具有抑制瘤周血管生成的疗效。

2. 通关藤注射液可逆转抗肿瘤药物耐药　在临床治疗肿瘤过程中，多药耐药是影响肿瘤化疗疗效的一个主要障碍。最新研究发现，通关藤注射液能增强 NCI-H460 细胞对吉非替尼的敏感性，促进细胞凋亡，并能抑制 PI3K-Akt-mTOR 信号的活化，通过该信号通路发挥逆转吉非替尼耐药的作用；吉非替尼联合通关藤注射液，还可降低大鼠体内 CYP2D6 与 CYP3A4 的表达，提高吉非替尼代谢稳定性，从而提高其抗肿瘤药效。陈建等采用厄洛替尼 NSCLC 耐药细胞株 PC9/G2 为靶细胞进行逆转耐药研究。研究发现，通关藤注射液在 10mg/ml 的非细胞毒剂量下联合厄洛替尼对 PC9/G2 细胞杀伤作用有明显提高。这一逆转耐药作用可能是通过下调 EGFR 下游通路 PI3K 的表达，进而提高 caspase-3 活性的机制实现。通关藤注射液还可通过抑制肺癌耐药细胞株中 EGFR 下游分子表达和旁路信号分子 AXL 和 c-Met 激活，增强 NSCLC 对吉非替尼、厄洛替尼的敏感性，显示出逆转 EGFR-TKI 药物耐药的潜力，这为临床用药提供了新思路。

【临床应用】

1. 通关藤注射液可单用于肺癌、肝癌、胃肠肿瘤的晚期患者的治疗。临床研究发现，通关藤注射液可提高晚期 NSCLC 患者的生活质量，改善患者临床症状；能够提高晚期肝癌患者的生活质量和免疫力，延长肝癌患者的无进展生存期；在晚期胃癌的治疗中，其有效率及患者生活质量提高的情况均优于对照组（具有统计学差异）；能延长晚期胃肠道肿瘤患者生存期，1 年生存患者达 42.1%，2 年生存患者达 21.1%，3 年生存患者达 10.5%，能提高患者的生活质量，且无明显毒副反应。通关藤注射液是国家卫生健康委员会制定的原发性肝癌诊治规范（2011 年版）的推荐用药，也是《中国临床肿瘤学会（CSCO）原发性肝癌诊疗指南 2020》推荐的晚期 HCC 治疗用药，在临床上已经广泛应用，患者的依从性、安全性和耐受性均较好。研究发现，通关藤注射液联合奥曲肽治疗原发性肝癌能增强患者的免疫功能，联合组患者治疗后 $CD3^+$、$CD4^+$、$CD4^+/CD8^+$ 水平高于常规组，$CD8^+$ 水平低于常规组，且较治疗前显著改善（$P < 0.05$）。有研究发现，在一般支持治疗基础上联合通关藤注射液治疗晚期原发性肝癌时，观察组治疗后 AFP 水平为（$4\,167 \pm 754$）ng/ml，明显低于对照组（$4\,975 \pm 742$）ng/ml（$P < 0.05$）；观察组治疗后 $CD3^+$、NK 细胞活性分别为（71.9 ± 13.9）%、（46.6 ± 12.6）%，显著优于对照组（$P < 0.05$）。该研究结果证明，通关藤注射液可增强患者自身抵抗力，具有重要临床价值。

2. 通关藤注射液联合放化疗治疗肿瘤具有增效减毒的作用，能明显提高放化疗的临床疗效，提高患者的生活质量，延长生存期。通关藤注射液联合化疗治疗 NSCLC 的临床研究发现，通关藤注射液联合化疗能提高患者的治疗有效率，联合治疗组的治疗有效率是单用化疗组的 1.28 倍；联合治疗组患者的生活质量评分明显优于单纯化疗组，是单纯化疗组的 2.04 倍；联合治疗组白细胞减少发生率比单用化疗组降低 25%，血小板降低发生率比单用化疗组降低 23%，恶性呕吐发生率比单用化疗降低 17%。通关藤注射液联合化疗治疗中晚期食管癌的临床研究发现，通关藤联合化疗能显著提高食管癌患者治疗有效率和疾病控制率，延长患者的生存期，降低食管癌患者恶性呕吐、血小板减少、白细胞减少、中性粒细胞减少和腹泻的发生率。Meta 分析显示，化疗联合通关藤注射液的治疗方案可明显改善食欲，改善吞咽困难，减轻疼痛，以及提高患者 KPS 评分。通关藤注射液联合化疗治疗晚期消化道肿瘤，有利于提高患者的治疗有效率及远期生存率，明显提高患者的生活质量，减轻化疗引起的血液学、消化道毒性反应，有明显的增效减毒作用。通关藤注射液联合同步放化疗可有效治疗局部晚期鼻咽癌，有效率为 89.74%，和放化疗组（有效率 73.33%）比较差异有统计学意义；联合给药的患者体力状况评分提高，且口咽反应、皮肤反应、骨髓抑制等不良反应较轻。通关藤注射液联合新辅助化疗治疗乳腺癌，治疗组患者乳腺癌组织中 ER-α36 表达显著低于对照组（$P < 0.05$），治疗组 3 年及 5 年的无病生存率和总生存率均显著升高（$P < 0.05$）。通关藤注射液联合化疗治疗乳腺癌术后患者，能降低术后患者的 IL-1、IL-6、TNF-α 及 VEGF 水平，且治疗组显著低于对照组（$P < 0.05$）。该研究结果表明，通关藤注射液能够增强乳腺癌术后化疗患者的免疫功能，降低化疗对患者的毒副作用，提高治疗效果。

六、肝复乐片

【源流】中医肿瘤专家潘敏求通经《金匮要略》之"见肝之病，知肝传脾"理论，加其认为"瘀、毒、虚"正是肝病的基本致病机制，首创"健脾理气、化瘀软坚、清热解毒"的治疗法则。该法则后被全国中医药高等院校第六版教材采用。经过近万次配方，拟定肝复乐处方，用于治疗晚期肝硬化腹水和原发性中晚期肝癌。1985 年，潘敏求的"肝复方（肝复乐）治疗肝病及肝癌研究"课题，被列为国家中医药管理局重点科研课题。1994 年，卫生部正式批准肝复乐为国家级抗癌新药。1997 年，肝复乐生产线在湖南冷水江市建成投产。

【组成】党参、鳖甲（醋炙）、重楼、白术（炒）、黄芪、陈皮、土鳖虫、大黄、桃仁、半枝莲、败酱草、茯苓、薏苡仁、郁金、苏木、牡蛎、茵陈、川木通、香附（制）、沉香、柴胡。

【功效】健脾理气，化瘀软坚，清热解毒。

【主证】用于治疗以肝瘀脾虚为主证的原发性肝癌，症见上腹肿块，胁肋疼痛，神疲乏力，食少纳呆，脘腹胀满，心烦易怒，口苦咽干等。对于上述证候的乙型肝炎肝硬化患者的肝功能及肝纤维化血清学指标有改善作用。

【方解】方中党参、黄芪补中益气健脾；大黄活血祛瘀通经；土鳖虫破血逐瘀；鳖甲软坚散结，五者共为方中之主药。辅以白术、茯苓、薏苡仁益气健脾除湿；陈皮理气调中，燥湿化痰；桃仁、苏木活血祛瘀，通经止痛；郁金活血祛瘀，行气止痛；柴胡、香附疏肝解郁，理气止痛；牡蛎软坚散结。佐以重楼、半枝莲、败酱草清热解毒；茵陈清利湿热，退黄疸；川木通渗利水湿；沉香行气止痛。《金匮要略》中的"见肝之病，知肝传脾"指出，见到肝脏有病变，先要对脾脏加以防护，阻止疾病的传变。治肝病，要加健脾的药，肝、脾的药都要用。肝脏病变是由瘀毒内结，脾气亏损，邪实正虚引起的。以上诸药合用，共奏健脾理气、化瘀软坚、清热解毒之功效。

【规格】0.5g/ 片（薄膜衣片）。

【用法用量】口服，一次 6 片，一日 3 次。Ⅱ期原发性肝癌，2 个月为 1 个疗程；Ⅲ期原发性肝癌，1 个月为 1 个疗程；乙型肝炎肝硬化，3 个月为 1 个疗程。或遵医嘱。

【注意事项】有明显出血倾向者慎服。

【现代药理研究】

1. **抗肿瘤**　诱导产生干扰素，提高 NK 细胞活性和增强巨噬细胞吞噬功能。潘宇等运用网络药理学技术，阐释分子 - 靶标 - 疾病之间的相互关系，并从基因、蛋白、信号通路等多网络层次上探讨肝复乐治疗 HCC 的药效物质与疗效机制，确定了与 8 个肝癌靶点相关的 69 种具有潜在活性的抗癌成分及治疗肝癌的基本方药；发现 PI3K-Akt、mTOR、Wnt、JAK-STAT 是调节肝癌靶点的最重要的信号通路；肝复乐可能对其他癌症、感染性疾病与神经疾病具有潜在治疗作用。

2. 抗纤维化 研究证实，肝复乐片能够抑制肝星状细胞活化，减少细胞外基质形成；减少贮脂细胞数量，促进细胞外基质的降解；减少肝纤维组织，抗纤维化。

3. 增强免疫功能 肝复乐对体内的 NK 细胞、干扰素、淋巴因子、巨噬细胞、激活的淋巴细胞等均有明显促进作用，能够通过激活宿主免疫功能发挥抗肿瘤作用。

4. 保护肝细胞 使四氯化碳肝硬化大鼠模型血清 ALT 活性、总胆固醇（total cholesterol，TC）、甘油三酯（triglyceride，TG）、血清总蛋白（serum total protein，TP）与球蛋白（globulin，GLO）含量下降，使 ALB 与 A/G 比值上升。减少肝组织中 TC 与 TG 含量，使肝组织纤维化的动物数明显减少，纤维化程度和肝细胞超微结构的改变明显减轻。

5. 抗病毒 抑制乙肝病毒复制，促进乙肝抗原转阴。

【临床应用】

肝复乐片临床应用已经有几十年，安全有效无副作用，可长期服用，深受临床医生认可及患者信赖。此外，肝复乐片具有丰富的临床研究数据，多项研究表明，肝复乐片对肝癌有良好效果。

1. 抑制肿瘤生长，延长生存期 张传光等以对照组单用肝动脉栓塞化疗，治疗组在肝动脉栓塞化疗的同时联合口服肝复乐治疗，研究肝动脉栓塞化疗联合口服肝复乐对原发性肝癌的治疗效果。研究结果显示，治疗后治疗组血清 AFP、ALT 和 γ GT 水平下降幅度较对照组明显（$P < 0.01$），治疗组和对照组的 12 个月生存率分别为 44.2% 和 26.7%，两组差异有统计学意义（$P < 0.01$）。

2. 调节机体免疫，减轻毒副作用，提高化疗完成率 夏俊贤等将患者随机分为化疗加肝复乐组（治疗组）和单纯化疗组（对照组），临床结果显示，化疗后，治疗组患者 CD3$^+$、CD4$^+$/CD8$^+$ 比值增高，CD4$^+$/CD8$^+$ 比值与化疗前相比差异有统计学意义（$P < 0.01$）；而对照组 CD3$^+$、CD4$^+$/CD8$^+$ 比值降低，但 CD4$^+$/CD8$^+$ 比值与化疗前相比无显著性差异（$P > 0.05$）。治疗组重度消化道反应、肝功能异常和骨髓毒性的发生率均有不同程度的下降。治疗组化疗完成率为 95.2%（40/42），对照组化疗完成率为 72.1%（31/43），有显著性差异（$P < 0.05$）。

3. 降低肝癌术后再复发 刘思德等应用肝复乐片降低射频治疗后肝癌局部复发，研究结果显示，肝癌患者射频治疗术后连续服用肝复乐片 6 个月，其术后 9 个月（治疗组复发率 15.79%，对照组 26.32%）及 12 个月的肿瘤复发率（治疗组复发率 21.05%，对照组 42.10%）明显低于单纯射频治疗组，表明肝复乐片可在一定程度减少射频治疗术后患者的肿瘤复发。

4. 恢复肝功能，改善临床症状 梁耀君等用肝复乐片治疗晚期原发性肝癌，近期疗效观察结果显示，治疗组在主要临床症状的消失、主要生化指标及 AFP 的下降幅度，以及生存质量的改善方面与对照组相比均有显著性差异。治疗组肿瘤病灶全部稳定。

七、华蟾素片／注射液／口服液

【源流】蟾皮作为药物治疗肿瘤由来已久，秦汉时期的中药学典籍《神农本草经》记载："虾蟆（蟾蜍），味辛寒，主邪气，破症坚血、痈肿、阴疮。服之，不患热病。"明朝李时珍所著的《本草纲目》中称，"蟾衣，能除顽恶肿瘤也，乃其蓄足五脏六腑之精气，吸纳天地阴阳之华宝，如若获之一，一切恶疾，未有不愈。"在 1970 年改革开放初期，抗肿瘤药物资源匮乏的时代，专家学者翻阅中国医学古籍，找到一剂名为"龙蛇羊泉汤"的药方，经过缜密研究发现，药引子"干蟾皮"具有显著抗癌功效。后来专家们将干蟾皮经特殊工艺提取后制成了新的抗癌药物——抗癌Ⅰ号（华蟾素注射液前身）。

【组成】干蟾皮提取物。

【功效】解毒，消肿，止痛。

【主证】用于中、晚期肿瘤，慢性乙型肝炎等症的治疗，尤其适用于局部疼痛、不能进食的晚期消化系统肿瘤患者。

【方解】华蟾素是以我国地道中药材中华大蟾蜍的阴干全皮为原料，通过生产工艺优化及关键成分监控等技术创新研制而成的。药理学研究表明，华蟾素的主要成分包括蟾毒配基类、吲哚生物碱类、多肽类、氨基酸类、核酸等。目前，研究认为其抗肿瘤的主要成分为蟾毒配基类、吲哚生物碱类、多肽类及小分子物质。

【规格】华蟾素片，0.3g/ 片；华蟾素注射液，10ml/ 支；华蟾素口服液，10ml/ 支。

【用法用量】

1. **华蟾素片**　口服，1 次 3～4 片，一日 3～4 次。

2. **华蟾素注射液**　肌内注射，一次 2～4ml，一日 2 次；静脉滴注，一次 10～20ml，用 5% 葡萄糖注射液 500ml 稀释后缓缓滴注，一日 1 次，用药 7 日，休息 1～2 日，4 周为 1 个疗程。

3. **华蟾素口服液**　口服，一次 10～20ml，一日 3 次。

【注意事项】过敏者禁用；禁止与强心药配伍；孕妇禁服。

【现代药理研究】

1. **抑制肿瘤细胞的增殖**　华蟾素可以抑制肿瘤细胞的增殖，通过调节肿瘤细胞的核苷酸代谢，干扰 DNA 和 RNA 的生物合成，阻碍细胞进行有丝分裂，进而抑制肿瘤细胞的增殖。华蟾素可能通过调控细胞周期蛋白（Cyclin）、细胞周期蛋白依赖激酶（CDK），使肿瘤细胞停滞于细胞周期的不同阶段（主要为 S 期），最终抑制细胞生长。

2. **诱导肿瘤细胞凋亡**　华蟾素可通过调节多个基因和蛋白诱导细胞凋亡，其中大部分最终通过激活 caspase 级联反应促进细胞凋亡。华蟾素也可能通过调节 Na^+/K^+-ATP 酶、蛋白激酶 C（protein kinase C，PKC）同工酶的活性及表达量，诱导肿瘤细胞凋亡。

3. **抑制肿瘤血管生成**　华蟾素抑制肿瘤血管生成的作用机制与华蟾素降低瘤内 VEGF

及血管内皮细胞膜上 VEGFR2（KDR）蛋白表达，调控肿瘤血管生成相关信号转导有关。

4. 免疫调节及抗炎作用　研究表明，华蟾素能够抑制裸鼠体内肿瘤的生长和胸腺增大，促进 T 细胞增殖，调节 T 细胞亚群，从而改善细胞免疫功能。华蟾素通过抑制 TNF-α 诱导的 NF-κB p65 的表达，抑制 NF-κB 启动子的转录活性及 COX-2 的活化，降低 IL-6、IL-8 mRNA 的表达，发挥抗炎作用。

5. 逆转肿瘤细胞多药耐药性　华蟾素逆转肿瘤细胞多药耐药性的机制可能与抑制 P 糖蛋白（permeability glycoprotein，P-gp）的功能和表达有关。研究表明，华蟾素通过转录途径下调 P-gp 和多药耐药蛋白 1（multidrug resistance protein1，MRP1）的表达，逆转 Raji/ADR 细胞对多柔比星的耐药。

【临床应用】

华蟾素具有解毒、消肿、止痛的功效，用于中、晚期肿瘤，慢性乙型肝炎等症的治疗，尤其适用于消化系统肿瘤患者的治疗。华蟾素在肝癌等消化系统肿瘤、肺癌等恶性实体瘤、癌痛治疗领域得到广泛应用。

1. 肝癌　海军军医大学第一附属医院开展的一项评估华蟾素注射液联合解毒颗粒治疗肝癌术后肿瘤复发的病例对照研究，其中华蟾素联合解毒颗粒组（CM 组）60 例，对照组（TACE 组）60 例，结果显示，华蟾素联合解毒颗粒用于肝癌的术后治疗，可以延缓肿瘤的复发和转移，延长生存期，提高肝癌术后患者的生存率。CM 组无进展生存期（PFS）为 18.07 个月（95% CI: 12.49～23.65），1 年、2 年、3 年、4 年和 5 年的无进展生存率分别为 61%、39%、26%、22% 和 12%。TACE 组的 PFS 为 8.03 个月（95% CI: 6.63～9.44），1 年、2 年、3 年、4 年和 5 年的无进展生存率分别为 34%、11%、7%、2% 和 0。两组的无进展生存率差异有统计学意义（$P < 0.01$）。CM 组患者的平均生存期为 49.53 个月，而 TACE 组为 39.90 个月。CM 组的 1 年、2 年、3 年、4 年和 5 年生存率分别为 90%、82%、80%、70% 和 63%，而在 TACE 组中分别为 79%、70%、60%、60% 和 36%。两组患者的生存期差异有统计学意义（$P=0.045$）。美国安德森癌症中心联合中国复旦大学肿瘤医院在 *Cancer* 上发表的一篇剂量探索性研究初步评估了华蟾素注射液治疗晚期肿瘤的疗效和安全性，15 名晚期癌症患者（肝癌 11 名，NSCLC 2 名，胰腺癌 2 名）经过 2 个周期治疗后，最高达 8 倍临床剂量时未观察到华蟾素的剂量限制性毒性；其中 1 名 HCC 患者肿瘤缩小 20% 并持续 11 个月，患者生活质量得到显著提高。一项 Meta 分析评价了华蟾素注射液联合 TACE 治疗晚期 HCC 的临床疗效，共纳入 9 项研究 659 名受试者，其中联合治疗组 333 例，单纯 TACE 治疗组 326 例。结果显示，与 TACE 相比，华蟾素联合 TACE 可以显著提高客观应答率（ORR），RR 为 1.28（$P=0.006$）。联合治疗组的 2 年生存率远高于单纯 TACE 治疗组，RR 为 2.0（$P=0.001$）。

2. 胃癌　一项 Meta 分析评价了华蟾素联合化疗治疗晚期胃癌的疗效和安全性。结果显示，与单独化疗相比，华蟾素联合化疗能显著提高患者的总缓解率和疾病控制率。华蟾素联合化疗还能明显减少化疗引起的恶心呕吐、腹泻、白细胞减少症、手足综合征、贫血、胃肠道副作用和周围神经毒性等不良事件的发生。

3．癌痛 一项 Meta 分析评价了华蟾素治疗癌性疼痛的有效性和安全性。结果显示，华蟾素联合西药止痛药在短期缓解疼痛、提高生活质量，以及在减少便秘、恶心呕吐、头晕、嗜睡、食欲不振等不良反应方面优于单用西药止痛药，具有起效时间短、镇痛持续时间长的优点。

八、榄香烯

【源流】榄香烯（el-emene）是从我国传统中药温郁金（莪术）中提取的萜烯类化合物。莪术来源于姜科姜黄属植物，能破血祛瘀行气、消肿止痛，可用于治疗癥瘕积聚、经闭、跌打损伤、瘀肿疼痛等病症。现代研究表明，莪术主要含有姜黄素类、莪术醇、β- 榄香烯、莪术二酮等单体成分，具有很好的抗炎、抗肿瘤等药理作用。其中主要成分β- 榄香烯，具有广谱、高效、低毒等特点，临床已广泛运用于多种恶性肿瘤的综合治疗。

【组成】主要成分为 β- 榄香烯、γ- 榄香烯、σ- 榄香烯混合液，辅料为大豆磷脂、胆固醇、乙醇、磷酸氢二钠、磷酸二氢钠。

【功效】抗肿瘤。

【主证】注射给药用于治疗肺癌、肝癌、食管癌、鼻咽癌、脑瘤、骨转移癌等恶性肿瘤，也用于介入、腔内化疗及癌性胸腹水的治疗。

【方解】无。

【规格】20ml∶0.1g。

【用法用量】

1．静脉滴注 单药治疗或与常规放、化疗方案联合使用，一次 400～600mg，用 0.9% 氯化钠注射液或 5% 葡萄糖注射液 300～400ml 稀释，也可用 10% 脂肪乳注射液或 20% 脂肪乳注射液 150ml 稀释后静脉滴注，一日 1 次，2～3 周为 1 个周期，4 个周期为 1 个疗程。

2．胸、腹腔内注射 用于恶性胸腹水，放尽胸腔积液或尽量放出腹水后（抽取胸腹水须根据具体情况 1 次或分多次完成），先肌内注射哌替啶 50mg（或使用阿片类药物），20min 后胸、腹腔内注射 2% 盐酸利多卡因注射液 5～10ml 及硫酸庆大霉素 8 万 U，对于胸腔积液患者，胸腔注射本品按体表面积 200～300mg/m^2；腹水患者，将本品按体表面积 300～400mg/m^2，用 250ml 0.9% 氯化钠注射液稀释，然后缓慢注入。用药后让患者变换体位，一周 1～2 次，2 周为 1 个疗程。

【注意事项】

1．严重血小板减少症或有严重进行性出血倾向患者慎用。

2．部分患者初次用药后，可有轻微发热，多在38℃以下，可于给药之前30min口服泼尼松或解热镇痛药预防或减轻发热。

3．本品腔内注射时可致少数患者疼痛，使用前根据患者的具体情况使用局部麻醉药和止痛药可减轻或缓解疼痛，使患者能够忍受。

4．妊娠期及哺乳期妇女慎用。

5．高热、胸腔积液、腹水合并严重感染的患者慎用。

【现代药理研究】

榄香烯是从姜科植物温郁金挥发油中提取的抗癌有效成分。其主要生物学活性为降低肿瘤细胞有丝分裂能力，诱发肿瘤细胞凋亡，抑制肿瘤细胞的生长。药理实验证明，腹腔注射榄香烯乳对肿瘤细胞的DNA、RNA及蛋白质合成有明显的抑制作用。该药还能直接作用于细胞膜，使肿瘤细胞破裂，可以改变和增强肿瘤细胞的免疫原性，诱发和促进机体对肿瘤细胞的免疫反应。该药与放疗或其他化疗药物及生物反应调节剂联合应用有协同作用。本品毒副作用较小，对正常细胞核周围白细胞影响较小。静脉注射半数致死量（LD_{50}）为270.07mg/kg，口服LD_{50}大于5g/kg。常用量对小鼠无致畸、致突变作用。

【临床应用】

榄香烯是一种成功上市的国家二类非细胞毒性抗肿瘤药物。近20年来，大量研究结果表明，榄香烯能通过多途径、多靶点对多种肿瘤细胞产生显著的抑制作用，包括诱导肿瘤细胞凋亡、阻断细胞周期、降低肿瘤细胞侵袭和转移能力、抑制肿瘤血管生成及逆转肿瘤细胞耐药，并能调节机体免疫功能。此外，辅助放化疗时，榄香烯还能增效减毒。因此，榄香烯已被广泛应用于多种恶性肿瘤的综合治疗，其良好的临床疗效及较低的不良反应发生率得到了临床医生的认可。

1．肝癌 《原发性肝癌诊疗规范（2017年版）》中明确提出榄香烯可以用于治疗肝癌，指出榄香烯注射液用于治疗肝癌疗效确切，有助于改善患者症状，提高机体抵抗力，减轻放化疗不良反应，提高生活质量。时良慧、孙保木为研究榄香烯注射液对中晚期原发性肝癌患者肝肾功能、生存质量及生存期的影响，将120例中晚期原发性肝癌患者随机分为对照组59例和治疗组61例。对照组采用肝癌介入化疗治疗，治疗组在此基础上合并榄香烯注射液进行治疗。该研究就两组前后不良反应情况、KPS评分及疗效予以观察比较。研究结果显示，榄香烯治疗组总有效率、2年生存率均显著高于对照组（$P < 0.05$）；榄香烯治疗组患者骨髓抑制发生率显著低于对照组（$P < 0.05$）；榄香烯治疗组患者生活质量显著优于对照组（$P < 0.05$）。研究结果表明，榄香烯合并传统肝癌介入化疗可延长中晚期原发性肝癌患者的生存期，并提高生活质量。翁文采等通过实验证实榄香烯能逆转肝癌细胞对索拉非尼的获得性耐药，且协同索拉非尼能发挥联合抗肿瘤作用。使用索拉非尼处理肝癌HepG2细胞系，以建立对索拉非尼具有耐药性的肝癌细胞株。随后，使用随机数字表将获得的索拉非尼耐药细胞株分为榄香烯组、索拉非尼组、榄香烯＋索拉非

尼组及阴性对照组，通过 MTT 实验、Western blot 检测等分析各组治疗效果。结果显示，榄香烯＋索拉非尼组细胞 12h、24h 抑制率均高于榄香烯组、索拉非尼组及阴性对照组（$P < 0.05$）；榄香烯组细胞 12h、24h 抑制率均高于索拉非尼组及阴性对照组（$P < 0.05$）；索拉非尼组细胞 12h、24h 抑制率高于阴性对照组（$P < 0.05$）。榄香烯＋索拉非尼组细胞 p21 蛋白水平高于榄香烯组、索拉非尼组及阴性对照组（$P < 0.05$）；榄香烯组细胞 p21 蛋白水平高于索拉非尼组及阴性对照组（$P < 0.05$）；索拉非尼组细胞 p21 蛋白水平高于阴性对照组（$P < 0.05$）。榄香烯＋索拉非尼组细胞 Raf 激酶水平低于榄香烯组、索拉非尼组及阴性对照组（$P < 0.05$）；榄香烯组细胞 Raf 激酶水平低于索拉非尼组及阴性对照组（$P < 0.05$）；索拉非尼组细胞 Raf 激酶水平低于阴性对照组（$P < 0.05$）。

2．**非小细胞肺癌**　徐晓卫、袁拯忠等通过系统评价证实榄香烯注射液联合铂类化疗药物治疗 NSCLC 可以提高疾病缓解率、患者生活质量，降低不良反应发生率。此 Meta 分析共纳入 11 篇随机对照试验（RCTs），共计病例数 844 例，其中榄香烯组 433 例，对照组 411 例，各研究之间无统计学异质性。Meta 分析结果显示，疾病缓解率 OR 值为 2.03，生活质量 OR 值为 3.23，Ⅲ～Ⅳ度白细胞下降 OR 值为 0.50，Ⅲ～Ⅳ度血小板下降 OR 值为 0.38，且 P 值均小于 0.05，具有统计学差异。该研究结果充分证实，榄香烯注射液联合铂类化疗药物较单独铂类化疗方案可显著提高 NSCLC 化疗效果，提高患者的生活质量，并降低铂类化疗药物的毒副作用。

3．**恶性胸腹腔积液**　王金万等为观察榄香烯治疗恶性胸腔积液或腹水的疗效，对 484 例恶性胸腔积液或腹水患者采用榄香烯胸腔或腹腔内注射法治疗。治疗结果显示，榄香烯对于恶性胸腔积液的有效率（CR+PR）为 77.6%，对于恶性腹水的有效率（CR+PR）为 66.1%，且对骨髓、肝、心脏及肾功能无毒性，说明榄香烯治疗胸腔积液或腹水的疗效确切。

九、康莱特注射液

【源流】康莱特注射液是以中药薏苡仁为原料开发而成的。薏苡仁性甘、淡、凉，归脾、胃、肺经，有健脾渗湿、除痹止泻、清热排脓之功效，主治水肿、脚气、小便不利、湿痹拘挛、脾虚泄泻、肺痈、肠痈、扁平疣等症。薏苡仁含有多种活性成分，如脂类、多糖类、木脂素类、酚类和腺苷等化合物。薏苡仁油中甘油三酯含量达 87% 以上，显示出一定的抗癌作用。康莱特注射液的主要成分正是甘油三酯，其分子结构以甘油基为母核，侧链为十六碳烷酸、十八碳烷酸、十八碳一烯酸和十八碳二烯酸 4 种脂肪酸残基，比例分别为 13.3%、1.1%、48.4%、37.2%，不饱和脂肪酸残基含量较高（＞85%）。康莱特注射液成分明确单一，平均分子量为 870.97，这保证了药品的稳定性。

【功效】益气养阴，消癥散结。

【主证】适用于不宜手术的气阴两虚、脾虚湿困型原发性非小细胞肺癌及原发性肝癌的治疗，配合放、化疗有一定的增效作用。对中晚期肿瘤患者具有一定的抗恶病质和止痛作用。

【方解】无。

【规格】100ml：10g

【用法用量】缓慢静脉滴注，200ml，一日1次，21天为1个疗程，间隔3~5天后可进行下一疗程。联合放化疗时，可酌情减量。首次使用，滴注速度应缓慢，开始10min滴速应为20滴/min，20min后可持续增加，30min后可控制在40~60滴/min。

【注意事项】

1. 本品不良反应包括过敏性休克，应在有抢救条件的医疗机构使用，使用者应接受过敏性休克抢救培训，用药后患者出现过敏反应或其他严重不良反应时，须立即停药并及时救治。

2. 严格按照药品说明书规定的功能主治使用，禁止超功能主治用药。

3. 严格掌握用法用量，按照药品说明书推荐剂量使用药品，不超剂量、不超疗程使用，不过快滴注。

4. 本品为中药注射剂，保存不当可能会影响药品质量。用药前和配制后及使用过程中应认真检查本品及滴注液，发现药液出现油水分层等药物性质改变及瓶身有漏气、裂纹等现象时，均不得使用。

5. 严禁混合配伍，谨慎联合用药。本品应单独使用，禁忌与其他药品混合配伍使用。如确需要联合使用其他药品，应谨慎考虑与本品的间隔时间及药物相互作用等问题。

6. 用药前应仔细询问患者情况、用药史和过敏史，过敏体质者、肝肾功能异常者、初次使用中药注射剂的患者应慎重使用。如确需使用，请遵医嘱，并加强监测。

7. 加强用药监护，用药过程中应密切观察用药反应，特别是开始30min，如发现异常，立即停药，采用积极措施救治患者。

8. 本品尚无儿童用药的系统研究资料，不建议使用。

9. 如患者有轻度静脉炎症状出现，可在注射本品前和后适量（50~100ml）输注0.9%氯化钠注射液或5%葡萄糖注射液。

【现代药理研究】

康莱特注射液是从中药薏苡仁中提取的有效成分薏苡仁甘油三酯，该成分对多种肿瘤细胞有较强的杀伤和抑制作用。前期研究表明，康莱特注射液可作用于肿瘤细胞 G_2/M 期，阻滞肿瘤细胞有丝分裂，诱导肿瘤细胞凋亡；影响肿瘤细胞基因表达，下调促癌生长基因 *Bcl-2* 表达，上调抑癌生长基因 *p53* 的表达；抑制肿瘤新生血管生成；有抗恶病质作用；对肿瘤多药耐药有逆转作用，对部分化疗药物的耐药修饰指数达到50（倍）。

1. **抗肿瘤作用** 郑树等就康莱特注射液对肿瘤细胞周期的影响进行了研究，实验结果证实，康莱特注射液对红白血病 K562 细胞周期有明显的影响，并表现出剂量依赖性。康莱特注射液主要是通过阻滞细胞周期中 G_2+M 期，减少进入 G_0、G_1 期的细胞数量，并导致 S 期细胞百分比下降，从而抑制细胞有丝分裂，抑制肿瘤细胞增殖。吕品田等拟通过观察康莱特注射液对人肺腺癌 A549 细胞生长及凋亡的作用，从凋亡调节基因表达变化方面探讨其作用机制。结果显示，康莱特注射液可通过上调 A549 细胞 caspase-3、FasL 的表达，降低 Bcl-2/Bax 比值，诱导其凋亡，产生抗肿瘤作用。梁铁军等以不同剂量的康莱特注射液处理肝癌细胞 HepG2 并观察其抑制增殖的作用机制。结果显示，康莱特注射液对肝癌细胞 HepG2 有明显的抑制效应，且具有时间和剂量依赖关系，其机制是通过抑制下游 Cyclin D1、Cyclin E 表达阻止细胞进入 S 期。张爱琴等通过小鼠 Lewis 肺癌模型体内研究探讨康莱特注射液不同剂量组对肺癌组织中 VEGF-C 蛋白表达及 VEGF mRNA 表达的影响。结果显示，康莱特注射液可降低 VEGF-C 蛋白的阳性表达，减少肿瘤血管形成及肿瘤营养供应，对防止肿瘤复发转移有积极意义，是防止肿瘤复发转移的可能机制靶点。

2. 免疫调节作用 Huang 等对康莱特注射液通过提高肝癌患者体内 T 细胞和 NK 细胞数来刺激免疫应答的机制进行探索。结果显示，康莱特注射液能够提高移植肿瘤细胞所诱导的血清细胞因子 IFN-γ 和 IL-2 水平的降低，保持小鼠体内 CD4+ T 细胞的水平，以增强 NK 细胞和 CD8+ T 细胞对肝癌细胞 HepG2 的细胞毒性。康莱特注射液可进一步提高 CD4+ T 细胞中特定 NF-κB 基因的 mRNA 表达水平，增加 NF-κB p65 亚基与 CD4+ T 细胞中 IL-2 和 Bcl-2 编码基因的启动子区域的结合。结果表明，康莱特注射液通过在 CD4+ T 细胞中诱导 NF-κB 介导的基因转录而起到免疫调节作用。郭勇等发现，康莱特注射液能对临床最常用的 3 种化疗药物（抗代谢类 5-FU，烷化剂 CTX，杂类顺铂）造成的骨髓抑制、肝肾功能损害起一定的保护作用。李大鹏比较康莱特注射液与几种化疗药物合用对裸鼠移植人体肺癌 A549 的抑瘤增效作用。结果显示，康莱特注射液与顺铂和注射用盐酸吉西他滨或多西他赛联合用药可明显缩小肿瘤体积，有抑瘤增效的协同作用。Yang 等利用基础研究探索康莱特注射液逆转肝癌的多药耐药机制，结果发现，康莱特注射液可增加 ADM 在 HepG2/ADM 细胞中的积累，降低人 HepG2/ADM 和 Bel-7402/5-FU 细胞的细胞活力，诱导细胞凋亡和细胞周期停滞，并通过 P-gp 抑制有效逆转多药耐药。此外，康莱特注射液降低了处理的 HepG2/ADM 细胞中 Akt 和 PI3K 的磷酸化。结果提示，康莱特注射液通过 PI3K/Akt 信号通路诱导细胞凋亡和细胞周期停滞，从而逆转人肝癌的多药耐药。

【临床应用】

1995 年 8 月，卫生部批准进行康莱特注射液Ⅲ期临床试验，由国家药品监督管理局直接主持，组织了全国临床药理基地中国中医研究院广安门医院、北京中日友好医院、中国医学科学院肿瘤医院、北京大学第一医院、北京市结核病胸部肿瘤研究所、安徽省肿瘤医院、浙江省中医院等 30 余家单位参与研究。实施方案有"康莱特治疗原发性支气管肺癌""康莱特治疗原发性肝癌""康莱特联合化疗（PVM 方案）治疗非小细胞肺癌""康莱特联合放疗治疗肺癌""康莱特联合外科手术治疗原发性肺癌""康莱特介入治疗原发性肝癌和原发性肺癌"及"康莱特缓解癌痛和提高晚期癌症患者生存质量"等 7 个协作组，康莱特临床试验前后持续了 6 年之久，参与此试验的卫生部临床药理基地医院达数十家，受试患者达 2 000 余人，采用随机、平行对照方法，进行了多个方案的研究。

1. **肝癌** 由李学等进行的单用康莱特治疗原发性肝癌的 Ⅲ 期临床研究，结果显示康莱特对肝癌的有效率（CR+PR）为 11.43%（12/105），化疗组（PAF 联用外周静脉给药方案）的有效率为 9.8%（5/51），两组比较未见显著性差异（$P > 0.05$）；其中对于脾虚湿困型和热毒型患者效果最好，同时能够显著改善症状，总有效率为 80.95%，并具有提高患者生存质量和改善免疫功能的作用。覃玉桃等用康莱特治疗晚期原发性肝癌患者 52 例，并与常规对症处理组 42 例进行对照。结果显示，康莱特组患者外周血 $CD3^+$、$CD4^+$、$CD4^+/CD8^+$ 细胞比值在治疗后均较治疗前明显增高（$P < 0.05$），$CD8^+$ 细胞无显著性改变（$P > 0.05$），血清 sIL-2R 明显降低（$P < 0.05$）。结果提示，康莱特对晚期原发性肝癌患者的免疫功能有一定改善作用。孙艳华等选取 92 例原发性肝癌患者，依据随机对照原则将其分为试验组和对照组各 46 例。对照组采用立体定向放射治疗，试验组在此基础上采用康莱特注射液治疗，均连续治疗 2 周。结果显示，试验组疾病总控制率、生活质量总稳定率均明显高于对照组（$P < 0.05$）；治疗后，试验组血清 AFP、AFP-L3、γ GT、GP73 水平均明显低于对照组（$P < 0.05$）；治疗后，试验组 $CD8^+$ 水平明显低于对照组，$CD4^+$、$CD4^+/CD8^+$ 水平明显高于对照组（$P < 0.05$）；两组毒副反应发生率相比差异无统计学意义（$P > 0.05$）。结果提示，原发性肝癌采用康莱特注射液治疗可提升疾病控制率，降低血清肿瘤标志物水平，提高机体免疫功能，提高患者的生活质量，且未增加毒副反应，安全性较高。

2. **肺癌** 由刘嘉湘、廖美琳等主持的康莱特的 Ⅱ 期临床研究，将 242 例原发性肺癌患者随机分成康莱特组及单纯化疗组，观察各组的疗效及毒副作用。结果显示，康莱特注射液在缓解癌灶及对证候、体重、生存质量、免疫功能和血常规方面均有良好的改善作用，肿瘤缓解率（CR+PR）为 20.61%，对照组肿瘤缓解率为 25.23%，经统计学分析，两者之间无显著性差异（$P > 0.05$）。该研究结果提示，康莱特注射液对肺癌患者气阴两虚、脾虚痰湿证有较好的治疗效果，对于不能耐受化疗者，尤为适宜。

十、金龙胶囊

【源流】本方为名老中医李建生在长期临床实践中摸索出来的经验方，其受《神农本草经》"生者尤良"的理论启发，并在国医大师朱良春和谢海洲的指导下将此方完善。基于中医"邪之所凑，其气必虚"，以及动物药具有的"疏逐、搜剔"与"攻性"的特性，药效尤甚于植物（药）等理论，本方的治疗原则从传统的"扶正祛邪"提升至"扶正荡邪"的高度。虽然仅是从"祛"到"荡"的一字之变，却体现了用药层次从普通的"本草"提升到"血肉有情之品"的深化。在此基础上，李建生等将多项现代生化分离提取技术引入到中医药领域，首创了"低温冷冻现代生化分离提取技术"，并以该专利技术为基础，自主研发了系列现代鲜药制剂，包括金龙胶囊。

【组成】鲜守宫、鲜金钱白花蛇、鲜蕲蛇。

【功效】破瘀散结，解郁通络。

【主证】用于原发性肝癌血瘀郁结证，症见右胁下积块，胸胁疼痛，神疲乏力，腹胀，纳差等。

【方解】方中鲜守宫味咸，性寒，归心、肝经。功能祛风定惊，散结解毒，补益精血，可用于治疗瘰疬恶疮等。方中鲜守宫作为君药，起到祛邪扶正的作用。鲜金钱白花蛇味甘、咸，性温，归肝经。功能祛风，通络，止痉，可用于治疗风湿顽痹、麻木拘挛、中风口喎、半身不遂、抽搐痉挛、破伤风、麻风疥癣、瘰疬恶疮。方中鲜金钱白花蛇作为臣药，能够增强君药的作用，共同荡涤邪毒。鲜蕲蛇味甘、咸，性温，归肝经。功能祛风，通络，止痉，可用于治疗风湿顽痹、麻木拘挛、中风口眼㖞斜、半身不遂、抽搐痉挛、破伤风、麻风疥癣。方中鲜蕲蛇作为佐使药，善走窜，能够助君臣祛邪，引诸药直达病所。组方三味药材均选用鲜品入药，药力峻猛，扶正祛邪的作用更强。

【规格】0.25g/ 粒。

【用法用量】口服，一次 4 粒，一日 3 次；或遵医嘱。

【注意事项】服药期间出现过敏者，应及时停药，并给予相应的治疗措施。

【现代药理研究】

1．**抑制肿瘤细胞生长** Li 等通过"金龙胶囊对人胃癌细胞的体内外增殖和诱导作用"研究，证实金龙胶囊能够明显抑制裸鼠异种移植肿瘤的生长。

2．**抑制肿瘤细胞增殖** Li 等通过"金龙胶囊对人胃癌细胞的体内外增殖和诱导作用"研究，证实金龙胶囊通过抑制细胞周期活性，主要阻滞 S 期、G_2/M 期，抑制 MGC-803、BGC-823 细胞的增殖。

3．**促进肿瘤细胞凋亡** Li 等通过"金龙胶囊对人胃癌细胞的体内外增殖和诱导作用"研究，证实金龙胶囊能够增加 MGC-803、BGC-823 细胞的早期凋亡率和晚期凋亡率，与对照组相比，呈现剂量依赖性。

4．**抑制肿瘤细胞迁移、侵袭** Shi 等的研究"金龙胶囊通过调控 mTOR/S6 信号通路抑制人胶质母细胞瘤细胞的迁移和侵袭"显示，随着金龙胶囊浓度升高，侵袭和迁移的细胞数目显著减少，这表明金龙胶囊可抑制人胶质瘤细胞系 A172、U251 细胞的侵袭和迁移。

5．**对化疗药物的减毒作用** 郝仙娣等通过"金龙胶囊对环磷酰胺的减毒作用"研究，证实金龙胶囊对环磷酰胺的毒副反应有明显减毒作用，可减轻环磷酰胺对肝脏及造血系统的毒性反应。

6. **调节免疫作用** 徐淑玲等通过"金龙胶囊对免疫受抑小鼠淋巴细胞亚群的影响"研究，证实金龙胶囊能提高受抑动物 $CD3^+$、$CD4^+$ 细胞及 $CD4^+/CD8^+$ 细胞比值，促进免疫功能恢复，这表明其具有提高机体免疫功能和增强免疫调节作用。

7. **逆转肿瘤细胞化疗耐药** 黄卉等通过"信息化技术在复方中药金龙胶囊耐药逆转机制研究中的应用"研究，证实金龙胶囊对肺腺癌 A549 耐药细胞对紫杉醇的耐药性具有一定的逆转作用，其逆转机制主要涉及免疫调控和细胞周期调控两方面。

【临床应用】

自金龙胶囊上市 20 余年，已发表的临床研究文献共计 160 余篇，证实其能有效治疗肝癌、肺癌、胃癌等恶性肿瘤，具有明确的抗癌作用；与手术、介入联合治疗，可以预防复发转移，延长患者生存期，提高生活质量。

1. **肝癌** 谢斌等通过"金龙胶囊对肝癌切除后复发转移影响的初步临床观察"研究，发现金龙胶囊治疗组术后半年影像学检查肿瘤复发率为 37.7%，较对照组复发率明显降低，平均生存期、中位生存期较对照组明显延长。范隼等通过"TACE 联合金龙胶囊治疗原发性肝癌的效果研究"，证实金龙胶囊联合 TACE 治疗原发性肝癌，临床受益率显著高于对照组，同时治疗组各项生活质量评分均显著高于对照组。

2. **肺癌** 张晓前等通过"金龙胶囊联合洛铂对非小细胞肺癌肝转移患者疗效及免疫功能调节作用的观察"，发现金龙胶囊联合洛铂对 NSCLC 肝转移患者实施介入治疗，可提高肺癌肝转移治疗的有效率。金龙胶囊与化疗药物洛铂合用具有疗效相加、协同作用，为一种肝脏转移瘤介入治疗的增效减毒剂。

3. **胃癌** 林洪生等通过随机双盲、阳性对照、多中心临床研究发现，金龙胶囊配合化疗治疗胃癌，可以改善患者化疗期间的脘腹胀闷等症状，提高患者的生存质量和免疫功能，对化疗的减毒作用明显，安全性良好。

十一、艾迪注射液

【源流】艾迪注射液是根据中医学中"扶正祛邪"的原理，选用黄芪、刺五加、人参与斑蝥精制而成。斑蝥具破血逐瘀、攻毒散结之功效。《神农本草经》谓斑蝥"主寒热，鬼疰蛊毒，鼠瘘，疥癣，恶疮疽，蚀死肌，破石癃血积"。艾迪注射液具有直接杀伤肿瘤细胞，促进肿瘤细胞凋亡及免疫调节等作用，疗效确切，临床应用广泛。2004 年，艾迪注射液入选国家基本医疗目录。

【组成】斑蝥、人参、黄芪、刺五加。

【功效】清热解毒，消瘀散结。

【主证】用于治疗原发性肝癌、肺癌、直肠癌、恶性淋巴瘤、妇科恶性肿瘤等。

【方解】方中斑蝥味辛，性热，入肝、肾、胃经，善攻毒蚀疮，破瘀散结，为君药。人参大补元气，黄芪补脾益肺，刺五加补脾益肾，三药相须为用，可补气扶正，配合君药，破瘀解毒而不伤正，并可防止瘀毒扩散，共为臣药。全方合用，共奏消瘀散结、益气解毒之功效。

【规格】10ml/支。

【用法用量】静脉滴注，成人一次 50～100ml，加入 0.9% 氯化钠注射液或 5% 或 10% 葡萄糖注射液 400～450ml 中，一日 1 次。联合放、化疗时，疗程与放、化疗同步；手术前后使用本品，10 天为 1 个疗程；介入治疗时，10 天为 1 个疗程；单独使用，15 天为 1 个周期，间隔 3 天，2 个周期为 1 个疗程；晚期恶病质患者，连用 30 天为 1 个疗程，或视病情而定。

【注意事项】孕妇及哺乳期妇女禁用；对本品或对含有斑蝥、人参、黄芪、刺五加制剂及成分中所列辅料过敏者，以及有严重不良反应病史者禁用。

【现代药理研究】

1．**抑制肿瘤细胞增殖**　张岩岩等通过艾迪注射液诱导人喉癌细胞 Hep-2 凋亡的研究得出其对人喉癌细胞生长的抑制作用结果，经 0.4μg/ml 的艾迪注射液作用 24h 后，细胞生长抑制率为 6.64%；当作用延长至 72h 后，抑制率上升至 46.54%；而 2.0μg/ml 的艾迪注射液作用 72h 后与空白组的抑制率（8.36%）相比较，可使 89.12% 以上的细胞生长受到抑制，差异具有统计学意义（$P < 0.05$）。该研究结果说明艾迪注射液对肿瘤细胞有明显的抑制作用，且随着剂量的增加和作用时间的延长，抑制率也明显升高。

2．**诱导肿瘤细胞凋亡**　张岩岩等通过艾迪注射液诱导人喉癌细胞 Hep-2 凋亡的研究证实艾迪诱导人喉癌细胞凋亡的作用，荧光染色结果发现，正常细胞核染色后呈圆形，淡蓝色，内有较深的蓝色颗粒，而经 1.0μg/ml 的艾迪注射液作用 48h 后的人喉癌细胞 Hep-2 发生染色体聚集和质膜出泡，核固缩和核破裂后呈分叶状，形成大量凋亡小体。该结果表明艾迪注射液能有效诱导肿瘤细胞凋亡。

3．**抑制肿瘤血管新生**　朱世杰等对艾迪注射液抑制肿瘤新生血管形成进行实验研究，观察各组药品对肿瘤血管密度的影响。结果显示，对照组肿瘤血管密度明显高于艾迪组，顺铂组肿瘤血管和对照组相比有所减少，但不如艾迪组明显（$P < 0.01$），说明艾迪注射液具有抑制肿瘤血管新生的作用。

4．**增强机体免疫功能**　田杰等对晚期肿瘤患者在对症治疗基础上加用艾迪注射液进行治疗，连用 1 个周期 14 天后，患者 $CD3^+$、$CD4^+$ 细胞升高，$CD8^+$ 细胞下降，$CD4^+/CD8^+$ 升高。这说明艾迪注射液能调节外周血 T 细胞亚群水平，从而增强患者的免疫功能。

【临床应用】

自艾迪注射液上市 20 余年来，已发表相关临床研究文献共计 1 000 余篇。艾迪注射液适用于原发性肝癌、消化道肿瘤、肺癌、乳腺癌、鼻咽癌、泌尿系统肿瘤、骨肿瘤、宫颈癌及其他妇科恶性肿瘤等多种肿瘤的治疗；单独使用治疗晚期肿瘤或联合标准放化疗方案、靶向治疗，均能有效增加治疗方案的有效性和耐受性，延长生存期，提高患者的生存质量。艾迪注射液与多种一线治疗方案联合使用均可提高疾病控制率（附表 1-1-2）。

附表 1-1-2　艾迪注射液与多种一线治疗方案联合使用的疾病控制率

病种	治疗方案	DCR
鼻咽癌	艾迪注射液 + 放疗	81.25%
	放疗	54.83%
晚期原发性肝癌	艾迪注射液 +XELOX 方案	86.49%
	XELOX 方案	62.16%
晚期结直肠癌	艾迪注射液 +SOX 方案	82.35%
	SOX 方案	58.82%
胃癌	艾迪注射液 +FOLFOX6 方案	91.11%
	FOLFOX6 方案	78.89%
非小细胞肺癌	艾迪注射液 +GC 方案	83.58%
	GC 方案	61.53%
非小细胞肺癌	艾迪注射液 + 吉非替尼	85.00%
	吉非替尼	61.00%

根据大量文献报道，联合使用艾迪注射液可使患者临床获益。对于鼻咽癌，艾迪注射液联合放疗，联合组的疾病控制率（DCR）达到 81.25%，显著高于对照组。对于晚期原发性肝癌，艾迪注射液联合 XELOX 方案，联合组的疾病控制率达到 86.49%，显著高于对照组。对于晚期结直肠癌，艾迪注射液联合 SOX 方案，联合组的疾病控制率达到 82.35%，显著高于对照组。对于胃癌，艾迪注射液联合 FOLFOX6 方案，联合组的疾病控制率达到 91.11%，显著高于对照组。对于 NSCLC，艾迪注射液联合 GC 方案，联合组的疾病控制率达到 83.58%，显著高于对照组；联合吉非替尼片，联合组的疾病控制率达到 85%，也是显著高于对照组的。综上所述，艾迪注射液与多种一线治疗方案联合使用，均可提高疾病控制率。刘杰等发现与单用 TACE 方案比较，艾迪注射液联合 TACE 治疗原发性肝癌可明显提高 CR、PR 的患者比率（$P < 0.05$），降低 PD 的患者比率（$P < 0.05$）。

附录二　名 家 验 方

中医中药，作为恶性肿瘤综合治疗措施中的一个重要组成部分，在预防肝癌发生、减少复发转移、提高生存质量、延长生存期等方面有着独特的优势。其中，名老中医的学术思想与治疗经验功不可没。名老中医是将前人经验、中医学基本理论与自身临床实践相结合来解决临床当中所遇疑难杂症的典范，代表着当前中医学学术思想水平和临床发展水平的最高境界，是当代中医学学术和临床发展的杰出代表。因此，全面系统地挖掘、继承名老中医专家学术思想、临证经验和诊疗技术及方药，对于提升中医诊疗技术、发挥中医药治疗优势有重大意义。

该部分资料来源于国医大师已发表的学术论文，并综合专业相关专家意见，纳入部分全国名中医和中医肿瘤专家的学术论文。本章编者通过检索关键词"国医大师姓名/全国名中医姓名/著名中医肿瘤专家姓名""肝癌"进行检索，筛选出15位有明确治疗经验和验方报道的名老中医，介绍如下。

综合名老中医的治疗经验，在诊断的过程中要注意审症求因；论治过程中注意"扶正祛邪、谨守病机""护脾胃、畅情志"贯穿始终；而在用药方面，应用清热解毒药物虽可在一定程度上控制肝癌的发展，防治肝癌的复发，但由于肝癌治疗过程漫长，而大量使用清热解毒苦寒之品易损伤人体阳气，尤其是脾胃之阳，所以在临证用药时要注意顾护脾胃、中病即止；更有医家在用药过程中"循古而不泥古，发扬而不离宗"。如在肝癌的治疗中使用活血化瘀药物一直是存在争议的话题。肝癌患者常出现舌质暗紫、皮肤瘀点瘀斑、胁肋部着痛不移、肌肤甲错等血瘀证的表现，结合现代药理，活血化瘀药物对改善患者血瘀症状也发挥着一定的作用。但肝癌属于终末期肝病，临证多见患者凝血功能低下，此时出血也多见，所以使用活血化瘀药物时如何避免出血是值得考虑的问题。在临床经验中，对活血化瘀药物的使用要慎而不禁，可根据患者瘀血程度，结合凝血功能，选择活血而不破血、活血而不伤正之药物，如桃仁、红花、牡丹皮、丹参、赤芍等；治疗应从小剂量开始慢慢累加，不可猛进。治疗之时须密切监测凝血功能及关注有无出血表现，若有出血倾向，应停止使用活血药物。

总之，肝癌的临床证候多变，证型虚实夹杂，寒热错综，单一治法概不能囊括所有，所以在治疗中不可一法一方治疗到底，在系统治疗的基础上，结合"整体观念"进行辨证施治。特别是当病情发展到晚期，出现疼痛、胀满、进行性消瘦、浮肿、腹水、黄疸、发热、出血等严重并发症时，更需要谨守病机，随证加减，辨证宏观而用药在细微，其效方佳。

一、周仲瑛

周仲瑛，国医大师，全国首批名老中医药专家学术经验继承工作指导老师，江苏省中医院主任中医师，南京中医药大学教授、博士生导师，享受国务院政府特殊津贴专家。

（一）学术特点

周仲瑛教授经过几十年的临床探索，基于肿瘤的难治性，提出从"癌毒"论治恶性肿瘤，认为癌毒是机体在内外多种因素作用下，在脏腑功能失调的基础上产生的能够导致恶性肿瘤发生发展的特异性病理产物和致病因子，是导致肿瘤发生发展及加重的根本。癌毒具有猛烈、顽固、流窜、隐匿、损正等特性，所以在肿瘤治疗的临床中，周教授特别强调抗癌解毒法的主导作用，其认为肿瘤早、中期虽有气血阴阳之虚，但不应过于注重补益，不然不仅于事无补，还可能"养奸存患"；肿瘤晚期以正虚为主，不扶正无以祛邪，故应以益气、养阴为主，但扶正不忘癌毒存在，在患者正气有所恢复后，应辅以抗癌解毒药。所以，在肿瘤治疗中，抗癌解毒法应贯穿始终。

具体用药方面，周教授将肿瘤邪实分为癌毒、热毒、痰毒、瘀毒、湿毒等 5 个方面，在权衡邪正关系的前提下，周教授常从以下 5 个方面抗癌解毒。

1. **攻毒抗癌** 攻毒药主要是虫类药或一些具有毒性的植物药、矿物药等，"以毒攻毒"，搜邪破瘀之力强大，有独特的治疗作用。临床据其药性，结合归经，选择使用。常用动物药如全蝎、蜈蚣、露蜂房、炙蟾皮、土鳖虫、蝼蛄虫等，植物药如马钱子、红豆杉、藤梨根等，矿物药如雄黄、硇砂、砒制剂，以及功善软坚消癥的炮山甲、水蛭、地龙等。

2. **清热解毒** 近几十年，人们通过临床及实验研究发现一批清热解毒中草药有一定抑癌作用，这些药物成为临床最为广泛使用的抗癌药，如白花蛇舌草、半边莲、半枝莲、猫爪草、土茯苓、菝葜等。周教授认为，这类药确有解毒抗癌之功效，但临床应用最忌不加辨证，滥用寒凉，损伤脾胃，不察体质，伤阴耗气。后天之本戕伤，气血化生无力，欲速不达。

3. **化痰解毒** 痰和瘀是形成肿瘤的重要病理产物。周教授认为，起病缓慢，皮色不变，无声无息之中而日渐增大者，多责之痰。痰是构成肿瘤组织的有形成分之一，胶着黏腻，难以消散，化痰散结是治疗恶性肿瘤的最基本治法。常用药物如半夏、天南星、白附子、山慈菇、泽漆、白芥子、僵蚕、贝母、夏枯草等。

4. **化瘀解毒** 化瘀是中医治疗癥积的传统方法，也是近几十年研究最为活跃的一种治法。在肿瘤治疗中，用之破瘀消癥，并通过活血化瘀、疏通经络，达到止痛、消肿的目的，祛瘀生新，恢复气血正常运行。常用药物如丹参、当归、川芎、赤芍、桃仁、红花、三棱、莪术、乳香、没药等，这类药的应用，忌大量峻猛，以免耗伤气血。

5. **祛湿解毒** 湿浊是肿瘤形成的原因之一，其与癌毒胶结形成湿毒。祛湿解毒法在肝癌及胃肠道、泌尿生殖系统肿瘤的治疗中运用较多，包括芳香化湿、苦温燥湿、淡渗利湿及运用具有化湿解毒作用的药物。常用药物如藿香、佩兰、砂仁、苍术、厚朴、草豆蔻、败酱草等。

对于肝癌，周教授认为，肝炎病毒外侵，在体内产生多种病理因素，如气滞、血瘀、痰凝、湿浊、湿热等，久病之后，火郁热毒错综夹杂酿生癌毒，发为肝癌。其中，癌毒是病理关键；湿热瘀滞，郁久成毒是主要病机。

周教授治疗原发性肝癌，常以白花蛇舌草、山慈菇、漏芦、石见穿、土鳖虫、炙鳖甲作为祛除或减小原发性肝癌实质肿块的基本方药；用炙蟾皮、青皮、莪术、蜈蚣攻毒通瘀止痛；用党参、炙甘草、焦白术、仙鹤草、生薏苡仁理气健脾，其中仙鹤草兼有补虚和抗癌两种功用；用半枝莲、茵陈、猪苓、茯苓、泽泻等药，仿茵陈四苓散之义，或合用己椒苈黄丸，共取清热利湿、利水消肿之功，治疗原发性肝癌合并肝硬化后期腹胀、腹水、肢体水肿较甚之患者；用陈皮、半夏等作为肝癌痰湿困脾、脾胃虚弱的辅助用药；以女贞子、墨旱莲、枸杞子、生地黄等药治疗肝癌后期肝肾阴虚之证；用九香虫、醋柴胡等药治疗气机郁滞之胁肋胀痛和肝胃失和所致的胃脘部胀痛；用麦冬、白沙参等药治疗肝癌后期气阴不足之证。

（二）验方举例

【组成与用法】炙鳖甲（先煎）10g，土鳖虫5g，莪术10g，白花蛇舌草25g，石见穿25g，半枝莲25g，漏芦12g，山慈菇15g，生黄芪15g，天冬12g，枸杞子10g，薜荔15g，灵芝6g，炙蜈蚣3条，仙鹤草15g，生薏苡仁20g，生白术15g，制天南星10g，炙蟾皮5g，鸡血藤20g，八月札12g，泽漆12g，枸杞子12g。水煎服，每日1剂，早、晚服用。

【功效主治】健脾化湿，活血解毒，化痰散结。

【方解】方中以八月札、白术、生薏苡仁、泽漆健脾，化湿泄浊；白花蛇舌草、半枝莲、漏芦、仙鹤草、生薏苡仁、炙蜈蚣、炙蟾皮解毒抗癌；山慈菇、漏芦、制天南星化痰散结；土鳖虫、莪术、石见穿、鸡血藤活血化瘀；炙鳖甲、生黄芪、天冬、枸杞子、薜荔、灵芝、白术益气养阴，扶正培本。

二、朱良春

朱良春，首届国医大师，全国老中医药专家学术经验继承工作优秀指导老师，南京中医药大学终身教授。

（一）学术特点

朱良春教授认为，肿瘤治疗不外扶正与祛邪。早期以祛邪为主；中期攻补兼施；晚期则以扶正为主，佐以祛邪。由于肿瘤发现时多为中晚期，须攻不伤正，注意阴阳气血之调燮，尤应侧重补脾益肾，方可缓解病情，延长生存期。对于同一患者疾病的不同时期，也要把握攻、补二法的侧重。若肝癌患者黄疸等症状明显，去党参等滋补之物，多予通腑利胆之药；若患者黄疸已退，则要及时补养气血。朱教授善用攻伐之药，但亦应时时注意顾护脾胃。肝癌晚期患者多胃气虚弱，峻补难以起效，甚至会导致患者腹胀加重。朱教授喜加用党参、炒白术、苍术、薏苡仁等平稳补之，中焦得运，一身之气血得以疏通，诸病预后则佳；油松节、牛角腮和鸡血藤益气补血，凤凰衣防止诸药损伤脾胃，亦是独到的用药经验。

对于肝癌等恶性肿瘤，朱良春教授采用扶正消癥法治疗，具体有以下三法。

1．清泻热毒　凡见局部肿块红肿热痛，口干，大便干结，舌质红，苔黄或糙，脉弦数等热象，当清泻热毒，常用药物为白花蛇舌草、半枝莲、地龙、山慈菇、生大黄等。如伴见脘腹胀满、呕吐、纳呆，乃兼夹湿浊之象，可加藿香、厚朴、郁金、姜半夏、佩兰等芳香化湿之品。若发热剧，烦躁不安，或有神昏谵语，甚至有出血倾向，舌质红绛，脉弦数或洪数，属血热证者，应加水牛角、羚羊角、鲜生地黄、牡丹皮、赤芍、鲜石斛等凉血清热养阴之品。

2．化痰散结消癥　涤痰散结是治疗肿瘤的常用方法，常用药物为天南星、生半夏、川贝母、紫背天葵、白芥子、守宫、僵蚕、蜈蚣粉等。朱教授认为，凡痰核之证，非生半夏不为功，生者虽有毒，但煎煮后生者已熟，毒性大减，可加生姜3片先煎0.5h。

3．化瘀软坚　肿瘤呈"瘀积癥瘕证"者，皆可化瘀软坚，常用药物有三棱、莪术、水蛭、穿山甲、土鳖虫、丹参、桃仁、赤芍等，可使肿瘤变软、缩小，减轻疼痛，改善症状，控制癌肿发展。

朱教授把这三种方法熔为一炉，拟定治疗肿瘤的基本方为扶正消癥方：龙葵、白花蛇舌草、生黄芪、莪术、守宫、僵蚕、白英、半枝莲、甘草。

对于肝癌患者常见的黄疸，朱教授认为，不仅应以消癥散结之法治其本，还要利胆退黄，通腑降气治其标，常用金钱草、广郁金、陈皮、茵陈、赤芍等药利胆退黄，同时用党参、云苓、生白术健脾利湿。对于肝癌疼痛剧烈者，加用鼠妇、六轴子、蜈蚣止痛；肝功能异常者，常用垂盆草、田基黄这一药对。朱教授认为，大柴胡汤具有清胆和胃、消痞降逆之功，清而不凝，降而不伐，临床用于治疗肝胆病，效果颇佳。对于大便不通的患者，朱教授强调要把"通大便"作为需要尽快解决的问题，常配合莱菔子、茵陈、赤芍等。

（二）验方举例

【组成与用法】仙鹤草80g、生黄芪50g、壁虎12g、僵蚕10g、蜂房10g、龙葵30g、白英30g、莪术8g、白花蛇舌草30g、生甘草6g。水煎服，每日1剂，早、晚服用。

【功效主治】扶正荡邪，消瘤散结。

【方解】仙鹤草、生黄芪益气固本以扶正，壁虎、僵蚕、莪术、白花蛇舌草等清热解毒以消癥，生甘草健脾补中，调和诸药。其中仙鹤草和生黄芪剂量应大，仙鹤草用到80g，以上可煎汤代水，生黄芪用至50g以上，以增强扶正固本补益气血之功。莪术与黄芪为对，行气破血，消积止痛。壁虎、僵蚕等虫类药化痰散结，攻补兼施。白花蛇舌草等草木药清热解毒，化瘀散结，与仙鹤草、生黄芪相伍，祛邪而不伤正。

三、李济仁

李济仁，首届国医大师，首批全国名老中医药专家学术经验继承工作指导老师，国家非物质文化遗产新安医派"张一贴内科"第十四代传人，中国中医科学院学部委员。

（一）学术特点

李济仁教授认为，肝癌病属正虚邪实，病机包括正气亏损、气滞血瘀、水湿痰凝、热毒结聚等；治宜攻补兼施，补益为主，攻逐辅之，亦须随证变易。若大积大聚，不搜而逐之，日进补汤无益。

1. 扶正与祛邪并重，倡扶正消癥之大法　李济仁教授认为，癌病实为脏腑阴阳失调。正气虚损，邪实乘虚而入，留滞脏腑经络久久不去，凝为痰浊、瘀毒有形之邪，癌邪日盛，则正气益虚。因此，李济仁教授强调，肿瘤的治疗理当扶正与祛邪并用，其根本大法以扶正为基，审时度势以决祛邪力道缓急。早期应以祛邪为主，佐以扶正；中期攻补兼施；晚期则以扶正为主，佐以祛邪。李济仁教授临床常取黄芪、炒白术、潞党参、绞股蓝、炒薏苡仁等扶正之品，以及半枝莲、半边莲、白花蛇舌草、水蛭等祛邪之药。所谓攻不伤正，补不留寇，养正积自消。

2. 辨证与辨病共举，以提高疗效为冀望　李济仁教授指出，肿瘤疾病有其特殊的疾病发展规律，如肿瘤局部占位压迫、阻塞周围脏器，轻则功能受损、疼痛，重则诱发恶病质、副肿瘤综合征等，呈现气滞血瘀、痰凝湿聚、癌毒蕴结、正气亏损等一派虚实夹杂的复合证候，临床上当病证同辨，微观、宏观相参，认病辨证推断病势，辨未证，治未病。具体而言，李济仁教授在辨证、辨病用药时，根据不同的肿瘤类型选用相应的药物，如肝癌用斑蝥、守宫等，若患者术后高热，可随症选用金银花、连翘、菊花、天葵等清解热毒；伤口不愈，可加用生黄芪、当归、赤芍、丹参、川芎等生肌活血；对于肿瘤疼痛明显患者，可选用乳香、没药、延胡索、徐长卿、郁金、猫人参等。

3. 软坚与活血同施，消痰瘀浊毒之胶结　肿瘤既发，多为有形之肿块结于体内。病理性质为痰瘀浊毒胶结，阻遏气机，瘀堵络道。患者常有患处刺痛、固定不移、鼓胀、水肿等症，并可见舌质紫暗或有瘀斑瘀点、脉沉涩等外候。治疗除扶正祛邪并用、辨证与辨病共举，予以不同治本措施之外，还应兼用软坚散结类药以消除肿块，急治其标。李济仁教授强调在治疗中注意软坚与活血同施，临床常用三棱、莪术、土鳖虫、海藻、昆布、生牡蛎、鳖甲等软坚活血之品。

瘀、痰与癌毒同源互生。癌毒未成时，血瘀、痰浊已有先兆；血瘀、痰浊既盛，则癌毒更甚。癌毒若与血瘀、痰浊沆瀣一气，则癌瘤趁势鸱张，而癌毒与癌瘤复又加重血瘀、痰浊。因此，李济仁教授临证时也重视运用清热解毒法以荡涤痰浊瘀毒。具体而言，阴虚体质者多用甘寒清解之品，湿热体质者则宜苦寒解毒之品，如半枝莲、白花蛇舌草、半边莲、龙葵、金银花、蒲公英、紫花地丁、山豆根、夏枯草等。

（二）验方举例

【组成与用法】黄芪 60g，当归 15g，川芎 15g，白花蛇舌草 25g，半边莲 15g，半枝莲 15g，鸡内金 25g，全蝎 6g，土茯苓 30g，炒白术 15g，潞党参 25g，乌药 15g，龙葵 15g，蜀羊泉 15g，生晒参 15g，红豆杉树皮 15g，生牡蛎（先煎）60g，生大黄（后下）20g，石斛 15g。水煎服，每日 1 剂，早、晚服用。

【功效主治】益气化瘀，清热解毒。

【加减应用】如患者术后高热，加金银花、连翘、菊花、天葵等清解热毒；伤口不愈，加生黄芪、当归、赤芍、丹参、川芎等生肌活血；对于肿瘤疼痛明显患者，加乳香、没药、延胡索、徐长卿、郁金、猫人参等消癌定痛。

【方解】药用黄芪、当归、生晒参扶正；潞党参、炒白术健脾益气，含"见肝之病，知肝传脾，当先实脾"之意；川芎、全蝎活血消癥；鸡内金、乌药行气消胀；生牡蛎重剂软坚散结；白花蛇舌草、半枝莲、半边莲、土茯苓、龙葵、蜀羊泉、红豆杉树皮解毒抗癌；石斛养阴生津；生大黄泄浊，祛瘀生新。全方立足于扶正祛邪大法，固本强元，先安未受邪之地，并从痰、瘀、毒三路截断病势，驱邪外出，邪去则正安，共奏益气化瘀、清热解毒、消癥抗癌之功效。

四、何任

何任，首届国医大师，历任浙江省中医进修学校副校长、校长，浙江中医学院教授、副院长、院长，中华全国中医学会第二届常务理事、浙江分会会长。

（一）学术特点

何任教授认为，肝癌大多为热毒深蕴、气阴两伤，属正虚邪实之证，倡导"不断扶正，适时祛邪，随症治之"的肿瘤治疗原则。

1. **不断扶正**　何任教授认为正气亏虚贯穿肝癌全病程，因而提出"不断扶正"的首要治则。该治则又分益气健脾、养阴生津、温阳补肾三法。何任教授认为扶正治癌首要之法为益气健脾，肝癌患者常常会出现神疲乏力、面色少华、形容憔悴、食欲不振、胃纳不展、恶心呕吐、腹胀腹泻、舌淡苔白腻、脉濡细等表现，治疗常用的药物有人参、太子参、党参、黄芪、茯苓、白术、灵芝等。扶正同时，何任教授认为养阴生津亦不可忽视。肝癌患者或素体阴虚，或癌毒化火，损伤阴津，或化疗后脾胃受损而气血生化不足，常表现为形体瘦削、口咽干燥、头晕目眩、腰酸耳鸣、五心烦热、盗汗、大便干结、舌红苔少、脉细数等阴虚证候，何任教授常用的药物有生地黄、天冬、麦冬、玄参、枸杞子、女贞子、何首乌、阿胶、墨旱莲等。何任教授认为温阳补肾不可或缺。有些患者素体肾弱阳虚，或在肝癌后期常出现神疲乏力、少气懒言、畏寒肢冷、腰膝酸软、腹胀腹水、大便溏泄、小便不利、舌质淡胖、舌苔白滑、脉虚无力等肾阳虚衰证候，何任教授常用的药物有补骨脂、骨碎补、肉桂、淡附片、杜仲、菟丝子、鹿角霜、仙茅、淫羊藿、肉苁蓉等。

2．适时祛邪　所谓"适时祛邪"，即在"不断扶正"的基础上根据邪正盛衰及病机转归多因制宜投用祛邪药物，邪去正安，体平气和。何任教授将"适时祛邪"大致分为清热解毒法、活血化瘀法、化痰散结法、理气解郁法，并常相互配合使用。何任教授认为在肝癌的发生发展过程中总有邪毒积聚、郁久化热之病机，而表现为口干咽燥、身烦体热、便闭尿黄、胁肋灼热疼痛、舌质红、脉细数等热毒之征象，常选用板蓝根、猫人参、大青叶、野菊花、蒲公英、金银花、白花蛇舌草、三叶青、半枝莲、半边莲、干蟾皮等。肝癌病程亦时兼瘀血内阻、凝结成块之病机，出现肿块触之坚硬或凹凸不平、固定不移、肌肤甲错、舌质紫暗、舌下静脉青紫、脉涩滞等血结之征象，何任教授常选用当归尾、莪术、桃仁、红花、川芎、丹参、乳香、没药、五灵脂、水蛭、全蝎等。肝癌患者有时亦兼有痰浊内停、凝结成块之病机，出现肿块触之坚硬或凹凸不平、固定不移、不痛不痒、胸脘痞满、胁肋支满、呕恶痰涎、咳痰喘促、舌苔厚腻、脉濡滑等痰凝之征象，何任教授常选用半夏、瓜蒌、皂角刺、山慈菇、浙贝母、苦杏仁、薏苡仁、昆布、海藻、夏枯草、海浮石、生牡蛎等药物进行治疗。

（二）验方举例

【组成与用法】 生晒参 6g，黄芪 30g，女贞子 15g，猪苓 30g，茯苓 30g，枸杞子 20g，猫人参 30g，白花蛇舌草 30g，焦麦芽 10g，焦山楂 10g，焦神曲 10g，薏苡仁 60g，干蟾皮 10g，绞股蓝 20g。水煎服，每日 1 剂，早、晚服用。

【功效主治】 益气养阴，清热解毒，散结抗癌。

【加减应用】 痰湿加半夏、瓜蒌、皂角刺、山慈菇、浙贝母、苦杏仁、昆布、海藻、夏枯草、海浮石、生牡蛎、鳖甲、藤梨根；血瘀加当归尾、莪术、桃仁、红花、川芎、丹参、乳香、没药、泽兰、石见穿、蒲黄、五灵脂、水蛭、全蝎、穿山甲；气郁加川楝子、佛手片、柴胡、郁金、枳壳、厚朴、广木香、香附、陈皮、小青皮、沉香曲、青橘叶、大腹皮、八月札、九香虫。

【**方解**】枸杞子、女贞子并用以滋水涵木；茯苓、猪苓、薏苡仁重剂健脾利湿以培土养木；兼以生晒参、黄芪药对益气固本，从而脾肾双补，充盈元气。"有胃气则生，无胃气则死"，纳焦三仙（焦山楂、焦麦芽、焦神曲）入药以消导和中、顾护胃气，使祛邪而不伤正。单补其虚，难收全功，故选用了白花蛇舌草、干蟾皮、猫人参、绞股蓝这几味药专效宏、清热解毒、散结抗癌之品。诸药合用，共奏益气养阴、清热解毒、散结抗癌之功效。

五、徐经世

徐经世，国医大师，全国老中医药专家学术经验继承工作指导老师，全国中医药传承博士后合作导师。

（一）学术特点

徐经世教授认为肝癌的病机以正虚为本，邪实为标，治疗应遵循"扶正祛邪，分期论治"的原则。病初以"调和中州，培土达木"为主；至后期累及下元，治疗应"滋水涵木，濡养下元"；同时应重视疏肝解郁，条达气机，强调饮食起居情志调护，精神内守，邪去正安。

徐经世教授提出癌病根本治疗大法为"扶正固本"，倡"扶正安中法"。肝癌患者往往有胃脘不适、纳差、脘腹疼痛、大便稀溏等脾胃虚弱之征象；手术等治疗后，中州失和，亦大多会有体质虚弱、纳差、失眠等表现，呈现出一派正虚邪盛之象。此时适宜用平和之药，扶正安中，从而调养机体脏腑，以达到阴阳平衡，增强祛邪之能。及至肝癌晚期，气血亏败，更应调补气血，切不可再滥用峻烈攻逐有毒之药，急于求成而致正气耗竭。因此，此时治疗重在扶正，法当安中，以平为先。肝癌日久，肝体往往由实转虚并逐渐累及下元，临床多见乏力、腰酸、口干、腹胀水肿、舌红少津、脉弦细等临床表现，徐教授倡导使用滋水涵木、濡养肝体治法进行治疗，多采用一贯煎合二至丸加减治疗。

徐经世教授在长期的临床实践中，形成了自己的经验方扶正安中汤。全方诸药药性平和，共奏扶正安中、滋养化源之功效，护脾而不碍脾，补脾而不滞脾，泄脾而不耗脾；温燥适度，甘平养胃，益脾兼理气，对肿瘤术后及后期调治着实有效。

徐经世教授倡导治疗肝癌要注意把握扶正与祛邪的辩证关系，或先攻后补，或攻补兼施，或以补为主。徐经世教授在临床上特别强调扶正，认为扶正可以增强机体抗病能力，为祛邪创造条件。同时，软坚散结、活血化瘀等药物往往易诱发肝癌患者出血，从而加重病情。因此，徐教授提倡肝癌用药应尽量选用药性平和之品，而慎用苦寒、峻下逐水、攻毒散结等有毒中药。

徐经世教授还强调扶助正气的方法不仅在于药物，饮食生活起居和精神调护同样重要，并总结提出"进食莫急，吃盐要淡，鲜菜吃饱，吃肉宜少，戒除烟酒，不吃霉变"的饮食要诀。同时指出精神是指精、气二者的集中表现，调摄精气神，提倡对肝癌患者要避免精神情志的刺激，保持良好的心态，树立战胜疾病的信心。

（二）验方举例

【组成与用法】扶正安中汤：生黄芪 20～30g，仙鹤草 10～20g，怀山药 15～20g，石斛 10～20g，绿萼梅 5～10g，炒谷芽 15～25g，无花果 5～10g，酸枣仁 20～30g，橘络 l0～20g，姜竹茹 5～10g，灵芝 5～10g。水煎服，每日 1 剂，早、晚服用。

【功效主治】扶正安中，健脾化源。

【加减应用】不思饮食，口干口苦，神疲乏力者，加北沙参 20g，枳壳 15g、陈皮 6g、佛手 15g 开郁醒脾。

【方解】全方生黄芪为君，补气升阳，补而不滞。仙鹤草性平，味苦，养血调血，具有双向调节作用。现代医学研究表明，仙鹤草抗肿瘤效果肯定，可抑制瘤体增殖，防止转移。怀山药味甘，性平，平补脾、肺、肾三脏，助君药补气。石斛性轻清和缓，主生津止渴、补虚除烦，尚能开胃健脾、厚肠理胃。炒谷芽、绿萼梅芳香开郁，醒脾和胃，直以安中，此五药共为臣。佐以无花果，性平味甘；酸枣仁宁心安神，多方位达到"安中"效果。同时，佐以橘络护胃络，降冲逆。最后使以姜竹茹清化痰热、宁神开郁，协调全方，使胃受纳。

六、刘尚义

刘尚义，国医大师，中国中医科学院学部委员，中医内科临床与中医外伤科专家。

（一）学术特点

刘尚义教授在长期的临床实践中，将葛氏疡科对"九子疡"的治疗理念融会贯通，应用于肿瘤的诊治，即"引疡入瘤"，形成了"疡理诊瘤，疡法治瘤，疡药疗瘤"的学术思想。刘尚义教授创立"膜病"理论，指出肺主皮毛是膜病病机关键，风、痰、瘀、毒是病理基础，证候特点分为膜痒、膜疮及膜烂出血；并认为在内之膜如在外之肤，肤膜同病。具体而言，膜病理论所包含的膜的概念泛指黏膜覆盖并通过官窍与外界相通的部位，如呼吸道黏膜、消化道黏膜、泌尿系统黏膜及生殖系统黏膜等。体内的一些实体肿瘤，特别是对于消化道、膀胱及妇科等空腔脏器的肿瘤，若将其翻转于外，其症状可类比肌表的疮疡，因此可将治疡的思路运用于肿瘤的防治中。

刘尚义教授将肝癌的基本病因病机概括为"虚、痰、瘀、毒、郁"，并指出"痰""瘀"为病程迁延的关键。总体病机特点为正虚邪实，以肝癌闭阻气机、瘀毒结聚，致肝气郁结、瘀血内停、湿热蕴结为邪实；癥瘤病久血伤入络，致阴血不足、肝络失养为正虚。结合疡科治疗理念，"肤膜同位"，对于表现为疮疡、溃烂、流脓的破溃瘤体，以"消、托、补"为治则，令邪毒内消或外出。

刘尚义教授重视养阴法在肿瘤病程中的运用，提出"甘凉养阴"治法。刘尚义教授临证治疗重视顾护阴液，结合"引疡入瘤"思想，主张"平衡阴阳，内外兼修"以疡法治瘤。推崇朱震亨滋阴法，强调气血津液之阴在人体的重要性；认为恶性肿瘤为阳邪致病，瘤体沉伏于内虽属阴，而癌毒致病流窜亢进则属阳。善于应用大补阴丸、二至丸等治疗各类疾病，在肿瘤的治疗中，亦常选用龟甲、黄精、沙参、麦冬等，一方面补养气血津液之"阴"，以补瘤体耗伤；另一方面补阴以制阳，抑制肿瘤邪热增长亢进之势。具体到肝癌治疗中，常配伍茵陈、田基黄等，清泻热毒以护阴制阳。

刘尚义教授在临证辨治时注重辨病与辨证相结合，以中医理论辨证，综合现代医学诊疗资料辨病。根据疾病周期的不同，采取相应的治疗措施：术后未放化疗者重调补，治以扶正固本，用补脾肾、养气血之品；手术放化疗后患者正气耗伤而见"阴虚于内，阳显于外"，治以益气养阴、补益肝肾、调和脾胃，以减毒增效；无法手术及放化疗者，倡导带瘤生存，以活血化瘀、软坚散结、扶正固本之品，改善症状，减轻疼痛，提高生存质量，延长生存期。具体用药上，以鳖甲、莪术等养阴散结以治本，活血解毒之品从标治之，再辅以调节气血阴阳偏颇的药物。刘尚义教授善于将疡科方药应用于肿瘤的治疗中，如自制温阳化癥膏外敷防止肿瘤生长，缓解癌性疼痛；用疡药冬凌草、菥草、猫爪草等清热解毒。

（二）验方举例

【组成与用法】甲术二草汤：鳖甲 20g，莪术 10g，冬凌草 20g，猫爪草 10g。水煎服，每日 1 剂，早、晚服用。

【功效主治】养阴软坚，清热解毒。

【加减应用】湿热甚者，加金钱草、田基黄等以清热利湿；血瘀明显者，加川芎、刘寄奴等以增活血化瘀之力。

【方解】方中鳖甲滋阴软坚，莪术消癥散结，以鳖甲、莪术养阴散结以治本；用疡药冬凌草清热解毒，活血止痛；猫爪草化痰散结。

七、刘祖贻

刘祖贻，国医大师，中国中医科学院学部委员，国家有突出贡献中青年专家，享受国务院政府特殊津贴专家，首批老中医药专家学术经验继承工作指导老师。

（一）学术特点

刘祖贻教授重视脾胃功能的调治，治疗内伤杂病多从脾胃论治，即"杂病治脾"。刘祖贻教授认为脾胃为后天之本，脾胃健运，则能充养五脏；脾胃失调，则易生杂病。生理上脾胃主受纳运化，脾胃强健，气血生化及输布正常，正气充足，则不易受邪气侵袭；脾胃又为气机升降的枢纽，脾升胃降正常，则人体气机和调。病理上，诸虚以脾胃为先，脾胃功能不足，则气血生化乏源，五脏失于充养；诸邪以脾胃为因，脾胃运化失常可导致水湿、痰饮、瘀血、食积等诸邪为患；而且脾胃损伤，药食难进，治病无由。

刘祖贻教授将肝癌病机概述为"虚""毒""瘀""湿""热"，病机特点为"因虚致实""正虚邪盛"。病位在肝，因肝胆脏腑表里相关，肝脾五行生克制化密切，脾胃又相表里，肝肾同源，故认为其又涉及脾、肾二脏与胆、胃二腑；病理性质早期以气郁、湿热、瘀毒等邪实为主，久则兼见气血、阴阳两虚，而见本虚标实、虚实夹杂。根据肝癌不同阶段，概括其病机演变特点：早期以脾胃虚弱，气郁痰阻为主；中期病情进展，湿热蕴毒互结，伤阴耗气；晚期多伤及肾，而见肝肾阴虚、脾肾阳虚。

刘祖贻教授将"杂病治脾"思想用于肝癌的治疗，治法上重视扶正，在肝癌不同阶段权衡正邪盛衰关系，提出"扶正三法"。首先是"扶正御邪"：在未染邪或邪未深入时，通过饮食起居调适远离病因，调畅情志，以防气郁肝脾等而促进病情；治疗中注重健脾补肾，以先安未受邪之地。其次是"扶正祛邪"：及至癌毒内攻，邪气深入，则概以提升正气，令邪去正安。正虚不甚尚可攻邪者，以祛邪为主兼以扶正；正邪俱虚时，辄以扶正为主兼以祛邪。重视顾护中气，使气血生化有源，而能托毒外出。最后为"扶正安邪"：晚期肝癌，多为正气极虚，不宜峻猛，当以缓图，须时时顾护正气，特别是脾胃中气。待正气稳固后，渐加祛邪之药，具体明辨气血阴阳偏颇，选用补气、养血、扶阳、滋阴等治法，扶正以待时，以退为进。根据实际病情，可单用或交替使用上述三法。

刘祖贻教授结合"杂病治脾"思想，依据肝癌不同分期的病机特点，以具体治法而言，早期当疏肝行气，健脾扶正；中期宜健脾解毒，佐以活血化瘀、清热利湿；晚期则重在顾护脾胃。基于肝病传脾、先实脾土理论，将"实脾"概括为以下三个方面：①理脾和胃关键在于助化；②治脾重在运脾升清，治胃重在养阴和胃；③用药重视顺应脾胃的病理生理特性，脾气易虚，胃阴易伤，须注意顾护脾胃气阴。

（二）验方举例

【组成与用法】参楼扶正解毒方：太子参30g，重楼30g，山药30g，石斛10g，薏苡仁30g，臭牡丹30g，白花蛇舌草30g，八月札30g。水煎服，每日1剂，早、晚服用。

【功效主治】以解毒为主，佐以活血化瘀、清热利湿。

【加减应用】腹痛剧烈者，加全蝎、延胡索，重用重楼；伴乙型肝炎者，加叶下珠；伴黄疸者，加茵陈、郁金、大黄；瘀血甚者，加石见穿、莪术、土鳖虫、丹参；水肿明显者，加茯苓、猪苓、泽泻、桂枝；纳食不香者，加浮小麦、鸡内金、山楂；大便溏者，去太子参，加黄芪、麸炒白术、茯苓。

【方解】方中太子参益气养阴，重楼清热解毒，为君药；山药、石斛健脾益胃，薏苡仁渗利湿浊，臭牡丹、白花蛇舌草清解癌毒，共为臣药；八月札理气和血，健胃通便，为佐使药。

八、孙光荣

孙光荣，国医大师，中国中医科学院学部委员，中医文献学家，中医教育家，中医临床专家。

（一）学术特点

孙光荣教授融合朱震亨、李杲两家之长，首倡中和学术思想，提出了"中和思想、中和辨证、中和组方"的思路，擅长以调阴阳、和气血为纲治疗疑难杂症，尤其是对肿瘤的治疗独树一帜，疗效颇佳。他论述道，"中和是机体阴阳平衡稳态的基本态势，中和是中医临床遣方用药诊疗所追求的最高境界"，这实际上是对人体健康的精、气、神稳态的描述。孙光荣教授认为无论表里、寒热、虚实、顺逆、生死等，都离不开阴阳总纲，离不开气血的稳态——"中和"；无论生理、病理，无论病位在脏腑、经络、皮肉、筋骨等，都离不开气血的"中和"。他在临床实践中，采用调气血、平升降、衡出入的治疗方法，以求人体气血达到"中和"的稳态，运用"中和"理论治疗肿瘤。

孙光荣教授认为正虚邪实是肝癌发病的基本病机，正虚为本，邪实为标。脏腑气血亏虚，加之七情内伤，肝失疏泄，气机阻滞，脾虚湿聚，痰湿凝结成毒；肝郁乘脾，运化失常，痰湿内生，湿热结毒；外邪入侵，或药物损伤，毒邪蕴结。气滞、痰瘀、湿热、毒邪等病理因素，相互胶结，蕴结于肝，而成肝癌。对于肝癌之诊治，早期发现、早期明确诊断乃取得良效之关键。一旦确诊，即须治本与治标相结合。对于年老体弱，接受手术、化疗困难者，孙老力主单纯中药治疗，以攻补兼施为基本原则。无论病初、病中或晚期，总不离正气内虚，故用药除祛邪外，必须扶正固本，切忌妄用攻邪，以免正气更伤，邪实更甚，加速病情恶化。此外，孙光荣教授还强调患者要健康饮食，保持心情舒畅，适当锻炼，促进气血流畅，方有利于改善症状，增强体质，促进康复。

孙光荣教授在具体辨证中尤其重视"明晰经纬"，论治遵循其病机，总体不离益气活血、清热解毒、软坚散结等，总结为"一方一肿瘤"。在此基础上，随症加减，灵活化裁。孙光荣教授对于治疗肿瘤有着独特的经验。其治疗肿瘤主要从肝肾入手，以扶正为主，兼化痰散结，活血通络；益气养阴，清热化痰，解毒散结，佐以利水渗湿，重在肺、脾；理气活血通络，佐以软坚散结，重在调肝；健脾养心，利水渗湿，清热解毒。孙光荣教授的治癌基本方扶正抑瘤汤，由生晒参、生黄芪、紫丹参、天葵子、白花蛇舌草、半枝莲、珍珠母、炙鳖甲、山慈菇等组成，随症加减。方中选用了益气活血药、清热解毒药、软坚散结药，以达到扶正抑瘤的功效，体现了孙光荣教授擅调气血以达"中和"和"重气血、调气血、畅气血"的治疗思想。

（二）验方举例

【组成与用法】西洋参 12g，生黄芪 12g，紫丹参 10g，北柴胡 12g，川郁金 12g，佛手片 10g；炙鳖甲 15g，菝葜根 15g，山慈菇 15g，白花蛇舌草 15g，半枝莲 15g，鸡骨草 15g，田基黄 12g，车前子 10g，甘草 5g。水煎服，每日 1 剂，早、晚服用。

【功效主治】益气活血，疏肝解郁，软坚散结，补引纠合。

【加减应用】深度黄疸者，加草河车、绵茵陈、淡黄芩以清肝利胆；伴有胆疾者，加海金沙、金钱草、蒲公英以清热利胆；疼痛剧烈者，加鸡屎藤、延胡索、制乳没以理气止痛；癌块不散者，加净水蛭、土鳖虫、上肉桂以活血消癥。

【方解】西洋参、生黄芪、紫丹参为君药，共同发挥益气活血之功效。西洋参补气养阴，清热生津；生黄芪托毒生肌，补气升阳；紫丹参养血安神，活血祛瘀，清心凉血。北柴胡、川郁金、佛手片为臣药，主要起疏肝解郁之功效。北柴胡疏肝解郁，退热，补阳；川郁金保肝利胆，祛瘀止血；佛手片疏肝理气，和胃止痛。炙鳖甲、菝葜根、山慈菇、白花蛇舌草、半枝莲、鸡骨草为佐药，田基黄、车前子、甘草为使药，共同发挥软坚散结之功效。方中药物相互配伍，共奏益气活血、疏肝解郁之功效。

九、刘嘉湘

刘嘉湘，国医大师，中国中医科学院学部委员，上海中医药大学终身教授，全国老中医药专家学术经验继承工作指导老师。

（一）学术特点

刘嘉湘教授认为，肝癌主要因肝郁气滞，久而化火生毒致瘀，气、瘀、毒互结而成。肝为刚脏，主升主动，喜条达而恶抑郁。内外因素致肝病日久，疏泄无权，肝气郁久化火生毒；肝病犯脾，脾虚生湿，湿郁化热，湿热反内蕴于肝胆，气滞、血瘀、湿毒胶结而成积聚结块；日久则肝脾两虚，而肝肾同源，肝阴亏虚，下劫肾阴。总之，肝癌是本虚标实之证。本虚可见肝阴虚、脾气虚、肝肾阴虚等，标实主要包括气滞、血瘀、痰凝、水湿、湿热、热毒诸证。

刘嘉湘教授认为，肝郁气滞是肝癌发生发展过程中最基本的病理变化。因此，疏肝理气应在肝癌的治疗中贯穿始终，必不可少，至关重要。理气药亦有疏肝、调脾之不同，肝气郁滞而宜选疏肝理气之品，如柴胡、青皮、八月札、制香附、广郁金、川楝子；脾虚气滞当重健脾理气之药，如陈皮、佛手、沉香、玫瑰花、绿萼梅、厚朴等。理气药大多辛香而燥，久用、重用或运用不当会有化燥伤阴、损液助火之弊端。对于久病患者需多选用药性柔润、理气不伤阴的八月札、合欢皮、绿萼梅、代代花等药物。

此外，肝体阴而用阳，肝癌中晚期多伴有阴津损伤、肝阴亏虚、体用失调，故需养阴柔肝复其体用。刘老常用酸甘化阴之法，酸性药物如白芍、乌梅、五味子等补益肝体，配以甘寒生津之品如生地黄、北沙参、女贞子、天冬、石斛等，一敛一滋，化生阴血，滋润脏腑。对于肝肾亏虚者，可加用熟地黄、山茱萸、菟丝子、女贞子、墨旱莲等滋水涵木。临床使用时须慎防滋腻呆胃、滋阴助湿，故可适当配伍八月札、橘皮、砂仁等理气以助运之品。

肿瘤，古称石瘤、岩，多为有形之物，坚硬如石。刘嘉湘教授对于肝癌之有形结块提倡攻治祛邪尤需软坚，即在辨证基础上加用软坚散结药治疗。刘嘉湘教授在临床中常用的药物有龟板、鳖甲、牡蛎、海藻、瓦楞子、昆布、海蛤壳、夏枯草、穿山甲、地龙、胆南星、天葵子、山慈菇等。

刘嘉湘教授认为，正气不足是肝脏恶性肿瘤形成的前提，因此扶正是治疗肝癌的重要组成部分。扶正首重健脾，针对肝癌患者临床多见肝郁脾虚之证，刘嘉湘教授常用党参、太子参、白术、怀山药、薏苡仁等平补脾胃之剂，并合用炒谷芽、炒麦芽、焦山楂、焦六曲、鸡内金等以健胃消食。

刘嘉湘教授对用疏利少阳之法治疗肝癌亦有其独到的见解，以小柴胡汤加减治疗肝癌，临床收效显著。刘嘉湘教授认为，少阳枢机在肝癌的发生发展变化中有着重要的枢纽作用，肝癌病程中出现的诸症与少阳枢机不利、肝脾不和等表现亦极为相似。治疗上疏利少阳，使少阳枢机灵动，三焦通利，气液枢转自如，则癌肿自消。

（二）验方举例

【组成与用法】党参 15g，白术 15g，怀山药 15g，薏苡仁 30g，炒谷芽 15g，焦山楂 10g，焦六曲 15g，鸡内金 15g，柴胡 15g，青皮 10g，八月札 15g，白芍 15g，乌梅 10g，五味子 10g，龟板 15g，鳖甲 10g，牡蛎 10g，地龙 5g，山慈菇 10g。水煎服，每日 1 剂，早、晚服用。

【功效主治】健脾消食，理气柔肝，祛邪软坚。

【加减应用】肝区胀痛、胸闷腹胀加香附、枳壳；肝区痛甚加制大黄、三棱、莪术、川楝子、延胡索；泛恶或呕吐加陈皮、半夏、竹茹；胁下有积块加夏枯草、漏芦、白花蛇舌草；下肢浮肿加牛膝、苍术、黄柏、泽泻；大便溏薄加白扁豆、淮山药、补骨脂；大便干结加生大黄、枳实；小便短赤加大蓟、小蓟、车前草；黄疸属阳黄者加茵陈、车前草、垂盆草、田基黄，属阴黄者加熟附块、黄芪，湿重者加茯苓、猪苓、泽泻、车前子。

【方解】方用党参、白术、怀山药、薏苡仁等平补脾胃之剂，温而不燥，补而不滞；合用炒谷芽、焦山楂、焦六曲、鸡内金等以健胃消食；配以柴胡、青皮、八月札疏肝行气，调畅气机；酸性药物白芍、乌梅、五味子等补益肝体，化生阴血，滋润脏腑；咸味中药能够软化坚块，故方中以鳖甲、牡蛎、地龙、山慈菇等药物软坚散结，解毒抗癌。现代研究证明，鳖甲具有调节免疫、抑制肿瘤生长的作用；牡蛎对肿瘤细胞有抑制作用，其提取物有增强免疫作用。

十、周岱翰

周岱翰，第三届国医大师，中国中医科学院学部委员，全国中医药杰出贡献奖获得者，广州中医药大学肿瘤研究所所长，全国老中医药专家学术经验继承工作指导老师。

（一）学术特点

周教授首提中医"肝癌病"之概念，主张根据肝癌病患者个体情况，"分期 - 辨证 - 辨症"相结合，以充分发挥中医治疗的优势，提高患者的生活质量，延长生存期。

辨病为纲，分期施治。周教授认为，肝癌作为恶性程度高、疗效差的"急性癌"，应以"肝癌病"作为中医诊断，以区分其他非肿瘤疾病。周教授参照现代医学临床分期，将肝癌病分为早、中、晚三期。早期：病理学确认为肝癌，但无明显临床症状或体征。中期：尚有手术切除或介入治疗指征；或已做过手术。晚（末）期：失去手术或介入指征，已伴有黄疸、腹水、远处转移或恶病质的表现。治疗上，肝癌初期治宜急攻猛攻；中期治宜攻补兼施，或攻多补少；晚期治宜寓攻于补。

辨证为目，辨证论治。周教授认为，应在肝癌病分期基础上进行辨证论治。周教授提出湿邪与伤食为肝癌病之重要外因，而正气亏虚、脏腑功能紊乱是肝癌病之重要内因。内外因素相互影响，使肝气郁结化火，或湿热内蕴化火，血脉壅滞不通，渐成气血瘀滞，经年累月变为癥瘕积聚。邪毒肝火内聚，克脾则脾气虚损，内灼日久又能耗伤肝肾之阴血。因此，周教授临证时抓住热、瘀、虚的特点，将肝癌病分为三个证型：肝热血瘀、肝盛脾虚、肝肾阴虚。肝癌病早期多见肝热血瘀，中期多呈肝盛脾虚，晚期常为肝肾阴虚。治疗上早期着重清肝解毒，祛瘀消瘤；中期着重清肝健脾；晚期着重滋养肝肾，育阴培本。

辨显症、隐症，对症下药。周教授强调，在辨病 - 分型 - 辨证的基础上，应重点处理肝癌的兼证或危重证候，如出血、发热、疼痛、黄疸、腹水、神昏等。如黄疸出现，治以疏肝利胆，可用茵陈、栀子、大黄、溪黄草、田基黄等清肝利胆之药。亦重通腑泄浊，推崇大黄之清利肝胆、通腑泄浊；亦可用芒硝涂抹碗中，与汤剂冲服。若出现水肿、腹水、小便不利等，应重温阳利水之法，以真武汤、金匮肾气丸为主。另外，可适当应用活血之品，周教授尤其推崇虫类活血药，如土鳖虫、蜈蚣、地龙等。若患者出现呕血、便血、鼻衄等出血症状，多为肝火破血妄行或脾不摄血导致，分别治以犀角地黄汤（犀角已禁用，现多用水牛角代）和补中益气汤，可加用仙鹤草、墨旱莲、大黄、栀子炭、棕榈炭等药。

肝癌患者神昏多因病程迁延，气血亏虚，瘀热痰湿蒙蔽心窍而致，属虚实夹杂。实为湿浊蒙蔽，治疗应通腑利湿、芳香化湿、醒脑开窍，可应用石菖蒲、郁金、苍术等；也应注重利湿退黄、通腑泄浊，中药灌肠治疗肝癌意识障碍有一定的优势，可选用大黄合剂（大黄40g，乌梅30g，黄连20g，食醋50ml）灌肠治疗。肝癌患者晚期常有肝肾阴虚的表现，应以养肝阴、滋肾水之法治疗。周教授临证常用冬虫夏草、沙参、西洋参、麦冬等益脾养肝滋肾药。另外，针对某些病理改变，或肝功能、血清酶学、肿瘤指标等生化指标异常，周教授提倡选用现代中药药理研究证实具有保肝降酶、抗癌的中药进行治疗，如溪黄草、垂盆草、重楼、白英、龙葵等。

（二）验方举例

【组成与用法】徐长卿 30g，仙鹤草 30g，半枝莲 30g，重楼 30g，三七粉 3g，人工牛黄 0.5g，山楂 10g，白芍 10g，土鳖虫 10g，栀子 10g，大黄 5g，茵陈 12g，丹参 15g，蜈蚣 3 条。水煎服，每日 1 剂，早、晚服用。

【功效主治】清热解毒，疏肝祛瘀。

【加减应用】早期着重清肝解毒，祛瘀消瘤。清肝解毒用半枝莲、白花蛇舌草、重楼、栀子、大黄、羚羊角、牛黄等，祛瘀消瘤用土鳖虫、桃仁、莪术、丹参、蜈蚣、全蝎等。中期着重清肝健脾，常选党参、生晒参、白术、茯苓、薏苡仁等。晚期着重滋养肝肾，育阴培本，常选女贞子、山茱萸、墨旱莲、生地黄、白芍、西洋参、麦冬等。

【方解】半枝莲、重楼、徐长卿、仙鹤草为君药，共同发挥清热解毒之功。《江西草药》中记载半枝莲："清热解毒，消肿止痛。"蜈蚣解毒散结为臣药，《医学衷中参西录》中记载："蜈蚣：味微辛，性微温。走窜之力最速，内而脏腑，外而经络，凡气血凝聚之处皆能开之。性有微毒，而转善解毒，凡一切疮疡诸毒皆能消之。"茵陈、大黄、栀子三药合用，通利二便，使肝胆湿热瘀滞从前后分消。三七、丹参、土鳖虫活血散瘀为使药。丹参味苦泄降，性寒清热，入肝经血分，凉血散瘀，尤善祛瘀生新；三七活血散瘀，更善定痛。两药相配，相辅相成，倍增活血散瘀、通经止痛之功效。全方可见茵陈蒿汤加减化裁，重于清利肝胆湿热，兼具活血祛瘀之功效。用人工牛黄引药直达病所，为引经药。

十一、潘敏求

潘敏求，第四届国医大师，全国名中医，全国老中医药专家学术经验继承工作优秀指导老师，国家有突出贡献中青年专家，享受国务院政府特殊津贴专家。

（一）学术特点

潘敏求教授久耕于中医、中西医结合防治恶性肿瘤领域，学术思想自成一体。其首先提出"瘀、毒、虚"是肝病与肿瘤基本病机的理论，并创立了"健脾理气、化瘀软坚、清热解毒"治疗肝病的法则。对于肝癌发病，内因多由先天不足、情志不调、饮食不节、过劳，继而脾虚、肝气郁结；脾虚日久则气虚血瘀；肝郁气滞，血瘀相继发生。外因则为病毒性肝炎、AFT、饮水污染等"毒"乘虚而入。"瘀""毒"相合，发为本病。"虚""瘀""毒"始终并存，互为因果，恶性循环，贯穿肝癌全病程。可见"瘀、毒、虚"是肝癌的基本病因病机，故肝癌治疗大法应为健脾理气、化痰软坚、清热解毒。

健脾为本，顾护后天。潘教授提出脾虚是肝癌发病之根本，"脾为后天之本"，《素问·玉机真脏论》载："五脏者皆禀气于胃，胃者五脏之本也。"肝癌始发以脾虚为基础，病深日进，脾虚贯穿肝癌病程，故肝癌治疗以健脾为本。潘教授临床常用党参、黄芪健脾补气，利水消肿而不伤阴；白术、茯苓健脾补气，渗湿消肿。

治肝宜疏肝、清肝、柔肝。潘教授认为，肝藏血，主升主动，体阴而用阳，一方面，肝癌易出现阳证、热证；另一方面，由于肝阴为肝脏功能的基础，肝癌的发展必伤肝体，出现肝血、肝阴的不足，随着病情进展，肝肾之阴皆伤，甚至出现肝肾亏竭，故滋补肝肾之阴是肝癌治疗的重要方法之一。潘教授临床常以柴胡、木香、香附、川楝子等疏肝；栀子、虎杖、田基黄等清肝；枸杞、女贞子、菟丝子、山茱萸等柔肝。

调衡致平，标本兼治。潘教授指出，肝癌病程的进展是"因虚致实，因实更虚"的过程，健脾扶正是关键。然单纯补益无功，更重要的是"调"，调气血、调阴阳平衡、调脏腑平衡。如健脾不忘疏肝、补气不忘养阴、补肝肾与健脾合用、清热而不伤阴、补气不忘行气、行气而不伤阴、活血而不破血、扶正与祛邪并用等。肝癌的发生，脾虚为本，瘀、毒为标。在健脾治本的基础上，化瘀软坚、清热解毒以治标，如以鳖甲、大黄、桃仁、全蝎、生牡蛎、三七、土贝母等活血软坚，以重楼、半枝莲、白花蛇舌草等清热解毒，以大腹皮、桑白皮、茯苓皮、薏苡仁等治疗湿毒，以炒栀子、田基黄、虎杖、金钱草等治疗湿热毒邪。潘教授特别强调，祛邪时，攻伐不可太过，衰其大半即止，反对过度治疗，"攻毒太过必伤正"。

重视药对，相须相使。潘教授在处方用药时讲究配伍，或相须，或相使，灵活运用药对。常用的有党参、黄芪健脾补气，利水消肿而不伤阴；白术、茯苓健脾补气，渗湿消肿；枸杞、女贞子与菟丝子滋补肝肾之阴；半枝莲、白花蛇舌草清热解毒利湿；黄连、吴茱萸清肝泻火，燥湿止泻，和胃降逆止呕；土贝母、生牡蛎与夏枯草消肿散结软坚；鳖甲、全蝎软坚散结止痛；半夏、竹茹化痰健脾，和胃止呕；虎杖、田基黄清热利湿退黄；桃仁、大黄活血祛瘀；麦芽、谷芽消食不伤胃气。

（二）验方举例

肝复方是潘教授治疗肝癌的基本方，是其健脾理气、化瘀软坚、清热解毒治法的具体运用。此外，潘教授在肝复方的基础上研究发明了我国第一个治疗肝癌的中成药——

"肝复乐"。

【组成与用法】黄芪 30g，党参 15g，白术 15g，茯苓 15g，柴胡 10g，香附 10g，陈皮 10g，醋鳖甲 15g，桃仁 5g，大黄 5g，三七 5g，生牡蛎 15g，土鳖虫 5g，全蝎 5g，重楼 10g，半枝莲 30g。水煎服，每日 1 剂，早、晚服用。

【功效主治】健脾理气，化瘀软坚。

【加减应用】纳呆乏力甚者，加炒麦芽、薏苡仁；便秘者，加大黄、厚朴；痛甚者，加延胡索、川楝子、制乳香、制没药。

【方解】党参健脾益气，生津养血；醋鳖甲化瘀软坚散结；重楼清热解毒，消肿止痛。党参、鳖甲、重楼三者共为君药，健脾理气，化瘀软坚，清热解毒。臣以白术、黄芪补气健脾益胃，助党参益脾胃之气，同时利水，防治原发性肝癌所致腹水、双下肢水肿等；又臣以土鳖虫、大黄、桃仁活血逐瘀，助鳖甲化瘀散结；再臣以半枝莲清热解毒，散瘀止痛，以助重楼清热解毒。佐以茯苓健脾利湿，以增强脾胃运化之力；三七、生牡蛎、全蝎活血散结，以助化瘀软坚。《灵兰要览》载"治积之法，理气为先"，故佐香附、陈皮疏肝理气，和胃降逆，以助诸药健运脾胃、活血通络。柴胡为使，疏肝解郁，又为少阳、厥阴引经，直达病所；甘草为使，调和诸药。诸药合用，共奏健脾理气、化瘀软坚、清热解毒之功效。

十二、段凤舞

段凤舞，中国中医科学院广安门医院主任医师，曾任广安门医院肿瘤科主任，出身中医世家，为新中国著名中医肿瘤专家。

（一）学术特点

段教授在长期的治癌医疗实践中积累了丰富的经验，并总结出一套"外痰""内痰"的诊治理论，在临床上常用"益气养血、活血化瘀、软坚散结、攻补兼施"的方法治疗癌症。

段教授认为，肝癌的病因是患者情志抑郁不调，肝气郁结以致气机阻滞，血行瘀滞不畅，形成瘀血内停，脉络壅塞，而成痞块积聚；或因肝郁日久化火，或因嗜酒无度，致使湿热毒邪内生，阻塞脉络，水毒内生，水瘀互结，而成痞积。在治疗肝癌过程中，段教授以软坚散结、清热解毒为要。软坚散结消其行，清热解毒折其性，专病祛邪。在祛邪法中首重软坚散结之消法，其代表药对为"炮山甲、鳖甲"。炮山甲具有走窜之性，可通经活络，通其瘀滞；再配以鳖甲软坚散结，化其有形之结聚。两者相须为用，是其治疗肿瘤的关键药物。重楼、白花蛇舌草、半边莲、半枝莲等清热解毒药物具有广谱抗癌作用，亦为治疗肿瘤的重要药物。

肝癌病情繁杂多变，既有毒瘀之实，又有气血亏损之虚。因而临证施治应明辨虚实，慎重权衡。凡用活血逐瘀、软坚散结、解毒抗癌等攻邪之法时，应扶持正气，攻补兼施。实践中，段教授注重调补正气，治肝病往往以滋阴养血为主，同时健脾养胃，中焦土厚则能制木火之侵侮。强调治病求本，病证结合，随症加减。肝癌为消耗性疾病，不仅消耗人体气血，亦损伤人体胃气。脾胃为后天之本，气血生化之源。胃气受伤，气血乏源，正气不足，抗邪无力，且治疗癌症往往中西医结合，放疗、化疗后的患者往往胃气大伤，出现食欲减退、恶心、呕吐的症状。段教授深谙此理，在治疗癌瘤的方中加入具有益气、养血、滋阴、扶阳的药物。段教授常用的扶助正气的药物包括黄芪、枸杞子、女贞子、何首乌、桂枝等；用药也处处固护胃气，常用药物为焦三仙、焦槟榔等。

在具体方药上，段教授诊治肝癌时常以参赭培气汤及逍遥散二方，辨虚实缓急，加减应用，每多验效。段教授以张锡纯参赭培气汤为基础，用丹参、赤芍、莪术、八月札等理气活血，逐瘀攻邪。肝癌病至中晚期，出现肝胁隐痛不休，癥瘕结硬，纳少消瘦，神疲乏力，腹胀呃逆，或周身面目发黄，或呕血衄血，舌淡脉濡等症状。此时若患者体质较强，证以肝脾失调、气滞血瘀为主，则用逍遥散加桃红四物汤，以疏肝健脾，活血化瘀。同时辨证与辨病相结合，随症选用活血化瘀和解毒抗癌之品，如八月札、延胡索、郁金、丹参、龙葵、蛇毒、半枝莲、白英、白花蛇舌草等；肿块明显而体质较强者，多加三棱、莪术，偏阴虚者则用鳖甲。痛甚则以川椒、细辛止痛，或选用敷贴止痛外用药。有黄疸者，常加茵陈、金钱草、虎杖等；有腹水者，则伍用五苓散；有衄血、呕血者，加白茅根、仙鹤草、三七粉；有消化不良者，加焦三仙等。肝肾两亏，则重用枸杞子、女贞子。肝癌发热，当辨明上、中、下三焦，分别用黄芩、黄连、黄柏。热甚者，用白虎汤加减治疗。

（二）验方举例

【组成与用法】生代赭石15g，太子参10g，生怀山药15g，天花粉10g，天冬10g，鳖甲15g，赤芍10g，桃仁10g，红花10g，夏枯草15g，生黄芪30g，枸杞子30g，焦山楂30g，泽泻15g，猪苓15g，龙葵15g，白英15g，白芍10g，焦六曲30g，三七粉3g（分冲）。水煎服，每日1剂，早、晚服用。

【功效主治】调气，化瘀，利水。

【加减应用】有黄疸者，加茵陈30g；腹水者，加商陆10g、牛膝10g、大腹皮10g；局部疼痛剧者，加郁金10g、延胡索10g、凌霄花15g、八月札10g；腹胀甚者，加大腹皮6g、厚朴10g、木香6g；呃逆者，加旋覆花10g、柿蒂10g；口干渴甚者，加沙参10g、麦冬10g；大便干燥，数日不便者，加瓜蒌20g、郁李仁12g。

【方解】生代赭石生血凉血，镇逆降气，祛痰止呕，通便，引瘀下行；太子参、山药培中养胃，防用开破之药损伤肠胃；天冬、天花粉制约开破之药猛烈而恐伤胃液；桃仁、红花、鳖甲、赤芍活血化瘀，消肿止痛，兼以通络；泽泻、猪苓等利水化瘀；生黄芪、枸杞子益气，滋补肝肾；焦山楂、焦六曲健脾和胃；龙葵、白英清热解毒，凉血利尿。

十三、钱伯文

钱伯文，全国老中医药专家学术经验继承工作指导老师，上海市名中医，上海中医药大学终身教授，博士生导师。

（一）学术特点

钱伯文教授认为，肿瘤疾病是整体性疾病的局部表现，治疗时既要注意到肿瘤对机体损害的不同表现（证），又要认识到不同个体间肿瘤形成的原因及病理变化的多样性。面对纷繁复杂的病情发展演变，首先需要辨清阴阳及所属经脉，同时注意处理好整体与局部、扶正与祛邪的辩证关系。

在肝癌认识上，钱伯文教授认为，肝癌的发生与肝气抑郁、气血瘀滞、脾虚湿聚、热毒内蕴等有关，其基本病机是脾虚肝郁。肝癌患者临床表现既有肢困乏力，脘腹胀满，食欲减退，恶心呕吐，腹泻便溏，舌苔厚腻，脉濡等脾虚正亏之象，又有胁下积块，肝区疼痛，甚至黄疸、腹水、发热、吐血、便血，舌质瘀暗，或有瘀斑、瘀点，脉弦等气血湿热瘀毒壅滞于内等肝郁邪实之征。病程中虽有不同的证型表现，但脾虚肝郁贯穿病程始终。在治疗原则上，钱伯文教授重视调理气机，认为肝气郁结是诱发肝癌的重要因素，而已成形的癌瘤又会阻碍气机，因此调理气机可作为治本之法。

在具体分证辨治中，钱伯文教授根据病情不同，将肝癌分为肝气抑郁、气血瘀滞、湿热壅盛、气阴两虚等证。针对肝郁气滞，气机失调的病机，钱伯文教授常用逍遥散、异功散、参苓白术散、香砂六君子汤等加减以疏肝解郁，益气健脾宽中；若气滞日久，见气血瘀滞，则化裁血府逐瘀汤、桂枝茯苓丸、越鞠丸等以活血化瘀，理气散结；如患者嗜酒过度或邪毒内侵，湿热蕴积而成黄疸、鼓胀等，则用黄连解毒汤、龙胆泻肝汤、当归龙荟丸、五苓散及五皮饮等加减以清热解毒，利湿消肿；若患者正气虚弱，气阴两虚，则用一贯煎、大补阴丸、生脉散、六味地黄丸、加减复脉汤等加减以益气养阴。在随症加减用药方面，若湿热较盛，黄疸色深，可加茵陈、栀子、郁金等；伴恶心呕吐者，可加姜竹茹、姜半夏、陈皮等；大便秘结，腹部胀满，可加厚朴、大黄、大腹皮等；肝区疼痛，可加川楝子、鸡屎藤、延胡索等；便血或黑粪，可加血余炭、仙鹤草、墨旱莲等。

在临床辨治中，钱伯文教授有如下体会：①"辨证用药时须掌握扶正与祛邪的辩证关系"，祛邪不忘扶正，扶正不恋邪。即使是热毒壅盛或湿浊内聚需用清热解毒或利湿化浊等法时，也要注意扶正；而在气阴两虚，正气不足，运用益气养阴之品的同时，又要注意适当配伍祛邪之品。②治疗中不仅要关注局部的肝癌病灶，还要评估患者的全身状况。如肝癌患者虽有瘀血的征象，但不可多用久用活血化瘀之药，以免出现出血倾向。③注意引经药物选用。根据脏腑、经络等具体的病灶或症状发生部位，选用归经或引经药物。如肝区疼痛患者，在消肿止痛药物中，可加入柴胡、橘叶以引药达病所。

（二）验方举例

【组成与用法】莪术 12g，白术 12g，苦参 20g，白花蛇舌草 20g。水煎服，每日 1 剂，早、晚服用。

【功效主治】益气健脾，清热化湿。

【加减应用】肝区疼痛者，加郁金、延胡索、白芍等；恶心呕吐者，加姜竹茹、姜半夏等；腹水者，去莪术，加大腹皮、车前子、煅牡蛎等；黄疸深重者，加茵陈、栀子、大黄等；阴液耗伤者，加北沙参、天花粉、知母、川石斛等；腹胀者，加大腹皮、枳壳；发热者，加银柴胡、地骨皮等。

【方解】方中白术健脾益气，顾护脾胃中焦之气，扶助人体正气，使得"正复邪自祛"；莪术理气活血化瘀；白花蛇舌草清热解毒；苦参清热燥湿。全方共奏益气健脾、清热化湿之功效。

十四、钱英

钱英，第一届全国名中医，全国老中医药专家学术经验继承工作指导老师，第二届首都国医名师，享受国务院政府特殊津贴专家。

（一）学术特点

钱英教授提出"体用同调"论治肝癌的学术思想，认为肝癌基本病因病机是"肝郁脾肾气血虚，湿热瘀毒残未尽"。其中"肝郁脾肾气血虚"会导致肝体不足，"湿热瘀毒残未尽"会令肝用失调，而肝癌往往是肝体与肝用同时受损。钱英教授强调，"肝体不足，肝用失调"贯穿肝癌发生发展的整个过程，治疗须"体用同调"。补益肝阴与肝血以"补肝体"，重视肝脾肾三脏的调补；加强肝阳和肝气的机能作用以"益肝用"，补癌毒耗损及消瘤之法所戕伐的肝气肝阳。

治则以扶正为主，祛邪为辅，郁瘀同治。钱英教授认为，肝癌的根本是肝体受损，重视扶正，具体治法包括滋补肝肾、和血调肝和益气健脾。其中，滋补肝肾即以滋养肾阴、温补肾阳，达到滋养肝阴、制约肝阳作用；和血调肝宜以养肝为主，兼以疏肝、清肝；益气健脾当温补脾阳，健脾和胃。祛邪之法包括利湿、解毒、活血、通络等，其中解毒法需进一步厘清毒邪的寒热属性，毒有疫毒、酒毒、痰毒、药毒等区分。钱英教授指出，尤其需重视温解法的运用，不能一味清热解毒，以寒凉之品闭塞腠理，损伤脾胃，易致邪无出路，病情加重。重视郁与瘀相因为病的关系，需伸郁开结与调肝和血并用。

钱英教授善于从脏腑辨治肝癌，认为肝癌的辨治要点在于"五脏兼顾，以肝、脾、肾为主"。在肝癌病程中，早期以肝郁气滞为主，治疗重在疏肝解郁、清热解毒，以截断病势进展；随病程进展，木郁犯脾，主要表现为肝郁脾虚证，可见脾失升清而泄泻，脾失健运而纳少便溏、倦怠乏力，气血亏虚，痰湿内生，肝气横逆犯胃，胃失和降，而见恶心呕吐或呃逆嗳气，治疗重在调理中焦，和血调肝，祛湿化痰；肝肾同源，肝阴先亏，肾精不足，肝肾俱虚，加之痰、湿、疫、毒、风等病因胶着，此期以肝肾阴虚为主，治以滋补肝肾，以补肝用，注重消积、利湿、解毒、化瘀、疏风等；病程继续进展，肝、脾、肾亏虚加重，阴损及阳，肝阳肝气不足，此期证型以脾肾阳虚为主，治在温补脾肾，同时加强调补肝阳肝气。

钱英教授用药特点是"以平为期"，攻补兼施，平衡诸脏腑阴阳的关系，治疗中通过体用同调达到"平"。补肝体兼疏肝理气、祛湿消痰等方法，以通降气机，助气血疏通，从而达到"平"的效果。癌尚需切断疫毒与营卫气血的联系，在扶正补肝体的同时，封堵疫毒入里路径。

（二）验方举例

【组成与用法】槲寄生 30g，生黄芪 30g，丹参 20g，郁金 10g，白花蛇舌草 30g，莪术 6g，水红花子 5g，苦参 6g。水煎服，每日 1 剂，早、晚服用。

【功效主治】补肝脾肾气血，利湿解毒活血，通络消癥。

【加减应用】脾虚加党参 15g；阴虚加女贞子 15g；肝血虚加炙鳖甲 20g；湿热熏蒸加白英 20g；痰湿瘀阻加猪苓 15g；瘀血阻络加土鳖虫 6g；热毒壅盛加龙葵 6g；肝区疼痛加西黄丸，每日 2 次，每次 3g；腹水加马鞭草 30g；发热加青蒿 6g；淋巴结转移加胆南星 6g；黄疸加金钱草 30g。

【方解】方中槲寄生、生黄芪共为君药。其中生黄芪味甘，性微温，归脾、肺经，为补气要药；槲寄生苦、甘，性平，补肝肾，强筋骨。两药共同发挥补肝肾、益气血之功效。丹参、郁金、莪术、水红花子四药活血消癥，共为臣药。郁金味辛、苦，性寒，有活血止痛、行气解郁、清心凉血、利胆退黄之功效，与丹参、莪术同用，可增强消癥散痞之功效。水红花子活血消积，健脾利湿，清热解毒，明目。白花蛇舌草、苦参清热解毒，为佐药。白花蛇舌草清热解毒，利湿通淋；苦参味苦，性寒。全方共奏补益肝肾、利湿解毒、通络消癥之功效。

十五、邓中甲

邓中甲，全国老中医药专家学术经验继承工作指导老师，国家中医药管理局方剂学重点学科带头人，享受国务院政府特殊津贴专家。

（一）学术特点

邓中甲教授认为，肝癌多虚实夹杂，治疗肝癌注重益气养阴，"存得一分津液，便有一分生机"。邓中甲教授认为，以扶正方法治疗肝癌，养阴生津亦是其中重要之法。肝癌患者，或素体阴虚，或癌毒化火损伤阴津，或化疗后脾胃受损而气血生化不足，临床常常可出现形体瘦削、口咽干燥、头晕目眩、腰酸耳鸣、五心烦热、盗汗、大便干结、舌红苔少、脉细数等症，此时即需选用养阴生津之法进行治疗。邓中甲教授以生脉饮为主方，选用增液汤等益气养阴。

邓中甲教授治疗肝癌主要将其分为初期、中期、晚期三个时期，根据不同时期特点选用不同药物。肝癌初期以肝失疏泄，气机郁结为主，患者可无任何症状或体征，仅有少数患者可出现食欲减退、上腹闷胀、乏力、腹痛等症状，在一般情况下，这些症状很难被人们所重视。因此，临床上很多肝癌患者往往在发现时其病情就已经进入了中、晚期。就此期的病因病机而言，常因情志不和，气机郁滞，脉络不通，则可出现胁肋胀痛之症；又因肝的疏泄功能下降，使得脾胃气机升降失常，从而出现一些脾胃症状。邓中甲教授认为，此期邪盛正未衰，治疗应以攻邪为主，常以小柴胡汤、柴胡疏肝散或逍遥散为底方，适当选用与证型相符的抗癌中药，而不是一概采用药性峻烈的药物。如肝癌气滞血瘀型，可配莪术、三七、白芥子、浙贝母等化瘀化痰药；肝气郁结型，可配木香、青皮、香附、郁金等行气药以疏肝解郁，理气和营。

肝癌中期癌毒结聚已甚，侵袭较深，则以木郁土虚，肝脾同病为主。常见症状是以上腹胀满、肝区疼痛肿块、胃纳减退、倦怠乏力、腹泻或便秘、发热、多汗等看似为脾胃病的证候。此期患者大多在接受放、化疗，正气耗损较多，故此时治疗当以攻补兼施，祛邪与扶正并重，即祛除痰、湿、瘀等郁结病理产物，扶人体气机之正气以顺气机。临证多选用柴芍六君子汤合五苓散为底方，佐以海藻、昆布、浙贝母、白芥子、海蛤壳、瓦楞子等化痰软坚药，三棱、莪术、三七粉等化瘀抗癌药，以理气化瘀为治，可渐收全功。

肝癌晚期则精气血虚极，以肝脾肾同病为主。"五脏之虚，穷必及肾"。邓中甲教授认为，此期癌毒扩散，正虚邪盛，治疗当以扶正缓治为主，兼理脾补虚。临床上仍多选用柴芍六君子汤合生脉饮为底方，佐以黄芪、淫羊藿、怀山药等益气健脾药，车前子、薏苡仁、大腹皮等利水药，佛手、厚朴等行气药，以扶正为主祛邪为辅为治，减少患者的痛苦，延长患者的寿命。

在邓中甲教授治疗肝癌的处方中，广泛使用药对。常用药对有建曲、炒谷芽、木香、砂仁等消食开胃药物以固护脾胃；白芥子配浙贝母、三棱配莪术、海蛤壳配瓦楞子、夏枯草配连翘、海藻配昆布以实现健脾利湿逐痰、活血化瘀、软坚散结、清热解毒、扶正培本等。对于用药，邓中甲教授在临证中也多次提到，无论肝癌发展到哪一阶段，均不宜轻率地投以大剂所谓清热解毒药妄伤中阳，以免出现"绝谷者亡"之势。

（二）验方举例

【组成与用法】柴胡 12g，白芍 10g，法半夏 10g，陈皮 10g，党参 10g，茯苓 10g，白术 3g，甘草 3g，麦冬 12g，五味子 6g，黄芪 12g，淫羊藿 12g，怀山药 12g，车前子 20g（包煎），薏苡仁 20g，炒莱菔子 15g，大腹皮 15g，佛手 15g，厚朴 12g，建曲 12g，炒谷芽 15g。水煎服，每日 1 剂，早、晚服用。

【功效主治】扶正缓治，理脾补虚。

【加减应用】气滞血瘀型，可配莪术、三七、白芥子、浙贝母等；肝气郁结型，可配木香、青皮、香附、郁金等；肝郁脾虚型，可配五苓散，佐以海藻、昆布、浙贝母、白芥子、海蛤壳、瓦楞子、三棱、莪术、三七粉等；肝肾阴虚型，可配生脉饮等。

【方解】柴芍六君子汤的功效在于健脾平肝、化痰祛风，该方是由四逆散和六君子汤合方而成，其中党参、白术、茯苓、甘草健脾益气渗湿，柴胡和白芍的配伍则有助于疏肝柔肝、敛阴和营。陈皮和半夏的配伍则用于降逆和胃理气。生脉饮由党参、麦冬和五味子组成，具有益气复脉、养阴生津的功效，党参补肺气，益气生津，是君药；麦冬具有养阴清肺、生津止渴的作用，为臣药；五味子则有敛肺止咳、止汗的功效，为佐。两方相合扶正缓治，再根据患者情况佐以益气健脾的黄芪、淫羊藿、怀山药，或利水渗湿的车前子、薏苡仁、大腹皮，或理中行气的佛手、厚朴等药，扶正抗癌，延长患者生存期，提高患者生活质量。

参考文献

[1] GLOBAL BURDEN OF DISEASE CANCER C, F ITZMAURICE C, AKINYEMIJU T F, et al. Global, regional, and national cancer incidence, mortality, years of life lost, years lived with disability, and disability-adjusted life-years for 29 cancer groups, 1990 to 2016: a systematic analysis for the global burden of disease study[J]. JAMA Oncol, 2018, 4 (11) : 1553-1568.

[2] SHARMA R. Descriptive epidemiology of incidence and mortality of primary liver cancer in 185 countries: evidence from GLOBOCAN 2018[J]. Jpn J Clin Oncol, 2020, 50 (12) : 1370-1379.

[3] GLOBAL BURDEN OF DISEASE CANCER C, FITZMAURICE C, ABATE D, et al. Global, regional, and national cancer incidence, mortality, years of life lost, years lived with disability, and disability-adjusted life-years for 29 cancer groups, 1990 to 2017: a systematic analysis for the global burden of disease study[J]. JAMA Oncol, 2019, 5 (12) : 1749-1768.

[4] GLOBAL BURDEN OF DISEASE CANCER C, FITZMAURICE C, ALLEN C, et al. Global, regional, and national cancer incidence, mortality, years of life lost, years lived with disability, and disability-adjusted life-years for 32 cancer groups, 1990 to 2015: a systematic analysis for the global burden of disease study[J]. JAMA Oncol, 2017, 3 (4) : 524-548.

[5] GLOBAL BURDEN OF DISEASE CANCER C, FITZMAURICE C, DICKER D, et al. The global burden of cancer 2013[J]. JAMA Oncol, 2015, 1 (4) : 505-527.

[6] TORRE L A, BRAY F, SIEGEL R L, et al. Global cancer statistics, 2012[J]. CA Cancer J Clin, 2015, 65 (2) : 87-108.

[7] JEMAL A, BRAY F, CENTER M M, et al. Global cancer statistics[J]. CA Cancer J Clin, 2011, 61 (2): 69-90.

[8] PARKIN D M, BRAY F, FERLAY J, et al. Global cancer statistics, 2002[J]. CA Cancer J Clin, 2005, 55 (2) : 74-108.

[9] 郝捷，魏文强. 2019 中国肿瘤登记年报 [M]. 北京：人民卫生出版社，2021.

[10] DING C, FU X, ZHOU Y, et al. Disease burden of liver cancer in China from 1997 to 2016: an observational study based on the global burden of diseases[J]. BMJ Open, 2019, 9 (4) : e025 613.

[11] FIDLER M M, GUPTA S, SOERJOMATARAM I, et al. Cancer incidence and

mortality among young adults aged 20-39 years worldwide in 2012: a population-based study[J]. Lancet Oncol, 2017, 18 (12) : 1579-1589.

[12]　PILLERON S, SOTO-PEREZ-DE-CELIS E, VIGNAT J, et al. Estimated global cancer incidence in the oldest adults in 2018 and projections to 2050[J]. Int J Cancer, 2021, 148 (3) : 601-608.

[13]　SHAO S Y, HU Q D, WANG M, et al. Impact of national human development index on liver cancer outcomes: transition from 2008 to 2018[J]. World J Gastroenterol, 2019, 25 (32) : 4749-4763.

[14]　DE MARTEL C, GEORGES D, BRAY F, et al. Global burden of cancer attributable to infections in 2018: a worldwide incidence analysis[J]. Lancet Glob Health, 2020, 8 (2) : e180-e190.

[15]　GBD 2017 Cause of Death Collaborators. Global, regional, and national age-sex-specific mortality for 282 causes of death in 195 countries and territories, 1980-2017: a systematic analysis for the global burden of disease study 2017[J]. Lancet, 2018, 392 (10159) : 1736-1788.

[16]　LIU Z, JIANG Y, YUAN H, et al. The trends in incidence of primary liver cancer caused by specific etiologies: results from the global burden of disease study 2016 and implications for liver cancer prevention[J]. J Hepatol, 2019, 70 (4) : 674-683.

[17]　LIU Z, MAO X, JIANG Y, et al. Changing trends in the disease burden of primary liver cancer caused by specific etiologies in China[J]. Cancer Med, 2019, 8 (12) : 5787-5799.

[18]　LU F M, ZHUANG H. Management of hepatitis B in China[J]. Chin Med J (Engl) , 2009, 122 (1) : 3-4.

[19]　MOLLER H, MELLEMGAARD A, LINDVIG K, et al. Obesity and cancer risk: a danish record-linkage study[J]. Eur J Cancer, 1994, 30A (3) : 344-350.

[20]　1990 年全国肿瘤防治办公室，中国抗癌协会.《中国常见恶性肿瘤诊治规范》原发性肝癌诊断标准 [J]. 中华肝胆外科杂志，1998，4（2）：103.

[21]　中华人民共和国卫生部. 原发性肝癌诊疗规范（2011 年版）[J]. 临床肝胆病杂志，2011，27（11）：1141-1159.

[22]　中华人民共和国卫生和计划生育委员会. 原发性肝癌诊疗规范（2017 年版）[J]. 中华肝脏病杂志，2017，25（12）：886-895.

[23]　中国抗癌协会. 肝门部胆管癌规范化诊治专家共识（2015）[J]. 中华肝胆外科杂志，2015，21（8）：505-511.

[24]　中华人民共和国国家卫生健康委员会医政医管局. 原发性肝癌诊疗规范（2019 年版）[J]. 临床肝胆病杂志，2020，36（2）：277-292.

[25]　中华人民共和国国家卫生健康委员会办公厅. 原发性肝癌诊疗指南（2022 年版）[J]. 肿瘤综合治疗电子杂志，2022，8（2）：16-53.

[26]　KIM H, JANG M, PARK Y N. Histopathological variants of hepatocellular

carcinomas: an update according to the 5th edition of the WHO classification of digestive system tumors[J]. J Liver Cancer, 2020, 20 (1) : 17-24.

[27] 丛文铭. 肝胆肿瘤外科病理学 [M]. 北京：人民卫生出版社，2015.

[28] 中华医学会肝病学分会. 原发性肝癌二级预防共识（2021 年版）[J]. 临床肝胆病杂志，2021，37（3）：532-542.

[29] 中华预防医学会肝胆胰疾病预防与控制专业委员会，中国研究型医院学会肝病专业委员会，中华医学会肝病学分会，等. 原发性肝癌的分层筛查与监测指南（2020 版）[J]. 中华肝脏病杂志，2021，29（1）：25-40.

[30] MARRERO J A, KULIK L M, SIRLIN C B, et al. Diagnosis, staging, and management of hepatocellular carcinoma: 2018 practice guidance by the American association for the study of liver diseases[J]. Hepatology, 2018, 68 (2) : 723-750.

[31] OMATA M, CHENG A L, KOKUDO N, et al. Asia-Pacific clinical practice guidelines on the management of hepatocellular carcinoma: a 2017 update[J]. Hepatol Int, 2017, 11 (4) : 317-370.

[32] VOGEL A, CERVANTES A, CHAU I, et al. Hepatocellular carcinoma: ESMO clinical practice guidelines for diagnosis, treatment and follow-up[J]. Ann Oncol, 2018, 29 (Suppl 4) : iv238-iv255.

[33] FORNER A, VILANA R, AYUSO C, et al. Diagnosis of hepatic nodules 20 mm or smaller in cirrhosis: prospective validation of the noninvasive diagnostic criteria for hepatocellular carcinoma[J]. Hepatology, 2008, 47 (1) : 97-104.

[34] KOH W J, GREER B E, ABU-RUSTUM N R, et al. Vulvar cancer, version 1.2017, NCCN clinical practice guidelines in oncology[J]. J Natl Compr Canc Netw, 2017, 15 (1) : 92-120.

[35] 陆荫英，赵海涛，程家敏，等. 肝胆肿瘤分子诊断临床应用专家共识 [J]. 临床肝胆病杂志，2020，36（7）：1482-1488.

[36] 郑筱萸. 中药新药临床研究指导原则 [M]. 北京：中国医药科技出版社，2002.

[37] 侯风刚，凌昌全，赵钢，等. 原发性肝癌中医基本证候临床分布状况调查分析 [J]. 上海中医药杂志，2005，（2）：22-23.

[38] 凌昌全，刘庆，李东涛，等. 原发性肝癌常见中医基本证候定性诊断规范的研究 [J]. 中西医结合学报，2005，（2）：95-98.

[39] 周仲瑛. 中医内科学 [M]. 北京：中国中医药出版社，2007.

[40] 潘敏求，曾普华，潘博. 中医药治疗中晚期原发性肝癌的规律探析 [J]. 中医药学刊，2003，（10）：1641-1642.

[41] 杨小兵，龙顺钦，吴万垠，等. 原发性肝癌中医证型分布及生存期差异研究 [J]. 中国中西医结合杂志，2013，33（7）：911-914.

[42] 马骏，李永健. 原发性肝癌 2492 例中医证型文献统计分析 [J]. 中医研究，2001，（3）：15-16.

[43] 司富春，岳静宇，刘紫阳. 近 30 年临床原发性肝癌中医证型和用药规律分析

[J]. 世界中西医结合杂志，2011，6（1）：8-10.

[44] 欧杰，陈闯，诸佳瑜，等. 175 例原发性肝癌中医证型与 BCLC 分期相关性研究 [J]. 西部中医药，2017，30（7）：71-73.

[45] 孙超，高蕊，吴煜，等. 原发性肝癌的中医证候研究 [J]. 中医学报，2014，29（5）：626-629.

[46] 陈万青，崔富强，樊春笋，等. 中国肝癌一级预防专家共识（2018）[J]. 中国肿瘤，2018，27（9）：660-669.

[47] PAN C Q, DUAN Z P, BHAMIDIMARRI K R, et al. An algorithm for risk assessment and intervention of mother to child transmission of hepatitis B virus[J]. Clin Gastroenterol Hepatol, 2012, 10 (5) : 452-459.

[48] NAYAGAM S, THURSZ M, SICURI E, et al. Requirements for global elimination of hepatitis B: a modelling study[J]. Lancet Infect Dis, 2016, 16 (12) : 1399-1408.

[49] SUN Z, CHEN T, THORGEIRSSON S S, et al. Dramatic reduction of liver cancer incidence in young adults: 28 year follow-up of etiological interventions in an endemic area of China[J]. Carcinogenesis, 2013, 34 (8) : 1800-1805.

[50] YANG J D, HARMSEN W S, SLETTEDAHL S W, et al. Factors that affect risk for hepatocellular carcinoma and effects of surveillance[J]. Clin Gastroenterol Hepatol, 2011, 9 (7) : 617-623.

[51] 王梦璇，张国栋，蒋华娟，等. 中国人群摄入腌制食品与原发性肝癌关系的 Meta 分析 [J]. 临床医学研究与实践，2020，5（21）：1-4.

[52] ZHANG W, XIANG Y B, LI H L, et al. Vegetable-based dietary pattern and liver cancer risk: results from the Shanghai women's and men's health studies[J]. Cancer Sci, 2013, 104 (10) : 1353-1361.

[53] KEUM N, BAO Y, SMITH-WARNER S A, et al. Association of physical activity by type and intensity with digestive system cancer risk[J]. JAMA Oncol, 2016, 2 (9) : 1146-1153.

[54] FONSECA V B, SOPEZKI M D S, YUNES J S, et al. Effect of a toxic microcystis aeruginosa lysate on the mRNA expression of proto-oncogenes and tumor suppressor genes in zebrafish[J]. Ecotoxicol Environ Saf, 2018, 161: 729-734.

[55] ZHENG C, ZENG H, LIN H, et al. Serum microcystin levels positively linked with risk of hepatocellular carcinoma: a case-control study in southwest China[J]. Hepatology, 2017, 66 (5) : 1519-1528.

[56] MIKOLASEVIC I, ORLIC L, FRANJIC N, et al. Transient elastography [FibroScan (®)] with controlled attenuation parameter in the assessment of liver steatosis and fibrosis in patients with nonalcoholic fatty liver disease - where do we stand? [J]. World J Gastroenterol, 2016, 22 (32) : 7236-7251.

[57] ICHIKAWA T, SANO K, MORISAKA H. Diagnosis of pathologically early HCC with EOB-MRI: experiences and current consensus[J]. Liver Cancer, 2014, 3 (2) : 97-107.

[58] JIN G Z, DONG H, YU W L, et al. A novel panel of biomarkers in distinction of small well-differentiated HCC from dysplastic nodules and outcome values[J]. BMC Cancer, 2013, 13: 161.

[59] 吴孟超，汤钊猷，刘彤华，等. 原发性肝癌规范化病理诊断指南（2015 年版）[J]. 临床肝胆病杂志，2015，31（6）：833-839.

[60] LEE H W, KIM S U, PARK J Y, et al. Prognosis of untreated minimally active chronic hepatitis B patients in comparison with virological responders by antivirals[J]. Clin Transl Gastroenterol, 2019, 10 (6) : e00036.

[61] 中华医学会肝病学分会，中华医学会感染病学分会. 丙型肝炎防治指南（2019 年版）[J]. 临床肝胆病杂志，2019，35（12）：2670-2686.

[62] SEITZ H K, BATALLER R, CORTEZ-PINTO H, et al. Alcoholic liver disease[J]. Nat Rev Dis Primers, 2018, 4 (1) : 16.

[63] LINDOR K D, BOWLUS C L, BOYER J, et al. Primary biliary cholangitis: 2018 practice guidance from the american association for the study of liver diseases[J]. Hepatology, 2019, 69 (1) : 394-419.

[64] CORPECHOT C, ABENAVOLI L, RABAHI N, et al. Biochemical response to ursodeoxycholic acid and long-term prognosis in primary biliary cirrhosis[J]. Hepatology, 2008, 48 (3) : 871-877.

[65] PARES A, CABALLERIA L, RODES J. Excellent long-term survival in patients with primary biliary cirrhosis and biochemical response to ursodeoxycholic Acid[J]. Gastroenterology, 2006, 130 (3) : 715-720.

[66] 黄洁夫. 肝脏胆道肿瘤外科学 [M]. 北京：人民卫生出版社，1999.

[67] 陈敏山，徐立，郭荣平. 小肝癌的多学科治疗 [M]. 北京：人民卫生出版社，2017.

[68] 中国临床肿瘤学会指南工作委员会. 中国临床肿瘤学会（CSCO）原发性肝癌诊疗指南 [M]. 北京：人民卫生出版社，2018.

[69] YAO L Q, CHEN Z L, FENG Z H, et al. Clinical features of recurrence after hepatic resection for early-stage hepatocellular carcinoma and long-term survival outcomes of patients with recurrence: a multi-institutional analysis[J]. Ann Surg Oncol, 2022, 29 (7) : 4291-4303.

[70] 陈孝平，朱鹏，张志伟，等. 腹腔镜肝切除术专家共识和手术操作指南（2013 版）[J]. 中华外科杂志，2013（4）：289-292.

[71] 中华医学会外科学分会肝脏外科学组，中华医学会数字医学分会，中国医师协会肝癌专业委员会，等. 增强与混合现实技术在腹腔镜复杂性肝切除术中应用的中国专家共识 [J]. 中华外科杂志，2022，60（6）：517-523.

[72] HAN H S, SHEHTA A, AHN S, et al. Laparoscopic versus open liver resection for hepatocellular carcinoma: Case-matched study with propensity score matching[J]. J Hepatol, 2015, 63 (3) : 643-650.

[73] MAZZAFERRO V, LLOVET J M, MICELI R, et al. Predicting survival after liver

transplantation in patients with hepatocellular carcinoma beyond the Milan criteria: a retrospective, exploratory analysis[J]. Lancet Oncol, 2009, 10 (1) : 35-43.

[74] CHAN D L, ALZAHRANI N A, MORRIS D L, et al. Systematic review of efficacy and outcomes of salvage liver transplantation after primary hepatic resection for hepatocellular carcinoma[J]. J Gastroenterol Hepatol, 2014, 29 (1) : 31-41.

[75] KAN X, JING Y, WAN Q Y, et al. Sorafenib combined with percutaneous radiofrequency ablation for the treatment of medium-sized hepatocellular carcinoma[J]. Eur Rev Med Pharmacol Sci, 2015, 19 (2) : 247-255.

[76] BRUIX J, TAKAYAMA T, MAZZAFERRO V, et al. Adjuvant sorafenib for hepatocellular carcinoma after resection or ablation (STORM) : a phase 3, randomised, double-blind, placebo-controlled trial[J]. Lancet Oncol, 2015, 16 (13) : 1344-1354.

[77] SHIBATA T, ISODA H, HIROKAWA Y, et al. Small hepatocellular carcinoma: is radiofrequency ablation combined with transcatheter arterial chemoembolization more effective than radiofrequency ablation alone for treatment? [J]. Radiology, 2009, 252 (3) : 905-913.

[78] ABDELAZIZ A O, ABDELMAKSOUD A H, NABEEL M M, et al. Transarterial chemoembolization combined with either radiofrequency or microwave ablation in management of hepatocellular carcinoma[J]. Asian Pac J Cancer Prev, 2017, 18 (1) : 189-194.

[79] 杨咏强，田野. 原发性肝癌放疗的指南推荐解读 [J]. 中华放射肿瘤学杂志，2018，27（5）: 538-541.

[80] 曾昭冲，陈一兴. 原发性肝癌放射治疗专家共识（2020 年版）[J]. 临床肝胆病杂志，2021，37（2）: 296-301.

[81] HARA K, TAKEDA A, TSURUGAI Y, et al. Radiotherapy for hepatocellular carcinoma results in comparable survival to radiofrequency ablation: a propensity score analysis[J]. Hepatology, 2019, 69 (6) : 2533-2545.

[82] CALDERARO J, PETITPREZ F, BECHT E, et al. Intra-tumoral tertiary lymphoid structures are associated with a low risk of early recurrence of hepatocellular carcinoma[J]. J Hepatol, 2019, 70 (1) : 58-65.

[83] QU L S, LIU J X, ZHU J, et al. Risk factors for prognosis of hepatocellular carcinoma after curative resection in patients with low hepatitis B viral load[J]. Ann Hepatol, 2017, 16 (3) : 412-420.

[84] WU C Y, CHEN Y J, HO H J, et al. Association between nucleoside analogues and risk of hepatitis B virus-related hepatocellular carcinoma recurrence following liver resection[J]. JAMA, 2012, 308 (18) : 1906-1914.

[85] CHEN Q, SHU C, LAURENCE A D, et al. Effect of huaier granule on recurrence after curative resection of HCC: a multicentre, randomised clinical trial[J]. Gut, 2018,

67（11）：2006-2016.

[86] 蒋益兰，潘敏求，黄钢. 原发性肝癌中西医结合诊疗专家共识 [J]. 中医药导报，2021，27（9）：101-107.

[87] BRUIX J, QIN S, MERLE P, et al. Regorafenib for patients with hepatocellular carcinoma who progressed on sorafenib treatment (RESORCE)：a randomised, double-blind, placebo-controlled, phase 3 trial[J]. Lancet, 2017, 389 (10064)：56-66.

[88] HE M, LI Q, ZOU R, et al. Sorafenib plus hepatic arterial infusion of oxaliplatin, fluorouracil, and leucovorin vs sorafenib alone for hepatocellular carcinoma with portal vein invasion: a randomized clinical trial[J]. JAMA Oncol, 2019, 5 (7)：953-960.

[89] MENG M B, CUI Y L, GUAN Y S, et al. Traditional Chinese medicine plus transcatheter arterial chemoembolization for unresectable hepatocellular carcinoma[J]. J Altern Complement Med, 2008, 14 (8)：1027-1042.

[90] 章新友，王姝，潘树茂，等. 口服中药辅助治疗原发性肝癌的 Meta 分析及基础用药筛选 [J]. 中国实验方剂学杂志，2021，27（20）：180-190.

[91] 薛新庆，薛佳奇. 理气活血化瘀中药联合 FOLFOX4 化疗对原发性肝癌气滞血瘀型患者的影响 [J]. 实用中西医结合临床，2021，21（8）：46-47.

[92] 林钧华，徐益语，于尔辛. 中药及中药结合放化疗治原发性肝癌术后残留和复发 [J]. 中医杂志，1994，35（4）：220-221.

[93] 凌昌全. 中医药在防治肿瘤中的作用和地位 [J]. 中国中西医结合杂志，2007（5）：390-391.

[94] 汤欢. 针灸联合盐酸曲马多治疗中度肝癌疼痛疗效观察 [J]. 山东医药，2015，55（38）：42-43.

[95] 万学红，卢雪峰. 诊断学 [M]. 9 版. 北京：人民卫生出版社，2018.

[96] 孙居仙，严茂林. 肝细胞癌合并胆管癌栓多学科诊治中国专家共识（2020 版）[J]. 中国实用外科杂志，2021，41（3）：241-247.

[97] 林果为，王吉耀，葛均波. 实用内科学（下册）[M]. 北京：人民卫生出版社，2017.

[98] 周岱翰. 中医肿瘤学 [M]. 北京：中国中医药出版社，2011.

[99] AITHAL G P, PALANIYAPPAN N, CHINA L, et al. Guidelines on the management of ascites in cirrhosis[J]. Gut, 2021, 70 (1)：9-29.

[100] EUROPEAN ASSOCIATION FOR THE STUDY OF THE L. EASL clinical practice guidelines on the management of ascites, spontaneous bacterial peritonitis, and hepatorenal syndrome in cirrhosis[J]. J Hepatol, 2010, 53 (3)：397-417.

[101] BIGGINS S W, ANGELI P, GARCIA-TSAO G, et al. Diagnosis, evaluation, and management of ascites, spontaneous bacterial peritonitis and hepatorenal syndrome: 2021 practice guidance by the American association for the study of liver diseases[J]. Hepatology, 2021, 74 (2)：1014-1048.

[102] 中华人民共和国国家卫生健康委员会. 癌症疼痛诊疗规范（2018 年版）[J]. 临床肿瘤学杂志，2018，23（10）：937-944.

[103] SWARM R A, PAICE J A, ANGHELESCU D L, et al. Adult cancer pain, version 3.2019, NCCN clinical practice guidelines in oncology[J]. J Natl Compr Canc Netw, 2019, 17 (8) : 977-1007.

[104] HANKS G W, CONNO F, CHERNY N, et al. Morphine and alternative opioids in cancer pain: the EAPC recommendations[J]. Br J Cancer, 2001, 84 (5) : 587-593.

[105] WAJDMAN S D. 疼痛介入治疗图谱 [M]. 佟小强，译. 北京：北京大学医学出版社，2006.

[106] 陈梦林，彭勋超，唐成林，等. 针刺治疗原发性肝癌癌性疼痛应用概述 [J]. 实用中医药杂志，2021，37（2）：342-344.

[107] GRALNEK I M, STANLEY A J, MORRIS A J, et al. Endoscopic diagnosis and management of nonvariceal upper gastrointestinal hemorrhage (NVUGIH) : European Society of Gastrointestinal Endoscopy (ESGE) Guideline - Update 2021[J]. Endoscopy, 2021, 53 (3) : 300-332.

[108] KALE R A, GUPTA R K, SARASWAT V A, et al. Demonstration of interstitial cerebral edema with diffusion tensor MR imaging in type C hepatic encephalopathy[J]. Hepatology, 2006, 43 (4) : 698-706.

[109] BERNI E, MURPHY D, WHITEHOUSE J, et al. Evaluation of the cost-effectiveness of rifaximin-alpha for the management of patients with hepatic encephalopathy in the United Kingdom[J]. Curr Med Res Opin, 2018, 34 (11) : 2001-2008.

[110] 周泽文，钟晓妮，周宝勇，等. 门冬氨酸鸟氨酸联合纳洛酮对肝性脑病患者认知功能和预后及其神经肽类水平的影响 [J]. 中华肝脏病杂志，2013，21（5）：385-388.

[111] CHUN Y S, PAWLIK T M, VAUTHEY J N. 8th edition of the AJCC cancer staging manual: pancreas and hepatobiliary cancers[J]. Ann Surg Oncol, 2018, 25 (4) : 845-847.

[112] ZHU Q, LI J, YAN J J, et al. Predictors and clinical outcomes for spontaneous rupture of hepatocellular carcinoma[J]. World J Gastroenterol, 2012, 18 (48) : 7302-7307.

[113] HSUEH K C, FAN H L, CHEN T W, et al. Management of spontaneously ruptured hepatocellular carcinoma and hemoperitoneum manifested as acute abdomen in the emergency room[J]. World J Surg, 2012, 36 (11) : 2670-2676.

[114] LUGITO N P, KURNIAWAN A, YARUNTRADHANI R, et al. Hemoperitoneum caused by spontaneous rupture of hepatocellular carcinoma[J]. Acta Med Indones, 2015, 47 (1) : 56-60.

[115] 南登崑，黄晓琳. 实用康复医学 [M]. 北京：人民卫生出版社，2009.

[116] 凌昌全，李柏. 肿瘤康复指南 [M]. 北京：人民卫生出版社，2021.

[117] 中华医学会外科学分会，中国研究型医院学会感染性疾病循证与转化专业委员

会，中华外科杂志编辑部. 外科常见腹腔感染多学科诊治专家共识 [J]. 中华外科杂志，2021，59（3）：161-178.

[118] 中华医学会外科学分会外科感染与重症医学学组，中国医师协会外科医师分会肠瘘外科医师专业委员会. 中国腹腔感染诊治指南（2019 版）[J]. 中国实用外科杂志，2020，40（1）：1-16.

[119] 于世英，印季良，秦叔逵，等. 肿瘤治疗相关呕吐防治指南（2014 版）[J]. 临床肿瘤学杂志，2014，19（3）：263-273.

[120] ROILA F, MOLASSIOTIS A, HERRSTEDT J, et al. 2016 MASCC and ESMO guideline update for the prevention of chemotherapy- and radiotherapy-induced nausea and vomiting and of nausea and vomiting in advanced cancer patients[J]. Ann Oncol, 2016, 27 (suppl 5) : v119-v133.

[121] BOSSI P, ANTONUZZO A, CHERNY N I, et al. Diarrhoea in adult cancer patients: ESMO clinical practice guidelines[J]. Ann Oncol, 2018, 29 (Suppl 4) : iv126-iv142.

[122] LARKIN P J, CHERNY N I, LA CARPIA D, et al. Diagnosis, assessment and management of constipation in advanced cancer: ESMO clinical practice guidelines[J]. Ann Oncol, 2018, 29 (Suppl 4) : iv111-iv125.

[123] 马军，王杰军，张力，等. 肿瘤相关性贫血临床实践指南（2015—2016 版）[J]. 中国实用内科杂志，2015，35（11）：921-930.

[124] 中国抗癌协会癌症康复与姑息治疗专业委员会. 肿瘤药物相关性肝损伤防治专家共识（2014）简介 [J]. 中华医学信息导报，2014，29（23）：14.

[125] 中华医学会放射肿瘤学分会，中国生物医学工程学会精确放疗分会肝癌学组与消化系统肿瘤专家委员会，中国研究型医院学会放射肿瘤学分会肝癌学组. 2016 年原发性肝癌放疗共识 [J]. 中华放射肿瘤学杂志，2016，25（11）：1141-1150.

[126] 张代钊. 中西医结合治疗放化疗毒副反应 [M]. 北京：人民卫生出版社，2000.

[127] 汤钊猷. 现代肿瘤学 [M].3 版. 上海：复旦大学出版社，2011.

[128] LALLA R V, BOWEN J, BARASCH A, et al. MASCC/ISOO clinical practice guidelines for the management of mucositis secondary to cancer therapy[J]. Cancer, 2014, 120 (10) : 1453-1461.

[129] SANGRO B, CHAN S L, MEYER T, et al. Diagnosis and management of toxicities of immune checkpoint inhibitors in hepatocellular carcinoma[J]. J Hepatol, 2020, 72 (2) : 320-341.

[130] REMASH D, PRINCE D S, MCKENZIE C, et al. Immune checkpoint inhibitor-related hepatotoxicity: a review[J]. World J Gastroenterol, 2021, 27 (32) : 5376-5391.

[131] 陈孝平，夏锋，刘秀峰，等. 基于免疫节点抑制剂的肝细胞癌免疫联合治疗多学科中国专家共识（2021 版）[J]. 中华消化外科杂志，2021，20（7）：740-753.

[132] BARROSO-SOUSA R, BARRY W T, GARRIDO-CASTRO A C, et al. Incidence

of endocrine dysfunction following the use of different immune checkpoint inhibitor regimens: a systematic review and meta-analysis[J]. JAMA Oncol, 2018, 4 (2) : 173-182.

[133] WHITE J V, GUENTER P, JENSEN G, et al. Consensus statement: academy of nutrition and dietetics and American society for parenteral and enteral nutrition: characteristics recommended for the identification and documentation of adult malnutrition (undernutrition）[J]. JPEN J Parenter Enteral Nutr, 2012, 36 (3) : 275-283.

[134] 顾景范，杜寿玢，郭长江. 现代临床营养学 [M].2 版. 北京：科技出版社，2009.

[135] CSCO 肿瘤营养治疗专家委员会. 恶性肿瘤患者的营养治疗专家共识 [J]. 临床肿瘤学杂志，2012，17（1）：59-73.

[136] 中华医学会肠外肠内营养学分会. 成人家庭肠外营养中国专家共识 [J]. 中国实用外科杂志，2017，37（4）：406-411.

[137] 侯黎莉，袁雪萍，郁秋华，等. 中医情志护理对消化道恶性肿瘤患者疼痛的干预效果 [J]. 解放军护理杂志，2012，29（1）：4-6.

[138] 尹丽军，陈德喜，周慧. 肝硬化大量腹水的整体护理研究 [J]. 中国医药导报，2013，10（32）：30-32.

[139] FALLAHZADEH M A, RAHIMI R S. Hepatic encephalopathy and nutrition influences: a narrative review[J]. Nutr Clin Pract, 2020, 35 (1) : 36-48.

[140] 徐小元，丁惠国，李文刚，等. 肝硬化肝性脑病诊疗指南 [J]. 中华胃肠内镜电子杂志，2018，5（3）：97-113.

[141] PAZGAN-SIMON M, ZUWALA-JAGIELLO J, SERAFINSKA S, et al. Nutrition principles and recommendations in different types of hepatic encephalopathy[J]. Clin Exp Hepatol, 2016, 1 (4) : 121-126.

[142] 姚敏. 综合护理干预应用在肝动脉化疗栓塞治疗原发性肝癌中的效果 [J]. 中外医学研究，2017，15（9）：62-63.

[143] 郭媛，惠小娟. 整体护理干预肝癌患者经肝动脉插管化疗栓塞术后呕吐的效果 [J]. 检验医学与临床，2018，15（23）：3618-3620.

[144] 易红梅，詹雅琴，陈华，等. 耳穴压豆疗法配合同事支持干预对护士心理状况的影响 [J]. 中华护理杂志，2014，49（9）：1090-1094.

[145] 程海波，吴勉华. 周仲瑛教授"癌毒"学术思想探析 [J]. 中华中医药杂志，2010，25（6）：866-869.

[146] 凌昌全. "癌毒"是恶性肿瘤之根本 [J]. 中西医结合学报，2008，6（2）：111-114.

[147] 刘庆，岳小强，邓伟哲，等. 应用舌诊综合信息分析系统对原发性肝癌舌质颜色的定量分析 [J]. 中西医结合学报，2003，1（3）：180-183.

[148] 刘庆，岳小强，任荣政，等. 不同临床分期原发性肝癌患者的舌下络脉特征 [J]. 中西医结合学报，2004，2（3）：175-177.

[149] 太加斌，沈慰，朱德增，等. 原发性肝癌脉图与肿瘤分期的关系研究 [J]. 中医

药学报，2009，37（3）：39-42.

[150] 太加斌，刘文奇，凌昌全. 原发性肝癌患者 TACE 术前后脉图参数比较 [J]. 中华中医药学刊，2009，27（3）：570-573.

[151] ZHAI X F, LIU X L, SHEN F, et al. Traditional herbal medicine prevents postoperative recurrence of small hepatocellular carcinoma: a randomized controlled study[J]. Cancer, 2018, 124 (10) : 2161-2168.

[152] 冯广森，马文章，张美凤，等. 鸦胆子油（中药抗癌剂）动脉栓塞的实验研究 [J]. 中华放射学杂志，1992，26（5）：309-310.

[153] LU X J, DONG J, JI L J, et al. Safety and efficacy of TACE and gamma knife on hepatocellular carcinoma with portal vein invasion[J]. Gut, 2016, 65 (4) : 715-716.

[154] YU Y, PEI M, LI L. Baicalin induces apoptosis in hepatic cancer cells in vitro and suppresses tumor growth in vivo[J]. Int J Clin Exp Med, 2015, 8 (6) : 8958-8967.

[155] KHANAL T, KIM H G, CHOI J H, et al. Protective role of intestinal bacterial metabolism against baicalin-induced toxicity in HepG2 cell cultures[J]. J Toxicol Sci, 2012, 37 (2) : 363-371.

[156] CHIU Y W, LIN T H, HUANG W S, et al. Baicalein inhibits the migration and invasive properties of human hepatoma cells[J]. Toxicol Appl Pharmacol, 2011, 255 (3) : 316-326.

[157] 张少华，唐盈，岳瀚，等. 槐耳颗粒联合经导管肝动脉化疗栓塞治疗原发性肝癌疗效的 meta 分析 [J]. 中国普外基础与临床杂志，2020，27（7）：855-860.

[158] 谢斌唐，唐春，黄建. 金龙胶囊对肝癌切除后复发转移影响的初步临床观察 [J]. 中华肿瘤防治杂志，2008，15（20）：1584-1586.

[159] WU T, SUN R, WANG Z, et al. A meta-analysis of cinobufacini combined with transcatheterarterial chemoembolization in the treatment of advanced hepatocellular carcinoma[J]. J Cancer Res Ther, 2014, 10 (Suppl) : 160-164.

[160] 欧志涛，詹远京，黄春明. 榄香烯联合肝动脉化疗栓塞术治疗原发性肝癌的 Meta 分析 [J]. 临床肝胆病杂志，2016，32（9）：1747-1752.

[161] GRETEN T F, WANG X W, KORANGY F. Current concepts of immune based treatments for patients with HCC: from basic science to novel treatment approaches[J]. Gut, 2015, 64 (5) : 842-848.

[162] GUO Z, LI L Q, JIANG J H, et al. Cancer stem cell markers correlate with early recurrence and survival in hepatocellular carcinoma[J]. World J Gastroenterol, 2014, 20 (8) : 2098-2106.

[163] CHEN Y, WEN H, ZHOU C, et al. TNF-alpha derived from M2 tumor-associated macrophages promotes epithelial-mesenchymal transition and cancer stemness through the Wnt/beta-catenin pathway in SMMC-7721 hepatocellular carcinoma cells[J]. Exp Cell Res, 2019, 378 (1) : 41-50.

[164] LLOVET J M, MONTAL R, SIA D, et al. Molecular therapies and precision medicine

for hepatocellular carcinoma[J]. Nat Rev Clin Oncol, 2018, 15 (10) : 599-616.

[165] ZUCMAN-ROSSI J, VILLANUEVA A, NAULT J C, et al. Genetic Landscape and Biomarkers of Hepatocellular Carcinoma[J]. Gastroenterology, 2015, 149 (5) : 1226-1239.

[166] BRUIX J, QIN S, MERLE P, et al. Regorafenib for patients with hepatocellular carcinoma who progressed on sorafenib treatment (RESORCE) : a randomised, double-blind, placebo-controlled, phase 3 trial[J]. Lancet, 2017, 389 (10064) : 56-66.

[167] SHIM J H, JUN M J, HAN S, et al. Prognostic nomograms for prediction of recurrence and survival after curative liver resection for hepatocellular carcinoma[J]. Ann Surg, 2015, 261 (5) : 939-946.

[168] LEARY R J, KINDE I, DIEHL F, et al. Development of personalized tumor biomarkers using massively parallel sequencing[J]. Sci Transl Med, 2010, 2 (20) : 20ra14.

[169] ZHOU B, YAN Z, LIU R, et al. Prospective study of transcatheter arterial chemoembolization (TACE) with ginsenoside Rg3 versus TACE alone for the treatment of patients with advanced hepatocellular carcinoma[J]. Radiology, 2016, 280 (2) : 630-639.

[170] WANG H, LIU Y, WANG X, et al. Randomized clinical control study of locoregional therapy combined with arsenic trioxide for the treatment of hepatocellular carcinoma[J]. Cancer, 2015, 121 (17) : 2917-2925.

[171] WU T, SUN R, WANG Z, et al. A meta-analysis of cinobufacini combined with transcatheterarterial chemoembolization in the treatment of advanced hepatocellular carcinoma[J]. J Cancer Res Ther, 2014, 10 Suppl 1: 60-64.

[172] HUANG X, QIN J, LU S. Kanglaite stimulates anticancer immune responses and inhibits HepG2 cell transplantation-induced tumor growth[J]. Mol Med Rep, 2014, 10 (4) : 2153-2159.